Cummings
Otolaryngology
Head and Neck Surgery (6th Edition)

Cummings
耳鼻咽喉头颈外科学（原书第 6 版）

第三分册 喉与气管、食管学
Volume III : Laryngology and Bronchoesophagology

原 著 [美] Paul W. Flint   [美] Bruce H. Haughey

[英] Valerie J. Lund   [美] John K. Niparko

[美] K. Thomas Robbins   [美] J. Regan Thomas

[美] Marci M. Lesperance

主 译 王海波 徐 伟

中国科学技术出版社
·北 京·

图书在版编目（CIP）数据

Cummings 耳鼻咽喉头颈外科学：原书第 6 版 . 第三分册，喉与气管、食管学 /（美）保罗·W. 弗林特（Paul W. Flint）等原著；王海波，徐伟主译 .—北京：中国科学技术出版社，2022.6

书名原文：Cummings Otolaryngology–Head and Neck Surgery, 6e

ISBN 978-7-5046-8798-2

Ⅰ . ① C... Ⅱ . ①保 ... ②王 ... ③徐 ... Ⅲ . ①喉疾病 – 耳鼻喉外科手术②气管疾病 – 外科手术③食管疾病 – 胸腔外科学Ⅳ . ① R762 ② R65

中国版本图书馆 CIP 数据核字 (2020) 第 184006 号

著作权合同登记号：01-2018-7560

策划编辑　王久红　　焦健姿
责任编辑　王久红
装帧设计　佳木水轩
责任印制　徐　飞

出　　版　中国科学技术出版社
发　　行　中国科学技术出版社有限公司发行部
地　　址　北京市海淀区中关村南大街 16 号
邮　　编　100081
发行电话　010-62173865
传　　真　010-62179148
网　　址　http://www.cspbooks.com.cn

开　　本　889mm×1194mm　1/16
字　　数　514 千字
印　　张　18.75
版　　次　2022 年 6 月第 1 版
印　　次　2022 年 6 月第 1 次印刷
印　　刷　天津翔远印刷有限公司
书　　号　ISBN 978-7-5046-8798-2/R·2617
定　　价　166.00 元

Elsevier (Singapore) Pte Ltd.

3 Killiney Road, #08-01 Winsland House I, Singapore 239519

Tel: (65) 6349-0200; Fax: (65) 6733-1817

注　意

本译本由中国科学技术出版社完成。相关从业及研究人员必须凭借其自身经验和知识对文中描述的信息数据、方法策略、搭配组合、实验操作进行评估和使用。由于医学科学发展迅速，临床诊断和给药剂量尤其需要经过独立验证。在法律允许的最大范围内，爱思唯尔、译文的原文作者、原文编辑及原文内容提供者均不对译文或因产品责任、疏忽或其他操作造成的人身及（或）财产伤害及（或）损失承担责任，亦不对由于使用文中提到的方法、产品、说明或思想而导致的人身及（或）财产伤害及（或）损失承担责任。

内容提要

　　耳鼻咽喉头颈外科学涉及人体重要的感觉器官，包括听觉、平衡觉、嗅觉、味觉，以及呼吸和吞咽功能等，所涵盖的疾病已远超传统的"四炎一聋"范畴，临床诊治的疾病不仅包括该区域器官的原发疾病，全身性疾病在耳鼻咽喉的特殊表现也越来越受到重视。随着循证医学的发展，如何获得高水平的临床研究证据，越来越受到人们的重视。

　　本书引进自世界知名的 Elsevier 出版集团，是 *Cummings Otolaryngology-Head and Neck Surgery, 6e* 中文翻译版系列分册之一。本书详细介绍了纤维喉镜、动态喉镜及喉高速摄影、喉肌电图、嗓音分析软件和评估问卷量表等技术在喉功能评估方法、嗓音障碍的诊断中的应用价值，涵盖了嗓音疾病外科各种最新的手术技术，包括喉显微外科、喉激光和喉框架手术，同时还介绍了喉神经移植手术，对咽喉部功能障碍导致的慢性误吸诊治进行了详细归纳，对气管狭窄的诊断及手术要点进行了重点介绍。此外，还对咽喉食管反流疾病的发病机制、诊断方法及最新进展进行了深入阐述。

　　喉与气管、食管学是耳鼻咽喉头颈外科学重要的组成部分，涉及呼吸、发声及吞咽等重要生理功能。本书内容系统全面，专业权威，可为从事本专业及相关学科的临床医师和研究人员提供最为全面的参考。

补充说明

　　本书收录图片众多，其中部分图片存在第三方版权限制的情况，为保留原文内容完整性计，存在第三方版权限制的图片均以原文形式直接排录，不另做中文翻译，特此说明。

　　书中参考文献条目众多，为方便读者查阅，已将本书参考文献更新至网络，读者可扫描右侧二维码，关注出版社医学官方微信"焦点医学"，后台回复"卡明斯第三分册"，即可获取。

译者名单

主　译　王海波　徐　伟

副主译　邹纪东　张海燕

译　者（以姓氏笔画为序）

　　　　田家军　任　懿　刘旭良　张海燕　崔　鹏

原书参编者

Waleed M. Abuzeid, MD
Clinical Instructor
Department of Otolaryngology-Head and Neck Surgery
Stanford Sinus Center
Palo Alto, California

Meredith E. Adams, MD
Assistant Professor
Department of Otolaryngology-Head & Neck Surgery
and Neurosurgery
University of Minnesota
Minneapolis, Minnesota

Peter A. Adamson, MD
Professor and Head
Division of Facial Plastic and Reconstructive Surgery
Department of Otolaryngology-Head and Neck Surgery
University of Toronto Faculty of Medicine
Toronto, Ontario, Canada

Antoine Adenis, MD, PhD
Past Chair
Unicancer Gastrointestinal Cooperative Study Group;
Professor of Medical Oncology
Catholic University;
Head, Gastrointestinal Oncology Department
Northern France Cancer Center
Lille, France

Seth A. Akst, MD, MBA
Assistant Professor
Department of Anesthesiology & Critical Care Medicine
George Washington University Medical Center
Washington, DC

Sheri L. Albers, DO
Fellow
Pain Management and Spinal Interventional
Neuroradiology
University of California-San Diego School of Medicine
UC San Diego Medical Center
San Diego, California

Clint T. Allen, MD
Assistant Professor
Department of Otolaryngology-Head and Neck Surgery
Johns Hopkins School of Medicine
Baltimore, Maryland

Carryn Anderson, MD
Department of Radiation Oncology
University of Iowa Hospitals & Clinics
Iowa City, Iowa

William B. Armstrong, MD
Professor and Chair
Department of Otolaryngology-Head and Neck Surgery
University of California-Irvine
Irvine, California

Michelle G. Arnold, MD
Department of Otolaryngology
Naval Medical Center San Diego
San Diego, California

Moisés A. Arriaga, MD, MBA
Clinical Professor and Director of Otology and
Neurotology
Department of Otolaryngology and Neurosurgery
Louisiana State University Health Sciences Center;
Medical Director

Hearing and Balance Center
Culicchia Neurological Clinic
New Orleans, Louisiana;
Medical Director
Louisiana State University Our Lady of the Lake
Hearing and Balance Center
Our Lady of the Lake Regional Medical Center
Baton Rouge, Louisiana

H. Alexander Arts, MD
Professor
Departments of Otolaryngology and Neurosurgery
University of Michigan Medical School
Ann Arbor, Michigan

Yasmine A. Ashram, MD
Assistant Professor
Department of Physiology
Consultant Intraoperative Neurophysiologist
Faculty of Medicine
Alexandria University
Alexandria, Egypt

Nafi Aygun, MD
Associate Professor of Radiology
Russel H. Morgan Department of Radiology
Johns Hopkins University
Baltimore, Maryland

Douglas D. Backous, MD
Director
Listen For Life Center
Virginia Mason Medical Center
Seattle, Washington;
Department of Otolaryngology-Head and Neck Surgery
Madigna Army Medical Center
Fort Lewis, Washington

Shan R. Baker, MD
Professor
Facial Plastic and Reconstructive Surgery
Department of Otolaryngology-Head and Neck Surgery
University of Michigan
Ann Arbor, Michigan

Thomas J. Balkany, MD
Hotchkiss Endowment Professor and Chairman Emeritus
Department of Otolaryngology
Professor of Neurological Surgery and Pediatrics
University of Miami Miller School of Medicine
Miami, Florida

Leonardo Balsalobre, MD
Rhinology Fellow
Sao Paulo ENT Center
Edmundo Vasconcelos Hospital
Sao Paulo, Brazil

Fuad M. Baroody, MD
Professor of Surgery
Section of Otolaryngology-Head and Neck Surgery
Professor of Pediatrics
University of Chicago Medicine
Chicago, Illinois

Nancy L. Bartlett, MD
Professor of Medicine
Komen Chair in Medical Oncology
Washington University School of Medicine;
Medical Oncologist
Siteman Cancer Center

St. Louis, Missouri

Robert W. Bastian, MD
Founder and Director
Bastian Voice Institute
Downers Grove, Illinois

Gregory J. Basura, MD, PhD
Assistant Professor
Department of Otolaryngology-Head and Neck Surgery
University of Michigan
Ann Arbor, Michigan

Carol A. Bauer, MD
Professor of Otolaryngology-Head and Neck Surgery
Southern Illinois University School of Medicine
Springfield, Illinois

Shethal Bearelly, MD
Resident Physician
Department of Otolaryngology-Head and Neck Surgery
University of California-San Francisco
San Francisco, California

Mark J. Been, MD
Department of Otolaryngology-Head and Neck Surgery
University of Cincinnati School of Medicine
Cincinnati, Ohio

Diana M. Bell, MD
Assistant Professor
Head and Neck Pathology
University of Texas M.D. Anderson Cancer Center
Houston, Texas

Michael S. Benninger, MD
Chairman
Head and Neck Institute
The Cleveland Clinic;
Professor
Cleveland Clinic Lerner College of Medicine of Case
Western Reserve University
Cleveland, Ohio

Arnaud F. Bewley, MD
Assistant Professor
Department of Otolaryngology-Head and Neck Surgery
University of California-Davis
Sacramento, California

Prabhat K. Bhama, MD, MPH
Department of Otolaryngology-Head and Neck Surgery
Alaska Native Medical Center
Anchorage, Alaska

Nasir Islam Bhatti, MD
Director
Airway and Tracheostomy Service
Associate Professor
Department of Otolaryngology-Head and Neck Surgery
Department of Anesthesiology and Critical Care
Medicine
Johns Hopkins University School of Medicine
Baltimore, Maryland

Amit D. Bhrany, MD
Assistant Professor
Department of Otolaryngology-Head and Neck Surgery
University of Washington
Seattle, Washington

Benjamin S. Bleier, MD
Assistant Professor
Department of Otology and Laryngology
Harvard Medical School, Massachusetts Eye and Ear
    Infirmary
Boston, Massachusetts

Andrew Blitzer, MD, DDS
Professor of Clinical Otolaryngology
Columbia University College of Physicians and Surgeons
Director
New York Center for Voice and Swallowing Disorders
New York, New York

Michael M. Bottros, MD
Assistant Professor
Department of Anesthesiology
Washington University School of Medicine
St. Louis, Missouri

Derald E. Brackmann, MD
Clinical Professor of Otolaryngology
Department of Head & Neck and Neurological Surgery
University of Southern California School of Medicine;
Associate and Board Member
House Ear Clinic
Los Angeles, California

Carol R. Bradford, MD
Charles J. Krause MD Collegiate Professor and Chair
Department of Otolaryngology-Head and Neck Surgery
University of Michigan
Ann Arbor, Michigan

Gregory H. Branham, MD
Professor and Chief
Facial Plastic and Reconstructive Surgery
Washington University in St. Louis
St. Louis, Missouri

Barton F. Branstetter IV, MD
Chief of Neuroradiology
Department of Radiology
University of Pittsburgh Medical Center;
Professor
Departments of Radiology, Otolaryngology,
    and Biomedical Informatics
University of Pittsburgh
Pittsburgh, Pennsylvania

Jason A. Brant, MD
Resident Physician
Department of Otorhinolaryngology-Head and Neck
    Surgery
Hospitals of the University of Pennsylvania
Philadelphia, Pennsylvania

Michael J. Brenner, MD
Associate Professor
Kresge Hearing Research Institute
Division of Facial Plastic and Reconstructive Surgery
Department of Otolaryngology-Head and Neck Surgery
University of Michigan School of Medicine
Ann Arbor, Michigan

Scott Brietzke, MD, MPH
Director of Pediatric Otolaryngology and Sleep Surgery
Department of Otolaryngology
Walter Reed National Military Medical Center;
Associate Professor of Surgery
Department of Surgery
Uniformed Services University of the Health Sciences
Bethesda, Maryland

Robert J.S. Briggs, MBBS
Clinical Associate Professor
Department of Otolaryngology
The University of Melbourne
Melbourne, Australia

Jennifer Veraldi Brinkmeier, MD
Clinical Lecturer
Department of Otolaryngology-Head and Neck Surgery
Division of Pediatric Otolaryngology
University of Michigan
Ann Arbor, Michigan

Hilary A. Brodie, MD, PhD
Professor and Chair
Department of Otolaryngology
University of California-Davis School of Medicine
Sacramento, California

Carolyn J. Brown, PhD
Professor
Department of Communication Sciences and Disorders
Department of Otolaryngology-Head and Neck Surgery
University of Iowa
Iowa City, Iowa

David J. Brown, MD
Associate Professor Department of Otolaryngology-
    Head and Neck Surgery
Division of Pediatric Otolaryngology
University of Michigan
Ann Arbor, Michigan

Kevin D. Brown, MD, PhD
Assistant Professor
Department of Otolaryngology-Head and Neck Surgery
Weill Cornell Medical College
New York, New York

Lisa M. Brown, MD, MAS
Cardiothoracic Surgery Fellow
Washington University in St. Louis
St. Louis, Missouri

Cameron L. Budenz, MD
Neurotology Fellow
Department of Otolaryngology-Head and Neck Surgery
University of Michigan
Ann Arbor, Michigan

John P. Carey, MD
Professor and Division Head for Otology, Neurotology,
    and Skull Base Surgery
Department of Otolaryngology-Head and Neck Surgery
Johns Hopkins University School of Medicine
Baltimore, Maryland

Margaretha L. Casselbrandt, MD, PhD
Director
Division of Pediatric Otolaryngology
Children's Hospital of Pittsburgh
University of Pittsburgh School of Medicine
Pittsburgh, Pennsylvania

Paolo Castelnuovo, MD
Professor
University of Insubria
Chairman
Ospedale di Circolo e Fondazione Macchi
Varese, Italy

Kenny H. Chan, MD
Professor of Otolaryngology
University of Colorado School of Medicine
Chief
Pediatric Otolaryngology
Children's Hospital Colorado
Aurora, Colorado

Burke E. Chegar, MD
Clinical Assistant Professor
Department of Dermatology
Indiana University School of Medicine
Indianapolis, Indiana;
President
Chegar Facial Plastic Surgery
Carmel, Indiana

Eunice Y. Chen, MD, PhD
Assistant Professor
Departments of Surgery and Pediatrics
Dartmouth Hitchcock Medical Center
Lebanon, New Hampshire

Alan G. Cheng, MD
Assistant Professor of Otolaryngology-Head and Neck
    Surgery
Assistant Professor of Pediatrics
Akiko Yamazaki and Jerry Yang Faculty Scholar

Children's Health
Stanford University School of Medicine
Stanford, California

Douglas B. Chepeha, MD, MSPH
Professor
Department of Otolaryngology-Head and Neck Surgery
University of Michigan
Ann Arbor, Michigan

Tendy Chiang, MD
Assistant Professor
Department of Pediatric Otolaryngology
Children's Hospital Colorado
Aurora, Colorado

Wade W. Chien, MD
Assistant Professor
Department of Otolaryngology-Head and Neck Surgery
Johns Hopkins School of Medicine
Baltimore, Maryland;
Staff Clinician
National Institute on Deafness and Other
    Communication Disorders
National Institutes of Health
Bethesda, Maryland

Sukgi S. Choi, MD
Director and Eberly Chair
Department of Pediatric Otolaryngology
Children's Hospital of Pittsburgh of UPMC
Professor
Department of Otolaryngology
University of Pittsburgh School of Medicine
Pittsburgh, Pennsylvania

Richard A. Chole, MD, PhD
Lindburg Professor and Chairman
Department of Otolaryngology
Washington University School of Medicine
St. Louis, Missouri

James M. Christian, DDS, MBA
Associate Professor
Department of Oral and Maxillofacial Surgery
University of Tennessee College of Dentistry
Memphis, Tennessee

Eugene A. Chu, MD
Facial Plastic and Reconstructive Surgery, Rhinology,
    and Skull Base Surgery
Kaiser Permanente Head & Neck Surgery;
Clinical Assistant Professor
Facial Plastic and Reconstructive Surgery
UCI Department of Otolaryngology-Head and Neck
    Surgery
Downey, California

Robert Chun, MD
Associate Professor
Associate Residence Program Director
Children's Hospital of Wisconsin
Department of Otolaryngology
Medical College of Wisconsin
Milwaukee, Wisconsin

Martin J. Citardi, MD
Professor and Chair
Department of Otorhinolaryngology-Head and Neck
    Surgery
University of Texas Medical School at Houston;
Chief of Otorhinolaryngology
Memorial Hermann-Texas Medical Center,
Houston, Texas

Andrew Michael Compton, MD
Clinical Fellow of Facial Plastic and Reconstructive
    Surgery
Department of Otolaryngology-Head and Neck Surgery
Washington University School of Medicine
St. Louis, Missouri

Robin T. Cotton, MD
Professor
Department of Otolaryngology-Head and Neck Surgery

University of Cincinnati College of Medicine
Department of Pediatric Otolaryngology-Head and Neck
  Surgery
Cincinnati Children's Hospital
Cincinnati, Ohio

Marion Everett Couch, MD, PhD, MBA
Chair and Professor
Department of Otolaryngology-Head and Neck Surgery
Indiana University School of Medicine
Indianapolis, Indianapolis

Martha Laurin Council, MD
Assistant Professor
Departments of Internal Medicine and Dermatology
Washington University
St. Louis, Missouri

Mark S. Courey, MD
Professor
Department of Otolaryngology-Head and Neck Surgery
Director
Division of Laryngology
University of California-San Francisco
San Francisco, California

Benjamin T. Crane, MD, PhD
Associate Professor
Departments of Otolaryngology, Bioengineering, and
  Neurobiology and Anatomy
University of Rochester
Rochester, New York

Oswaldo Laércio M. Cruz, MD
Affiliate Professor
Otology & Neurotology Division
Federal University of Sao Paulo
Sao Paulo, Brazil

Frank Culicchia, MD
David Kline Professor and Chair
Department of Neurosurgery
Louisiana State University Health Sciences Center at
  New Orleans
New Orleans, Louisiana

Charles W. Cummings, MD
Distinguished Service Professor
Department of Otolaryngology-Head and Neck Surgery
Johns Hopkins Medical Institutions
Baltimore, Maryland

Calhoun D. Cunningham III, MD
Assistant Professor
Division of Otolaryngology-Head and Neck Surgery
Duke University Medical Center
Durham, North Carolina

Brian C. Dahlin, MD
Assistant Clinical Professor
Diagnostic and Interventional Neuroradiology
University of California-Davis
Sacramento, California

Sam J. Daniel, MDCM
Director
Department of Pediatric Otolaryngology
Montreal Children's Hospital;
Associate Chair
Department of Pediatric Surgery
McGill University
Montreal, Quebec, Canada

E. Ashlie Darr, MD
Clinical Instructor
Department of Otology and Laryngology
Harvard Medical School
Boston, Massachusetts

Terry A. Day, MD
Professor and Clinical Vice Chair
Department of Otolaryngology-Head and
  Neck Surgery
Medical University of South Carolina
Charleston, South Carolina

Charles C. Della Santina, MD, PhD
Professor of Otolaryngology-Head and Neck Surgery
  and Biomedical Engineering
Johns Hopkins School of Medicine
Baltimore, Maryland

Joshua C. Demke, MD
Assistant Professor
Facial Plastic and Reconstructive Surgery
Director
West Texas Craniofacial Center of Excellence
Texas Tech Health Sciences Center
Lubbock, Texas

Françoise Denoyelle, MD, PhD
Professor
Department of Pediatric Otolaryngology and Head and
  Neck Surgery
Necker Children's Hospital
APHP
Paris V University
Paris, France

Craig S. Derkay, MD
Professor and Vice-Chairman
Department of Otolaryngology-Head and Neck Surgery
Eastern Virginia Medical School;
Director
Department of Pediatric Otolaryngology
Children's Hospital of the King's Daughters
Norfolk, Virginia

Rodney C. Diaz, MD
Associate Professor of Otology, Neurology,
  and Skull Base Surgery
Department of Otolaryngology-Head and Neck Surgery
University of California-Davis School of Medicine
Sacramento, California

Robert A. Dobie, MD
Clinical Professor
Departments of Otolaryngology-Head and Neck Surgery
University of Texas Health Science Center at San
  Antonio
San Antonio, Texas;
University of California-Davis School of Medicine
Sacramento, California

Alison B. Durham, MD
Assistant Professor
Department of Dermatology
University of Michigan
Ann Arbor, Michigan

Scott D.Z. Eggers, MD
Assistant Professor
Department of Neurology
Mayo Clinic College of Medicine
Rochester, Minnesota

Avraham Eisbruch, MD
Professor
Department of Radiation Oncology
University of Michigan Medical School
Associate Chair of Clinical Research
University of Michigan Health System
Ann Arbor, Michigan

David W. Eisele, MD
Andelot Professor and Director
Department of Otolaryngology-Head and Neck Surgery
Johns Hopkins University School of Medicine
Baltimore, Maryland

Lindsay S. Eisler, MD
Associate Professor
Geisinger Medical Center
Danville, Pennsylvania

Mark El-Deiry, MD
Department of Otolaryngology
Emory University School of Medicine
Atlanta, Georgia

Hussam K. El-Kashlan, MD
Professor

Department of Otolaryngology-Head and Neck Surgery
University of Michigan
Ann Arbor, Michigan

Ravindhra G. Elluru, MD, PhD
Associate Professor
Division of Pediatric Otolaryngology
Cincinnati Children's Hospital;
Associate Professor
Department of Otolaryngology
University of Cincinnati College of Medicine
Cincinnati, Ohio

Susan D. Emmett, MD
Department of Otolaryngology-Head and Neck Surgery
Johns Hopkins University School of Medicine
Department of International Health
Johns Hopkins Bloomberg School of Public Health
Baltimore, Maryland

Samer Fakhri, MD
Professor and Vice Chair
Residency Program Director
Department of Otorhinolaryngology-Head and Neck
  Surgery
University of Texas Medical School at Houston
Houston, Texas

Carole Fakhry, MD
Assistant Professor
Department of Otolaryngology-Head and Neck Surgery
Johns Hopkins School of Medicine
Baltimore, Maryland

Marcela Fandiño Cardenas, MD, MSc
Pediatric Otolaryngologist
Fundación Cardiovascular de Colombia
Bucaramanga, Colombia

Edward H. Farrior, MD
Associate Clinical Professor
Department of Otolaryngology-Head and Neck Surgery
University of South Florida
Tampa, Florida

Richard T. Farrior, MD
Professor Emeritus
Department of Otolaryngology
University of South Florida
Tampa, Florida

Russell A. Faust, MD, PhD
Associate Professor of Pediatrics
Wayne State University School of Medicine
Assistant Professor of Oral Biology
Ohio State University College of Dentistry
Columbus, Ohio

Berrylin J. Ferguson, MD
Director
Division of Sino-nasal Disorders and Allergy
Professor of Otolaryngology
University of Pittsburgh School of Medicine
Pittsburgh, Pennsylvania

Daniel S. Fink, MD
Assistant Professor
Department of Otolaryngology-Head and Neck Surgery
Louisiana State University
Baton Rouge, Louisiana

Paul W. Flint, MD
Professor and Chair
Department of Otolaryngology-Head and Neck Surgery
Oregon Health and Science University
Portland, Oregon

Wytske J. Fokkens, MD
Professor of Otorhinolaryngology
Academic Medical Centre
Amsterdam, The Netherlands

Howard W. Francis, MD, MBA
Professor and Vice-Director
Department of Otolaryngology-Head and Neck Surgery
Johns Hopkins School of Medicine

Baltimore, Maryland

David R. Friedland, MD, PhD
Professor and Vice-Chair
Department of Otolaryngology and Communication
  Sciences
Chief, Division of Otology and Neuro-otologic Skull
  Base Surgery
Chief, Division of Research
Medical Director, Koss Cochlear Implant Program
Medical College of Wisconsin
Milwaukee, Wisconsin

Oren Friedman, MD
Director
Facial Plastic Surgery
Associate Professor
Department of Otorhinolaryngology
University of Pennsylvania
Philadelphia, Pennsylvania

Rick A. Friedman, MD
Keck School of Medicine
University of Southern California
Los Angeles, California

John L. Frodel Jr, MD
Atlanta Medispa and Surgicenter, LLC
Atlanta, Georgia;
Geisinger Center for Aesthetics and Cosmetic Surgery
Danville, Pennsylvania

Michael P. Gailey, DO
Department of Pathology
University of Iowa
Iowa City, Iowa

Suzanne K. Doud Galli, MD, PhD
Cosmetic Facial Surgery
Washington, DC

Ian Ganly, MD, PhD
Associate Attending Surgeon
Head and Neck Service
Memorial Sloan Kettering Cancer Center;
Associate Professor
Department of Otolaryngology
Weill Cornell Medical College
Cornell Presbyterian Hospital
New York, New York

Bruce J. Gantz, MD
Professor
Department of Otolaryngology-Head and Neck Surgery
University of Iowa Carver College of Medicine
Head
Department of Otolaryngology-Head and Neck Surgery
University of Iowa Hospitals and Clinics
Iowa City, Iowa

C. Gaelyn Garrett, MD
Professor and Vice Chair
Department of Otolaryngology
Vanderbilt University;
Medical Director
Vanderbilt Voice Center
Nashville, Tennessee

M. Boyd Gillespie, MD
Professor of Otolaryngology-Head and Neck Surgery
Medical University of South Carolina
Charleston, South Carolina

Douglas A. Girod, MD
Executive Vice Chancellor
University of Kansas Medical Center
Interim Dean
University of Kansas School of Medicine
Kansas City, Kansas

Adam C. Goddard, MD
Chief Resident
Department of Oral and Maxillofacial Surgery
University of Tennessee College of Dentistry
Memphis, Tennessee

John C. Goddard, MD
Associate
House Ear Clinic
Los Angeles, California

George S. Goding Jr, MD
Professor
Department of Otolaryngology
University of Minnesota Medical School;
Faculty
Department of Otolaryngology
Hennepin County Medical Center
Minneapolis, Minnesota

Andrew N. Goldberg, MD, MSCE
Professor and Director
Division of Rhinology and Sinus Surgery
Department of Otolaryngology-Head and Neck Surgery
University of California-San Francisco
San Francisco, California

David Goldenberg, MD
Chief of Otolaryngology-Head and Neck Surgery
Professor of Surgery and Oncology
Division of Otolaryngology-Head and Neck Surgery
Pennsylvania State University
Penn State Hershey Medical Center
Hershey, Pennsylvania

Nira A. Goldstein, MD, MPH
Professor of Clinical Otolaryngology
Division of Pediatric Otolaryngology
State University of New York
Downstate Medical Center
New York, New York

Debra Gonzalez, MD
Assistant Professor
Division of Otolaryngology-Head and Neck Surgery
Southern Illinois University School of Medicine
Springfield, Illinois

Christine G. Gourin, MD, MPH
Associate Professor
Department of Otolaryngology-Head and Neck Surgery
Head and Neck Surgical Oncology
Johns Hopkins University
Baltimore, Maryland

Glenn Green, MD
Associate Professor
Department of Otolaryngology-Head and Neck Surgery
University of Michigan
Ann Arbor, Michigan

Vincent Grégoire, MD, PhD
Professor
Department of Radiation Oncology
Université Catholique de Louvain
St-Luc Université Hôpital
Brussels, Belgium

Heike Gries, MD, PhD
Assistant Professor
Department of Pediatric Anesthesiology
Oregon Health & Science University
Portland, Oregon

Garrett Griffin, MD
Midwest Facial Plastic Surgery
Woodbury, Minnesota

Elizabeth Guardiani, MD
Assistant Professor
Department of Otorhinolaryngology-Head and Neck
  Surgery
University of Maryland School of Medicine
Baltimore, Maryland

Samuel P. Gubbels, MD
Assistant Professor
Department of Surgery
Division of Otolaryngology
Director
University of Wisconsin Cochlear Implant Program
University of Wisconsin

Madison, Wisconsin

Patrick K. Ha, MD
Associate Professor
Department of Otolaryngology-Head and Neck Surgery
Johns Hopkins University
Baltimore, Maryland

Bronwyn E. Hamilton, MD
Associate Professor of Radiology
Department of Radiology
Division of Neuroradiology
Oregon Health & Science University
Portland, Oregon

Grant S. Hamilton III, MD
Assistant Professor
Department of Otolaryngology-Head and Neck Surgery
Mayo Clinic
Rochester, Minnesota

Marc Hamoir, MD
Professor
Department of Head and Neck Surgery
Université Catholique de Louvain
St-Luc Université Hôpital Cancer Center
Brussels, Belgium

Jaynee A. Handelsman, PhD
Director
Pediatric Audiology
Clinical Assistant Professor
Department of Otolaryngology
Mott Children's Hospital
University of Michigan Health System
Ann Arbor, Michigan

Ehab Y. Hanna, MD
Professor and Vice Chairman
Department of Head and Neck Surgery
Director of Skull Base Surgery
Medical Director
Head and Neck Center
University of Texas M.D. Anderson Cancer Center
Houston, Texas

Brian M. Harmych, MD
Department of Otolaryngology-Head and Neck Surgery
University of Cincinnati School of Medicine
Cincinnati, Ohio

Uli Harréus, MD
Professor and Chair
Department of Otolaryngology-Head and Neck Surgery
EVK Duesseldorf Academic Hospital of Heinrich-Heine
  University
Duesseldorf, Germany

Robert V. Harrison, PhD, DSc
Professor and Director of Research
Department of Otolaryngology-Head and Neck Surgery
University of Toronto;
Senior Scientist
Program in Neuroscience and Mental Health
The Hospital for Sick Children
Toronto, Ontario, Canada

Bruce H. Haughey, MBChB
Professor and Director
Head and Neck Surgical Oncology
Department of Otolaryngology-Head and Neck Surgery
Washington University School of Medicine
St. Louis, Missouri

Amer Heider, MD
Assistant Professor
Department of Pathology
University of Michigan Health System
Ann Arbor, Michigan

John Hellstein, DDS
Clinical Professor
Oral and Maxillofacial Pathology
University of Iowa Carver College of Medicine
Iowa City, Iowa

Kurt R. Herzer, MSc
Fellow/MD-PhD Candidate
Medical Scientist Training Program
Johns Hopkins University School of Medicine
Baltimore, Maryland

Frans J.M. Hilgers, MD, PhD
Chairman Emeritus
Department of Head and Neck Oncology and Surgery
The Netherlands Cancer Institute-Antoni van
    Leeuwenhoek;
Professor Emeritus
Amsterdam Center for Language and Communication
University of Amsterdam
Amsterdam, The Netherlands

Justin D. Hill, MD
ENT Specialists
Salt Lake City, Utah

Alexander T. Hillel, MD
Assistant Professor
Department of Otolaryngology-Head and Neck Surgery
The Johns Hopkins University School of Medicine
Baltimore, Maryland

Michael L. Hinni, MD
Professor
Mayo Clinic College of Medicine
Chair
Department of Otolaryngology-Head and Neck Surgery
Mayo Clinic
Phoenix, Arizona

Allen S. Ho, MD
Assistant Professor
Department of Surgery
Cedars-Sinai Medical Center;
Director
Head and Neck Cancer Center
Samuel Oschin Comprehensive Cancer Institute
Los Angeles, California

Maria K. Ho, MD
Keck School of Medicine
University of Southern California
Los Angeles, California

Henry T. Hoffman, MD
Professor of Otolaryngology
University of Iowa
Iowa City, Iowa

Eric H. Holbrook, MD
Assistant Professor
Department of Otology and Laryngology
Harvard Medical School
Massachusetts Eye and Ear Infirmary
Boston, Massachusetts

David B. Hom, MD
Professor and Director
Division of Facial Plastic & Reconstructive Surgery
Departments of Otolaryngology-Head and Neck Surgery
    and Dermatology
University of Cincinnati College of Medicine,
Cincinnati, Ohio

Jeffrey J. Houlton, MD
Assistant Professor
Head & Neck Surgical Oncology
University of Washington
Seattle, Washington

John W. House, MD
Clinic Professor
Department of Otorhinolaryngology-Head and
    NeckSurgery
University of Southern California Keck School of
    Medicine;
Associate Physician
House Clinic
Los Angeles, California

Timothy E. Hullar, MD
Associate Professor
Department of Otolaryngology-Head and Neck Surgery
Washington University in St. Louis
St. Louis, Missouri

Steven Ing, MD
Assistant Professor
Department of Endocrinology, Diabetes, & Metabolism
Ohio State University College of Medicine
Columbus, Ohio

Stacey L. Ishman, MD, MPH
Surgical Director
Upper Airway Center
Associate Professor
Cincinnati Children's Hospital Medical Center
University of Cincinnati
Cincinnati, Ohio

Robert K. Jackler, MD
Sewall Professor and Chair
Department of Otolaryngology-Head and Neck Surgery
Professor
Departments of Neurosurgery and Surgery
Stanford University School of Medicine
Stanford, California

Neal M. Jackson, MD
Resident Physician
Lousiana State University Health Sciences Center
New Orleans, Louisiana

Ryan S. Jackson, MD
Department of Otolaryngology-Head and Neck Surgery
University of South Florida School of Medicine
Tampa, Florida

Brian Jameson, MD
Department of Endocrinology
Geisinger Health System
Geisinger Wyoming Valley Medical Center
Wilkes-Barre, Pennsylvania

Herman A. Jenkins, MD
Professor and Chair
Department of Otolaryngology
University of Colorado School of Medicine
University of Colorado Hospital
Aurora, Colorado

Hong-Ryul Jin, MD, PhD
Professor of Otorhinolaryngology-Head and Neck
    Surgery
Seoul National University
Seoul, Korea

John K. Joe, MD†
Assistant Professor
Department of Surgery
Division of Otolaryngology-Head and Neck Surgery
Yale University School of Medicine
New Haven, Connecticut

Stephanie A. Joe, MD
Associate Professor and Director
The Sinus & Nasal Allergy Center
Co-Director, Skull Base Surgery
Department of Otolaryngology-Head and Neck Surgery
University of Illinois at Chicago
Chicago, Illinois

Christopher M. Johnson, MD
Clinical Instructor
Department of Otolaryngology
Center for Voice, Airway, and Swallowing Disorders
Georgia Regents University
Augusta, Georgia

Tiffany A. Johnson, PhD
Associate Professor
Department of Hearing and Speech
University of Kansas Medical Center

Kansas City, Kansas

Timothy M. Johnson, MD
Lewis and Lillian Becker Professor of Dermatology
University of Michigan
Ann Arbor, Michigan

Nicholas S. Jones, MD
Professor
Department of Otorhinolaryngology-Head and Neck
    Surgery
Nottingham University Hospitals NHS Trust
Nottingham, United Kingdom

Mark Jorissen, MD, PhD
Professor-Doctor
Department of Otolaryngology
University of Leuven
Leuven, Belgium

Morbize Julieron, MD
Northern France Cancer Center
Lille, France

Alyssa A. Kanaan, MD
Fellow
Pediatric Otolaryngology
Department of Pediatric Otolaryngology
Montreal Children's Hospital
McGill University
Montreal, Quebec, Canada

Robert T. Kavitt, MD, MPH
Assistant Professor of Medicine
Medical Director
Center for Esophageal Diseases
Section of Gastroenterology
University of Chicago
Chicago, Illinois

Robert M. Kellman, MD
Professor & Chair
Department of Otolaryngology & Communication
    Sciences
SUNY Upstate Medical University
Syracuse, New York

David W. Kennedy, MD
Professor of Rhinology
Perelman School of Medicine
University of Pennsylvania
Philadelphia, Pennsylvania

Jessica Kepchar, DO
Department of Otolaryngology
Bayne-Jones Army Community Hospital
Fort Polk, Louisiana

Robert C. Kern, MD
Professor and Chairman
Department of Otolaryngology-Head and Neck Surgery
Northwestern University Feinberg School of Medicine
Chicago, Illinois

Merrill S. Kies, MD
Professor of Medicine
Thoracic/Head and Neck Medical Oncology
The University of Texas M.D. Anderson Cancer Center
Houston, Texas

Paul R. Kileny, PhD
Professor
Department of Otolaryngology-Head and Neck Surgery
Academic Program Director
Department of Audiology and Electrophysiology
University of Michigan Health System
Ann Arbor, Michigan

Alyn J. Kim, MD
Southern California Ear, Nose, and Throat
Long Beach, California

†. 已故。

Jason H. Kim, MD
Assistant Professor
Department of Otolaryngology-Head and Neck Surgery
St. Jude Medical Center
Fullerton, California

Theresa Kim, MD
San Francisco Otolaryngology Medical Group
San Francisco, California

William J. Kimberling, PhD
Professor of Ophthalmology and Visual Sciences and
  Otolaryngology
University of Iowa Carver College of Medicine
Iowa City, Iowa;
Senior Scientist
Boys Town National Research Hospital
Omaha, Nebraska

Ericka F. King, MD
Assistant Professor
Department of Otolaryngology-Head and Neck Surgery
Oregon Health and Science University
Portland, Oregon

Jeffrey Koh, MD, MBA
Professor
Department of Anesthesiology and Perioperative
  Medicine
Chief, Division of Pediatric Anesthesiology and Pain
  Management
Oregon Health and Science University
Portland, Oregon

Raymond J. Konior, MD
Clinical Professor
Department of Otolaryngology-Head and Neck Surgery
Loyola University Medical Center
Maywood, Illinois;
Chicago Hair Institute
Oakbrook Terrace, Illinois

Frederick K. Kozak, MD
Head, Division of Pediatric Otolaryngology
Medical/Surgical Director
Cochlear Implant Program
B.C. Children's Hospital;
Clinical Professor and Residency Program Director
Division of Otolaryngology
Department of Surgery
University of British Columbia
Vancouver, British Columbia, Canada

Shannon M. Kraft, MD
Assistant Professor
Department of Otolaryngology-Head and Neck Surgery
University of Kansas
Kansas City, Missouri

Russell Kridel, MD
Clinical Professor and Chief
Department of Otorhinolaryngology-Head and Neck Surgery
Division of Facial Plastic Surgery
University of Texas Health Science Center
Houston, Texas

Parvesh Kumar, MD
Joe and Jean Brandmeyer Chair and Professor of
  Radiation Oncology
Department of Radiation Oncology
University of Kansas Medical Center
Associate Director of Clinical Research
University of Kansas Cancer Center
Kansas City, Kansas

Melda Kunduk, PhD
Associate Professor
Department of Communication Sciences and Disorders
Louisiana State University
Baton Rouge, Louisiana;
Department of Otolaryngology-Head and Neck Surgery
Louisiana State University Health Sciences Center
New Orleans, Louisiana

Ollivier Laccourreye, MD
Professor
Department of Otorhinolaryngology-Head and Neck
  Surgery
Hôpital Européen Georges Pompidou
Université Paris Descartes
Paris, France

Stephen Y. Lai, MD, PhD
Associate Professor
Head and Neck Surgery
University of Texas M.D. Anderson Cancer Center
Houston, Texas

Devyani Lal, MBBS, DipNBE, MD
Consultant
Department of Otolaryngology
Assistant Professor
Mayo Clinic College of Medicine
Mayo Clinic
Scottsdale, Arizona

Anil K. Lalwani, MD
Professor and Vice Chair for Research
Director, Division of Otology, Neurotology, & Skull
  Base Surgery
Director, Columbia Cochlear Implant Center
Columbia University College of Physicians and Surgeons
New York, New York

Derek J. Lam, MD, MPH
Assistant Professor
Department of Otolaryngology-Head and Neck Surgery
Oregon Health and Science University
Portland, Oregon

Paul R. Lambert, MD
Chairman
Department of Otolaryngology-Head and Neck Surgery
Medical University of South Carolina
Charleston, South Carolina

Christopher G. Larsen, MD
Assistant Professor
Department of Otolaryngology
University of Kansas Medical Center
Kansas City, Kansas

Amy Anne Lassig, MD
Assistant Professor
Department of Otolaryngology-Head and Neck Surgery
University of Minnesota
Minneapolis, Minnesota

Richard E. Latchaw, MD
Professor
Department of Radiology
Division of Diagnostic and Therapeutic Neuroradiology
University of California at Davis
Sacramento California

Kevin P. Leahy, MD, PhD
Assistant Professor of Clinical Otorhinolaryngology
Department of Otorhinolaryngology-Head and Neck
  Surgery
University of Pennsylvania Perlman School of Medicine
Philadelphia, Pennsylvania

Daniel J. Lee, MD
Associate Professor
Department of Otology and Laryngology
Harvard Medical School;
Department of Otolaryngology
Massachusetts Eye and Ear Infirmary
Boston, Massachusetts

Nancy Lee, MD
Attending Member
Department of Radiation Oncology
Memorial Sloan Kettering Cancer Center
New York, New York

Stella Lee, MD
Assistant Professor
Department of Otolaryngology
University of Pittsburgh School of Medicine

Pittsburgh, Pennsylvania

Maureen A. Lefton-Greif, PhD, CCC-SLP
Associate Professor
Departments of Pediatrics, Otolaryngology-Head and
  Neck Surgery, and Physical Medicine & Rehabilitation
Johns Hopkins University School of Medicine
Baltimore, Maryland

Donald A. Leopold, MD
Professor of Otorhinolaryngology
University of Vermont
Burlington, Vermont

Marci M. Lesperance, MD
Professor, Department of Otolaryngology-Head and
  Neck Surgery
Chief, Division of Pediatric Otolaryngology
University of Michigan Health System
Ann Arbor, Michigan

Jessica Levi, MD
Assistant Professor of Otolaryngology-Head and Neck
  Surgery
Boston University and Boston Medical Center
Boston, Massachusetts

James S. Lewis Jr, MD
Associate Professor
Department of Pathology and Immunology
Associate Professor
Department of Otolaryngology-Head and Neck Surgery
Washington University in St. Louis
St. Louis, Missouri

Daqing Li, MD
Professor
Department of Otorhinolaryngology-Head and Neck
  Surgery
University of Pennsylvania School of Medicine;
Director, Gene and Molecular Therapy Laboratory
Director, Temporal Bone Laboratory
Hospital of the University of Pennsylvania
Philadelphia, Pennsylvania

Timothy S. Lian, MD
Professor
Department of Otolaryngology-Head and Neck Surgery
Louisiana State University Health Sciences Center
Shreveport, Louisiana

Whitney Liddy, MD
Resident
Department of Otolaryngology-Head and Neck Surgery
Northwestern University Feinberg School of Medicine
Chicago, Illinois

Charles J. Limb, MD
Associate Professor
Department of Otolaryngology-Head and Neck Surgery
Johns Hopkins University School of Medicine
Baltimore, Maryland

Judy Z. Liu, MD
Resident Physician
Department of Otolaryngology-Head and Neck Surgery
University of Illinois at Chicago
Chicago, Illinois

Jeri A. Logemann, PhD
Ralph and Jean Sundin Professor
Department of Communication Sciences and Disorders
Northwestern University
Evanston, Illinois;
Professor
Departments of Neurology and Otolaryngology-Head
  and Neck Surgery
Northwestern University Feinberg School of Medicine;
Director
Voice, Speech, and Language Service and Swallowing
  Center
Northwestern Memorial Hospital
Chicago, Illinois

Thomas Loh, MBBS, FRCS
Senior Consultant and Head

Department of Otolaryngology-Head and Neck Surgery
National University Hospital;
Associate Professor and Head
Department of Otolaryngology
National University of Singapore
Singapore

Christopher Lominska, MD
Assistant Professor and Associate Residency Program
    Director
University of Kansas Medical Center
Kansas City, Kansas

Brenda L. Lonsbury-Martin, PhD
Senior Research Scientist
VA Loma Linda Healthcare System
Professor
Department of Otolaryngology-Head and Neck
    Surgery
Loma Linda University Health
Loma Linda, California

David G. Lott, MD
Assistant Professor
Mayo Clinic College of Medicine
Consultant
Department of Otolaryngology-Head and Neck Surgery
Mayo Clinic
Phoenix, Arizona

Lawrence R. Lustig, MD
Francis A. Sooy MD Professor in Otolaryngology
Department of Otolaryngology-Head and Neck Surgery
Chief
Division of Otology & Neurology
University of California-San Francisco
San Francisco, California

Anna Lysakowski, PhD
Professor
Anatomy and Cell Biology
University of Illinois at Chicago
Chicago, Illinois

Robert H. Maisel, MD
Chief
Department of Otolaryngology-Head and Neck Surgery
Hennepin County Medical Center;
Professor
Department of Otolaryngology-Head and Neck Surgery
University of Minnesota
Minneapolis, Minnesota

Ellen M. Mandel, MD
Associate Professor
Department of Otolaryngology
University of Pittsburgh
Pittsburgh, Pennsylvania

Susan J. Mandel, MD, MPH
Professor and Associate Chief
Division of Endocrinology, Diabetes, and Metabolism
Perelman School of Medicine
University of Pennsylvania
Philadelphia, Pennsylvania

Devinder S. Mangat, MD
Professor of Facial Plastic Surgery
Department of Otolaryngology-Head and Neck Surgery
University of Cincinnati
Cincinnati, Ohio

Lynette J. Mark, MD
Associate Professor
Department of Anesthesiology & Critical Care Medicine
Department of Otolaryngology-Head and Neck Surgery
Johns Hopkins University
Baltimore, Maryland

Jeffrey C. Markt, DDS
Associate Professor and Director
Department of Otolaryngology-Head and

Neck Surgery
Division of Oral Facial Prosthetics/Dental Oncology
University of Nebraska School of Medicine
Omaha, Nebraska

Michael Marsh, MD
Arkansas Center for Ear, Nose, Throat, and Allergy
Fort Smith, Arkansas

Glen K. Martin, PhD
Senior Research Career Scientist
VA Loma Linda Healthcare System
Professor
Department of Otolaryngology-Head and Neck Surgery
Loma Linda University Health
Loma Linda, California

Douglas E. Mattox, MD
William Chester Warren Jr MD Professor and Chair
Department of Otolaryngology-Head and Neck Surgery
Emory University School of Medicine
Atlanta, Georgia

Thomas V. McCaffrey, MD, PhD
Professor and Chair
Department of Otolaryngology-Head and Neck Surgery
University of South Florida School of Medicine
Tampa, Florida

JoAnn McGee, PhD
Scientist
Developmental Auditory Physiology Laboratory
Boys Town National Research Hospital
Omaha, Nebraska

Johnathan D. McGinn, MD
Division of Otolaryngology-Head and Neck Surgery
Pennsylvania State University
Penn State Hershey Medical Center
Hershey, Pennsylvania

John F. McGuire, MD
Attending Physician
Department of Otolaryngology
Fallbrook Hospital
Fallbrook, California

Jonathan McJunkin, MD
Assistant Professor
Department of Otolaryngology
Washington University in St. Louis
St. Louis, Missouri

J. Scott McMurray, MD
Associate Professor
Departments of Surgery and Pediatrics
University of Wisconsin School of Medicine
    and Public Health
American Family Children's Hospital
Madison, Wisconsin

Jeremy D. Meier, MD
Assistant Professor
Division of Otolaryngology-Head and Neck Surgery
University of Utah School of Medicine
Department of Pediatric Oncology
Primary Children's Hospital
Salt Lake City, Utah

Albert L. Merati, MD
Professor and Chief, Laryngology
Department of Otolaryngology-Head and Neck Surgery
University of Washington School of Medicine,
Seattle, Washington

Saumil N. Merchant, MD[†]
Professor
Department of Otology and Laryngology
Harvard Medical School
Department of Otolaryngology
Massachusetts Eye and Ear Infirmary
Boston, Massachusetts

Anna H. Messner, MD
Professor and Vice Chair
Department of Otolaryngology-Head and Neck Surgery
Stanford University
Stanford, California

Anna Meyer, MD
Assistant Professor
Department of Otolaryngology-Head and Neck Surgery
University of California-San Francisco
San Francisco, California

James D. Michelson, MD
Professor
Department of Orthopaedics and Rehabilitation
University of Vermont College of Medicine
Burlington, Vermont

Henry A. Milczuk, MD
Associate Professor and Chief
Division of Pediatric Otolaryngology
Oregon Health and Science University
Portland, Oregon

Jennifer L. Millar, MSPT
Physical Therapist
Department of Physical Medicine and Rehabilitation
Johns Hopkins Hospital
Baltimore, Maryland

Michelle Miller-Thomas, MD
Assistant Professor
Mallinckrodt Institute of Radiology
Washington University School of Medicine
St. Louis, Missouri

Lloyd B. Minor, MD
Carl and Elizabeth Naumann Dean of the School of
    Medicine
Professor of Otolaryngology-Head and Neck Surgery
Professor of Bioengineering and Neurobiology (by
    courtesy)
Stanford University
Stanford, California

Jenna L. Mitchell
Texas A&M Health Science Center
Round Rock, Texas

Steven Ross Mobley, MD
Facial Plastic & Reconstructive Surgery
Murray, Utah

Eric J. Moore, MD
Professor
Department of Otolaryngology
Mayo Clinic
Rochester, Minnesota

Harlan Muntz, MD
Professor of Otolaryngology
Department of Surgery
University of Utah School of Medicine
Primary Children's Medical Center
Salt Lake City, Utah

Craig S. Murakami, MD
Clinical Professor
Facial Plastic and Reconstructive Surgery
University of Washington
Department of Otolaryngology
Virginia Mason Medical Center
Seattle, Washington

Jeffrey N. Myers, MD, PhD
Hubert L. and Olive Stringer Distinguished Professor in
    Cancer Research
Professor and Director of Research
Deputy Chair for Academic Programs
Department of Head & Neck Surgery
University of Texas M.D. Anderson Cancer Center
Houston, Texas

---

† 已故。

Robert M. Naclerio, MD
Professor and Chief of Otolaryngology-Head and Neck
  Surgery
University of Chicago
Chicago, Illinois

Joseph B. Nadol Jr, MD
Professor
Department of Otology and Laryngology
Harvard Medical School
Department of Otolaryngology
Massachusetts Eye and Ear Infirmary
Boston, Massachusetts

Paul Nassif, MD
Assistant Clinical Professor
Department of Otolaryngology
University of Southern California Keck School of
  Medicine
Los Angeles, California;
Partner
Spalding Drive Cosmetic Surgery and Dermatology
Beverly Hills, California

Marc Nelson, MD
Associate Professor
Department of Otolaryngology
Pediatric ENT Center
Akron Children's Hospital
Akron, Ohio

Rick F. Nelson, MD
Assistant Professor
Department of Otolaryngology-Head and Neck Surgery
Indiana University
Indianapolis, Indianapolis

Piero Nicolai, MD
Professor
University of Brescia School of Medicine
Chairman
Spedali Civili
Brescia, Italy

David R. Nielsen, MD
Executive Vice President and Chief Executive Officer
American Academy of Otolaryngology-Head and Neck
  Surgery
Alexandria, Virginia;
President, Council of Medical Specialty Societies
Chairman of the Board, PCPI Foundation
Chicago, Illinois

John K. Niparko, MD
Tiber Alpert Professor and Chair
Department of Otolaryngology-Head and Neck Surgery
The Keck School of Medicine of the University of
  Southern California
Los Angeles, California

Richard J. Noel, MD, PhD
Division Chief
Pediatric Gastroenterology, Hepatology, and Nutrition
Duke University Medical Center
Durham, North Carolina

S.A. Reza Nouraei, Bchir, PhD, MRCS
Researcher
Laryngology Research Group
University College London
Academic Specialist Registrar
Charing Cross Hospital
London, United Kingdom

Ajani Nugent, MD
Department of Otolaryngology
Emory University School of Medicine
Atlanta, Georgia

Daniel W. Nuss, MD
G.D. Lyons Professor and Chair
Department of Otolaryngology-Head and Neck Surgery
Louisiana State University Health Sciences Center School
  of Medicine at New Orleans, New Orleans, Louisiana

Brian Nussenbaum, MD
Christy J. and Richard S. Hawes III Professor
Vice Chair for Clinical Affairs
Division Chief, Head and Neck Surgery
Patient Safety Officer
Department of Otolaryngology-Head and Neck Surgery
Washington University School of Medicine
St. Louis, Missouri

Gretchen M. Oakley, MD
Resident Physician
Division of Otolaryngology-Head and Neck Surgery
University of Utah
Salt Lake City, Utah

Rick M. Odland, MD, PhD
Professor
Department of Otolaryngology
University of Minnesota;
Medical Director
Department of Otolaryngology
Hennepin County Medical Center
Minneapolis, Minnesota

Richard G. Ohye, MD
Head
Section of Pediatric Cardiovascular Surgery
Department of Cardiac Surgery
University of Michigan
Ann Arbor, Michigan

Bert W. O'Malley Jr, MD
Gabriel Tucker Professor and Chairman
Department of Otorhinolaryngology-Head and Neck
  Surgery
Professor of Neurosurgery
Abramson Cancer Center
University of Pennsylvania School of Medicine;
Co-director, Center for Cranial Base Surgery
Co-director, Head and Neck Cancer Center
University of Pennsylvania Health System
Philadelphia, Pennsylvania

Robert C. O'Reilly, MD
Professor of Pediatrics and Otolaryngology-Head and
  Neck Surgery
Thomas Jefferson University
Philadelphia, Pennsylvania;
Division Chief
Pediatric Otolaryngology
A.I. DuPont Hospital for Children
Wilmington, Delaware

Juan Camilo Ospina, MD
Pediatric Otolaryngologist
Head
Division of Otorhinolaryngology and Maxillofacial
  Surgery
Hospital Universitario San Ignacio;
Associate Professor
Pontificia Universidad Javeriana
Bogota, Colombia

Robert H. Ossoff, DMD, MD, CHC
Special Assistant to the Vice-Chancellor for Health
  Affairs
Maness Professor of Laryngology and Voice
Vanderbilt University Medical Center
Nashville, Tennessee

Mark D. Packer, MD
Executive Director
Department of Defense Hearing Center of Excellence
Chief of Otology, Neurology, and Skull Base Surgery
San Antonio Military Health System
Joint Base San Antonio-Lackland, Texas

Nitin A. Pagedar, MD, MPH
Assistant Professor
Department of Otolaryngology-Head and Neck Surgery
University of Iowa
Iowa City, Iowa

John Pallanch, MD
Chair

Division of Rhinology
Department of Otorhinolaryngology
Mayo Clinic
Rochester, Minnesota

Stephen S. Park, MD
Professor and Vice-Chair
Department of Otolaryngology
Director
Division of Facial Plastic Surgery
University of Virginia
Charlottesville, Virginia

Matthew S. Parsons, MD
Assistant Professor of Radiology
Mallinckrodt Institute of Radiology
Washington University School of Medicine
St. Louis, Missouri

Hetal H. Patel, MD
Division of Otolaryngology-Head and Neck Surgery
Pennsylvania State University
Penn State Hershey Medical Center
Hershey, Pennsylvania

G. Alexander Patterson, MD
Evarts A. Graham Professor of Surgery
Chief, Division of Cardiothoracic Surgery
Washington University in St. Louis
St. Louis, Missouri

Phillip K. Pellitteri, DO
Chair
Department of Otolaryngology-Head and Neck Surgery
Guthrie Health System
Sayre, Pennsylvania;
Clinical Professor
Department of Otolaryngology-Head and Neck Surgery
Temple University School of Medicine
Philadelphia, Pennsylvania

Jonathan A. Perkins, DO
Professor
Department of Otolaryngology-Head and Neck Surgery
University of Washington School of Medicine
Director
Vascular Anomalies Program
Seattle Children's Hospital
Seattle, Washington

Stephen W. Perkins, MD
Clinical Associate Professor
Department of Otolaryngology-Head and Neck Surgery
Indiana University School of Medicine;
President
Meridian Plastic Surgeons
Indianapolis, Indianapolis

Shirley S.N. Pignatari, MD, PhD
Professor and Head
Division of Pediatric Otolaryngology
Federal University of Sao Paulo
Sao Paulo, Brazil

Steven D. Pletcher, MD
Associate Professor
Department of Otolaryngology-Head and Neck Surgery
University of California-San Francisco
San Francisco, California

Aron Popovtzer, MD
Head of Head and Neck Unit
Davidoff Comprehensive Cancer Center;
Consultant
Department of Otolaryngology
Rabin Medical Center;
Chair
Israeli Head and Neck Society
Petah-Tikva, Israel

Gregory N. Postma, MD
Professor
Department of Otolaryngology
Director
Center for Voice, Airway, and Swallowing Disorders

Georgia Regents University
Augusta, Georgia

Shannon M. Poti, MD
Chief Resident Surgeon
Department of Otolaryngology-Head and Neck Surgery
University of California-Davis Medical Center
Sacramento, California

William P. Potsic, MD, MMM
Emeritus Professor of Otorhinolaryngology-Head and
Neck Surgery
Perelman School of Medicine at the University of
Pennsylvania
Philadelphia, Pennsylvania

Seth E. Pross, MD
Department of Otolaryngology-Head and Neck Surgery
University of California-San Francisco
San Francisco, California

Liana Puscas, MD, MHS
Associate Professor
Division of Otolaryngology-Head and Neck Surgery
Duke University School of Medicine
Durham, North Carolina

Zhen Jason Qian, MD (Cand.)
College of Physicians and Surgeons
Columbia University
New York, New York

Virginia Ramachandran, AuD, PhD
Senior Staff Audiologist & Research Coordinator
Division of Audiology
Department of Otolaryngology-Head and Neck Surgery
Henry Ford Hospital;
Adjunct Assistant Professor & Audiology Clinical
Educational Coordinator
Wayne State University
Detroit, Michigan

Gregory W. Randolph, MD
Director, General and Thyroid Surgical Divisions
Massachusetts Eye & Ear Infirmary
Member, Endocrine Surgical Service
Massachusetts General Hospital
Harvard Medical School
Boston, Massachusetts

Lesley Rao, MD
Assistant Professor
Department of Anesthesiology
Washington University School of Medicine
St. Louis, Missouri

Christopher H. Rassekh, MD
Associate Professor
Department of Otorhinolaryngology-Head and Neck
Surgery
University of Pennsylvania
Philadelphia, Pennsylvania

Lou Reinisch, PhD
Dean of Arts and Sciences
Professor of Physics
Farmingdale State College (SUNY)
Farmingdale, New York

Albert L. Rhoton Jr, MD
Professor and Chairman Emeritus
Department of Neurosurgery
University of Florida
Gainesville, Florida

Nadeem Riaz, MD, MSc
Instructor in Radiation Oncology
Department of Radiation Oncology
Memorial Sloan Kettering Cancer Center
New York, New York

Jeremy D. Richmon, MD
Assistant Professor and Director
Head and Neck Robotic Surgery
Department of Otolaryngology-Head and Neck Surgery
Johns Hopkins University

Baltimore, Maryland

James M. Ridgway, MD
Facial Plastic Surgeon
Newvue Plastic Surgery and Skin Care
Bellevue, Washington

Matthew H. Rigby, MD, MPH
Assistant Professor
Department of Otolaryngology-Head and Neck Surgery
Dalhousie University
Halifax, Nova Scotia, Canada

Mark D. Rizzi, MD
Assistant Professor
Department of Clinical Otolaryngology-Head and Neck
Surgery
Perelman School of Medicine at the University of
Pennsylvania
Division of Pediatric Otolaryngology
Children's Hospital of Philadelphia
Philadelphia, Pennsylvania

K. Thomas Robbins, MD
Professor and Chair
Department of Surgery
Division of Otolaryngology
Southern Illinois University School of Medicine
Springfield, Illinois

Daniel Roberts, MD, PhD
Resident
Department of Otolaryngology
Massachusetts Eye and Ear Infirmary
Boston, Massachusetts

Frederick C. Roediger, MD
Director
Division of Otolaryngology
Maine Medical Center
Portland, Maine

Ohad Ronen, MD
Director
Head and Neck Surgery Service
Department of Otolaryngology-Head and Neck Surgery
Galilee Medical Center;
Senior Lecturer
Faculty of Medicine in the Galilee
Bar-Ilan University
Nahariya, Israel

Kristina W. Rosbe, MD
Professor and Director of Pediatric Otolaryngology
Department of Otolaryngology-Head and Neck Surgery
University of California-San Francisco
San Francisco, California

Richard M. Rosenfeld, MD, MPH
Professor and Chairman of Otolaryngology
SUNY Downstate Medical Center
New York, New York

Bruce E. Rotter, MD
Professor and Dean
Southern Illinois University School of Dental Medicine
Alton, Illinois

Jay T. Rubinstein, MD, PhD
Professor
Departments of Otolaryngology and Bioengineering
University of Washington;
Director
Virginia Merrill Bloedel Hearing Research Center
Seattle, Washington

Michael J. Ruckenstein, MD
Professor of Otorhinolaryngology-Head and Neck
Surgery
Hospitals of the University of Pennsylvania,
Philadelphia, Pennsylvania

Christina L. Runge, PhD
Associate Professor
Department of Otolaryngology and Communication
Sciences

Chief, Division of Communication Sciences
Director, Koss Cochlear Implant Program
Medical College of Wisconsin
Milwaukee, Wisconsin

Leonard P. Rybak, MD, PhD
Professor
Division of Otolaryngology
Southern Illinois University School of Medicine
Springfield, Illinois

Rami E. Saade, MD
Head and Neck Surgical Oncology Fellow
Department of Head and Neck Surgery
University of Texas M.D. Anderson Cancer Center
Houston, Texas

Babak Sadoughi, MD
Attending Physician
Beth Israel Medical Center
Mount Sinai Health System
New York, New York

Thomas J. Salinas, DDS
Associate Professor
Department of Dental Specialties
Mayo Clinic
Rochester, Minnesota

Sandeep Samant, MD
Chief
Division of Head and Neck and Skull Base Surgery
Professor and Vice-Chairman
Department of Otolaryngology-Head and Neck Surgery
University of Tennessee Health Science Center
Memphis, Tennessee

Robin A. Samlan, MBA, PhD
Assistant Professor
Department of Speech, Language, & Hearing Sciences
University of Arizona
Tucson, Arizona

Ravi N. Samy, MD
Associate Professor
Department of Otolaryngology
University of Cincinnati
Program Director, Neurotology Fellowship
Cincinnati Children's Hospital
Cincinnati, Ohio

Guri S. Sandhu, MD
Consultant Otolaryngologist/Airway Surgeon
Charing Cross Hospital
Imperial College
London, United Kingdom

Cara Sauder, MA, CCC-SLP
Speech-Language Pathologist
University of New Mexico Hospital
Albuquerque, New Mexico

Richard L. Scher, MD
Professor of Otolaryngology-Head and Neck Surgery
Vice Chairman of Surgery for Clinical Operations
Associate Chief of Otolaryngology-Head and Neck Surgery
Duke University Health System
Durham, North Carolina

Joshua S. Schindler, MD
Associate Professor
Department of Otolaryngology
Oregon Health and Science University
Portland, Oregon

Cecelia E. Schmalbach, MD
Associate Professor
Department of Surgery
Division of Otolaryngology-Head and Neck Surgery
University of Alabama at Birmingham
Birmingham, Alabama

Scott R. Schoem, MD
Director
Department of Otolaryngology
Connecticut Children's Medical Center

Hartford, Connecticut;
Clinical Professor
Department of Otolaryngology
University of Connecticut School of Health Sciences
Farmington, Connecticut

Michael C. Schubert, PT, PhD
Associate Professor
Department of Otolaryngology-Head and Neck Surgery
Johns Hopkins University
Baltimore, Maryland

Todd J. Schwedt, MD
Associate Professor of Neurology
Mayo Clinic
Phoenix, Arizona

James J. Sciubba, DMD, PhD
Professor (Retired)
Department of Otolaryngology-Head and Neck Surgery
The Johns Hopkins School of Medicine;
Consultant
The Milton J. Dance Head & Neck Center
The Greater Baltimore Medical Center
Baltimore, Maryland

Anthony P. Sclafani, MD
Director, Facial Plastic Surgery
Surgeon Director, Department of Otolaryngology
The New York Eye & Ear Infirmary
New York, New York;
Professor
Department of Otolaryngology
New York Medical College
Valhalla, New York

Meena Seshamani, MD, PhD
Department of Head and Neck Surgery
The Permanente Medical Group
San Francisco, California

A. Eliot Shearer, MD, PhD
Resident Physician
Department of Otolaryngology-Head and Neck Surgery
University of Iowa
Iowa City, Iowa

Clough Shelton, MD
Professor and Chief
Division of Otolaryngology
Hetzel Presidential Endowed Chair in Otolaryngology
University of Utah School of Medicine
Salt Lake City, Utah

Neil T. Shepard, PhD
Chair, Division of Audiology
Director, Dizziness & Balance Disorders Program
Department of Otolaryngology
Mayo Clinic
Rochester, Minnesota

Seiji B. Shibata, MD, PhD
Resident Physician
Department of Otolaryngology-Head and Neck Surgery
University of Iowa
Iowa City, Iowa

Yelizaveta Shnayder, MD
Associate Professor
Department of Otolaryngology-Head and Neck Surgery
University of Kansas School of Medicine
Kansas City, Kansas

Kathleen C.Y. Sie, MD
Professor
Department of Otolaryngology-Head and Neck Surgery
University of Washington School of Medicine
Director
Childhood Communication Center
Seattle Children's Hospital
Seattle, Washington

Daniel B. Simmen, MD
Center for Rhinology, Skull Base Surgery, and Facial
    Plastic Surgery
Hirslanden Clinic

Zurich, Switzerland

Michael C. Singer, MD
Director
Division of Thyroid & Parathyroid Surgery
Department of Otolaryngology-Head and Neck Surgery
Henry Ford Health System
Detroit, Michigan

Parul Sinha, MBBS, MS
Resident
Department of Otolaryngology-Head and Neck Surgery
Washington University School of Medicine
St. Louis, Missouri

William H. Slattery III, MD
Partner
House Ear Clinic;
Clinical Professor
University of Southern California-Los Angeles
Los Angeles, California

Henrik Smeds, MD
Staff Surgeon
Department of Otolaryngology
Karolinska University Hospital
Stockholm, Sweden

Marshall E. Smith, MD
Professor
Division of Otolaryngology-Head and Neck Surgery
University of Utah School of Medicine;
Attending Physician and Medical Director
Voice Disorders Clinic
Primary Children's Medical Center
University Hospital
Salt Lake City, Utah

Richard J.H. Smith, MD
Professor
Department of Otolaryngology
University of Iowa Carver College of Medicine
Iowa City, Iowa

Timothy L. Smith, MD, MPH
Professor and Director
Oregon Sinus Center
Department of Otolaryngology-Head and Neck Surgery
Oregon Health and Science University
Portland, Oregon

Ryan H. Sobel, MD
Clinical Instructor
Department of Otolaryngology-Head and Neck Surgery
Johns Hopkins Hospital
Baltimore, Maryland

Robert A. Sofferman, MD
Emeritus Professor of Surgery
Department of Surgery
Division of Otolaryngology-Head and Neck Surgery
University of Vermont School of Medicine
Burlington, Vermont

Zachary M. Soler, MD, MSc
Assistant Professor
Department of Otolaryngology-Head and Neck Surgery
Medical University of South Carolina
Charleston, South Carolina

Samuel A. Spear, MD
Otology/Neurotology & Skull Base Surgery Fellow
Department of Otolaryngology-Head and Neck Surgery
Louisiana State University
Baton Rouge, Louisiana

Steven M. Sperry, MD
Assistant Professor
Department of Otolaryngology-Head and Neck Surgery
University of Iowa Hospitals and Clinics
Iowa City, Iowa

Niranjan Sritharan, MBBS
Clinical Otolaryngology Fellow
Massachusetts Eye & Ear Infirmary
Boston, Massachusetts

Brad A. Stach, PhD
Director
Division of Audiology
Department of Otolaryngology-Head and Neck Surgery
Henry Ford Hospital
Detroit, Michigan

Robert P. Stachecki, MD
Instructor of Radiology
Mallinckrodt Institute of Radiology
Washington University School of Medicine
St. Louis, Missouri

Hinrich Staecker, MD, PhD
David and Mary Zamierowsky Professor
Department of Otolaryngology-Head and Neck Surgery
University of Kansas School of Medicine
Kansas City, Kansas

Aldo Cassol Stamm, MD, PhD
Chief
Department of Otolaryngology
Sao Paulo ENT Center
Sao Paulo, Brazil

James A. Stankiewicz, MD
Professor and Chairman
Department of Otolaryngology-Head and Neck Surgery
Loyola University Medical Center
Maywood, Illinois

Shawn M. Stevens, MD
Resident Physician
Department of Otolaryngology-Head and Neck Surgery
Medical University of South Carolina
Charleston, South Carolina

David L. Steward, MD
Professor
Department of Otolaryngology-Head and Neck Surgery
University of Cincinnati Academic Health Center
Cincinnati, Ohio

David G. Stoddard Jr, MD
Department of Otolaryngology-Head and Neck Surgery
Mayo Clinic
Rochester, Minnesota

Janalee K. Stokken, MD
Head and Neck Institute
The Cleveland Clinic
Cleveland, Ohio

Angela Sturm-O'Brien, MD
Facial Plastic Surgery Associates
Houston, Texas

John B. Sunwoo, MD
Director of Head and Neck Cancer Research
Department of Otolaryngology-Head and Neck Surgery
Stanford Cancer Institute
Stanford University School of Medicine
Stanford, California

Veronica C. Swanson, MD, MBA
Associate Director
Department of Anesthesiology
Chief
Pediatric Cardiac Anesthesiology
St. Christopher's Hospital for Children;
Associate Professor
Departments of Anesthesiology and Pediatrics
Drexel University College of Medicine and Dentistry
Philadelphia, Pennsylvania

Robert A. Swarm, MD
Professor of Anesthesiology
Washington University School of Medicine
St. Louis, Missouri

Jonathan M. Sykes, MD
Professor and Director
Facial Plastic Surgery
University of California Davis Medical Center
Sacramento, California

Luke Tan, MBBS, MD
Senior Consultant
Luke Tan ENT Head & Neck Cancer and Thyroid
  Surgery Center
MT Elizabeth Hospital;
Clinical Associate Professor
Department of Otolaryngology
National University of Singapore
Singapore

Marietta Tan, MD
Resident
Department of Otolaryngology-Head and Neck Surgery
Johns Hopkins University
Baltimore, Maryland

Pravin A. Taneja, MD, MBA
Program Director
Pediatric Anesthesia Fellowship
Department of Anesthesiology
St. Christopher's Hospital for Children;
Assistant Professor
Department of Anesthesiology
Drexel University College of Medicine and Dentistry
Philadelphia, Pennsylvania

M. Eugene Tardy Jr, MD
Emeritus Professor of Otolaryngology-Head and Neck
  Surgery
Department of Otolaryngology
University of Illinois Medical Center
Chicago, Illinois

Sherard A. Tatum III, MD
Professor
Departments of Otolaryngology and Pediatrics
SUNY Upstate Medical University;
Medical Director
Cleft and Craniofacial Center
Golisano Children's Hospital
Syracuse, New York

S. Mark Taylor, MD
Professor
Department of Otolaryngology-Head and Neck Surgery
Dalhousie University
Halifax, Nova Scotia, Canada

Rod A. Teasley, MD, JD
Department of Otolaryngology
Vanderbilt University Medical Center
Nashville, Tennessee

Helder Tedeschi, MD, PhD
Head, Division of Neurosurgery
Department of Pathology
University of Campinas
Sao Paolo, Brazil

Steven A. Telian, MD
John L. Kemink Professor of Neurotology
Department of Otolaryngology-Head and Neck Surgery
University of Michigan
Ann Arbor, Michigan

David J. Terris, MD
Surgical Director of the GRU Thyroid Center
Professor
Department of Otolaryngology-Head and Neck Surgery
Georgia Regents University
Augusta, Georgia

J. Regan Thomas, MD
Mansueto Professor and Chairman
Department of Otolaryngology-Head and Neck Surgery
University of Illinois
Chicago, Illinois

Chafeek Tomeh, MD
Clinical Instructor
Department of Otolaryngology-Head and Neck Surgery
Stanford University School of Medicine
Stanford, California

Dean M. Toriumi, MD
Professor

Department of Otolaryngology-Head and Neck Surgery
Division of Facial Plastic and Reconstructive Surgery
University of Illinois at Chicago
Chicago, Illinois

Aline Tran, AuD
Audiologist
Department of Otolaryngology-Head and Neck Surgery
Keck Medical Center
University of Southern California
Los Angeles, California

Joseph B. Travers, PhD
Professor
Division of Oral Biology
The Ohio State University College of Dentistry
Ohio State University
Columbus, Ohio

Susan P. Travers, PhD
Professor
Division of Oral Biology
The Ohio State University College of Dentistry
Columbus, Ohio

Mai Thy Truong, MD
Clinical Assistant Professor
Department of Otolaryngology-Head and Neck Surgery
Stanford University
Stanford, California

Terance T. Tsue, MD
Physician in Chief
University of Kansas Cancer Center
Douglas A. Girod MD Endowed Professor of Head &
  Neck Surgical Oncology
Vice-Chairman and Professor
Department of Otolaryngology-Head and Neck Surgery
University of Kansas School of Medicine
Kansas City, Kansas

Michael D. Turner, DDS, MD
Division Director
Oral and Maxillofacial Surgery
Jacobi Medical Center;
Director, The New York Salivary Gland Center
Associate Residency Director, Oral and Maxillofacial
  Surgery
Beth Israel Medical Center
New York, New York

Ravindra Uppaluri, MD, PhD
Associate Professor
Department of Otolaryngology-Head and Neck Surgery
Washington University School of Medicine
St. Louis, Missouri

Michael F. Vaezi, MD, PhD
Professor of Medicine
Clinical Director, Division of Gastroenterology,
  Hepatology, and Nutrition
Director, Center for Swallowing and Esophageal Motility
  Disorders
Director, Clinical Research
Vanderbilt University Medical Center
Nashville, Tennessee

Kathryn M. Van Abel, MD
Resident
Department of Otolaryngology
Mayo Clinic
Rochester, Minnesota

Michiel W.M. van den Brekel, MD, PhD
Head, Department of Head and Neck Oncology and
  Surgery
The Netherlands Cancer Institute-Antoni van
  Leeuwenhoek;
Professor, Amsterdam Center of Language and
  Communication;
Consultant, Department of Oral and Maxillofacial
  Surgery
Academic Medical Center
University of Amsterdam
Amsterdam, The Netherlands

Lori A. Van Riper, PhD
Department of Pediatric Audiology and Otolaryngology
Mott Children's Hospital
University of Michigan Health System
Ann Arbor, Michigan

Sunil P. Verma, MD
Assistant Professor
Department of Otolaryngology-Head and Neck Surgery
University of California-Irvine
Irvine, California;
Director
University Voice and Swallowing Center
University of California-Irvine Medical Center
Orange, California

Peter M. Vila, MD, MSPH
Resident
Department of Otolaryngology-Head and Neck Surgery
Washington University School of Medicine
St. Louis, Missouri

David E. Vokes, MBChB
Consultant Otolaryngologist-Head & Neck Surgeon
Auckland City Hospital
Auckland, New Zealand

P. Ashley Wackym, MD
Vice President of Research
Legacy Research Institute
Legacy Health;
President
Ear and Skull Base Center
Portland, Oregon

Tamekia L. Wakefield, MD
Adjunct Assistant Clinical Professor
Department of Otolaryngology-Head and Neck Surgery
Mt. Sinai School of Medicine
New York, New York;
Attending Pediatric Otolaryngologist
Department of Otolaryngology and Communicative
  Disorders
Long Island Jewish Medical Center
New Hyde Park, New York

Michael J. Walden, DO, MD
Staff Radiologist
Department of Radiology
Womack Army Medical Center
Fort Bragg, North Carolina

Thomas J. Walker, MD
Facial Plastic and Reconstructive Surgery
Department of Otolaryngology-Head and Neck Surgery
University of Illinois at Chicago
Chicago, Illinois

Edward J. Walsh, PhD
Director
Developmental Auditory Physiology Laboratory
Boys Town National Research Hospital
Omaha, Nebraska

Rohan R. Walvekar, MD
Associate Professor
Louisiana State University Health Sciences Center at
  New Orleans
New Orleans, Louisiana

Tom D. Wang, MD
Professor & Chief
Division of Facial Plastic and Reconstructive Surgery
Oregon Health and Science University
Portland, Oregon

Tzu-Fei Wang, MD
Assistant Professor of Internal Medicine
Division of Hematology
The Ohio State University Comprehensive Cancer
  Center
Arthur G. James Cancer Hospital and Richard J. Solove
  Research Institute
Columbus, Ohio

Frank M. Warren III, MD
Assistant Professor and Chief
Division of Otology/Neurotology
Department of Otolaryngology Head and Neck Surgery
Oregon Health and Science University;
Attending Physician
Department of Otolaryngology-Head and Neck Surgery
Kaiser Permanente
Portland, Oregon

Heather H. Waters, MD
Department of Otolaryngology-Head and Neck Surgery
Indiana University Medical Center;
Meridian Plastic Surgeons
Indianapolis, Indianapolis

Randal S. Weber, MD
Professor and Chair
Head and Neck Surgery
The University of Texas M.D. Anderson Cancer Center
Houston, Texas

Richard O. Wein, MD
Associate Professor
Department of Otolaryngology-Head and Neck Surgery
Tufts Medical Center
Boston, Massachusetts

Gregory S. Weinstein, MD
Professor and Vice Chair
Director
Division of Head and Neck Surgery
Co-director
The Center for Head and Neck Cancer
Department of Otorhinolaryngology-Head and Neck
    Surgery
University of Pennsylvania School of Medicine
Philadelphia, Pennsylvania

Erik K. Weitzel, MD
Chief of Rhinology
Program Director
Department of Otolaryngology
Joint Base San Antonio
San Antonio, Texas

D. Bradley Welling, MD, PhD
Walter Augustus LeCompt Professor and Chair
Harvard Department of Otology and Laryngology
Chief of Otolaryngology
Massachusetts Eye and Ear Infirmary and Massachusetts
    General Hospital
Boston, Massachusetts

Richard D. Wemer, MD
Consultant
Department of Otolaryngology-Head and Neck Surgery
Park Nicollet Clinics
St. Louis Park, Minnesota

Ralph F. Wetmore, MD
E. Mortimer Newlin Professor of Pediatric Otolaryngology
Perelman School of Medicine at the University of
    Pennsylvania Chief
Division of Pediatric Otolaryngology
The Children's Hospital of Philadelphia

Philadelphia, Pennsylvania

Richard H. Wiggins III, MD
Professor and Director of Head and Neck Imaging
Departments of Radiology, Otolaryngology, Head and
    Neck Surgery, and Biomedical Informatics
University of Utah Health Sciences Center
Salt Lake City, Utah

Brent J. Wilkerson, MD
Resident Physician
Department of Otolaryngology-Head and Neck Surgery
University of California-Davis
Sacramento, California

Franz J. Wippold II, MD
Professor of Radiology
Chief of Neuroradiology
Mallinckrodt Institute of Radiology
Washington University School of Medicine
St. Louis, Missouri;
Adjunct Professor of Radiology/Radiological Sciences
F. Edward Hébert School of Medicine
Uniformed Services University of the Health Sciences
Bethesda, Maryland

Gayle Ellen Woodson, MD
Professor and Chair
Division of Otolaryngology
Southern Illinois University School of Medicine
Springfield, Illinois

Peter J. Wormald, MD
Professor
Department of Surgery
Division of Otolaryngology-Head and Neck Surgery
University of Adelaide
Adelaide, Australia

Harry V. Wright, MD
Fellow
Facial Plastic and Reconstructive Surgery
Farrior Facial Plastic Surgery;
Associate Professor
Department of Otolaryngology-Head and Neck Surgery
University of South Florida
Tampa, Florida

Robert F. Yellon, MD
Professor
Department of Otolaryngology
University of Pittsburgh School of Medicine
Director of ENT Clinical Services
Department of Pediatric Otolaryngology
Children's Hospital of Pittsburgh of UPMC
Pittsburgh, Pennsylvania

Charles D. Yingling, PhD, DABNM
Clinical Professor
Department of Otolaryngology-Head and Neck Surgery
Stanford University of School of Medicine
Stanford, California;
Chief Executive Officer
Golden Gate Neuromonitoring
San Francisco, California

Bevan Yueh, MD, MPH
Professor & Chair
Department of Otolaryngology-Head and Neck Surgery
University of Minnesota
Minneapolis, Minnesota

Rex C. Yung, MD
Director of Pulmonary Oncology
Departments of Medicine and Oncology
Johns Hopkins University
Baltimore, Maryland

Renzo A. Zaldívar, MD
Clinical Professor
Department of Ophthalmology
University of North Carolina
Chapel Hill, North Carolina

George H. Zalzal, MD
Chief
Division of Otolaryngology
Children's National Medical Center
Professor of Otolaryngology and Pediatrics
George Washington University School of Medicine and
    Health Sciences
Washington, DC

Adam M. Zanation, MD
Associate Professor
Co-Director, Head and Neck Oncology Fellowship
Co-Director, Rhinology and Skull Base Surgery
    Fellowship
University of North Carolina at Chapel Hill
Chapel Hill, North Carolina

David S. Zee, MD
Professor of Neurology and Otolaryngology-Head and
    Neck Surgery
Department of Neurology
Johns Hopkins Hospital
Baltimore, Maryland

Marc S. Zimbler, MD
Director of Facial Plastic & Reconstructive Surgery
Beth Israel Deaconess Medical Center;
Assistant Professor of Otolaryngology-Head and Neck
    Surgery
Icahn School of Medicine
Mount Sinai Medical Center
New York, New York

S. James Zinreich, MD
Professor of Radiology
Russel H. Morgan Department of Radiology
Department of Otorhinolaryngology-Head and Neck
    Surgery
Johns Hopkins Medical Institutions
Baltimore, Maryland

Teresa A. Zwolan, PhD
Professor and Director
Department of Otolaryngology
University of Michigan Cochlear Implant Program
Ann Arbor, Michigan

译者前言

初版 *Cummings Otolaryngology-Head and Neck Surgery* 于 1985 年出版，由国际权威的耳鼻咽喉学专家 Cummings 教授领衔，来自全球各地的 100 余位专家共同编撰完成，一经出版即奠定了其在耳鼻咽喉头颈外科学术出版领域里程碑般的地位。随着岁月变迁、科技发展，这部著作不断再版、更新、完善，无论在深度还是广度方面，一直被大家公认为耳鼻咽喉头颈外科领域最可靠的专业教材，完全能够满足各年资、各阶段耳鼻咽喉头颈外科医师的不同需求，帮助他们在专业领域不断前行。

本书出版至今，载誉无数。曾荣膺英国医师协会医学图书奖（2015 年）等奖项，在国际上拥有强大的专业影响力。本书为全新第 6 版，书中包含 3200 余张彩色图片，深度覆盖耳鼻咽喉头颈外科全部领域的理论与临床知识，不仅全面更新了各篇章内容，还增补了颅底微创手术、前庭植入、颅后窝和颅底肿瘤的放射治疗，以及术中脑神经和中枢神经功能监测等最新临床及研究进展内容，并在儿童睡眠疾病、儿童感染疾病和新生儿气道评估方面，提供了最新的儿童患者治疗方案。

为进一步满足临床分诊需求，此次中文翻译版对原书的篇章顺序进行了重新编排，将原书的三大卷按照专业方向重新调整为 6 个分册，包括耳鼻咽喉头颈外科学基础，鼻科学与过敏 / 免疫学，喉与气管、食管学，头颈外科学与肿瘤学，耳科学与颅底外科学，儿童耳鼻咽喉学。各分册内容既相对独立，又相互联系，便于广大读者灵活选择。

把这部经典的耳鼻咽喉学专著引进国内，是我一直以来的愿望。1998 年，作为美国 SACKLER 中国年度医师获奖人，我应邀访问了约翰·霍普金斯医院，受到 Cummings 教授的热情接待，他还亲切地陪同我们参观、讲解，给我留下了深刻印象。

非常荣幸主持本书中文版的翻译工作，山东省耳鼻喉医院有近百位专家、学者和青年医师参与此次翻译工作，这也是第一次将这部圣经级的权威专业参考书介绍给国内耳鼻咽喉头颈外科的广大同道。在翻译过程中，我们力求全面、准确地把握本书的内容，使译文准确、明了，但限于中英文在疾病分类、思维方法、表达方式等方面存在一定差异，一些英文词汇和语句较难完美转换成中文，所以书稿中可能存在一定的翻译欠妥或表述失当的情况，恳请广大读者和同道指正。

王海波

作为一部权威著作，*Cummings Otolaryngology-Head and Neck Surgery, 6e* 的内容涵盖了该专业的所有组成部分，以及近期在微创手术、影像导航、手术机器人、人工耳蜗植入等方面的最新进展，并加入了与疾病遗传有关的新的内容。此外，新的基于证据的绩效评估的章节，对于理解医疗改革的发展、管理机构的作用、报告评价、基于价值的医疗采购及对医生实践的影响等，同样均有很好的参考价值。

在继续保持文字简洁的前提下，还反映了该领域最主要的和最重要的发展。本书的内容反映了其各个组成部分之间的广泛相互关系。每章的开始都包含有要点，并列出了最相关的推荐阅读清单。

我们的目标是进一步加强对现在从事耳鼻咽喉头颈外科专业人员的教育，并为后来者提供基础知识。与此前各版一样，本书的编者具有世界范围内的代表性，以便读者可以从中了解全世界在该领域的进展。毋庸置疑，经过所有编者的共同努力，*Cummings Otolaryngology-Head and Neck Surgery, 6e* 仍然是该专业最权威的参考书。

缅 怀

Charles Krause, MD

Otolaryngology–Head and Neck Surgery 创始人

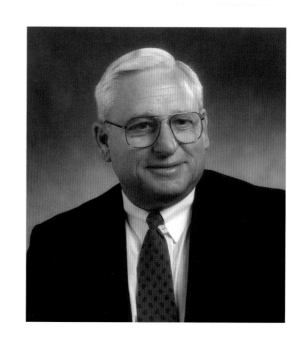

　　2013 年 2 月 7 日，耳鼻咽喉学界和密歇根大学失去了最伟大的学科领袖之一——Charles J. Krause 博士。Krause 博士是前三版 *Otolaryngology–Head and Neck Surgery* 的资深著者。为感谢他的付出和对这个专业的诸多贡献，我们谨将第 6 版献给 Charles J. Krause 博士，并向他致敬。

　　Krause 博士于 1962 年在爱荷华州立大学（现称爱荷华大学）获得医学学位。在那里完成耳鼻咽喉科住院医生培训后，加入爱荷华大学。Krause 博士于 1977 年加入密歇根大学，1977—1992 年担任耳鼻咽喉头颈外科主任。2000 年以前，他一直是一线的教员，并在医院、健康中心和医学院担任领导职务。

　　在密歇根大学期间，Krause 博士通过引入专业部门、招募新教员、改善临床设施、加强基础研究和住院医生培训等方面，对该系教员的医师专业化实践进行了改造。

　　除了担任系主任外，他还担任过密歇根大学临床事务主任、医学院高级副院长和医院高级副院长。他领导了 M-CARE 的发展，这是 1986 年密歇根大学发起的一项健康计划，并担任了第一任 M-CARE 主席。他指导了密歇根大学第一个卫星医疗保健设施的战略规划。

　　在全国层面上，Krause 博士曾担任美国耳鼻咽喉头颈外科学会、美国头颈外科学会、美国耳鼻咽喉学会、美国面部整形与重建外科学会等学术组织的主席。

　　在大家眼中，Krause 博士是一个冷静、深思熟虑且有远见卓识的人，他领导大家建立了共识和互相团结，并指导更多学员走向了成功的职业生涯。

　　正如 Charles W. Cummings 博士所描述的那样，"Krause 是一个沉稳的人，可以不受制于任何政治煽动。他的举止从不会耸人听闻，而是令人信服的。他性格开朗，他的投入对头颈肿瘤和面部整形外科专业的发展起到了重要作用"。

　　2012 年 11 月，Cummings 博士和他的妻子 Barbara 出席了 Charles J. Krause 博士冠名的耳鼻咽喉科学院教授的首次任命，授予 Carol Bradford 博士耳鼻咽喉头颈外科主任的荣誉。这一职位将进一步体现 Krause 博士的理想，并促进在临床、教育和研究方面创造卓越和正直的环境。

　　第 6 版的著者们永远感谢 Charles J. Krause 博士对患者和耳鼻咽喉头颈外科的奉献和承诺。

献 词

我感谢我的父亲 Roy Kenneth Flint，BG ret，一名战士和老师，为我提供了终身学习的榜样；感谢我的妻子 Laurie 和女儿 Carlyn 一直提醒我，没有人是完美的，是他们让我保持理智。

—— Paul W. Flint

能够成为 *Cummings Otolaryngology-Head and Neck Surgery, 6e* 的编辑和出版团队的一员，我感到非常荣幸和高兴。作者们不知疲倦，并且一直致力于编写他们所熟悉的，具有远见和深度的章节。我真诚地感谢他们每个人和他们的家人，他们不可避免地牺牲了大量的休息时间。感谢陪伴我 23 年的忠实助手 Debbie Turner，让我们按时完成任务，并以高效的方式与作者和出版商保持联系。在这本教科书的创作过程中，我的办公室护士则承担了大量的患者照护工作，以弥补我离开临床的影响。同样，圣路易斯华盛顿大学的住院医生和研究员也坚守在临床一线。

我个人能够开始学习知识，并接受继续教育，要感谢我的父母，及 Thomas 和 Marjorie Haughey、我的老师、医学教授、新西兰奥克兰和爱荷华大学的耳鼻喉科住院医生导师及我所有的同事们。

我的家人坚定不移地支持这项工作，所以衷心地感谢我的妻子 Helen 及家人 Rachel、Jack、Chris、Cindy、Will、Rachel 和 Gretchen。

最后，当我们满怀喜悦地阅读本书及其在线部分的内容时，我会尽量记住所有知识和真理的来源：用箴言中的话来说，"……主赐给智慧，从他的口中传出知识并且理解。"我真诚地希望各地的读者都能从这本教科书中受益，更好地完成我们专业为病人提供最高质量诊疗服务的共同目标。

—— Bruce H. Haughey

我感谢 Paul Flint 和他的同事们继续参与这个著名的项目，感谢出版商极其高效的管理效率，以及我丈夫 David Howard 的不断支持和鼓励。

—— Valerie J. Lund

我很感谢 Charlie Cummings 和 Paul Flint，让我有幸加入了这个非常出色的编辑团队，并感谢那些尽最大努力撰写这一重要著作的作者。

我将我的努力献给那些曾为我提供指导的人。我的父母、我的妻子和儿子及我的患者，他们向我展示了奉献给他人的重要性，并且在努力和行动中表现出真正的同情心。

我早期学习的 12 年，是在 Chuck Krause 的指导下，在他和 Barb 的非凡家庭的陪伴下度过的。从 Chuck 那里，我了解到，重要的经验教训是要通过准备和耐心来学习的。

—— John K. Niparko

当我回顾我的学术生涯时，有很多人在我追求成功的过程中给予了积极的影响。除了以前版本中致谢的我的导师之外，我还要感谢另一些富有才华和积极进取的人，在过去的 35 年里，我有幸认识他们。他们是来自多个学科的研究员，住院医和医学院的学生，和他们之间的互动和友谊持续了很多年。这种合作关系涉及很多来自不同阶层的知识渊博的人，这对于一个人的成熟有很大的贡献。对我个人来说，真正荣幸能够参与这种持续的体验。出于这个原因，我非常高兴来认识我与之互动并使我从中受益的充满智慧的人。

—— K. Thomas Robbins

能够成为这本优秀教科书的编辑是一种荣幸。虽然我们的专业基础知识，甚至所有医学的知识都在不断发展和进步，但这本书为世界各地的耳鼻咽喉科医生及其患者提供了最佳治疗所需的最新专业知识。作为一名学术部门主管，我非常重视我的住院医生在培训中可获得的信息资源。作为一个致力于从事耳鼻咽喉科专业的人，我特别自豪能够帮助提供在面部整形和重建手术领域的有关知识。

在个人方面，我要特别感谢我的行政助理 Denise McManaman 在编写本教科书时给予的大力帮助。她不知疲倦的工作精神，总是令人钦佩和欣赏。最后，感谢我的妻子 Rhonda 和我的孩子 Ryan、Aaron 和 Evan，感谢他们在我的职业生涯中给予的热情和永不动摇的支持。

—— J. Regan Thomas

我很荣幸能够担任耳鼻咽喉科头颈外科重要教科书的小儿耳鼻咽喉科章节的编辑。跟随这本教科书的主编 Charles J. Krause 博士的脚步特别有意义，在他担任密歇根大学耳鼻咽喉科主任期间，帮助并激励我和其他许多人立志从事耳鼻咽喉科头颈外科事业。事实上，作为住院医生，我们关注每一章内容，为我们的夜间教学做准备，这被称为 "Krause 俱乐部"。看到这本教科书跟随我们的领域共同成长和发展，这是令人欣慰的。

感谢 Flint 博士和 Cummings 博士，给我机会为这项工作做出贡献。感谢所有作者分享他们的知识和耐心解决我的所有疑问。感谢密歇根大学的同事们愿意提供他们的专业知识，以及我的行政助理 Mary Anne Nugent 的帮助。最后，感谢我的丈夫 Edward Karls 和我的孩子 Matthew、Michelle、Maria 和 Melanie，他们提供了生活中的智慧和对儿科学的见解，这些都是教科书中无法轻易获取的。

—— Marci M. Lesperance

目 录

喉与咽的功能
Laryngeal and Pharyngeal Function

Gayle Ellen Woodson　著

张海燕　译

第 1 章

要点

1. 上呼吸消化道的功能包括呼吸和吞咽。
2. 声带的前端附着在前连合处。
3. 肌肉支配杓状软骨运动引发声带运动。
4. 环杓后肌是唯一使声带外展、声门扩大的肌肉。
5. 喉返神经支配除环甲肌外的所有喉内肌，环甲肌由喉上神经的运动支支配。
6. 喉上神经的内支负责喉部感觉。
7. 呼出气流冲击声带从而引发声带振动发声。

上呼吸消化道是呼吸和吞咽的共同通道。鼻腔是主要的呼吸通道，口是摄取食物的入口。两者都通向一个共同的腔——咽部。呼吸过程必须保证上呼吸道通畅，吞咽过程需要咽喉部肌肉协调和强烈的收缩来推动食物进入食管[1]。吞咽过程中，需要关闭呼吸道入口，避免摄入的食物或水不会进入呼吸道。食物或异物的误吸会导致严重后果，例如窒息或肺部感染。由于具有言语功能，人类上呼吸道的功能十分复杂。在婴儿和所有非人类哺乳动物中，咽部的功能分为两个相对独立的呼吸和消化功能。会厌与悬雍垂分别形成从鼻到喉的呼吸通道和从口腔及双侧梨状窝到食管的消化通道。从出生到成年，颅骨的增大和颅底的弯曲导致喉部向下移位，咽部延长使悬雍垂和会厌分离，形成具有呼吸和吞咽功能的咽腔（图 1-1）[2,3]。喉在 18～24 个月的时候开始下降，由于共鸣腔体积增加，发声能力更强，声音的多样性得到扩展[4]。

上呼吸道的复杂结构和潜在的危险是进化的表现。下呼吸道是消化道在进化过程中的一个分支，作为单一的括约肌，它首先出现在肺鱼中，以保护肺部免受水分侵袭[5]。因此，在胚胎发育过程中，喉、气管和食管共同起源于前肠。

喉和咽的正常功能需要各系统精确的相互协调。因此，咽喉部功能易被结构或神经异常所破坏。此外，对该部位任何疾病的治疗可能对其他功能有影响。例如，改善声门的手术会导致嗓音功能异常或误吸。因此，耳鼻咽喉科医生必须了解上呼吸消化道的功能。本章重点介绍呼吸和言语的功能；吞咽在第 4 章中讨论。

一、喉部运动

应用解剖学

在许多教科书中，声带膜部的运动仅仅单指轴向运动，其旋转运动类似于挡风玻璃雨刷。喉后联合及软骨的运动很容易被忽略。原因在于，

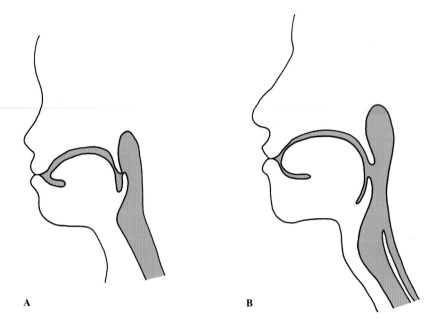

▲ 图 1-1　喉部的下降。会厌与悬雍垂的分离导致呼吸和进食的分隔丧失

A. 新生儿的头部和颈部的矢状面视图；B. 成人头部和颈部的矢状面视图

早期的声带运动是基于间接喉镜观察并用二维（2D）平面图观察结果。然而，随着软镜、动态喉镜、录像和电脑成像的出现，喉部运动得到了全面而准确的认识。声带在三维空间中运动，其长度、形状和体积上均可发生变化（图1-2）[6]。麻痹声带的位置是尸位和旁正中位，这些术语不足以描述麻痹声带在三维（3D）变化[7]。喉部运动最好理解为其组成部分相互作用的结果。

喉骨架由舌骨和一系列软骨组成。舌骨是 U 形结构，向后开放，通过肌肉和韧带与颅骨和下颌骨连接。甲状软骨在舌骨下方，是喉中最大的软骨。甲状，该词的意思是"屏蔽"，因为这个结构不仅形状像一个盾牌，而且还为声带提供支持和保护。在轴面上，甲状软骨形似字母 V，由向后开放的两翼组成。声带附着于甲状软骨的前内侧面，向后附着到杓状软骨，是喉的主要组成部分，参与喉的运动。杓状软骨位于环状软骨板上部，并通过环杓关节面进行关节连接。环状软骨是喉部唯一呈现环形的软骨。形如印戒，后面为环状软骨板。在环杓关节的下外侧，甲状软骨的下角与环状软骨侧方的关节面相接，形成类似遮阳板或"斗柄"结构，其运动控制前部环甲间隙的距离[8]。

会厌软骨呈叶状结构，附着在甲状软骨的前内下方。会厌上缘游离，并立于声门及下咽上方。覆盖会厌的黏膜向两侧与杓状软骨相连而成杓会厌襞，即声门上的外侧界。杓会厌襞的肌纤维负责声门的收缩；此外，两个籽状软骨和楔形软骨分别位于杓状软骨上方的杓会厌襞内。

喉内肌将杓状软骨与环状软骨或甲状软骨相连。其中内收肌包括甲杓肌、环杓侧肌和杓肌。环杓后（PCA）肌是喉内唯一的外展肌。如上所述，杓状软骨是负责喉部活动的主要部位。声带膜部位于甲状软骨和杓状软骨之间，由杓状软骨来控制其运动。杓状软骨向上外侧旋转打开声门，向内旋转将其关闭。PCA 的收缩牵拉杓状软骨的肌突向后，由于环杓关节的结构特点，使声带突向相反的方向，即向上向外运动而不是整个杓状软骨沿相同的方向运动，从而导致声带外展（图1-3）[9]。与此相对的，环杓外肌牵拉肌突使杓状软骨向前旋转，使声带内收。甲杓肌有部分内收功能，其主要作用是缩短或增加声带的肌张力并增加其横向面积（图1-4）。通过 3D 模型的建立，我们对肌肉运动的了解更加深入[9]。甲杓肌的声带部和肌肉部在喉部发挥着截然不同的作用。肌肉部分负责声带的收缩，而声带部分对

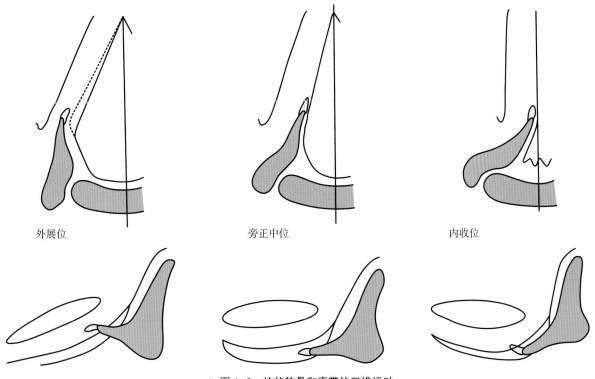

外展位　　　　　　　　旁正中位　　　　　　　　内收位

▲ 图 1-2　杓状软骨和声带的三维运动

引自 Hirano M. Anatomy and behavior of the vocal process.In Baer T, Sasaki C, Harris K, eds: *Laryngeal function in phonation and respiration*.Boston: College-Hill Press; 1987.

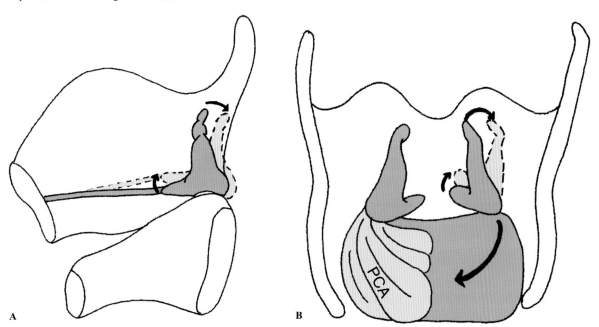

▲ 图 1-3　环杓后肌收缩的三维效应
A. 矢状面视图；B. 后视图（PCA. 环杓后肌）

声带形状起更多的作用。杓肌连接双侧杓状软骨，因此在理论上负责声带内收。然而，喉的三维模型显示，其收缩实际上会使声带外展。最近发现喉内肌可以使杓会厌襞收缩。这种肌肉与

Valsalva 动作和吞咽动作相关联，与声带功能亢进有关 [10]。

除了每个喉肌具有多种作用外，每个相同的节段性分隔增加了精细控制的可能。例如，PCA

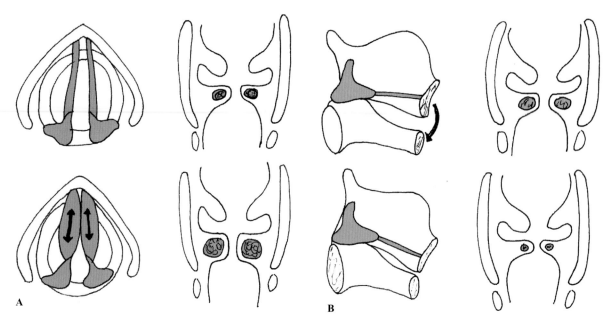

▲ 图 1-4 甲杓肌（A）和环甲肌（B）收缩对声带厚度的影响

分成两个不同的功能区，分别由相应的神经来支配；它们的肌纤维类型不同，并且附着于肌突的不同位置（图 1-5）[11, 12]。甲杓肌也分为不同的区域，除了肌肉部和声带部。

环甲肌与其他喉内肌相比，环甲肌不附着杓状软骨，因此对杓状软骨运动没有直接作用。环甲肌起自环状软骨弓前外侧，止于甲状软骨板下缘。环甲肌的收缩使甲状软骨及环状软骨弓接近，增加了甲状软骨和环状软骨的距离，从而使声带拉长，声带紧张度增加。这增加了前连合和环状软骨之间的距离。因为双侧声带均附着于前连合，任意侧的甲杓肌收缩可影响同侧或对侧的声带，双侧的甲杓肌的收缩可导致最大前牵引力[8]。

与喉部连接的喉外肌也可通过对喉部软骨施加牵引力来影响声门功能。胸骨舌骨肌、甲状舌骨肌和肩胛舌骨肌由颈部神经支配，并在喉部施加向下的牵引力，连同气管下移会引起声带外展[13]。使喉体上升的肌肉包括颏舌骨肌、二腹肌的前腹、下颌舌骨肌和茎突舌骨肌。在患有喉功能亢进的发音障碍的患者中，通常可触及喉外肌的过度收缩。

喉的神经主要有喉上神经和喉返神经，他们均为迷走神经的分支。喉上神经由迷走神经的结状神经节发出，其位置靠近颈静脉孔；喉上神经

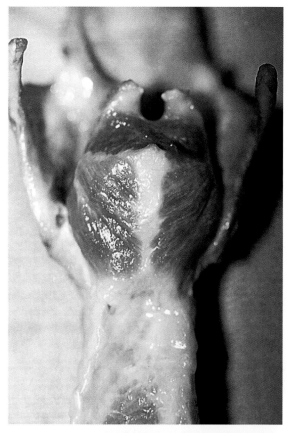

▲ 图 1-5 尸体喉部的后视图显示了人体环杓后肌

内支穿入甲状舌骨膜，有声门上和声带的感觉传入纤维，而喉上神经的外支支配环甲肌。其他的喉内肌均由喉返神经支配，喉返神经发自迷走神

经干胸段，然后返回到环甲关节附近进入喉。喉返神经左侧长，在迷走神经经过主动脉弓时离开迷走神经，绕主动脉弓前下后方，沿气管、食管间上行，在环甲关节后方入喉，前支分布于喉内的内收肌，后支分布于喉内的外展肌。右侧喉返神经在右锁骨下动脉前方离开迷走神经，然后沿气管、食管沟上行，自环甲关节后方入喉。

喉黏膜富含感觉接受器。事实上，喉部比肺部有更多的感觉受体，它们具有更大的表面黏膜面积。喉感觉受体接受各种刺激，包括机械、热、化学和味道刺激。为保护喉部，这些受体为喉的保护机制和肺的保护机制提供了各种传入信息，这些受体为各种反射提供不同的传入途径。

二、呼吸时喉的功能

喉部最主要和最基础的功能是保护下呼吸道。在进化过程中，喉部以括约肌形式出现，以防止水进入肺鱼的气道中[5]。随后，扩张肌进化为能够主动开放的喉。在更高等的动物中，喉不仅是开放或关闭的阀门，它更是一个可调节气流的可变屏障。喉的其他功能包括憋气动作和咳嗽。喉也是一种感觉器官，提供有关呼吸功能和净化功能的信息，并在许多反射的传入通道中起作用。

（一）保护

当喉部受到机械刺激时会突然关闭，呼吸停止。呼吸暂停也可能发生在于诸如氨、苯基二胍和香烟烟雾等多种化学试剂的刺激后。尽管强烈的喉部刺激可能导致不适的反应，例如喉痉挛和长时间的支气管收缩，但均为适度和有益的反应，可以防止异物进入下呼吸道[14]。这些反射可通过电刺激实验动物的喉上神经后产生，提示可在较低的输入水平上提供过饱和的有益反射功能。

喉部在体内处于受保护的位置，并且很少受到直接刺激。因此喉痉挛和呼吸暂停不常发生。严重的喉反射多发生于手术室内对患者进行插管、内镜或拔管期间。这些反射最可能发生在浅麻醉期间。

临床中经常会遇到复发性阵发性喉痉挛患者。这些患者是由胃食管反流引起的，抗酸治疗有效果。在其他患者中，是由于病理性的过敏性喉闭合反射，因为这些患者往往有过敏史，例如饮食或吸入气味。喉痉挛在上呼吸道感染期间可频繁发作，也可发生于手术致喉返神经损伤后。通常，这些情况会在几个月内自行缓解，也可能成为一个永久性的问题。婴儿的喉闭合反射特别敏感，可由微弱刺激诱发。在婴幼儿时期，这种反射强度先是增加随后下降，可能与婴儿猝死综合征发病有关[15]。

（二）咳嗽

咳嗽可使黏液及异物从肺部排出，它是喉部另一重要的保护性反射[16]。咳嗽可以是自发性或对不良刺激的反射性反应。咳嗽反射在睡眠期间受抑制，因此，在睡眠阶段需要更大的刺激才能诱发咳嗽反射。在深度睡眠期间，不会引发咳嗽反射，除非刺激引发进入浅睡眠。

咳嗽的第一个阶段是吸气。喉部完全打开以允许气体快速深入的吸入。在自发性咳嗽中，吸气力量与内在的咳嗽强度一致。第二阶段是压缩气体，包括声门的有力关闭和呼气肌的强烈运动；因此声门闭合不全可以降低咳嗽的有效性。最终，喉部充分和快速的有效开放，使气流以10L/s的速度快速流出。咳嗽在清洁气管支气管和保持下呼吸道的通畅方面起着重要作用。病理性咳嗽是一个严重的临床问题，会干扰正常的功能并损害生活质量。

（三）控制通气

喉作为呼吸器官的作用尚未得到深入认识。多年来人们已经认识到与呼吸相伴的喉部外展和内收运动[17, 18]。据推测，喉的所有呼吸运动都是被动的，并且是喉部与气管支气管生物力学耦合的结果[13, 19]。有证据表明，喉部向下牵引能扩张声门[13]，但临床观察和实验证据表明，喉部在呼吸运动中的表现，对调节呼吸起重要作用。喉部位于气管入口处，它不仅能够快速打开和关闭，还可以产生突然的阻力。因此，喉部比呼吸道的任何其他部分更适合调节气流。由于喉部对呼吸刺激的反应，可以改变气道阻力，诸如气道负压和血气改变可以引发喉产生反应，从而导致气道阻力的变化，这对通气功能有益[20]。

吸气时声门扩大是主要通气活动形式，且仅在深度麻醉或睡眠时停止。PCA是喉部唯一活跃的外展肌，在膈肌激活之前，它随着每次吸气而收缩[5, 21, 22]。

PCA的活动水平，也就是喉的呼吸运动水平是不断变化的。喉部运动在呼吸时可能感觉不到；然而，随着呼吸强度的增加，PCA活动与膈肌活动也相应地增加。PCA活性和膈肌行为之间存在较大的差异（图1-6）。当上气道部分闭塞时，吸气产生气道负压，这对PCA和其他肌肉产生强有力的刺激从而扩大上气道[20, 23]。相反，横膈膜的反应实际上是减少吸气的力量和增加吸气的持续时间。这是因为在部分气道阻塞时，PCA和膈肌对气道通畅有相反的作用。膈肌力的增加提高了负压使气道塌陷。为了保证相同的气量，隔膜延长了吸气的持续时间。PCA的收缩使气道扩张，这与膈肌的作用相反。在呼吸需求较高时，膈肌放松，PCA在呼气时持续收缩，从而延迟声门关闭，促进空气的排出。在喘气过程中，声门保持外展位，以确保最大的气流。由于以上生理上的差异，膈神经并不是喉麻痹患者神经移植再支配PCA的理想选择。

文献中对呼气时喉内收是主动过程还是被动过程存在争议。一些肌电图（EMG）研究尚未证实在呼气运动中喉内收肌的作用，这表明呼气时声门变窄是被动运动，这是PCA松弛的结果[24, 25]。另外一些研究监测到了在呼气相喉内收肌的活动。与这些相互矛盾的观察结果相一致的是喉内收肌的呼吸运动比PCA的呼吸运动的一致性要差得多[26, 27]。根据呼吸策略不同，呼气时喉内收可以是主动的也可以是被动的。在基线状态下，如睡眠时，喉内收肌是静息状态；然而，在清醒时，喉内收肌在呼气运动时经常被检测到，但其水平有较大波动。喉内收肌活动与呼气气流、通气模式和声门阻力的相关性研究表明，这是控制呼吸速率的重要机制（图1-7）[28]。声门内收增加呼气阻力，从而延长呼气时间。在正

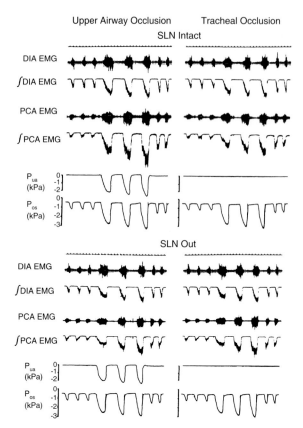

▲ 图 1-6　Effects of upper airway and tracheal occlusions in an anesthetized dog before and after a section of the superior laryngeal nerve (SLN). In each panel, the top trace is time in seconds, and the second and third traces are integrated electromyographic activity of the diaphragm (DIA EMG) and posterior cricoarytenoid muscle (PCA EMG). The lower two traces in each panel are pressure in the upper airway (P ua) and esophagus (P os), the intrathoracic pressure. Tracheal occlusion affects only intrathoracic pressure, whereas upper airway occlusion also affects upper airway pressure, which is sensed by the SLN. (From Sant＇Ambrogio FB, Mathew OP, Clark WD, Sant＇Ambrogio G. Laryngeal infl uences on breathing pattern and posterior cricoarytenoid muscle activity. J Appl Physiol 1985;58:1298.)

常呼吸条件下，呼吸速率主要由呼气速率的变化来控制[29]，呼气速率的变化在呼气时由于膈肌的部分收缩而减慢。尽管在基线条件下的潮式呼吸，腹肌可以增加呼气速率，但喉部似乎是控制通气模式的主要部位。

尽管无法通过自然通气孔进行呼吸和正常说话，这对生活质量造成了影响，但气管切开可使患者保持通气，这一事实证明了喉部不是呼吸调节所必需的。上呼吸道理想的功能状态需要正常

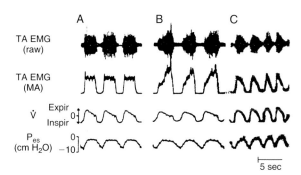

▲ 图 1-7 Laryngeal adductor activity during breathing as shown on electromyography. A, Plateau in thyroarytenoid muscle activity (TA EMG) correlates with decreasing flow. B, Progressive increase in thyroarytenoid activity correlates with flattened airflow trace and longer exhalation. C, Decreasing activity during expiration correlates with shorter exhalation. Expir., expiration; Inspir., inspiration; MA, averaged; P es, esophageal (intrathoracic) pressure; V , airflow. (From Kuna ST, Insalaco G, Woodson GE. Thyroarytenoid muscle activity during wakefulness and sleep in normal adults. J Appl Physiol 1988;63:1332.)

的喉功能。

（四）感觉受体

喉不仅是一个运动器官，也分布着较多的感受器，影响呼吸和心血管功能。喉部分布着密集的感觉感受器，其数量是肺的数倍。考虑到肺的内表面积是几平方米，而喉表面积很小，因此这个发现是值得注意的。从喉上神经的单一神经纤维记录已经确定了三种主要的喉呼吸感受器——负压、气流和"驱动"感受器[30]——在呼吸过程中被激活，可影响到呼吸中枢。气流感受器对温度的降低有反应，这是因为吸入的气体使喉部温度降低；因此气流感受器对通过鼻腔加温加湿的空气没有反应；相反，它们是可以通过口腔进入的空气而激活，尤其是在寒冷干燥的天气。驱动感受器可能是对喉部呼吸运动作出反应的本体感受器。在正常呼吸条件下，喉部的触觉和化学刺激不会被激活，一旦被激活会对通气产生深远的影响。

（五）循环反射

刺激喉部可以改变心率和血压，在全身麻醉诱导期间，气管插管可导致心动过缓。尽管临床上对喉的刺激容易出现心动过缓或心律不齐，并

引发低血压，实验中，对喉刺激也会引发血压升高[31]。阻塞性睡眠呼吸暂停患者中，气道负压会强烈地刺激喉部受体发生心律失常。动物实验表明，传入神经是喉上神经，切断该神经可以消除心血管反应（图 1-8）。心动过缓的传出神经是迷走神经，血压升高的传出神经是交感神经，但中枢控制区域尚未被发现[32]。

三、咽部的呼吸功能

上气道在多个位点平面上，其形状和横截面积是可以动态改变的。咽部是最大也是顺应性最强的区域，所以容易受到外界因素影响而塌陷。保持通畅需要上呼吸道的带状肌与呼吸肌的相互协调[33]。上呼吸道肌肉能决定空气是通过鼻子还是通过口腔吸入，这些肌肉的解剖和内在特性表明它们主要适用于非呼吸功能，但在需要时仍可用于呼吸功能。咽部绝大部分肌肉在清醒潮式呼吸时没有肌电活动；相反，它们在呼吸需求增加或上呼吸道梗阻状态下会产生收缩（图 1-9）[34]。

在健康的人群，首选经鼻腔呼吸，因为下颌骨的松弛位置能够使口腔闭合，而松弛软腭闭塞口咽部。此外，鼻子能加温、加湿，并过滤吸入的空气。呼吸经口或经鼻腔主要取决于软腭来实现，软腭是起始于后方硬腭一部分可活动的软组织。经口呼吸需要激活腭帆提肌提升软腭，并使舌肌收缩。口咽部通道的收缩有利于经鼻呼吸，这主要是通过腭舌肌的收缩、腭弓的内移和舌根的抬高来完成的。该活动在口腔张开并强制性经鼻呼吸时最为活跃[35]。

关于咽部肌肉收缩的呼吸功能相关的客观信息很少。人们普遍认为，吸气时某些肌肉收缩增加了其硬度，而可以减少了吸气过程中因负压引起咽腔塌陷的可能。尽管没有生理数据的支持，理论上讲咽缩肌的松弛会导致口咽部塌陷影响呼吸道通畅。咽缩肌的收缩主动地阻塞了咽腔。在自发的呼吸循环中可以检测到咽上缩肌的收缩，但这种活动发生在呼气阶段，并且伴随支气管收缩而消失，这表明它在调节呼气气流阻力中起作用[36]。

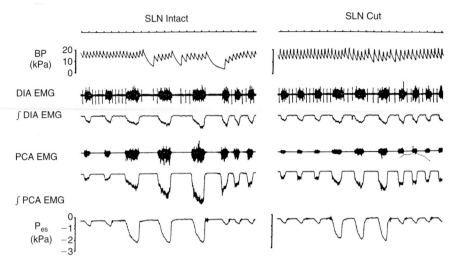

▲ 图 1-8 The effects of upper airway occlusion on arterial blood pressure (BP) in an anesthetized dog before and after transection of the superior laryngeal nerve (SLN). In each panel, the top trace marks time in seconds. The third and fifth traces are raw and integrated electromyographic activity of the diaphragm (DIA EMG) and posterior cricoarytenoid muscle (PCA EMG). The bottom trace is intraesophageal pressure (P es) as an indicator of respiratory effort. (From Sant'Ambrogio FB, Mathew OP, Clark WD, Sant'Ambrogio G. Laryngeal influences on breathing pattern and posterior cricoarytenoid muscle activity. J Appl Physiol 1985;58:1298.)

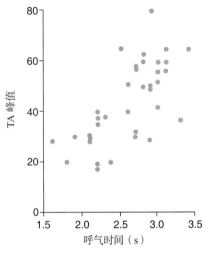

▲ 图 1-9 清醒患者甲杓肌的峰值肌电活动（TA 峰高）随呼气时间的变化。相关系数 =0.680

引自 Kuna ST, Insalaco G, Woodson GE.Thyroarytenoid muscle activity during wakefulness and sleep in normal adults. *J Appl Physiol* 1988; 63: 1332.

咽张肌位于前方和侧面。研究最深入也最重要的肌肉是颏舌肌，它是种扇形肌肉，起于下颌骨前方并止于舌体。尽管还没有研究确定使舌根抬高并扩大气道的肌肉，但相关证据强烈支持了颏舌肌在这一过程中的作用。在动物实验中，颏舌肌肌电活动增加与咽部承受负压的能力相关[37]。

上气道负压使颏舌肌的肌电活动反应性增加（图 1-10）[14, 23]。在阻塞性睡眠呼吸暂停患者中，阻塞性事件期间可观察到颏舌肌肌电图活动下降，而颏舌肌活动恢复后阻塞能够得到缓解[38]。

舌骨是喉咽部的支撑点。在人类和其他灵长类动物中，舌骨是一孤立的骨性结构；它与肌肉和韧带相连接。在动物实验中已经证实，附着在舌骨上的肌肉收缩增加了上气道的尺寸和稳定性[39]。并且它们也被认为可以抵抗吸气过程中气管对上气道向下牵引[35, 40]。

四、言语功能

人类的言语需要口、咽、喉、肺、膈肌、腹部及颈部肌肉的相互协调来完成。该过程需要三部分：发音、共鸣和构音。发音是通过声带振动产生，共鸣是对喉部产生的基音通过共鸣腔润色，构音是将声音塑造成单词。

（一）发音

喉在声音产生中的作用已被公认有数个世纪了[41]，但直到 20 世纪中叶，喉部如何将气流转化为声音的机制尚不清楚。1950 年，Husson[42] 提出了神经轴索假说，认为声门振动是由喉神经中

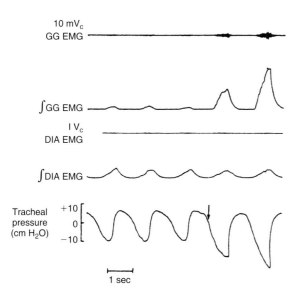

▲ 图 1-10　The diaphragm and genioglossus (GG) muscle responses to nasal occlusion (beginning at arrow) in an anesthetized vagotomized rabbit. The upper trace is raw electromyographic (EMG) activity of the genioglossus in millivolts; the second trace is integrated genioglossus activity in volts. The third and fourth traces are raw and integrated EMGs of the diaphragm (DIA). (From Mathew OP, Abu-Osba YK, Thach BT. Influence of upper airway pressure changes in respiratory frequency. J Appl Physiol 1982;52:483.)

的节律性冲动引起的，与产生的声音的频率同步，因此每个振动周期都是由单独的神经冲动来完成。

在 20 世纪 50 年代，van den Berg [43] 使用高速运动图像来记录振动过程中声带的运动，并随后报道了发音机制，也就是现在已被广泛接受的肌弹力 – 空气动力学理论，该理论认为气动力与喉部机械性作用是引起声带振动并发声的原因。

正常发音要求满足五个条件，这些在框 1-1 中列出。呼吸提供足够的动力，并且声带的振动边缘应对称并有适当的缝隙。声带的物理特性应利于振动，并具有良好的三维轮廓。最后，根据需求能够对声带长度、张力和形状进行调节控制。

发音过程是从吸气开始，然后声门于中线位置关闭。用一个简单的理论来解释发声就是呼气导致声门下压力增加，直到冲击双侧声带分开，这时声门下压力突然降低，根据伯努利效应，双侧声带重新返回中线。当双侧声带返回中线时，

框 1-1　对于发音的五个要求

- 呼吸动力充足
- 声带的边缘整齐
- 良好的振动特性
- 良好的声带形状
- 长度和张力的控制

声门下压再次增加，形成周期重复。声带形态结构决定了产生的振动是周期性的还是非周期性的。

实际的发音过程比前述的理论要更复杂，因为声带不是一个均匀的结构，此外它的振动是三维的 [44]。同时，振动模式随着音调和音域而变化。"体层 – 被覆层理论"是指，黏膜的振动并不直接与声带其余部分的振动完全一致 [45]。相反，声带的"体层"相对静止，而黏膜"被覆层"的振动是可传播的。这种黏膜波的振动从声带的内下方向开始并呈波浪式传播（图 1-11）。由于声带的上缘首先分离，下缘靠近，这种关系由 Ishizaka 和 Flanagan [46] 提出的双质量模型来解释。由于声带上缘的分离在声带下缘会产生更大的声门下负压，这加速了声带下缘的关闭。尽管体层 – 被覆层理论和双质量模型与模拟发音过程所观察到的大部分运动一致（如胸音、中音），但黏膜波高音时振动减弱，假声时无黏膜震动，这表明在这两种情况下黏膜和下面组织的振动是一致的。发高音时，弹性反冲是驱动声门关闭的主要力量，而不是伯努利效应；此时关闭相明显缩短，并且只有声带的上边缘接触。假声的振动特征是声带的张力增加和厚度减小。在低音发音期间，声带肌松弛，使体层参与到发声振动中。

（二）呼气的力量

驱动发音的力量取决于肺部的空气量、胸壁和横膈膜的弹性回缩，以及腹部和肋间肌肉的力量。通常被动呼吸可以为发音提供足够的动力，大声喊叫及歌唱时需要深吸气以获得更大的肺容量和足够的呼气量。由于正常发音所需气流量与肺活量相比较小，因此通常嗓音功能异常并不作为肺部疾病的主要症状。以下情况可考虑呼吸支持异常。在功能性发音障碍的患者中，发音前吸气量的不足需要增加声门下压以产生合适的音

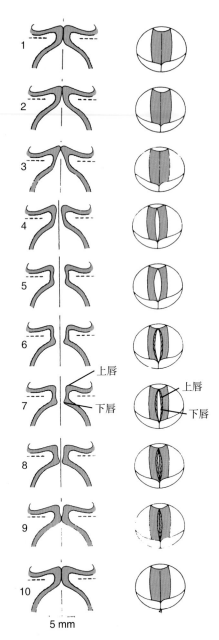

▲ 图 1-11 在冠状平面（左）和从上方观（右）的示意图显示一个振动周期中声带不同部分的运动。黏膜波变化从后部开始（1），然后向前端移动。当上边缘打开约 **5mm** 时，游离缘下缘关闭

引自 Hirano M. *Clinical examination of voice*. New York: Springer-Verlag; 1981.

量，这导致了声带的张力损伤。例如，合并肺气肿的声带麻痹患者的症状更重。最大化地增加呼吸功能，从而增强嗓音功能。

（三）声带的位置

双侧声带中份边缘之间的距离和呼气气流之

间的关系是保证发音功能的重要因素。双侧声带应该足够靠近，才可使气流冲击声带；如果间隙太大，声音就会呈现气息声和噪声，由于气流湍急而产生噪声，声音呈非周期性。气流越大，间隙可能更宽；相反，低速气流缝隙越小。如果声带过于紧张，则需要更大的声门下压，就会出现紧张性发音或不能发音。发音的原理类似于玩具气球释放空气时产生的声音。音调和音量是根据控制气球出气口的张力来调节。如果气球里的空气越多，声音越大。如果气球出气口的压力足以阻断气流，声音就会停止。随着出气口位置压力的降低，声音变得越来越混乱。

（四）声带的振动能力

声带的物理特性对于嗓音功能至关重要。在正常的发音过程中，黏膜可以在声韧带和声带肌表面自由振动。Hirano[47] 的组织学研究表明这种波动是因为黏膜和声带肌被一层特殊的结缔组织分隔开，这层组织像一个减震器。这种高度特异化的组织以分层的弹性蛋白和胶原蛋白为特征。固有层浅层，也被称为 Reinke 间隙，由胶原蛋白和弹性蛋白疏松连接的纤维组成；固有层中层主要由弹性纤维组成，固有层由排列致密的胶原纤维构成。中层和深层共同构成声带韧带。

（五）声带的形态

虽然在有效的发声过程中，黏膜波起始于声带的下表面，但假声模式中，闭合相只有声带上表面相接触。这就要求声门在冠状面有良好的形态，声带中部需处于同一平面。如果声带肌肉萎缩或麻痹，就会导致声带中部表面突出，不利于发声，另外一个发散的声门形态也是不利于发声的。

（六）音调控制

声带长度和张力的变化可控制声带振动的基频，从而使声音发生动态变化。这种调节的功能属于精细调节。在低音域，甲杓肌的收缩可产生低音调，因为降低了声带表面的张力。环甲肌的收缩增加了声带的长度和张力，在收缩的过程中，增加了甲杓肌的张力，导致音高升高。发

假声时，是单纯环甲肌的收缩而无甲杓肌的张力升高。

喉的大小和物理特性决定了音调。儿童的喉头较小，因此音高范围比成人高。在男孩的青春期，因适应新的解剖结构，前喉部的迅速增大导致了不稳定的音调产生。喉大小并不是决定音调范围的唯一因素，因为随着年龄的增长，甲状软骨板弹性丧失和骨化增加，音调会升高。低音是由年轻男性发出的，他们的声带比女性更长、更重，比老年男性更有顺应性。

（七）共振

声带发出的基声即未经声道共鸣润色的声音，听起来不像人类的声音，很刺耳，听起来像鹅叫。声音通过胸腔、上呼吸道和颅骨的共振获得人类声音的特征。共振后才使其通过交感神经性振动来延长、放大和过滤声音；共振增强的声频称为共振峰。咽部本身并不能产生共振，因为咽腔壁顺应性太强而不能支持共振；主共振结构实际上是咽腔内构成的气流柱。声道的长度和狭窄段的位置赋予声道特有的共振频率（共振峰），这些频率是由声带的任意频率所激发，无论是来自声门还是来自人工喉。发声时通过改变咽部的形状和容量来提高或降低喉部、移动舌体或下颌骨的位置，或通过改变经鼻咽部和鼻腔的声音来控制声音的共振。嗓音功能训练的歌唱、表演或公共演讲往往比较重视，最大化地利用共鸣来提高音质。目标是通过较小的压力和声门下压力，发出最响亮和最悦耳的声音。

（八）清晰度

语音的过滤源假说认为，喉是恒定的声音的来源，这一基音由上声道塑造出语言。在这个普遍接受的基础上，辅音和元音是由嘴唇、舌头、上腭和咽部的动作形成的。喉部在构音过程中的作用仅仅局限于发音起始和终止阶段，与上部构音器官相互协调发出浊音和清音。在计算机模拟中，这个模型似乎很好地解释了发音模式，尽管现在的证据表明，实际上声门的位置和形状可能会随着发不同的元音而产生变化，因此喉部对发音的作用可能比以前认识的更为复杂[48]。

（九）语音控制的感官输入

控制发音的一个重要的机制是听觉反馈。这种感知输入在人类学习语言的过程非常重要，但在日常交流中并不是必需的。语前聋肯定不会形成正常的语言，那些语后聋能够保持相当正常的语言功能，部分原因是弹性语言的产生，但也可能是因为使用非听觉通路进行反馈。一个重要的非听觉通路的例子是，训练有素的歌手能够很好地控制音高和响度，即使他们听不到自己的声音。面部、喉和胸部诱发振动的触觉是重要的通路。喉部已经发现有许多感觉感受器，它们能够对气压、气流和关节运动等信号作出反应，但喉部感觉对发声控制的影响程度尚不清楚。

推 荐 阅 读

Laitman JT, Reidenber JS: Advances in understanding the relationship between the skull base and larynx with comments on the origins of speech. *Hum Evol* 3: 99, 1988.

Remmers JE, deGroot WJ, Sauerland EK, et al: Pathogenesis of upper airway occlusion during sleep. *J Appl Physiol* 44: 931, 1978.

Sant'Ambrogio G, Mathew OP, Fisher JT, et al: Laryngeal receptors responding to transmural pressure, airflow, and local muscle activity. *Resp Physiol* 54: 317, 1983.

第 2 章

喉的检查
Visualization of the Larynx

Robin A. Samlan　Melda Kunduk　著

张海燕　译

要点

1. 软性内镜或硬性喉内镜用于检查声带的形态结构，并可初步评估声带功能。
2. 动态喉镜用于检查声带的黏膜振动，并可观察声带被覆层和振动主体的关系。
3. 高速摄影可以显示声带的短周期与非周期振动，并将振动参数量化，弥补了普通喉内镜及动态喉镜的缺陷。
4. 窄带成像通过利用组织的光吸收特性显示血管的细微变化。
5. 以上声带的成像技术各有优势，为声带结构和功能的评估提供支持。

目前有多种喉结构与功能的成像及评估手段，这些方法都有其独特的优势和局限性。本章节主要探讨电子动态喉镜（LVES）、高速摄影及窄带成像检查技术。

内镜检查是指采用配备有连续光源，通常是卤素光的硬镜或软镜进行检查的技术。电子喉镜能够对声带的结构和大致功能进行检查，用于诊断和记录嗓音和喉部疾病、制订治疗方案、纵向比较、对患者进行宣教，并用于言语和呼吸治疗的评估。这些可视化的检查记录和图像资料可以用于随访和法医鉴定。

动态喉镜是一项照明技术，用于检查声带的振动特性和黏膜波运动。对于影响黏膜波振动的疾病具有较高的诊断价值。动态喉镜可以观察到声门闭合状态和黏膜黏弹性，评估声带的紧张度并常用于疾病的鉴别诊断。动态喉镜分为硬质镜和软质镜，分别有其各自的优势和缺陷。

高速数字化摄影（HSDI）作为内镜和动态喉镜检查的补充检查，可以观察到短暂的非周期性振动细节，并将振动细节进行量化分析。

窄带成像（NBI）技术是一种利用光的吸收特性来详细分析病变内外血管特点的技术。在喉部，它已经被用以提高对复发性乳头状瘤病的识别，并通过识别高吸收量区域用以筛查恶性肿瘤。

喉及声带的内镜显像是耳鼻咽喉科医生及合格的语言病理学家的执业范围[1]。虽然黏膜健康的评估和喉病理的诊断是耳鼻咽喉科医生的职责范围，但语言病理学家使用这种检查来评估以下指标：①在各种发声状态下的振动模式；②喉部及声门上结构在发声过程中的行为；③治疗方法如何改变发声生理。它们也被用作治疗的视觉反馈。因为每个专业人员对于诊断和治疗过程都有不同的视角，所以在团队合作中需要进行最全面的检查和分析。

本章的第一部分涉及内镜和频闪喉镜的评估方案、设备、检查技术和医疗记录。第二部分描述 HSDI，第三部分讨论 NBI 和图像筛选。

一、内镜和频闪喉镜

（一）内镜检查：连续光评估

1. 概述

与频闪喉镜检查不同，连续光内镜检查提供喉部结构、杓状软骨和声带运动、黏液、血管、声门上状态和声带游离缘信息。具体可参考框 2-1，主要关注的是结构和总体功能。"ee" 和 "hee" 的正常快速重复频率被认为是每 2 秒 4～6 个音节[2]，难以准确和有节奏地发声启动和停止是神经损伤的表现[3, 4]。当内镜检查时的声音质量与患者面谈时所听到的声音不一致时，让患者说出短语、句子或对话式讲话特别有用。如果听到鼻音或鼻音过强，就需要检查腭咽功能。

2. 喉结构

需要检查梨状窝、会厌、杓会厌襞、室带、声门后联合的结构异常和不对称性。在发持续的低音调 "ee" 过程中，可以扩大角度，从而更好地显示会厌。Ω 形会厌在男性中很常见，但在女性中很少见[2, 5]。注意观察喉部受到不良刺激的迹象或可能的咽喉反流体征，主要包括水肿、红斑、表面不规则和环后病变[6-9]。反流体征的特异性仍在评估中。特别是在相当数量的正常志愿者中发现了杓会厌襞、杓状软骨内侧红斑和咽后壁鹅卵石样改变[8]。

框 2-1　喉内镜检查流程（连续光）

- 静息呼吸
- 深呼吸
- 易咳嗽或清嗓子
- 以最舒适的音调和响度保持 "ee"
- 滑音
- 安静且响亮的发声
- 快速重复 "ee"
- 快速重复 "hee"
- "ee" 后快速吸气（×3）*
- 吹哨 *
- 所需的句子和（或）对话 *
- 在持续的声音中观察喉咽功能，如 "ee" 和 "s" *
- 带有鼻 – 口对比的句中观察咽功能 *

*. 在使用柔性内镜的情况下

3. 杓状软骨和声带运动

杓状软骨的运动和位置反映环杓关节和喉返神经的完整性。描述杓状软骨的运动包括移动或不移动、对称或不对称、直立或旋转。用位置来描述静止状态，如中位、旁正中位、中间位或外展位。当患者在咳嗽、吹口哨和吸气时，最容易评估其活动状态。

4. 黏液

黏稠的黏液常附着在声带边缘或上表面。黏稠黏液的存在通常与缺乏水合作用或机械性创伤、吸烟或咽喉反流等慢性刺激有关。梨状窝黏液淤积提示下咽感觉异常、咽侧壁运动差或吞咽障碍。黏附在声带上的增厚黏液可误诊为病变或掩盖病变。为了使黏液从下层结构或病灶中分离出来，应指导患者尽量通过轻咳清除黏液。

5. 声带血管

整个声带黏膜的红肿被认为是严重充血。若可见毛细血管，一般与游离边缘平行排列；也可见水平分布的血管。异常扩张和扭曲的血管、毛细血管或微静脉曲张，可能代表僵硬区域或存在出血风险。血管破裂出血时，声带呈弥漫性血肿。血肿吸收后可使声带呈黄褐色，类似于其他部位的瘀伤愈合。

6. 声门上结构和功能

声门上活动是指声带以上的组织结构和功能。有些声门上活动是正常的：随着音高的增加，可观察到侧壁的收缩；喉会厌水平的前后变窄有助于歌手的共振峰的形成[10]；杓会厌水平的变窄或扩张发生于各种元音发音[11-13]。其他形式的声门上运动可以是某些疾病的征象，例如震颤和肌阵挛运动是神经损害的表现。声门上收缩有时是生理性的，有时则是病理性的表现。正常情况下，声门上结构发音起始时可有收缩，整个发音过程中是轻微的收缩[14, 15]，而持续的声门上收缩，如图 2-1 和图 2-2 所示，通常被认为是肌肉紧张性发音障碍[11]。肌肉紧张性发音可以是嗓音障碍的原因（原发性肌肉紧张性发音障碍），也可以继发于潜在的声带病变（继发性肌肉紧张性发音障碍）[16, 17]。为了明确病因，应使用嗓音功能训练纠正减少紧张性发音，然后进行多次喉

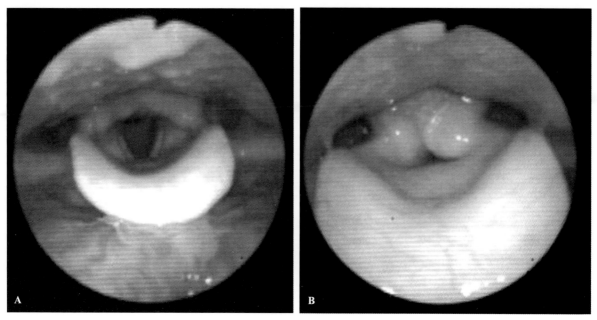

▲ 图 2-1　A. 呼吸时的声带；B. 发声时声带的前后收缩

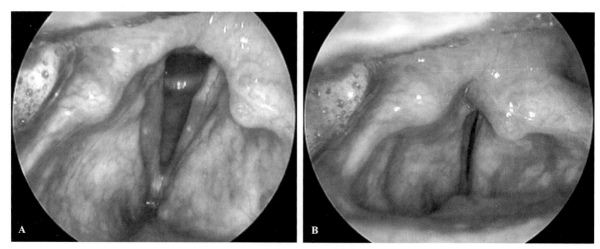

▲ 图 2-2　A. 呼吸时的声带；B. 发声时声带的收缩

镜复查。

7. 声带游离缘

需要观察声带平直或不规则、光滑或粗糙并加以描述[18]。直线 - 不规则的描述不仅包括病变的存在，而且还包括凸边和凹边（"弯曲"）。需要注意的是"弓形"改变是一个描述性的术语，而不是一种独立的疾病，弓形改变可以是多种潜在疾病的症状。

8. 局限性

内镜检查在大多数耳鼻咽喉科诊所很容易获得，所以检查很容易普及。但它提供的信息通常不足以全面了解嗓音障碍。与其他技术相比，结构细节的显示有局限性，无法观察到用来决定语音质量的振动模式。由于声带振动以每秒数百个周期的速度发生，因此需要专门的光源或摄像机来充分显示声带振动。

（二）动态喉镜评估

动态喉镜技术用于评估声带振动模式。通过频闪喉镜检查了解正常声带在不同发音模式的生理表现至关重要。以下是对声带振动的简要描述，在其他论著可以找到更详细的解释[12, 13]。在考察声带振动时，应将声带视为具有由上皮和固有层浅层构成的柔韧覆盖层，及其下方具有韧性的固有中层、固有层深层及甲杓肌[19-21]。肌肉收缩负责声带的位置（内收和外展）和形态（拉长、缩短、隆起）。适当的位置、形态和机械性能是必要的，有助于空气动力和拉伸力引发和维持振动。

正常和异常的声带振动有两种基本的运动模式。首先是外展，然后内收回到中线，然后在中线位置周期性地打开和关闭声门。第二种运动模式是声带上半部和下半部之间的时间差，因此，下半部的运动导致上半部远离或靠近中线。第二种模式有时被称为垂直相位差，借助位于声带上方气流的惯性，它在启动和维持振动中起着重要的作用[12, 13]。只要呼吸提供动力来源，振动就会发生，而声门内压力，即声带之间的气压，部分是与声带运动方向相一致的。驱动压力的不对称是由垂直相位差或者声门上气流的惯性促成的，或者两者兼有[12, 13]。声带病变或者术后声带的结构会发生变化，声带的振动模式将会发生较大的变化，甚至这些结构异常会使黏膜振动完全消失。

振动的声带随着时间使声门发生周期性的变化，将稳定呼出的气流转换成一系列空气脉冲，并与声门下和声门上压力相互作用，称为声门气流。声门独特的振动模式和声门上形成的气流柱决定了每一次声门气流脉冲的特性，并决定最终的音质，影响声门声速的合成音质。声门流动和声压波的合成在第 3 章进一步讨论。

声带的振动基频（F_0）通常高于每秒 100 周期（Hz），所以必须将振动转换为慢动作或看似慢动作的方式才能观察并评估其发声过程中的振动模式。视频频闪技术在临床上被用于评估喉部和声带的慢速运动。频闪喉镜光源的光照频率通过与声带振动周期进行匹配，在连续的周期捕捉到一系列声带的图像。当图像以适当的速度显示给观察者时，声带黏膜似乎在以中线为基点进行分离和内收运动[22-24]。闪光和图像捕捉的时机取决于当前检测到的 F_0 值，如果 F_0 值预测不正确，慢动作振动将无规律，声带就会

出现"颤振"而不是振动。与声带振动频率相匹配的频闪灯也可以在停止或锁定模式下使用，在这种模式下显示的是声带黏膜波完全消失的征象。

频闪喉镜技术用以评估声带振动模式、黏膜柔韧性、声带的层状结构，以及声带游离缘的下表面。对以下情况有重要诊断价值，包括：描述僵硬状态、瘢痕或黏膜下损伤；声带小病变；识别异常增生性病变和（或）肌张力异常；监测术后组织愈合情况。频闪喉镜的检查可以使 30%～47% 的电子喉镜检查下的患者诊断发生改变[17, 25, 26]，除此以外，可以为 32% 的患者发现更具体的细节（例如，功能亢进实质上是潜在病变的代偿结果，如萎缩或结构异常）[17]。

1. 操作规范

频闪评估内容主要包括声门闭合状态、黏膜柔韧度 / 僵硬度、相位对称性和规则度。尽管框 2-2 中列出了一个更为全面的示例视频，但传统上，这些都是在最舒适的音高和响度（MCPL）下，持续发音来进行评分。振动参数是根据 MCPL 中 "ee" 的发音来评定的，因此检查者应该在检查过程中反复进行多次发音并监控声音质量。如果频闪期间的质量与会话质

框 2-2　喉内镜检查规程（氙气灯）

硬性内镜
以患者最舒服的音调和响度持续发 "ee"
吸气时发 "ee"
从中音向高音滑动，维持高声
从中音向低音滑动，维持低声
小声的 "ee"
大声的 "ee"
使用锁定模式以患者最舒服的音调和响度持续发 "ee"
根据需要尝试治疗
软质内镜
用于语音共鸣听觉评估[27]的句子
　　"The blue spot is on the key again."
　　"How hard did he hit him?"
　　"We were away a year ago."
　　"We eat eggs every Easter."
　　"My mama makes lemon muffins."
　　"Peter will keep at the peak."
必要的歌唱任务
必要的谈话任务

量不一样，则应尽可能地多次进行检查。当室带遮盖声门影响视野时，吸气时发声可减少声门上结构的收缩[11]，并且这个动作可以很好地显露水肿或声带游离缘下表面病变。高低音调和耳语声或大声均可使振动模式发生改变。振动模式应该随高音和低音调，以及安静和响亮的发声而变化。在升滑音过程中，双侧对称性的声带拉长说明环状肌功能大致正常，且持续的高音发声，可以很好地显露声带游离缘中份，发现是否存在水肿、僵硬或瘢痕。频闪模式关闭状态下，可用于评估振动的规律度，观察一个振动周期到下一个振动周期的规律；同时也有助于观察声带平面的差异和游离缘病变。

如果患者在持续发音过程中未见异常，则需要使用软内镜和循环语音进行评估。《语音认知共识评估》[27]中给出的范例样本值得参考，因为它鼓励采用多种语音进行文本演讲，并采取不同的喉部运动模式。如果关注的是唱歌的声音，唱歌时的语音状态必须进行检查。试验性治疗用于改变肌肉紧张度或振动模式，以获得更准确的诊断，这些技术被语言病理学家用于评估潜在的变化并指导治疗。有多种试验性治疗方法，嗡嗡声、鼻音、叹息声或高气流下行滑音可改变声门上形态、声门闭合模式和声门振动。颤音、气息音、气流音、咳嗽、挤压发音、腹式发音和视觉反馈对疾病的评估也很有价值。

2. 声门闭合

闭合模式表示振动周期中声门闭合最严密瞬间声门接触的程度和模式。有两个主要问题需要解决。第一，声门是否完全关闭？第二，如果声带闭合不良，声门缝隙是什么样的形态？缝隙的形状和不完全闭合模式可以使用多种术语来描述，图2-3列举了一系列模式。如前所述，闭合状态在传统的MCPL中是分级的，通常在低音高或大音量的状态下闭合相对完全，而在高音和低音量的情况下变得相对不完整。

完全闭合（图2-3A）是男性最常见的发音模式[28]，也可见于MCPL状态或大音量发音的女性[28-30]。后部间隙（图2-3B）是女性最常见的闭合方式[28, 31, 32]，也可见于一些男性。在

MCPL过程中，这种间隙通常局限于后连合软骨部，但在耳语声中，声带膜部间也可出现缝隙[28]。Rammage和他的同事们[11]将扩大的此类声门间隙归类为对称性喉部肌紧张性发音障碍。

前部（图2-3C）和纺锤形间隙（图2-3D）可发生于任何年龄的男性和老年女性[2, 31]。也可存在于嗓音障碍患者中，可因瘢痕形成、萎缩、声带运动障碍、喉上神经缺损或发声沟导致的声带膜部组织缺陷导致。

沙漏状缝隙（图2-3E）是声带小结、囊肿或息肉及对侧反应性病变的典型改变。较大的单侧病变也可引起沙漏状间隙。当缝隙占据整个声带全长时就是不完全闭合模式，常见于声带运动障碍、瘢痕和肌张力异常性发音障碍/失音，即发生于发声时声带不能闭合的患者。有时可发生两种或多种类型声门闭合状态的转换，需要对每个模式进行描述。

3. 相位闭合

上述内容可以用来描述闭合的程度，描述闭合的持续时间也很有价值。在MCPL模式下的声带振动中，约2/3的振动周期声门是打开的（打开过程中、完全打开或关闭过程中），其余1/3的时间是完全关闭的。通常发高音时及老年女性发声时的闭合时间减少，而老年男性的闭合时间增多。对于有气息声但可以达到声门完全闭合或有挤压发音（即声带仅短暂打开）的患者，相位闭合是一个有效的评估方法。

4. 垂直位闭合水平

声带通常在同一垂直平面上闭合。不同垂直面的闭合可继发于神经肌肉病变（麻痹或轻瘫）、喉部创伤或手术。

5. 黏膜黏弹性和僵硬度

振幅，即每侧声带从中线水平偏移的幅度，能够反映柔韧度/刚度。偏移约为声带宽度的1/3（图2-4）是正常的[19]。双侧声带的最大振动幅值一般是对称的，女性比男性小，一般与响度成正比，与音高成反比。振幅的降低可能是由于声门功能不全、声门挤压紧闭、声带增生性病变或僵硬度增加所致。振幅降低多见于纤维化息肉、

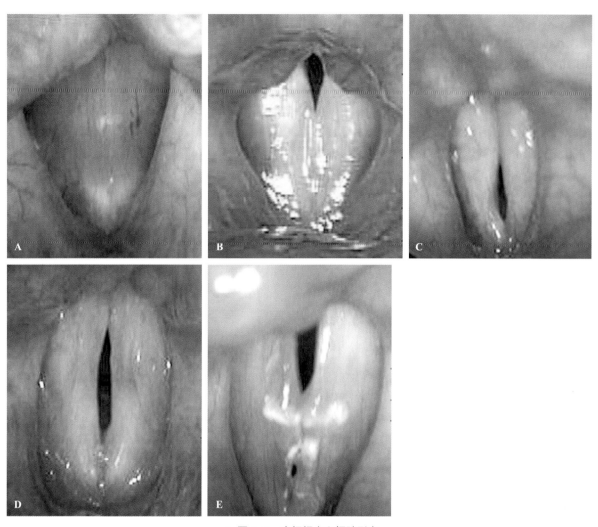

▲ 图 2-3　声门闭合和间隙形态

A. 完全闭合；B. 声门后缝隙；C. 声门前缝隙；D. 纺锤样缝隙；E. 沙漏形缝隙

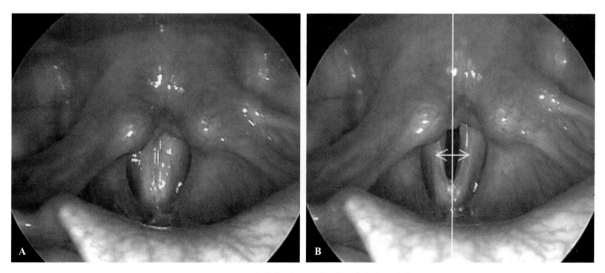

▲ 图 2-4　A. 完全闭合；B. 振动 / 偏移的最大幅度

囊肿、乳头状瘤、声带癌、Reinke 水肿、瘢痕和功能亢进性发音障碍[19]。振幅的增加可能是张力下降的信号，可见于声带麻痹或声带萎缩。

黏膜波是声带被覆层在声带本体上的垂直隆起。它的发生是因为垂直位移，也就是声带上下边缘的时间差，对声带的自振至关重要[12, 13, 33]。黏膜波从声带的下唇开始传播，沿内侧边缘向上，并穿过声带的上表面。黏膜波的速度与发音所需的声门下压力值相关[34, 35]，我们通过穿过声带上表面的距离来评估黏膜波。正常情况下，在MCPL 模式发音过程中，黏膜波移动的宽度约为声带宽度的一半[36]。当黏膜异常柔韧时，例如息肉样变性或声门下气压增加时，黏膜波在声带上移动宽度增加。当声门下气压增加进行大音量发声时，声带黏膜波大于声带宽度的一半。黏膜僵硬或声带分层结构分化不清晰时，黏膜波减少甚至消失；生理性黏膜波增宽见于高音调发声[19]和老年性声带[31]。病理情况下，如部分增生性病变、瘢痕或声带沟，黏膜波减少或消失。老年性声带萎缩或运动障碍导致的声门关闭不全也可使黏膜波减少或消失[31, 37, 38]。

6. 对称性

相位对称性是一个时间参数。它指的是声带振动的对称程度。双侧声带应该同时离开并回到中线。不对称的振动引起双侧声带力学性质或神经状态的差异[19]，同时需要观察左右声带在位置、质量、张力、弹性和黏度上的差异。双侧声带对称性的改变并不一定会改变最终的音质[39, 40]，然而，我们能够在 80% 的正常音质受试者中发现轻度的左右不对称[41]。

7. 规则性

规律性或周期性，描述的是语音周期在振幅和时间上的相似程度[19]。在频闪关闭模式下，可以很好地评估规则性。在频闪关闭模式下，如果振动是规则的，图像就会呈现静态，如果振动是不规则的，图像就会抖动。也可以在频闪灯模式下评估，频闪灯在振动不规则的情况下无法充分跟踪基频，导致图像抖动。非周期性发音障碍的发病率随年龄增长而上升[31]。规律性振动是肺气流压力和声带之间处于平衡状态的结果。

不规则振动可由多种因素引起，包括神经支配的不对称（如轻瘫）、声带结构的改变（如囊肿或癌等病变）、无力性（如麻痹、萎缩、水肿病变）、不稳定张力（如痉挛性发音困难或其他神经肌肉疾病）或气流力的不一致（如功能性肺部疾病）[19]。

（三）动态喉镜系统

视频内镜和频闪镜系统可以作为一个完整的单元购买，也可以由用户组装。一套完整的系统包括频闪和卤素光源、硬性或软性内镜、摄像机和镜头、监视器、数字记录计算机、用于确定 F_0 的接触式微型麦克风或声门描记器及打印机。系统的每个部分都有许多选择，可以很好地满足用户的需求。硬性或软性内镜配有多种型号，下述内容将更详细地介绍。照相机可以是数码的或高清晰度的，也可配置特殊的图像处理器。录音可以是标准的，也可以是高清晰度的，观看模式包括实时和回放，可以根据用户的需要和预算进行定制。检索和回放以前记录的软件因不同的系统而异，一些系统为可接入互联网而设计，最终可通过联网计算机查看图像和视频。这些可供选择的系统将在医疗记录一节中详细讨论。

（四）内镜系统

1. 硬镜

硬质内镜分为 70° 或 90°，以及不同的直径。硬质内镜比软镜的分辨率更高，能够提供更明亮、更清晰的图片。另外，其对比度也较软镜好，视角范围大，放大后的图像更准确。检查较简单，通常不需要局部麻醉[11, 19, 42]。硬性内镜的主要局限性在于发音仅限于持续的元音，最常见的是"ee"，这使得对于连接讲话才能显露的疾病，硬镜难于对其评估。采用 70° 硬质内镜时，通常需要仰头和伸出舌头，所以声门缝隙的大小可能会夸大[29]，对于某些患者其杓状软骨的运动难以得到准确评估。

技术要点：采用 70° 硬质内镜进行喉部检查，患者上半身微微向前弯曲，同时保持背部挺直。颈部和下巴伸展，舌头略向前伸。检查者用纱布包住并在操作过程中轻轻握住舌头。内镜在悬雍垂下或悬雍垂与软腭之间推进，直至看到会厌。检查者可能需要弯曲手腕使内镜尖端向下倾斜；角度可以根据不同的放大倍数和不同的视野范围而变化。采用 90° 内镜的检查基本一样，区别是患者无须前屈或伸颈；90° 内镜的顶端需尽量不向下倾斜放置，这样光线与声带表面平行，通常更适合需要较大范围地观察喉部。较长或变焦镜头能够清晰显示声带细节。

内镜去雾很重要，灭菌除雾玻璃粉会对镜头造成损伤，对患者造成伤害。替代方法包括液体除雾剂、热水（禁用沸水）、肥皂膜、手术蜡，或者将内镜镜头短暂地贴在患者的脸颊或舌头一侧。检查一般不需要局部麻醉即可耐受，但少量苯佐卡因局部喷雾剂或类似产品可用于麻醉，基本不影响检查结果[43]。

2. 软镜

软质内镜的主要优点是能够动态地观察喉部，也就是说，在各种自然状态如说话和唱歌的过程中，其对杓状软骨的活动和声门缝隙的描述更为准确[29]，同时可对鼻腔和腭咽部进行评估。当喉部的问题是运动异常而不是结构或黏膜异常时，软镜检查是首选。它特别适用于痉挛型发音困难和肌肉紧张型发音困难等疾病，在这些病症中，其异常表现在说话过程中比在持续元音中更为明显。其缺点是光传输和成像不如硬内镜；图像的边缘可出现变形，波纹或蜂巢效应可能发生于图像聚焦时。蜂窝效应与柔性内镜无关，后者的尖端装有一个电荷耦合器件照相机。这些"芯片头"内镜消除了光纤束，提供了超光学。虽然芯片内镜技术有了显著的改进，但新技术的成本却大大增加，其检测结果的质量并不高于硬质内镜技术。此外，许多患者认为软镜检查比硬镜检查更具有创性，其风险包括流鼻血、麻醉不良反应和血管迷走神经性反应。软质内窥可以购买不同的通道、不同直径和工作长度的软镜，在配备或不配备工作站的前提下均可使用。

技术要点：软质内镜通常是在应用局部麻醉药和血管收缩药后使用，内镜通过下鼻道或中鼻道进入。上鼻道是检查蝶窦口的首选路径，与喉部检查方法相同。当患者吞咽时，检查人员应将内镜轻轻抬起，以避免内镜碰到抬起的喉部，引起咳嗽或喉部闭合反射。

3. 检修

无论是用软质内镜还是硬质内镜，图像均应处于焦点位置，图像要足够大，从而可以显示黏膜的微小异常，图像也要足够亮，可以显示细节，但又不至于太亮，模糊了细节。对比色对于区分细微的病变和血管变化很重要。理想情况下，检查包括喉部的广角视野和声带的近距离视野。常见的成像问题及解决方案见表 2-1。

表 2-1 喉镜及频闪检查的常见问题和解决方法

问 题	方 法
图像有雾	加热内镜
	根据需要清洁内镜、目镜或照相机的镜头
	旋转内镜，以便在插入过程中使镜头朝向脸颊
图像模糊	检查或调整焦点
	根据需要清洁内镜、目镜或照相机的镜头
图像暗	根据需要清洁内镜、目镜或照相机的镜头
	根据特定系统的建议增加光线
	重新放置内镜
	检查氙气灯泡的小时数（其亮度会随着使用而减弱）
图像颗粒状	降低增益
	稍微散焦内镜
	考虑使用较短的相机镜头

（续表）

问　题	方　法
图像倾斜，或声带看起来具有不同的宽度	修改内镜和摄像机的对齐方式
	接近患者时，请确保手臂和手腕垂直
	减少甲状软骨上的麦克风的压力
图像主要是室带和会厌，或者看不到前连合	进一步插入内镜
	向下倾斜内镜的尖端
	在内镜周围让患者闭嘴
	检查患者的位置：双腿应保持不交叉，向后伸直，颈部略微伸展
	从高调的 "ee" 开始
大部分杓状软骨和声带后部皱襞可见	稍微退出内镜
	向下倾斜内镜的尖端
	让患者发高音
	发 "ee" 时靠近
舌根高	从 "hey" 开始，维持双拼的 "ee" 部分
	请患者让舌头 "松软"
	让患者握住自己的舌头
悬雍垂 "挡路"	将内镜对准悬雍垂
	发 "ee" 时靠近
	让患者喘气
	让患者塞住鼻子或使用鼻夹
颜色不正常	颜色控制是特定于系统的；请查阅手册
	检查亮度设置
	检查焦点；可能需要稍微散焦
会厌呈 Ω 形	使用 90° 内镜
	让患者努力前倾，伸展颈部
	尝试横向方法
频闪不正常	修改喉头麦克风或电描记器电极的位置
	让患者屏住呼吸，大声或安静地发声
	尝试其他音高
	如果可能，选择一个近似的基频作为倍率
室带遮挡看不到真正的声带	要求患者叹出柔软、温和、带呼吸声的 "hhheee"
	要求患者笑出 "hee hee hee"
	要求在吸气时发声
	执行语音治疗，然后重新评估
发生呕吐	通过对检查过程的宣教来减少期望
	用平静的声音与患者交谈，进行检查
	让他或她向后思考字母来分散患者的注意力
	让患者专注于某个部位而不会眨眼
	要求患者在呼吸时保持舌头伸出并喘气
	让患者自己握住自己的舌头
	改变方法（例如，侧向与前向；升高或降低内镜尖端）
	使用局部麻醉药
	使用柔性内镜

（五）医疗记录

某些医疗记录系统提供了一个内置的数据库，可以方便地存储和检索患者的内镜和频闪镜的检查结果。图像可以作为报告的一部分进行打印或电子保存。报告模板可用于不同的手术，如经鼻内镜或频闪镜的报告可附在电子病历上。近年来，通过医院网络进行浏览和归档喉镜图像和视频的过程已经成为一种可实现的技术，它使用的是中位标准数字成像和通信技术。一些供应商已经将这一过程集成到他们的系统中，用于记录和报告内镜和频闪镜检查结果 [如 Image Stream Medical（Little-town，MA）和 KayPENTAX（Montvale，NJ）]。患者的视频和图像可以链接到该患者的电子医疗记录，为多个医疗单位创建统一的访问点。

二、喉高速摄影成像（HSDI）

尽管可视动态喉镜检查在观察声带振动方面应用最为广泛，是检测对称性振动和规则性振动的有力工具 [19, 37]，但对于常见的不规则振动分析却有一定的局限性。动态喉镜需要足够长的声时来触发频闪光源，但不能提供发声启动和停止时刻声带振动的信息，因为这个时间段的声时短且不规则。

目前，只有 HSDI [44-46] 和高速喉记波 [47-49] 可以在任何情况下观察到声带振动的模式，不限于发音持续时间长短或发音障碍的严重程度，在发声起始和终止阶段同样可以观察到。视频喉记波能够从某一喉镜图像中观察某一水平线上的振动运动，并将它们叠加显示出振动模式。HSDI 可以观察到声带的全长，因此喉记波检查可认为是 HSDI 的一维版本。这两种技术捕捉图像的速度都远远快于声带的振动频率，所以可以收集到每个振动周期的详细信息。因此，与 LVES 不同，不需要音调匹配就可以查看声带振动。

自从用高速摄影技术记录声带振动以来，高速记录技术已经显示出在临床应用方面的前景 [50-52]。通过本技术所获得的信息为我们后来对声带振动的认识奠定了基础。照相机、图像分辨率和计算机方面的技术进步同样促进了 HSDI 的发展，目前 HSDI 每秒能记录 2000～10 000 帧（甚至更高）的帧数，而动态喉镜技术，每秒只能记录 25～30 帧图像。这项技术有望克服目前喉镜功能技术的局限性。

（一）设备介绍

目前有两个 HSDI 系统可供选择。KayPENTAX 彩色高速视频系统 9710 型（KayPENTAX Montvale，NJ）有空间分辨率为 512×512 像素，2000 帧 / 秒；512×256 像素，4000 帧 / 秒，以及 512×96 像素，10 000 帧 / 秒三种。Wolf 高速摄影 5562（Richard Wolf Medical Instruments，Vernon Hills，IL）的空间分辨率为 256×256 像素。常规的动态喉镜分辨率为 750×480 像素，KayPENTAX 高清数字频闪分辨率增加到 1920×1080 像素。两种 HSDI 系统都使用传统的 70° 或 90° 的内镜来观察声带，就像在 LVES 系统中一样。因为软质内镜图像通常不够明亮或清晰，所以在特定研究情况下使用，研究对象很少。硬质内镜系统需要一个 300W 的冷光源，以获得足够的清晰度和亮度的 HSDI 图像。Wolf 系统的记录时间和捕获速度分别为 2s 和 4000 帧 / 秒，系统存储的彩色图像与 LVES 系统相同。KayPENTAX HSDI 系统在 4s 内捕获 8000 帧图像。如果设定的图像较小，也可以在 4s 内获得更多的彩色图像。在黑白图像模式下能够获得最高捕获率。这两种 HSDI 系统均可以不同的回放速度查看图像。尽管两种系统都不能同步播放音频，但两种系统均能同时记录内镜图像和声学信号，以便对内镜和声学数据进行分析和比较。

为研究而设计的 v7.3 高速摄影录像机（Vision Research，Wayne，NJ）的空间分辨率为 640×480 像素，速度为 10 000 帧 / 秒，可持续记录 32s。最高设置（分辨率 800×600 像素），最高时速是 6688 帧 / 秒 [22]。设备较大及获取数据量的庞大性、分析数据的耗时性、图像处理的复杂性决定了这种 HSDI 系统主要用于研究。

（二）结果评估分析

高速摄影感知评估的参数与 LVES 相同：闭合模式、相位对称性、振动幅值、黏膜波、组织柔韧性、无动力节段、对称性、规律性、垂直闭合水平和声带边缘。Patel 及其团队的报道指出[53]，63% 的参与者无法通过频闪镜来评估声带振动的功能；然而，运用 HSDI 可有效地分析所有参与者的振动功能。此外，HSDI 还可以观察到发音起始和终止瞬间[54, 55]、周围结构如室带的振动[56]、间歇出现的振动中断、左右声带振动的不对称性，以及同一声带不同部位振动频率的差异[57]。

分析高速图像的主要挑战是需要处理大量数据（2s 的记录大约是 90 MB）[50-52]。分析主要是感知性的，根据捕获率的不同，回顾分析整个语音片段可能需要很长时间。计算机处理速度、存储容量和图像处理技术的进步[58-60] 有助于解决上述问题。最近开发的快速振动剖面软件可对 HSDI 数据进行快速分析[61]，并能快速识别出最佳的视频片段进行感知和客观分析，缩短了 HSDI 记录的观看时间。目前的图像处理技术（如声振造影[60]）可快速和客观地进行数据分析，并能从正常和无序的语音中分辨出利于分析的声带振动图像[62, 63]。Wolf 系统包括一个自动图像处理系统，它能够对双侧声带的不对称性和声门扰动（如开放商、速度商、抖动和闪光）进行定量。一些能提供额外数据的 HSDI 图像处理系统被用于研究，目前还没有商业价值。目前有多种高速视频内镜数据可视化的表示方法，包括 Nyquist 图[59]、数字描记波形回放和黏膜波波形回放[41]。

（三）局限性

HSDI 无法取代 LVES 作为常规临床诊断工具，因为 HSDI 有一定的局限性，包括记录时间短；如果测试人员希望在一个会话中获得多个语音任务，那么将延长图像的保存时间，这会延长测试会话；缺乏同步的音频播放；空间分辨率的降低；花费不在医保覆盖范围；成本高。因为采用的是硬质内镜，内镜与声带存在一定的距离，因此同样存在硬镜的一些局限性，内镜角度

及移动过程中采集图像使得对不同检查过程的图像进行比较变得困难。激光投影系统的研制解决了标定问题[64]，但现有的 HSDI 系统不能实现激光投影。每一个图像处理系统都可以补偿成像过程中内镜产生的位移[59, 60]。检查者的内镜检查熟练技能、培训程度和对 HSDI 技术的了解能够进一步提高数据收集和分析的质量。此外，用于评估声带振动的参数仍在完善中。研究表明，关于 HSDI 临床相关性的可靠证据的研究尚处于初步阶段，但这些研究已经在进一步发展中。只有制订出标准参数和正常指标，才能在临床实践中实现对声带周期性振动的观察（图 2-5 和图 2-6）。

（四）应用

使用 HSDI 已经提高了我们对正常语音和病理语音的理解。Kiritani 团队发现，在复音发音过程中，左右声带以不同的频率振动，声带运动的相位差随时间而变化[65, 66]。Lindestad 团队使用 HSDI 技术研究了室带振动、声带振动和音质之间的关系[56]。最近，Patel 和他的同事证明 HSDI 可以帮助区分内收肌痉挛性发音困难和肌紧张力性发音障碍[67]，这在频闪喉镜下是不可能的。Ahmad 等的研究表明，对于嗓音正常的年轻女性来说，她们的声带振动不是均匀的[68]。高速分析可能有助于定量神经性发音障碍如痉挛性发音困难和声带震颤对声带振动的影响，可能有助于鉴别诊断[69]。HSDI 也被用于研究不同的演唱风格及其对喉部形态的影响[70, 71]。

从上述看，HSDI 技术将进一步加深我们对声源的认识和对声带振动生物力学的研究。随着时空分辨率和图像处理系统的不断改进，HSDI 有潜力成为一种极好的工具，以显示医学、外科和行为干预对语音障碍的疗效。

三、窄带成像

窄带成像（NBI）被称为"生物内镜"技术[72]。它是一种新的内镜成像技术，利用光的吸收特性来详细分析黏膜和血管结构。这项技术最初是为了提高在食管下括约肌鳞状上皮交界处识别 Barrett 食管的能力而开发的[73, 74]。NBI 利用

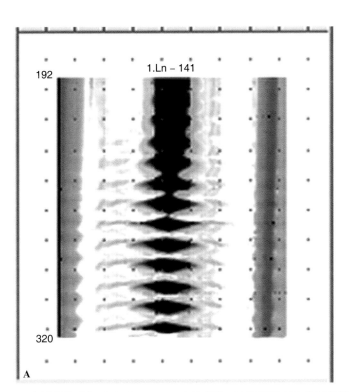

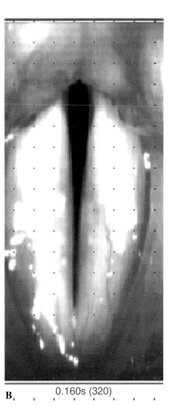

0.160s (320)

▲ 图 2-5　内镜高速成像（B）在 Ln-141 上从帧数 192 至帧数 320 拍摄的运动图像（A）显示了发声期以正常声音发声时的声带振动，注意与图 2-6 相比，第一次声带接触前声带振荡的次数和细节

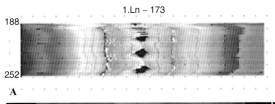

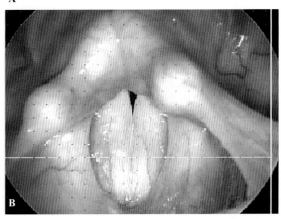

▲ 图 2-6　喉镜视频内镜和频闪喉镜（B）在 Ln-173 上从帧数 188 至帧数 252 拍摄的运动图像 (A) 显示了正常发声时声带振动的开始。注意与图 2-5 比较第一次声带接触前声带振动的次数和细节

了组织的差异吸收特性。蓝光波长较短，更容易被血红蛋白吸收。机械滤光技术只通过白色光谱中的蓝光，随着组织血管模式的可视化增强，高血红蛋白浓度的结构变得更加明显[75]。这样能够精细地显示黏膜细节，并形成更清晰的对比，并有助于更好地识别细微的微血管异常（图 2-7 和图 2-8）。

目前正在研究这项新技术在气道黏膜病理鉴别中的适用性。迄今为止，NBI 已被证明可以提高对胃食管交界处、胃和结肠病变的识别[76-80]。可以引导检查者发现"可疑"的区域，从而提高活检率的准确性。目前主要应用于胃镜，包括经鼻内镜和软质喉镜。临床医生开始探索 NBI 在喉和下咽病变中的应用[81, 82]。最近，Ni 等提出喉部微血管异常模式的分类，并报道本检查具有89% 的敏感性、93% 的特异性、91% 的阳性预测值、92% 的阴性预测值和90% 的准确率[83]。Lin团队报道了 NBI 对口咽部和下咽复发肿瘤的检测准确率高于白光内镜[84]。NBI 也被用于诊断和治

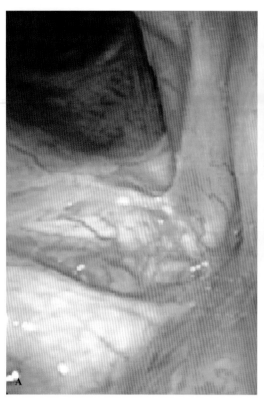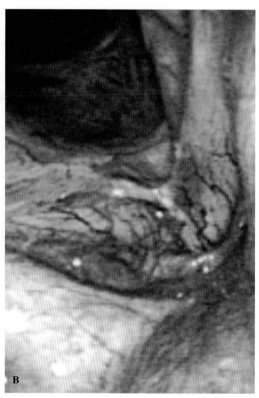

▲ 图 2-7　前连合处的声带瘢痕
A. 白光成像；B. 窄带成像

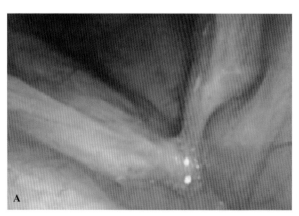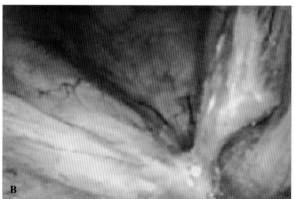

▲ 图 2-8　左侧声带原位癌
A. 白光成像；B. 窄带成像

疗复发性呼吸乳头状瘤病[84, 85]。未来的研究将确定 NBI 是否会成为临床环境中广泛使用的工具。

四、新技术

一些新兴成像技术正在实验室中被用来研究声带振动。其中有两种检查技术具有较好的应用前景，包括深度喉记波仪[86]和动态光学相干层析成像[87]。这些技术在临床上评估声带振动的适用性尚未确定。

致谢

这项研究由国家耳聋和其他交流障碍疾病研究所资助，资助号 DC01797。

推 荐 阅 读

Behrman A, Dahl LD, Abramson AL, et al: Anterior–posterior and medial compression of the supraglottis: signs of nonorganic dysphonia or normal postures? *J Voice* 17: 403, 2003.

Belafsky PC, Postma GN, Reulbach TR, et al: Muscle tension dysphonia as a sign of underlying glottal insufficiency. *Otolaryngol Head Neck Surg* 127: 448, 2002.

Biever DM, Bless DM: Vibratory characteristics of the vocal folds in young adult and geriatric women. *J Voice* 3: 120, 1989.

Deliyski DD, Hillman RE: State of the art laryngeal imaging: research and clinical implications. *Curr Opin Otolaryngol Head Neck Surg* 18: 14, 2010.

Hertegard S, Larsson H, Wittenberg T: High–speed imaging: applications and development. *Logoped Phoniatr Vocol* 28: 133, 2003.

Hicks DM, Ours TM, Abelson TI, et al: The prevalence of hypopharynx findings associated with gastroesophageal reflux in normal volunteers. *J Voice* 16: 564, 2002.

Hirano M, Bless DM: *Videostroboscopic examination of the larynx,* San Diego, 1993, Singular Publishing Group.

Kendall KA: High–speed laryngeal imaging compared with videostroboscopy in healthy subjects. *Arch Otolaryngol Head Neck Surg* 135: 274, 2009.

Kendall K, Leonard R, editors: *Laryngeal evaluation: indirect laryngoscopy to high-speed digital imaging,* New York, 2010, Thieme Medical Publishers.

Leonard R, Kendall K: Phonoscopy—a valuable tool for otolaryngologists and speech–language pathologists in the management of dysphonic patients. *Laryngoscope* 111: 1760, 2001.

Lin YC, Watanabe A, Chen WC, et al: Narrow–band imaging for early detection of malignant tumors and radiation effect after treatment of head and neck cancer. *Arch Otolaryngol Head Neck Surg* 136: 234–239, 2010.

Nakayoshi T, Tajiri H, Matsuda K, et al: Magnifying endoscopy combined with narrow band imaging system for early gastric cancer; correlation of vascular pattern with histopathology (including video). *Endoscopy* 36: 1080, 2004.

Ni XG, He S, Xu ZG, et al: Endoscopic diagnosis of laryngeal cancer and precancerous lesions by narrow band imaging. *J Laryngol Otol* 125: 288, 2011.

Poburka BJ: A new stroboscopy rating form. *J Voice* 13: 403, 1999.

Södersten M, Lindestad P–Å: A comparison of vocal fold closure in rigid telescopic and flexible fiberoptic laryngostroboscopy. *Acta Otolaryngol (Stockh)* 112: 144, 1992.

Story BH: An overview of the physiology, physics, and modeling of the sound source for vowels. *Acoustical Science & Technology* 23: 195–206, 2002.

Yan Y, Ahmad K, Kunduk M, et al: Analysis of vocal fold vibrations from high–speed laryngeal images using a Hilbert transform–based methodology. *J Voice* 19: 161, 2005.

第3章

嗓音评估和治疗
Voice Evaluation and Therapy

Robin A. Samlan 著

张海燕 译

要点

1. 声音是多维的，所以声音评估手段也应该是多维的。
2. 精确的评估可更好地了解嗓音质量，并可对音质进行记录。多维的检查手段优于单一手段，目前还没有统一的方法。
3. 各种嗓音功能评估实际上不是绝对的"客观"，检查手段与声音质量的关系比较复杂，也难以全面了解。
4. 听觉、视觉和感知嗓音评估是进行嗓音评估的重要手段。
5. 重要的是要确定患者的主观评估、嗓音障碍的程度及对生活质量的影响。各种量表可以用以评估嗓音对生活质量的影响指数。
6. 嗓音治疗是帮助患者尽可能使用最有效、最健康的发音方式，目的是提高声音质量和响度，最大限度地减少嗓音相关障碍，提高交流效果，最终使音质恢复至正常特性。

声音是经过呼吸系统、喉部和共振系统相互作用而产生。语言病理学家的语音评价是多维的，除了总体嗓音治疗外，也对其余相关系统进行评估。本章描述了嗓音言语评估的基本组成部分，以及如何对结果进行判读和诊断。首先是运用检查仪器对发声过程及声音振动进行评估，然后是感知评估、诊断性治疗、患者报告结局仪器，最后是言语治疗的简要介绍。患者的病史采集和视频动态喉镜详见第 2 章。

一、仪器评估

对声源、空气动力和声学进行评估的仪器设备，主要用于记录嗓音障碍，以及言语产生系统，包括声源和声门上声道的状态。发声功能研究可用于制订言语治疗的目标并作为言语治疗过程中的直观疗效反馈，多次复查便于临床医生对治疗效果和疾病的进展情况进行监控和记录。仪器评估能够改善我们对独特的声学原理和产生机制的研究，从而使评估者更好地对声音质量进行感知评估。

普遍观念认为基于仪器的测试是"客观的"，因为它们会产生数字，但需要注意的是检查者会影响检查结果，喉部状态以外的因素也会影响测量结果。为了最大限度地使结果可信，嗓音功能测试必须在使用标准化的协议、录音程序、患者指导方法和测试环境下来进行。需要指出的是没有一个单独的度量标准可以解释音质或描述不同声音之间的差异，以下内容描述了多种度量标准。大多数语言病理学家均使用测量的部分参数，对于参数的选择取决于他们特定的哲学和教育理念，目前并没有标准化的可以广泛接受的方法。本文所描述的方法分为发声器官检查、气流动力学评估和声学分析。

（一）发声器官检查

声音和言语的产生是声带振动和声门上结构共同作用的结果。声带振动产生的（声源）信号是以一个基频、倍数个基频（谐波）和噪声（非谐波能量）能量为特征的声学能量[1]。声源信号在经过声门上声道（即过滤器）时被加以修饰，称之为滤波器。改变声道的形状，例如抬高舌体，会改变共振峰（共振峰）的位置，产生不同的元音。声源在决定音质方面的作用尤其大，通常需要在不直接显示声带（例如通过高速摄影喉镜）的情况下检查声源信号。通常用于评估声源的两种技术是电声门图和反滤波。

1. 电声门图

电声门图（EGG）是测量从两个表面电极之间的颈部传出的低频电信号[2-4]。电导信号随声带振动而变化：当声带相互接触时，电导增大，由此产生的 EGG 曲线波为正；当声带分离时，电导降低，曲线波为负。电声门图的结果是相对的，不代表实际的声门缝隙面积或闭合面积。波形的形状对于描述声带振动的模式具有一定的意义，结果中可有多种量化波形的商（如开放、倾斜、接触）[5-8]。波形量化的技术尚未标准化，主要是由于技术上的难度和难以将波形与声带运动联系起来[6, 7]。

2. 反滤波

反滤波是一种信号处理技术，它消除了声道（共振峰）对声学或气动波形的影响，用于单独检测声门气流（即声源信号）。反滤流波形可采取多种措施，其中包括偏商，即流量的增加与减少之比，以及开放商，即流量的增加与减少与波形周期之比[9]。流谱斜率参数被认为对整体嗓音质量很重要[10, 11]。反滤波的缺陷是在技术上具有难度[12]，并且结果难以验证。

由于声门气流随声门振动模式的不同而变化，其对音质具有重要的作用，所以声门流波形的估算方法也在不断发展。Alku 和同事[13-15]分析了反滤波误差的来源，提出并测试了一种新的算法。Kreiman 和同事[16]采用了另外的方法，他们使用了一种定制的合成器来对反滤波后的声音进行频谱修改，使其在感知上与原始的声音相匹配。

（二）空气动力学检测

空气动力评估包括测量空气压力和气流量。从这些测量中得出的计算结果对分析语音功能有一定的作用。表 3-1 列出了测量参数及其相关的预计感知评估值和标准值。

1. 声门下压

维持声带振动需要声门下压相对恒定。因为直接测量声门下压力需要气管穿刺，所以在无声的停止辅音（通常是"p"）时，可以用口腔内气压来估计[17]。峰值压力的报告随响度、年龄、性别、辅音和讲话环境而变化[3]。异常值可能表明

表 3-1　空气动力学感知相关指标

测 量	主观感觉	女性的均值（标准差）	男性的均值（标准差）
声门下压	发音疲劳，辅音的压力强度	7.52 (2.17) cm H_2O *	6.43 (1.07) cm H_2O *
发声压力阈值	发音费力	$\approx$ 3cm H_2O 模态， $\approx$ 8cm H_2O 高音 †	
气流	气息声	91～156（16～71）ml/s‡	101～183（16～77）ml/s‡
喉气道阻力	发音费力、声强、紧张度	27～51cm H_2O/（L·s）	24～45cm H_2O/（L·s）‡

*.引自 Subtclny JD, Worth JII, Sakuda M. Intraoral pressure and rate of flow during speech. *J Speech Hear Res* 1966;9:498.

†. 引 自 Verdolini-Marston K, Titze IR, Druker DG. Changes in phonation threshold pressure with induced conditions of hydration. *J Voice* 1994;8:30.

‡.引自 Baken RJ, Orlikoff RF. *Clinical Measurement of Voice and Speech*, 2nd ed. San Diego: Singular Publishing Group; 2000.

缺乏驱动压力、腭咽或喉关闭不全或不充分、声带肿胀或僵硬增加。

2. 发声压力阈值

声门下压是启动声带振动所必需的，称为声门阈压（PTP）[9]。高音时，PTP 值对声带黏弹性的变化较敏感，该方法对于评估脱水、发音疲劳、声带预热后的细微变化十分有效[18-24]。PTP 值的增加可能对应于患者的发音疲劳感，这是嗓音障碍患者的一种常见症状。

3. 气流

气流以每单位时间（s 或 min）的体积（ml 或 L）来测量。平均气流通常在持续发音时进行评估，其值受性别、年龄、基频和强度的影响。平均气流升高通常提示声门关闭不良，如声带运动障碍[25, 26]，声门上挤压发音可以降低气流值。

4. 喉气道阻力

喉部气道阻力是指喉部空气压力与喉部气流量的比值[17]。高气道阻力值提示声带张力越高，声门闭合周期较长，或闭合力增加[2]。

5. 最长发音时间

最大发声时间（MPT）一直被用来量化呼吸支持和发声效率等模糊概念。然而，患者能维持发声的最长时间，并不能完全反映肺活量和喉功能[27]。呼吸能力和功能、发音功能、共振、练习、频率、强度、指令和元音选择都影响最大的发音时间[2, 27-32]，健康成年人的正常范围为 6.6～69.5s[3]。因此，由于信度和效度较低，MPT 的效用受到严重限制。如果使用 MPT，则应采用标准化的方法，并对患者进行统一的指导训练，数值采用三次测试中最长的一次。

6. 腭咽功能的气流动力学评估

采用经口气压和停发辅音时鼻气流来评估腭咽功能，非鼻辅音时嘴内气压低，鼻气流高，提示腭咽功能不全。同时测量鼻腔压力，可计算腭咽口面积[33, 34]。

（三）声学评估

声学言语信号是发声器官的输出信号，它具有丰富的音高、响度和音质信息。声学测量最好是在安静的环境和标准化的指令下采用高质量设备进行信号记录。数据的解释应根据受试者的年龄和性别、参数之间的相互作用及选择的语音样本进行分析。需要重视的是所分析的样本是否真实反映患者的声音。

1. 频率

基频（F_0）是声波波形中每秒出现的重复周期数。尽管多种因素对音调有影响，但与之最相关的是频率。音调改变和音调范围受限是嗓音障碍的常见症状，对患者造成较显著的影响。平均语音基频和最大频率范围可以使用各种免费和商业上可用的软件包来测量，正常范围根据年龄而变化[36]。正常值受强度、语音样本、元音类型、年龄和性别的影响[3, 37]，70 多岁的成年男性的平均语音基频范围为 100～125Hz，成年女性的平均语音基频范围为 190～225Hz[3]。最大频率范围通常使用基于八度音阶的半音阶来测量，一个八度音阶中有 12 个半音。男人和女人的最大音域通常是两个半到三个八度，或 29～36 个半音[3]。

2. 强度

声压级是由分贝（dB SPL）或是强度来测量，是响度的主要声学相关参数，另外还有其他次要因素影响响度。声压水平受频率、元音、语音样本、设备、声源距离和环境噪声的影响[37]。最常用的测量方法是平均声压级、最小声压级和最大声压级。尽管言语的可变性很大，平均而言，男性和女性言语讲话的声强约为 70dB SPL（6 英寸）（1 英寸 =2.54cm）[3]。最小强度一般＜60dB，最大强度＞110dB[2, 38]。强度测量被用来记录患者的声音强度不足的症状，例如帕金森病或声带运动障碍，或难以小声地说话，这些症状可发生于瘢痕或增生性病变。

3. 语音图

用按强度划分的频率图来表示总音域称为语音图或语音范围模式图。一个人能产生的最小和最大强度被绘制在其频率范围内（图 3-1）。通常情况下，最高频率的声压级比最低频率的声压级大。语音图对于发现变化和记录特定音高和响度下发声的困难度（例如，难以轻松地唱特定的音符）非常有用。

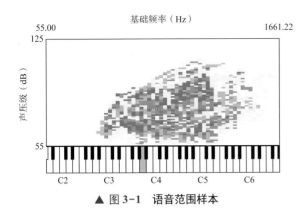

▲ 图 3-1　语音范围样本

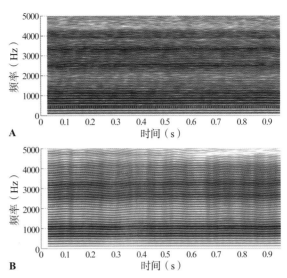

▲ 图 3-2　一人使用"呼吸法"（A）和"压力法"（B）说"ah"的窄带频谱图。注意谐波幅度的差异（水平条纹的相对暗度）和噪声（谐波间的湍流或模糊）

4. 扰动和噪声测量

音质的声学评估仍然是需要探讨的。记录频谱中声波或噪声变化的测量方法能够表明粗糙度、透气性和应变值。但这些参数与嗓音质量没有很强的相关性 [37, 39-46]，没有一个特定或一组检查方法是在诊断嗓音障碍过程中是不可缺少的。最常用的扰动量是 Jitter，是指频率周期性变化；另外，Shimmer 是指振幅的周期性变化；然而，这些测量值的变化必须是显著的才能感知到它们 [47]。如果信号没有单一的基频，或者信号发生了质变，具有无序语音的特征，则微扰分析是不准确的 [48]。对信号的周期（谐波）和非周期（噪声）分量有多种估计方法，声学分析软件包通常包括一项或多项测量参数。正常值依赖于特定的测度和计算法，尚未形成标准。此外，谐波噪声比的变化，如微扰测量，依赖于准确的基频提取，否则容易产生错误的无序语音。

5. 光谱评估

声波波形包含了声源的信息，而滤波器和分析技术允许在一定程度上分离声源和滤波器元件。例如，应用傅里叶定理可以将声波波形转换成分量进行进一步分析。

光谱图显示不同频率上能量分布随时间而变化，以灰色或彩色的比例显示一定频率上的能量值。更改分析窗口的带宽能查看声源或过滤器的详细信息。宽带频谱图具有较高的时间分辨率，可以突出共振峰 [3]。窄带谱图具有更高的频率分辨率、强调基频和谐波（图 3-2）。窄带频谱图可用于显示相对噪声、谐波能量、震颤、音位突变和音高偏移等特征。

频谱通过振幅显示频率，并对构成波形的所有频率的能量进行精确检测（图 3-3）。长期平均光谱显示的是在较长一段时间内（如标准读数）每个频率的能量总和。因为测量是在较长的样本中平均得来的，所以语音环境的影响最小。光谱测量通常用于比较不同频段的能量。结果通常被称为光谱倾角，表明是低频还是高频为主的光谱 [49]。增加光谱倾角（即较少的高频率信息）与气息声有关 [50]。

倒谱峰凸度是对信号周期性的测量，它不依赖于基频提取，而是对应于谐波峰的规律性。研究发现，这一测量结果与呼吸困难和总的发音不良率有关 [51-53]。较低的倒谱峰反映较少的周期性振动、较高的频谱噪声水平，或两者兼有。

6. 腭咽功能声学评价

口鼻共振平衡可以用商业化的程序进行声学评估，如鼻计（KayPENTAX，Montvale，NJ）。该仪器计算鼻平衡、鼻声能量与总（口腔加鼻）能量之比。鼻平衡与可察觉的明显鼻音之间的相关性并不高，而且通常以二元方式考虑鼻平衡，这样根据阈值，分数被视为正常或不正常。不同的研究阈值略有不同；对于标准非鼻腔通道，当鼻平衡超过25%～33%时，通常会感觉到高鼻音；而在鼻腔语句中，当鼻平衡低于50%时，

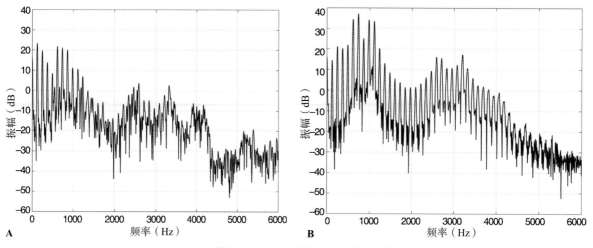

▲ 图 3-3　图 3-2 中同一人的声音频谱

A. 呼吸法；B. 压力法。特点是频谱从呼吸产生的第一谐波下降至第二谐波，而从压力产生的第一谐波上升至第二谐波。压力法的谐波幅度通常较高

则会感觉到低鼻音[54-57]。考虑到共振模式因方言而异，应使用区域标准化数据，并尽可能地将其与其他研究的结果进行比较[54]。

二、主观评估

（一）听觉感知评估

音高、响度和音质通常在听觉感知评估过程中进行评估。音调和响度根据说话人的年龄、性别和测试环境进行评估。虽然语音质量分级很重要，但定义和测量起来并不容易，因为干预的最终目标是提高语音质量。关于音质异常的决定应首先考虑其与公认语音质量的文化差异。传统上，语音质量被认为是一系列相对独立的特征（如呼吸、粗糙、紧张），但有力的证据表明，实际的总体特征超过了这些特征的总和[58]。在听觉感知评估中，导致评价者之间结果一致性差的因素包括难以区分个体间的特征或难度，内在参数表示方法、严重程度分级，以及目标参数值的多样性和不一致性[58]。

以下因素决定听觉感知评估的可靠性，例如两个刺激因素是否相同；两个不同程度的结果评级；以及调整声音以匹配原始声音[47, 58, 59]。根据评分者设置的某一特定特征（如噪声与信号比）的水平来量化听觉感知质量，使其在感知上匹配两个刺激[58]。当需要比较多个刺激时，可以使用排序和分级方式。测试者把代表刺激的图标放在一行上，这样听起来最相似的部分就位于彼此靠近的地方[11, 60, 61]。将刺激间的差异组织成不同的矩阵，并用多维度方法进行分析[11]。

临床使用的两种评分量表是听觉 – 感知评价共识 – 声音（CAPE-V）[62] 和 GRBAS 量表[25]。GRBAS 是一种易于操作的评分工具，它对总体严重程度和声音质量的五个维度进行评分。字母 G 代表整体质量，R 代表粗糙，B 代表呼吸，A 代表讲话无力，S 代表紧张性发音。对每个参数进行评级；如果正常，得分为零；轻度，1 分；中度，2 分；重度，3 分[25]。对于 GRBAS 中使用的话语类型还没有建立统一的推荐标准，因此应该记录所有测试的具体信息。

CAPE-V 通过在 100mm 的直线上标记严重性来进行评级的工具，对 6 个核心参数（总体严重性、粗糙度、气息声、紧张度、音高和响度）进行评级[62]。这些参数可由测试者选择的其他参数加以补充。同时每个参数分为症状为连续发生或间歇发生。CAPE-V 的评分基于 2 个持续元音、6 个标准句子和至少 20s 的自然连续语音。有关测试和记录环境的标准建议参考已发布的文献。

在听觉感知评估中，需要评估的其他特征包括语音呼吸、语音结果和共鸣。语音呼吸的听觉感知参数包括呼吸组的时长、平均响度、响度变异性和吸气时间。这些评估为了解包括肺活量的

延展性、肺泡压力的充分性和持续性以及说话时胸腔和腹壁的形状提供了重要信息。言语质量的其他几个方面，如构音障碍、共振和韵律干扰，提示结构或神经功能紊乱造成的言语障碍。共振是指高鼻音、低鼻音或"闭塞音"。韵律是指语速、音节重复或音节延长、语速加快、语调（即单音调或单音高）以及挤压发音模式。

（二）可视化评估

可视化感知检查是指对发音障碍的病因、保护机制或转归相关的症状和体征方面的检查。一般外观特征，如表观年龄与实际年龄相比较；身高和体重；面部肌肉；皮肤、头发和指甲；个人卫生及着装，以上情况为是否存在潜在的系统性疾病、既往治疗或情绪障碍提供了信息。例如，不注意个人卫生和衣着，可能是情绪紊乱或痴呆的表现。

肌肉骨骼紧张被认为是导致肌肉紧张性发声困难（MTD）的原因，MTD患者的音高、音量和音质会发生变化。评估参数包括评估头部、颈部、躯干、骨盆和腿部的对称性。肌肉张力障碍表现为异常的下颌运动、下巴突出、颈部伸展、说话时颈部肌肉膨出或耸肩。

神经功能障碍表现为不稳定、不对称、僵硬、延迟、缓慢、减弱、不协调、前后不一致和多余动作。舌头、下巴、嘴唇或软腭的肌力减弱、不对称和不协调尤其值得注意。局灶性肌张力障碍的存在，如书写痉挛、眼睑痉挛、肌性斜颈和口下颌发声困难，通常提示测试者需考虑神

经方面的嗓音障碍，如痉挛性发声障碍。

人体畸形，特别是综合征表现或口腔颌面部发育异常或切除术后，应注意共鸣或构音障碍。许多系统性疾病会影响喉和音质，包括类风湿关节炎、红斑狼疮、Sjögren综合征。详细的视觉知觉检查，具体可参考Koschkee和Rammage的研究结果[63]。

（三）触觉感知评估

喉部肌肉张力的触诊是快速评估肌肉张力对音质影响程度的重要检查手段[64]。将肌肉紧张与其他的发声困难区分开来，有助于确保正确的诊断和治疗。目前常用的检查方案和评估的类型包括舌骨上肌触诊、舌骨大角触诊、甲状软骨上角和侧面触诊、甲状舌骨间隙触诊和胸锁乳突肌前缘触诊。在平静呼吸和发声时对舌骨上肌张力和甲舌肌进行评估，包括评估横向活动（图3-4）[65-67]。部分研究者建议触诊甲舌肌、环甲肌和咽部肌肉（下收缩肌和环杓后肌）[68, 69]。正常表现包括舌骨与甲状软骨上缘之间可触及的间隙和喉体的良好活动。肌肉骨骼张力增高的表现包括触诊时的疼痛，往往疼痛偏一侧严重；平静呼吸和发声时甲状舌骨间隙减少或缺失，肌肉"结"，舌骨和甲状软骨高抬，喉部难以侧移[65-69]。

目前，肌张力触诊检查缺乏可靠性可重复性数据，敏感性和特异性尚不清楚。在一项对MTD患者喉部位置的影像学研究中，Lowell及其同事[70]发现，对照组与MTD患者在舌骨或甲状腺软骨平静呼吸时位置上没有差异；在发声过

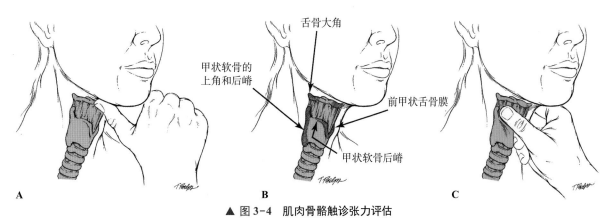

▲ 图3-4 肌肉骨骼触诊张力评估

A. 舌骨上肌触诊；B. 舌骨大角、甲状软骨上角和甲状软骨侧面触诊；C. 甲状舌间隙触诊

程中，对照组比 MTD 组舌骨降低得更多，MTD 组比对照组甲状腺软骨升高得更多[70]。

三、诊断性治疗

诊断性治疗是用来确定是否可以通过治疗来改善音质，从而有助于指导治疗干预措施，甚至可以帮助确定诊断。诊断性治疗手段通常包括改变喉外肌张力或位置，同时还包括调整呼吸、发声和共振辅助系统。

四、患者报告结局工具

个体对自己的声音有不同的要求和期望，对声音异常有不同的情感反应；因此，相同程度的发声困难会不同程度地影响不同个体的日常活动和情绪。评估语音问题对个体生活质量的影响是完整嗓音评估的一部分。患者报告结局（PRO）工具是由患者填写的问卷，用于量化症状，以及其他更复杂的参数，如健康、生活质量或障碍指数。已经发布了几个专门针对嗓音的 PRO 问卷，与所有 PRO 工具一样，它们在构建的严密性、验证过程、心理测量特性、问卷长度和评估的领域方面存在差异[71-74]。一般来说，专业完善的问卷评估是嗓音评估的一个重要组成部分，它提供

了其他检查手段无法获取的信息。PRO 问卷可用于指导卫生保健提供者对患者的诊断，并有助于制订治疗目标。在表 3-2 中可以找到一些专业的问卷工具，下面介绍一些常用的量表。

"嗓音障碍指数"的设计目的是评估障碍程度，即"因损伤或障碍而造成的社会、经济或环境方面的不利影响"[75]。该问卷由 30 个问题组成，每个参数分为 5 级。总分为 120 分，分数越高说明障碍程度越强。虽然功能、生理和情感三个量表可以单独出报告[76]，但总分更有意义[77]。自 1997 年发表以来，嗓音障碍指数被广泛用于评估特定人群的声音障碍、异常程度，以及比较治疗前后的变化。它已被翻译成多种语言，并有简化版[77]、其中包括"歌唱障碍指数"[78]、"头颈部癌症患者的言语障碍指数"[79]和"儿童版"[80]。

嗓音相关生活质量量表[81]包括 10 个问题，分为生理和社会情感功能两个子量表。每一项都按严重程度分为 0~5 分。对于每个子量表，100 分是最高分数，它反映了最高的生活质量。嗓音症状量表[71,82]是包含 30 项问题的心理健全量表，反映生理损伤、情绪反应和相关的生理症状。每个问题都用 5 分制评分表示出现频率。

表 3-2 言语诊断报告结果

量 表	缩 写	总项目数	包括内容
咳嗽程度指数[83]	CSI	10	与咳嗽有关的症状
声音质量问卷[84, 85]	VPQ	12	生理、社交和情感
反流症状量表[86]	RSI	9	咽喉反流相关症状
歌唱障碍指数[78]	SVHI	36	与歌唱音质相关的症状
语音活动和参与资料[87]	VAPP	28	严重程度、对工作的影响、日常沟通、社会沟通、情绪
言语障碍指数[76]	VHI	30	功能、症状、情感
言语障碍指数 -10[77]	VHI-10	10	VHI 的部分问卷
言语调查[88]	VOS	5	单侧声带麻痹的相关症状
语音相关生活质量量表[81]	V-RQOL	10	身体和社会情感功能
语音症状量表[71, 82]	VoiSS	30	语音障碍、情绪反应、身体症状

五、言语治疗

言语病理学家与患者合作，利用最有效和健康的发音方式，提高声音质量和响度，减少嗓音障碍，提高沟通效率，恢复音质和健康。言语治疗一般包括语音卫生咨询和直接治疗，以提高患者的言语功能。治疗的次数和预后的情况各不相同，取决于患者个体差异及其治疗目标。治疗一般是短期的（1～8 个疗程），对于那些在治疗早期就能够改善嗓音的患者来说，最终效果更佳。需要注意的是，治疗需要行为上的改变，只有当患者将新技能融入日常生活而积极使用时，他们才能通过该治疗得到改善。本文首先概述了嗓音障碍的治疗方法，然后补充了针对特定症状和喉部疾病的治疗方法。

言语治疗的第一个模块，即为改善喉部环境和提供用声咨询，通常是简短的，可以认为该模块是对治疗起到间接作用。内容为适当的和相关的"嗓音卫生"，即言语病理学家强化医生的建议，包括喉内环境（如水合作用、反流预防措施、合适的药物疗法）和适当的"减少发声创伤"，主要目的在于指导患者纠正发声数量和发音方式。对一些患者来说，主要的治疗建议是药物、外科手术或者姑息治疗（比如扩音器的应用），这些患者会获得言语病理师一至两次的间接语音治疗。然而，通常情况下，大多数言语治疗都致力于直接治疗工作（如下所述），因为直接语音治疗比单纯的用嗓卫生宣教更能改善语音质量和症状[89-91]。

（一）嗓音障碍的言语治疗

使用的语音治疗技术根据患者的特点和需求以及临床医生的技术优势和接受过的培训而有所不同。没有一种黄金标准的言语治疗技术或"配方"适用于所有的患者和临床医生，甚至在诊断上也是如此，患者会对不同类型的治疗方式做出不同反应。治疗技术的选择往往与潜在的医学诊断无关，因为相同医学诊断的患者会有非常不同的发声行为。在大多数情况下，干预的目标包括共鸣系统、喉部和呼吸系统，而言语病理学家会综合采用多种技术来达到这一目标。以下将按系统分别进行叙述。

1. 声门上气道

言语治疗中使用的几种技术利用了声门区和声门上声道的非线性相互作用[97,93]。它们被认为是"共振"或"半闭塞声道"技术，通过喉的高度变化或唇型来改变声道的长度，通过喉前庭（声门上或会厌水平喉前），咽部或口腔的收缩或扩张来改变声道的直径。共鸣技术通过改变声带振动模式和增强和声来改变音质[93]。教导患者感受口腔或面部的振动，并降低喉部的张力或张力[94]。有时外部设备，如早期应用吸管或 kazoos 可帮助患者建立感知目标。

2. 喉部肌肉平衡

外源性喉部肌肉和带状肌的过度紧张可能引发、加重或维持一种嗓音障碍。直接对这些肌肉进行手动减压和按摩可以纠正紊乱的发声模式，迅速提高音质，而且往往长期有效这些患者会获得[65,66,95]。典型的治疗手法包括向后推动舌骨和降低甲状软骨，如图 3-5 所示。

3. 呼吸 – 喉的协调

患者有时气息不足（"屏气"），或他们在发声时声带过度内收。也有患者呈相反的表现，可能在发声之初声带未完全闭合，气流过多，导致说话前会有轻微的呼气声。在演讲前和演讲中，有几种策略可用于协调声门。在气流发声法中，教导患者在无声和发声的过程中控制气流，直到他们能够识别气流能量在口腔前部的感觉，同时持续减少喉收缩[96]。呼吸和发声的协调也可以通过发持续的元音来解决，这些元音可以用鼻音[97]或口音发出，也可以用吸管发出。优化声门关闭（即硬性或呼吸性起声）可使声音正常。若需要帮助患者学习关注细微的感觉并将其与喉功能的生理变化联系起来时，可借助内镜或频闪喉镜的视觉反馈。

4. 呼吸

对大多数患者来说，呼吸只是简单地讨论和练习适当的吸气时间并学会运用一定程度的肺活量（即肺活量总量的 40%～60%）。当声带僵硬、声门闭合不良，或者患者需要大声说话时，才可

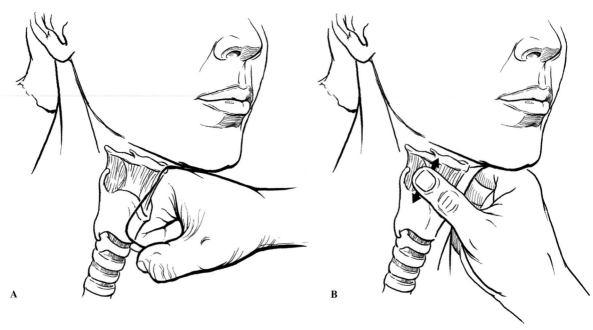

▲ 图 3-5 改善病理发声模式的手法操作包括舌骨后推（A）和降低甲状软骨（B）

能需要额外的方法。例如，需要大声说话的患者，可能需要指导运用更大的肺活量吸气（比如80% 的肺活量），通过训练可以调动其他肌肉的力量，从而可以控制呼气，使呼气接近排空肺活量的水平[98]。

5. 姿势和对齐

当依据肌肉骨骼特征考虑为 MTD 时，需要直接进行言语治疗。指导患者在讲话时避免下颌突出，改善颈部肌张力、肩部位置和下颌运动[64]。

（二）个体化的嗓音功能训练

前面描述功能训练方法是言语治疗的基础，但对某些患者群体来说，需要考虑运用个体化的治疗。

1. 专业演讲者及歌手

专业的演讲者和歌手需要与管理者、导演、歌唱老师、声乐教练或其他人进行全面的沟通。预防和纠正嗓音障碍的言语治疗属于言语病理学家的实践范畴，而优化嗓音进行表演、公开演讲和唱歌通常属于言语培训师、教师和教练的领域[99]。一些言语病理学家也在嗓音护理领域对患者进行训练，可能在修复和改善音质方面发挥重要的作用。

2. 变性人沟通治疗

为了促进对新的性别角色的认知，沟通疗法通常不只是改变音调。男性和女性的声音响度、音质和共鸣往往往各不相同，除了说话的准确性、语调、韵律、语速、语言和词汇的选择外，治疗还包括对身体姿势、手势和社交语言的运用有正确的认识并加以调整[65]。

3. 喉激惹综合征

慢性咳嗽和声带反常运动有共同的病因[100-102]。言语病理学家作为专业的喉部诊治团队，也为喉易激综合征提供治疗。这些疾病由一个团队进行评估和管理，团队组成成员将根据患者的需求和成员的理念而有所不同。

言语病理学家对慢性咳嗽的治疗是针对充分的药物治疗而无效的患者。治疗方法遵循与言语治疗相似的模式，包括对咳嗽原因的教育和学习：增加患者内外环境中的水分，例如，饮水、吸入蒸汽、改变环境湿度、减少咖啡因摄入、减少接触刺激性物质（如过敏源、反流、烟雾）。此外，还有一个行为干预策略，即用另一种行为来延迟、抑制或代替咳嗽。患者需要学会终止刺激 / 咳嗽的循环，这样他们就会咳嗽得更轻、更少、时间更短[103, 104]。

4. 声带反常运动功能障碍

对反常声带运动障碍的治疗，首先要确定患者已经接受了相关团队成员的适当评估和治疗。然后是关于疾病的教育，如果患者在检查期间有症状，需与患者一起复习内镜检查结果。治疗的咨询模块包括明确并控制相关的环境和心理诱因。行为部分包括实施呼吸和放松计划，以改善患者对呼吸的控制，减少因气短而产生的不适和焦虑。教导患者要注意呼吸困难的早期症状，防止发作，并在发作时采取措施中断发作。以上方法需要在多次治疗过程中得到实践、回顾和调整。内镜检查的视觉反馈通常有助于患者直观地观察声带的位置，以便使用策略来打破声带运动的发生。有时，言语病理学家必须实地查看发病环境（跑步机、游泳池或训练中心），或在办公室建立类似的环境，帮助患者制定呼吸策略，以预防和中断声带功能障碍的症状。[105-107]。

六、总结

嗓音评估和治疗是根据病情不同而动态变化的，随着我们对言语产生、评估方法和质量的认识深入而发展。提高对音质和主观认知之间联系的认识，将有助于推动评估和治疗技术的进步。

致谢

这项研究是由国家聋哑和其他沟通障碍疾病研究所资助的，资助号 DC01797。

推荐阅读

Awan SN, Roy N, Jetté ME, et al: Quantifying dysphonia severity using a spectral/cepstral-based acoustic index: comparisons with auditoryperceptual judgements from the CAPE-V. *Clin Ling Phon* 24: 742, 2010.

Baken RJ: Electroglottography. *J Voice* 6: 98, 2002.

Baken RJ, Orlikoff RF: *Clinical measurement of voice and speech*, ed 2, San Diego, 2000, Singular Publishing Group.

Behrman A, Rutledge J, Hembree A, et al: Vocal hygiene education, voice production therapy, and the role of patient adherence: a treatment effectiveness study in women with phonotrauma. *J Speech Lang Hear Res* 51: 350, 2008.

Belafsky PC, Postma GN, Koufman JA: Validity and reliability of the reflux symptom index (RSI). *J Voice* 16: 274, 2002.

Colton RH, Contoure EG: Problems and pitfalls of electroglottography. *J Voice* 4: 10, 1990.

Fant G: *Theory of speech production,* The Hague, 1960, Mouton.

Hillenbrand J, Houde RA: Acoustic correlates of breathy vocal quality: dysphonic voices and continuous speech. *J Speech Hear Res* 39: 311, 1996.

Hixon TJ, Hoit JD: *Evaluation and management of speech breathing disorders: principles and methods,* San Diego, 2005, Plural.

Hogikyan ND, Sethuraman G: Validation of an instrument to measure voice-related quality of life (V-RQOL). *J Voice* 13: 557, 1999.

Jacobson GH, Johnson A, Grywalski C, et al: The Voice Handicap Index (VHI): development and validation. *Am J Speech Lang Pathol* 6: 66, 1997.

Koschkee DL, Rammage L: *Voice care in the medical setting,* San Diego, 1997, Singular Publishing Group.

Kreiman J, Gerratt BR: Perception of aperiodicity in pathological voice. *J Acoust Soc Am* 117 (4): 2201, 2005.

Kreiman J, Gerratt B, Ito M: When and why listeners disagree in voice quality assessment tasks. *J Acoust Soc Am* 122: 235, 2007.

Löfqvist A, Mandersson B: Long time average spectrum of speech and voice analysis. *Folia Phoniatr (Basel)* 39: 221, 1987.

Lowell SY, Kelley RT, Colton RH, et al: Position of the hyoid and larynx in people with muscle tension dysphonia. *Laryngoscope* 122: 370, 2012.

Plexico LW, Sandage MJ, Faver KY: Assessment of phonation threshold pressure: a critical review and clinical implications. *Am J Speech Lang Path* 20: 348, 2011.

Roy N, Bless DM, Heisey D, et al: Manual circumlaryngeal therapy for functional dysphonia: an evaluation of short- and long-term treatment outcomes. *J Voice* 11: 321, 1997.

Smitheran JR, Hixon TJ: A clinical method for estimating laryngeal airway resistance during vowel production. *J Speech Hear Disord* 46: 138, 1981.

Solomon NP, Garlitz SJ, Milbrath RL: Respiratory and laryngeal contributions to maximum phonation time. *J Voice* 14: 331, 2000.

Titze IR: *Workshop on acoustic voice analysis: summary statement*, Iowa City, IA, 1995, National Center for Voice and Speech.

Titze IR: Nonlinear source-filter coupling in phonation: theory. *J Acoust Soc Am* 123: 2733, 2008.

Vertigan AE, Gibson PG, Theodoros DG, et al: A review of voice and upper airway function in chronic cough and paradoxical vocal cord movement. *Curr Opin Allergy Clin Immunol* 7: 37, 2007.

Wilson JA, Webb A, Carding PN, et al: The Voice Symptom Scale (VoiSS) and the Vocal Handicap Index (VHI): a comparison of structure and content. *Clin Otolaryngol* 29: 169, 2004.

Zraik RI, Kempster GB, Connor NP, et al: Establishing validity of the Consensus Auditory-Perceptual Evaluation of Voice (CAPE-V). *Am J Speech Lang Pathol* 20: 14, 2011.

第4章

咽喉部神经系统评估
Neurologic Evaluation of the Larynx and Pharynx

Gayle Ellen Woodson　Andrew Blitzer　Elizabeth Guardiani　Babak Sadoughi　著
张海燕　译

要点

1. 咽喉部神经系统检查和评估是一项多学科合作的工作，可能需要耳鼻咽喉科医生、神经科医生、语言病理学家和放射科医生共同参与。
2. 喉的正常功能包括调节呼吸、吞咽时的气道保护和发声。
3. 咽部的正常功能包括维持呼吸通畅，吞咽时有效收缩，防止倒流到鼻腔或口腔。
4. 神经系统评估从观察主动性和非主动性运动开始，让患者执行各种发声任务。
5. 动态喉镜和频闪喉镜提供了声带运动、代偿机制、黏膜波和柔韧性、咽音和腭咽功能信息。
6. 体格检查的视频记录有助于日后期的回顾和讨论。
7. 声学分析能够客观测量基频、扰动和频谱分析。
8. 肌电图可用于评估神经通路的完整性，并有助于神经疾病的诊断。对于声带完全固定的患者，特别是预后差的患者，肌电图有助于预测声带运动恢复的可能性。
9. 改良钡剂吞咽检查（MBS）和功能性内镜下吞咽评估（FEES）可以评估吞咽的有效性和安全性。针对吞咽的口腔期和食管期，改良钡剂吞咽优于功能性内镜。
10. 功能性内镜吞咽功能评估合并感觉测试可量化感觉损失，有助于判断神经功能损伤的部位。

上消化道具有呼吸、进食和言语交流功能，这些活动需要各器官协调工作。例如，呼吸时应保持咽部通畅，吞咽时应用力收缩。此外，摄入的食物和吸入的空气经过同一空间时，上消化道的解剖结构需要精密调控。运动的精确协调和对感觉的适当反馈对于正常功能至关重要。神经系统疾病可通过多种机制破坏上消化道功能，导致运动无力、不协调和感觉障碍[1, 2]。

因为无法直接观察咽喉的功能，上消化道神经功能受损患者的疾病诊断通常是棘手的，特别是症状出现的位置与神经受损区域不一致时。有声音嘶哑、构音困难、吞咽困难、误吸或气道阻塞症状的患者经常就诊于耳鼻咽喉科，他们的诊治强调形态学评估而不是功能评估；神经科医生擅长功能评估，他们的评估通常局限于更容易触及到的器官结构，如四肢。如果解剖结构正常，并且在传统的神经系统检查中没有发现功能缺陷，则通常错误地认为神经系统损伤的患者患有功能性或精神性疾病。因此，对全身性神经系统疾病的诊断，如重症肌无力或肌萎缩侧索硬化（ALS），可能会延迟到症状变得更广泛和更明显的时候才能诊断。因此，患者接受到的治疗是善意的，但可能不是潜在有效的治疗 [3, 5]。

对于已确诊为神经系统疾病的患者，咽喉功能的评估是一个重要的组成部分，甚至可以挽救他们的生命。对吞咽、言语或发声障碍患者的最佳治疗和康复，首先需要确定疾病的病理生理学，以便制订恰当的治疗方案。

上呼吸道神经损伤的诊断需要注意排查神经功能障碍的可能性，熟悉掌握神经功能障碍的体征和症状，以及系统的咽喉部检查方法。框 4-1 列出了一些提示神经损伤的症状。耳鼻咽喉科医生对咽喉部的解剖结构非常熟悉，因此可以为患者提供最大程度的帮助，而神经科医生对病理生理过程非常熟悉。本章回顾了正常生理学和各类影响功能的神经系统疾病的显著特征，概述了可疑有此类疾病的患者的病史和体检方法，并讨论了辅助检查的作用。

框 4-1 提示神经病理损伤的喉咽部症状

语言障碍
- 音量偏低
- 呼吸音
- 音高或音量不稳定
- 缺乏音调变化
- 异常共振
- 构音障碍

吞咽障碍
- 口腔功能不全
- 腭咽闭合功能不全
- 无法启动吞咽
- 误吸

呼吸异常
- 波动吸气喘鸣
- 微弱、带呼吸音的咳嗽
- "咯咯"呼吸音

一、正常功能

从系统学上讲，喉最重要的功能是保护；喉防止食物和液体进入肺部。喉部通过在呼吸时开放，在吞咽时紧闭来发挥保护作用的。发声是一种更高级的进化功能。声门关闭的同时用力呼气能有效地咳嗽以清理肺部并防止肺不张。排便、分娩和举起重物时，喉需要闭合产生正向的胸膜腔内压以稳定胸部。喉在控制呼吸时的气流和压力方面也扮演着复杂的角色。声带在吸气前打开，然后在呼气时逐渐关闭；因此它们对呼气气流起到制动作用，从而影响呼吸速率。控制喉部呼吸功能的感觉反馈回路尚不清楚，但很明显涉及来自各种受体的反馈 [1, 2, 6]。

吞咽是一个看似简单的功能。口中的食物进入咽喉部，然后快速地沿着声门后方向下推进，通过梨状窝进入食管。在吞咽时，咽喉同时存在呼吸过程的开放状态，负责从上到下有组织地紧密收缩。通过软腭、悬雍垂和舌根的作用，以防止鼻腔反流或口腔反流。喉部向上和向前，促进食物团块的流动；这种作用也使咽和食管之间的括约肌减压、会厌的屈曲和声门的关闭以防止任何东西进入气道。经过这种复杂而协调的运动后，当食物团块到达咽末端时，环咽肌松弛，使其进入食管；如果咽蠕动不足，或食管上括约肌未充分开放，则咽内残留的物质可在下一次吞咽动作时进入食管独特的构造使得婴儿期后的吞咽动作变得困难，在所有其他哺乳动物中，食管和呼吸道通过会厌和悬雍垂的相互作用进行一定程度的分离。在人类的早期发育过程中，这些结构通过喉相对于腭的下降而分离 [7-9]。

言语是由发音、共鸣和构音产生的听觉交流。声音的产生需要几个条件：呼出的气流和压力应足以引起声带的振动，它是适当的预估值；如果声门紧密关闭，就需要增加呼气力，就会导致紧张且刺耳的声音或完全失音；如果声带相距太远，则需要增加呼气量，使声音变得更弱，呼吸更大，甚至减弱为耳语。声带的三维形态对于维持声门良好的空气动力学特性也很重要。声带萎缩导致轴面和冠状面呈凹陷形态；即使声带突水平能够接近闭合状态，冠状面的凹陷能够会聚气流道，但轴面的凹陷依然导致声门闭合不良。对长度和张力的控制是调节音高和音调正常变化的必要条件。在没有这种调节控制，声音可能是单一、无感情的，也可能因缺乏控制调节使音调中断失真。柔软的声带黏膜可以使声带自由振动。除最后一项外，所有这些发声条件都易受神经功能紊乱的影响 [10, 11]。

共鸣是对基音的润色，最终产生我们所听到的声音。由声带产生的纯音听起来不像人的声音，而是刺耳而不愉快的声音。这种声音通过头部、颈部和胸部的共鸣来改变，因此各种频率可以得到放大或减弱。声音共鸣主要由解剖结构决定，但也受咽、软腭和口腔运动活动的显著调节。这一原理可用于言语治疗，以使功能受损的患者获得更好的声音。某些神经系统疾病，如肌萎缩侧索硬化（ALS）、卒中和吉兰－巴雷综合征，会导致共鸣腔改变。这类患者特有的音质对早期诊断有重要价值[10, 11]。

构音是通过嘴唇、舌体、上腭、咽部和喉部的动作将声音塑造成文字的过程，它极易受到神经损伤的影响。儿童的构音障碍最常由听力缺陷引起，而成人的获得性构音障碍通常表明神经系统受损。构音障碍可能是运动输出受损（如虚弱、麻痹或不协调）的结果，但也可能是认知、语言缺陷或言语迟钝所致[10, 11]。

二、口腔、喉及咽神经检查

倾听患者的声音是对有嗓音障碍的患者进行检查的第一步。通常可以在几分钟内，根据声音和患者对问题的描述做出有效的诊断。另外，应仔细询问患者的声音疲劳感、说话时疼痛感、说话费力度、音高中断和震颤等情况。

以下方案建议作为检测神经功能障碍的系统方法。目的是评估颅底神经的完整性，寻找中枢神经系统异常的征兆[10]。

（一）口腔及口咽检查

观察嘴唇、上腭和舌头是否有异常的自发运动。患有迟发性运动障碍（通常是药物不良反应）的患者会出现舌头的非自主、缓慢地运动。舌体上颤动的"蠕动袋"表明有肌束震颤，这是 ALS 的特征性症状。痉挛性运动，特别是下颌和舌头痉挛性运动，是口腔下颌肌张力障碍的特征。软腭或咽肌肉的规则、缓慢、重复性抽搐诊断为肌肉阵发性痉挛。

口腔和上腭肌肉的运动范围、力量和对称性需要常规评估。要求患者撅起嘴唇，伸出舌头，

左右移动，以及张开嘴说"aah"来测试上腭运动和对称性。评估舌肌强度的最佳方法是让患者将舌头抵到面颊黏膜上，而医生则从外部触摸脸颊[10]。

不仅要测试嘴唇和舌肌的强度，还要测试其中枢控制力。快速重复发 /pa/ 的音节，可以显示出嘴唇的功能，一个健康的人能够以很快的速度保持规律的节奏。较低的运动神经元损伤会降低这种作用的强度，而较高的运动神经元损伤会降低患者重复音节的速度，但可以保持规则的节律。小脑功能障碍患者可以出现节奏不稳定；重症肌无力可导致重复运动疲劳。测试其他肌肉群的音节：/ta/ 测试舌尖，/ga/ 测试舌根[10]。

（二）纤维喉镜

如果不使用纤维喉镜，很难评估喉部的神经功能。不管是在平静呼吸还是其他情况下都可以用纤维喉镜进行观察。增加摄像功能是非常有价值的，因为它在监视器上产生放大的图像，并可以记录下来进行详细地评估，还可以保存下来与以后的评估进行比较[12, 13]。

使用纤维喉镜时首先会注意到软腭。在安静状态下，进入后鼻孔后可观察到软腭任何震颤或痉挛运动。患者被要求做吞咽动作并说"kitty cat"。这些任务显示了腭咽闭合的对称性和能力[12, 13]。

然后，可以看到舌底部。交替发 /ee/ 和 /ah/ 音会使舌体先向前然后向后移动。对咽部的评估较为困难，因为在正常吞咽过程中，纤维喉镜的视野完全被遮挡了。咽挤压动作可以很好地估计咽的力量。患者被要求以其所能达到的最高音调发声，并观察咽部肌肉组织的收缩或"挤压"情况[14]。咽麻痹或轻瘫患者的咽挤压受损，这提示有无效或不安全吞咽活动。下咽分泌物的聚集也表明吞咽功能差，这可能是感觉或运动障碍产生的[12, 13]。

喉部是需要详细评估的重点位置。在平静呼吸时，声带可能不动或部分外展，但外展通常发生在吸气前，而在呼气时逐渐内收。运动程度随呼吸力度和上游阻力水平而变化。深吸气，声带

明显外展。喘气时，声带保持在外展位置。大多数患者的鼻腔呼吸比口腔呼吸阻力大，因此闭嘴呼吸时，声带运动的范围通常更大[12, 13]。在原发性喉震颤患者中，平静呼吸时可观察到有规律的声带震颤。

让患者进行剧烈的主动咳嗽是评估喉部力量和运动范围的最佳方法。声带在吸气期外展，气体压缩期紧闭，然后突然广泛外展。咳嗽是区分精神性喘鸣和真性双侧喉麻痹的有效方法[12]。伪装失语症的患者在说话时，可能无法完全闭合声带，但通常会因咳嗽而闭合声带。发声时，声带应平稳对称地闭合。喉返神经麻痹通常可以通过观察呼吸和发声时的声带运动来诊断，只有当患者重复发短声时，轻瘫才会变得更加明显。让患者吸气，然后重复地说 /ee/ 可以让轻瘫得到显示。重复发声也可显示出重症肌无力患者的疲劳状态。要求患者完成从低音调到高音调，然后再使音调下降的动作，可以评估由喉上神经支配的环甲肌。音调应该随着声带变长变薄而上升[12, 13]。

在怀疑有痉挛性发声困难的患者中，特定的发声任务可能引起声带痉挛。在内收肌痉挛性发声障碍中，发浊元音的短语，例如 "we eat eggs every Easter"，可能会引起声带过度内收，并伴有声音中断和紧张。在外展肌痉挛性发声障碍中，发含有无声母辅音的短语（例如，"Harry's happy hat"）可能会在外展时引起真实的声带痉挛，并伴有相关的呼吸中断。

有时很难将功能性或精神性嗓音障碍与神经系统疾病区分开来，但如果医生熟悉功能性发音障碍时喉的特征性表现，则有助于区分。一些常见的表现包括声门前后径受压、会厌皱襞的收缩和假声带内收，甚至完全掩盖声带。高功能型发音障碍的患者有通过提升抬高喉部和肺气息量发音特征，通常可以接受言语治疗。需要引起重视的是神经异常和功能性异常通常是并存的，一些患者可能会使用功能亢进来弥补神经缺陷。内镜检查的视频记录有助于确诊。以上客观记录用以监测疾病进展或患者对治疗的疗效。频闪镜提供频闪光源来模拟显示的声带振动。频闪仪有一个麦克风，用于感应振动的基本频率，并将闪光灯协调到相同的频率。如果光以基频闪烁，频闪喉镜会使振动周期中的某帧图像静止。慢动作可以最准确地评估黏膜波和声门闭合。

三、辅助测试

（一）评定量表

以往对嗓音障碍的评估主要集中在声音质量和空气动力学测试的客观测量上。然而，这些测量结果并不能解释全球语音功能及其对生活质量的影响，因此，已经验证了几种评分量表，以量化由嗓音障碍引起的生理和心理异常程度。嗓音障碍指数（VHI）是患者的自我评估工具，由 30 个项目组成，平均分布在三个领域，包括嗓音障碍、生理和情感方面。随后开发并验证了改良版 10 项评分量表，称为 VHI-10。还制订了包括与嗓音相关的生活质量（V-RQOL）量表、具有社会情感领域和生理功能领域的 10 项结局量表在内的其他量表工具[15]。在解释这些量表的分数时，医生必须记住，输出只是顺序排序，而不是有理数值。

（二）声学分析

通过对所记录的声音进行数学处理，可以对声音进行定量的评估。声音不是简单的正弦波，而是一组复杂的不同频率的波。在周期性波形中，频率为基频（f_0）整倍数的称为谐波。非周期性的被视为噪声，视为谐波之间的频率。Fournier 分析是一种将复杂波形简化的计算方法。声音通过声道传播，以其特有的共振特性来提高共鸣频率，从而改变声音。大多数用于声学分析的商业软件都提供了 f_0（音调相关）及响度（振幅微扰）和音调（频率微扰）变化微扰的测量方法。声学测量临床相关性有限；它们可用于记录严重程度，并随着时间的推移和治疗来跟踪变化，但它们提供的诊断信息很少。对于神经源性疾病，声学参数不能区分帕金森病、肌萎缩侧索硬化症和亨廷顿舞蹈综合征等神经疾病患者的嗓音[16]。此外，随着声音嘶哑的严重程度的提高，有效性降低，无法分析重度嗓音功能障碍的声音样本。在神经性声音疾病中，记录嗓音信号的中断是有价值的检测手段。语音中断是痉挛性发声的特征，但在有习惯性或精神性功能亢进嗓音障碍的受试者中很少见[17]。因此，语音中断的检测和测量对于诊断痉挛性发声困难是非常有用的。

四、发音能力指标

发音能力指标评估患者的能力。最长发声时间是临床上很有价值的参数，易于测量：它是指受试者能够持续发一个元音的最长时间，可以通过计算机程序、耳朵或秒表测量。如果声门闭合不良，发声时会漏气，最大发声时间会缩短；声门关闭过度的情况下会延长。正常情况下发 /ah/，女性的最大发声时间为 15～25s，男性的最大发声时间为 25～35s[18]。由于呼吸功能不佳或患者用力不足，最大发声时间也可能减少，这些因素应在结果的解释中加以考虑。

语音图通过跟踪音高频谱中所能产生的最小和最大响度，可以对发声能力进行更为复杂的评估。由于需要大量的时间和精力，这种技术在美国没有得到广泛应用。

（一）空气动力学评估

声学测量可以解决声音问题，而气流和气压的测量则提供了有关声音产生机制的重要信息。语音和呼吸气流可以很容易地直接测量，并有助于监测治疗的效果。气流数据的准确解释需要同时测量声门下压力——发声的驱动力。声门下压力的直接测量需要有创性的操作，例如气管穿刺或经声门放置传感器。更常见的是，在重复音节 /pi/ 的过程中，通过测量口腔内压来估计声门下压。这项技术是在正常受试者上开发出来的，在病理条件下尚未得到验证。

其他评估空气动力能力的方法是人体容积描记法，测量胸壁运动、肺活量和热丝风速计测量气流的快速变化[7, 19]。

（二）声门描记法

光声门图和电声门图是追踪发声时声门游离缘运动的工具。光声门图是将光束照在喉部。穿过声门的光的数量与声门开口的大小成正比，光的透射可以通过覆盖在声门下颈部皮肤上的光传感器来测量。电声门图是一种基于电阻变化的技术，与声带的运动有关。低电压电流通过放置在甲状软骨表面皮肤上的电极施加，电极测量电阻的变化，即反映声带接触面积的变化。声门电图振幅和开闭相位持续时间的变化提示异常功能。声门电图结果是表示参数不同于正常，并不能说明处于病理状态[7, 20]。

（三）肌电图

肌电图（EMG）可用于评估喉部肌肉的自发性活动。其主要价值在于评估神经完整性，可用于评估神经损伤后恢复的预后，并应用于肌无力、运动神经元疾病的诊断。喉部肌电图需要采用专业的设备来完成。检查时不能使用局部麻醉药，因为已经证实它会影响电信号[21]。

由喉返神经支配的甲杓肌是最常见的检查目标。将电极针环甲膜插入，并向上引导进针。一种方法是在中线位置进入声门下，然后将针头转向左右声带。在这一过程中，因为声带黏膜上感觉受体被激活，经常会引起刺激性咳嗽。另一种方法是自中线位置的环甲膜的间隙内进入肌肉从而不刺激黏膜。可通过让患者发声来确定针头的位置。环甲肌的检测方法是将针插入中线，然后向下进针达到环状软骨的上边缘。然后，针尖沿软骨的上方和侧面"行走"，以避免损伤肌肉。当针头进入环甲肌时，通常会听到明显的"砰"声；为了验证针头的位置，检查人员可要求患者先以一个舒适的音调发音，然后滑动到一个更高的假声音调来验证针头的位置。在舒适的音调下，环甲肌可能是活跃的或静默的，但在高音调下，它是活跃的[22]。

喉肌电图最常应用于声带运动不良患者中，评估喉神经的完整。如果在肌电图上发现异常，则明确为神经病变。正常的肌电图支持但无法证实关节因素的声带固定。它并不能完全排除神经损伤，因为神经损伤后再生是很常见的，而且有时神经异常信号是轻微的，不易被发现。肌电图可以用来区分迷走神经和喉返神经损伤，喉返神经损伤后，环甲肌功能应该是完整的。

肌电图常被用来评估患者预后。喉部肌电图能更准确地预测声带不能恢复运动，而不能预测的可能性恢复功能[23]。当神经被完全切断时，肌肉丧失自发性激活功能。3 周之后，可能会出现纤颤电位和正尖波，提示去神经支配。对于有去神经支配和运动单位募集电位不良的患者，恢复功能是极不可能的，早期手术干预是精明的选择。因为不完全组织损伤或出现了神经再生，大多数喉返神经麻痹患者并非静息电位，是可以在喉肌电图上检测到多相动作电位，提示神经再支配。虽然有多相动作电位患者有恢复功能的潜力，但这种可能性的发生率尚不清楚。如果同步再生的神经纤维不与功能适当的肌肉相连，尽管出现了强烈的干扰电位，声带仍可能保持不动。例如，若嗅觉使甲腺肌显著激活，这是不良的预后指标[24]。肌电图也可用于声带轻瘫的诊断；然而，基于肌电图对神经元完整性的量化是有争议的，因为振幅和活动模式会因许多因素而发生很大的变化，包括电极阻抗、电极在肌肉中的位置和自主活动。

定量喉肌电图是一项相对较新的技术，可以提供更多关于声带神经状态的客观信息[25]。肌电图也可用于其他神经疾病的诊断。例如，喉或咽部肌肉的疲劳征象可能暗示重症肌无力，而抗胆碱酯酶药试验可以证实这一点。有规律的 4～8Hz 重复信号与特发性震颤是一致的。在痉挛性发声困难中，肌肉收缩和发声之间的潜伏期明显增加。此外，肌电图有助于区分上运动神经元疾病和下运动神经元疾病。

（四）X 线检查

使用改良钡剂吞咽检查（MBS）用于直接观察口腔、咽和食管上段的吞咽功能。这项技术通常是在放射科医生和言语病理学家的协作下进行的。采用几种不同的食物和液体与钡混合，并用射线照相法观察吞咽的安全性和有效性。MBS 在吞咽治疗和饮食调整、确定需手术纠正的异常及检测误吸方面具有重要的价值。

（五）功能性内镜对吞咽和感觉检查的评价

MBS 的另一作用是对吞咽进行功能性内镜评估。当把患者送到放射科是不实际或不安全的时候，这种方法特别有用，因为它可以在床边或办公室里进行。通常是在不使用局部麻醉的情况下，使柔性喉镜经鼻进入患者的咽喉。与言语治疗师一起，提供不同浓度的食物和液体，并观察吞咽；可添加食品染料以提高视觉效果。观察吞咽的效果，以及喉部或残喉是否有误吸和渗透[26, 27]。在评估口腔和食管上段吞咽功能时，功能性内镜不如 MBS。

功能性内镜下对吞咽的评价可与感觉测试相结合，在功能内镜下对吞咽和感觉测试（FEESST）进行评价，以确定误吸是否由不良的喉部感觉参与。在 FEESST 期间，将气流输送到声门上黏膜，可观察到喉内收反射（LAR）的存在。该气流自专业的柔性光纤喉镜的内部端口（Pentax 精密仪器公司，Orangeburg，NY）或一次性护套该气流自专业的端口输送至声带。对于喉部感觉正常的患者，应在 3mmHg 处诱发 LAR。当没有引发 LAR 时，会逐渐增加压力。3～6mmHg 引发反应为轻度感觉损害，6～9mmHg 引发反应被认为是中度感觉损害，9mmHg 反应不足为严重损害。对声门上喉的左右两侧进行了研究，以揭示病变侧的不对称性[26, 27]。

五、总结

在过去的十年中，由于对喉部神经系统疾病有了更深入的了解，人们可以对这些疾病进行早期诊断和治疗。新技术及神经科医生和喉科医生的合作使人们更好地了解喉部运动障碍患者的神经肌肉生理异常。由于目前的新治疗方法是有效的，做出准确的神经喉学诊断是进行治疗的先决条件。

推 荐 阅 读

Aronson AE, Bless DM: *Clinical voice disorders*, New York, 2009, Thieme.

Aviv JE, Murry T: *FEESST: flexible endoscopic evaluation of swallowing with sensory testing*, San Diego, 2005, Pleural Publishing.

Baken RJ: *Clinical measurements of speech and voice*, Boston, 1987, College–Hill Press.

Brin MF, Blitzer A, Velickovic M: Movement disorders of the larynx. In Blitzer A, Brin M, Ramig L, editors: *Neurologic disorders of the larynx,* New York, 2009, Thieme, pp 160–195.

Chitkara A, Meyer T, Cultrara A, et al: Dose response of topical anesthetic on laryngeal neuromuscular electrical transmission. *Ann Otol Rhinol Laryngol* 114: 819, 2005.

Kirchner JA: The vertebrate larynx: adaptations and aberrations. *Laryngoscope* 103: 1197, 1993.

Koufman JA: Evaluation of laryngeal biomechanics by fiberoptic laryngoscopy. In Rubin JS, Sataloff GS, Korovin WJ, editors: *Diagnosis and treatment of voice disorders,* San Diego, 2005, Pleural Publishing, pp 193–204.

Logemann JA: *Evaluation and treatment of swallowing disorders,* San Diego, 1983, College–Hill Press.

Logemann JA: Swallowing physiology and pathophysiology. *Otolaryngol Clin North Am* 21: 613, 1988.

Merati A: In–office evaluation of swallowing: FEES, pharyngeal squeeze maneuver and FEEST. *Otolaryngol Clin North Am* 46 (1): 31–39, 2013.

Meyer TK, Hillel AD, Blitzer A: Electromyography of laryngeal and pharyngeal muscles. In Blitzer A, Brin M, Ramig L, editors: *Neurologic disorders of the larynx,* New York, 2009, Thieme, pp 66–81.

Miller A: Neurophysiological basis of swallowing. *Dysphagia* 1: 91, 1986.

Nelson M, Cooper DM, Lawson W: Laryngeal sensory receptors. In Blitzer A, Brin M, Ramig L, editors: *Neurologic disorders of the larynx,* New York, 2009, Thieme, pp 10–20.

Rosen CA, Lee AS, Osborne J, et al: Development and validation of the Voice Handicap Index–10. *Laryngoscope* 114: 9, 2004.

Sapienza CV, Walton S, Murry T: Adductor spasmodic dysphonia and muscular tension dysphonia: acoustic analysis of sustained phonation and reading. *J Voice* 14: 502–520, 2000.

Ward P, Hanson DG, Berci G: Observations on central neurologic etiology for laryngeal dysfunction. *Ann Otol Rhinol Laryngol* 90: 430, 1990.

Woodson GE, Zwirner P, Murry T, et al: Use of flexible laryngoscopy to classify patients with spasmodic dysphonia. *J Voice* 5: 85, 1991.

Yanagisawa E: Physical examination of the larynx and video–laryngoscopy. In Blitzer A, Brin M, Sasaki C, et al, editors: *Neurologic disorders of the larynx,* New York, 1992, Thieme, pp 82–97.

Younger DS, Lange DJ, Lovelace RE, et al: Neuromuscular disorders of the larynx. In Blitzer A, Brin M, Sasaki C, et al, editors: *Neurologic disorders of the larynx,* New York, 1992, Thieme, pp 240–247.

Zwirner P, Murray T, Woodson GE: Phonatory function of neurologically impaired patients. *J Commun Disord* 24: 287, 1991.

喉神经系统疾病
Neurologic Disorders of the Larynx

Andrew Blitzer　Babak Sadoughi　Elizabeth Guardiani　著

张海燕　译

第 5 章

要点

1. 喉神经功能障碍可能是局灶性疾病或全身疾病的局部表现。临床检查发现的特征性异常有助于确定病变部位。
2. 高功能性发音障碍包括肌张力障碍、肌阵挛、原发性震颤、口吃和肌肉紧张性发音障碍。
3. 高功能性发音障碍包括局灶性疾病，如声带麻痹和轻瘫，以及中枢神经系统疾病，如帕金森病、多发性硬化、神经肌肉接头疾病、脊髓灰质炎、肌病、髓质疾病和心理障碍。
4. 痉挛性发音障碍是一种特发性局灶性喉肌张力障碍，其特点是气息声或言语中断。
5. 肉毒杆菌毒素是治疗痉挛性发音困难和其他肌张力失常的重要方法。
6. 声带不全麻痹可由创伤、肿瘤或神经、特发性或其他疾病引起。声带的形态表现多样。

影响喉功能的神经系统疾病多种多样。它们可以是局部性疾病也可以是全身性疾病的局部表现。这些病变导致功能异常可由耳鼻咽喉医生进行评估。评估应包括完整的头颈检查、神经系统检查和功能障碍的视觉记录等。对于系统性疾病，咨询神经科医生有助于诊断和优化治疗手段。一般来说，神经功能障碍是由中枢或外周神经系统的一个或多个损伤引起的。

少数全身性神经功能障碍可累及咽喉。在发病早期，患者因为症状位于头部和颈部所以会咨询耳鼻咽喉科医生。在这些疾病病程的任何阶段，耳鼻咽喉科会诊鉴别诊断由并发的系统性疾病所致咽喉障碍是至关重要的。神经系统疾病导致喉功能表现为低功能障碍时最容易被理解。这是一般分类，通常这两种类型可以同时存在，特别是当功能减退时，功能亢进，如肌肉紧张，可以代偿功能低下的缺陷。

一、神经系统疾病的喉部表现

皮质病变可由卒中、肿瘤或创伤引起，并可能影响行动的计划和执行。由于皮质的喉功能区域的弥漫性和双侧表现，皮质病变，如肿瘤或中风所致的病变，不会产生典型的弛缓性或痉挛性麻痹。吸气时声带内收不良，可表现为吸气音过强[1, 2]。锥体外系系统缺陷的特征是运动控制异常，可能表现为异常或过度的肌张力、震颤和不自主的痉挛性肌肉收缩，这些肌肉收缩在发音上转化为紧张性发音、发音阻滞、音高中断和音高不稳定。功能障碍可以是局灶性、区域性或全身性的。除肿瘤或创伤引起的问题外，锥体外系系统还受到不确定病因的干扰，如帕金森病、震颤和肌张力障碍[3]。小脑损伤后会损害运动的协调性。"言语断断续续"被认为是小脑受累的特征。诊断依据的是伴发体征，如意向性震颤、运动障碍、节律障碍、共济失调和眼球震颤[4]。脑干病变导致弛缓性麻痹。由于脑干内的颅运动核密集分布，该层面的病变影响多个方面。脑干的中风和肿瘤可产生严重的功能障碍，与喉、咽或舌的瘫痪及感觉异常有关[2]。因为观察到的临床表现主要是运动障碍，所以最好从运动障碍的类型来确定病变部位（表5-1）[5,6]。多发性硬化症（MS）和肌萎缩侧索硬化症（ALS）等弥漫性中枢神经疾病可引起多种体征和症状。运动障碍患者有运动不足（运动障碍或运动迟缓），过度或高功能运动障碍（运动亢进），或两者兼而有之。运动亢进会导致受累部位出现痉挛、震颤或抽搐症状。对于那些有喉部表现的患者，需要耳鼻咽喉科、神经科和言语病理学家的参与，多学科诊疗是成功诊断和处理喉功能亢进的关键（另见第4章）[7]。

表5-1 喉神经功能紊乱的病变部位及其产生的症状

病变部位	症 状
皮质	失语症
	失音症
	构音障碍
	发音困难
	喘鸣
锥体外系	声音紧张和音高中断
	震颤
	痉挛性运动
	局灶性、区域性或全身性肌张力障碍
小脑	共济失调
	辨距不良
	震颤
	动作失调
脑干	弛缓性麻痹
	不会独立出现

二、功能亢进型疾病

（一）肌张力障碍

肌张力障碍是以骨骼肌持续收缩为主要症状的综合征，常引起持续或间断的扭转、重复动作或异常体位。由于肌张力障碍是一种罕见的神经系统疾病，其导致的动作和姿势也很少见，因此肌张力障碍是最常被误诊的神经系统疾病之一[9]。患病率尚不清楚，但据估计，美国发生了5万～10万例特发性肌张力障碍。肌张力障碍分类为预后和治疗方法提供重要信息。分类方案见框5-1。

框5-1 肌张力障碍的分类

原发性
- 无遗传特征
- 有遗传特征
  - 常染色体显性
  - 常染色体隐性
  - X-linked 遗传
- 不明原因

继发性
- 同其他遗传性神经疾病有关 如 Wilson 病、Huntington 病、蜡样脂褐质沉积症、进行性核上麻痹、Hallervorden-Spatz 病、橄榄体脑桥小脑萎缩、获得性肝脑变性、Tourette 综合征）
- 环境性
- 外伤性
- 感染性
- 血管性
- 肿瘤性
- 毒性
  - 抗精神病药物治疗后（吩噻嗪类药物、哌嗪类药物、丁酮类药物、莫林酮类药物、噻吩类药物）
  - 止吐药（奋乃静、异丙嗪、甲氧氯普胺）
  - 抗帕金森药（右旋多巴、溴隐亭、利苏里德、硫丙麦角林）
- 帕金森病相关
- 转换异常类

肌张力障碍几乎可以发生在任何年龄。该疾病最早可以出现于9个月大小的婴儿身上，最晚也可发生于85岁老年患者。总的来说，发病呈双峰分布，高峰出现在8岁和42岁。早发性肌张力障碍在26岁之前就开始显现，而迟发性肌张力障碍则出现在老年。根据症状分布对患者进行分类。局灶性肌张力障碍累及某个部位的一小群肌肉，节段性疾病累及相邻的一组肌肉，多灶性疾病累及独立的一组肌肉，广泛性肌张力障碍累及全身。更常见的局灶性肌张力障碍见框 5-2[7]。

框 5-2 肌张力障碍分布

> 局灶性
> - 睑痉挛（被动，不自主地闭眼）
> - 嘴及下颌肌张力异常症（脸、颌或舌）
> - 斜颈（颈）
> - 书写痉挛（动作引导的手肌张力障碍）
> - 痉挛性发音障碍（喉）
>
> 节段性（颅、轴或腿）
> 多灶性
> 全身性（移动性或非移动性）

病史、体格检查和实验室研究可能无法确定引起患者肌张力障碍症状（特发性肌张力障碍）的原因。需进行排除性诊断，若围产期和早期发育史正常且无神经系统疾病史或致获得性肌张力障碍药物接触史（例如，吩噻嗪类）；智力、锥体、小脑和感觉检查结果正常；诊断性研究结果正常，则可以诊断特发性肌张力障碍。

根据临床表现往往是追查病因的线索。原发性肌张力障碍通常表现为静止状态下无肌力障碍，但继发性肌张力障碍常常导致静止及运动时均有肌张力障碍。局限于身体一侧的广泛肌张力障碍（半肌张力障碍）提示存在潜在危险[7, 9]。因为多达 16% 的肌张力障碍患者是原发于喉部但最终蔓延至其他部位，所以，需告知患者这一潜在危险，并应定期复查注意其他部位肌张力受累的迹象。大约 10% 的原发性喉部肌张力障碍患者有肌张力障碍家族史[10]。

大多数儿童特发性肌张力障碍患者，家族研究显示为低外显率常染色体显性遗传。在儿童期发病的肌张力障碍患者的 9 号染色体上发现了一些标记[11]。特发性肌张力障碍患者的染色体异质遗传模式已有报道，包括 X 染色体和帕金森病（Parkinsonism）之间的多巴胺连锁反应。通过家族和连锁研究，以及基因组研究[12-14]，最近发现了具有不同遗传基础的多个肌张力障碍的亚

型[15]。遗传性原发性单基因肌张力障碍可大致分为三种表型：①原发性扭转肌张力障碍，表现为除震颤外的肌张力障碍（DYT 1、2、4、6、7、13、17、21 和 23 种表型）；②肌张力障碍加重，可表现为伴发其他症状，如多巴反应性帕金森病或肌阵挛 [DYT 3、5（原 14）、11、12、15 和 16 种表型]；③阵发性肌张力障碍和运动障碍（DYT 8、9、10、18、19 和 20 种表型）[6, 11-17]。

临床上，痉挛性发音障碍是一种特发性的喉局灶性肌张力障碍[18]。虽然这种疾病最初是由 Traube[19] 在 1871 年描述的，但是 Fraenkel[20] 和 Gowers[21] 后来认识到了这种疾病与其他肌力障碍的关系。喉部肌张力障碍的绝大多数病例在说话时引起声带痉挛内收，导致声音紧张和窒息。很少有患者有外展性发音困难，即在说话时喉部间歇性或持续打开[22]，导致气息声中断或低语。一些患者表现出内收肌和外展肌肌张力障碍的联合症状，被归类为"混合性喉部肌张力障碍"[7, 23]。有报道提出痉挛性发声困难的患者捏鼻、用手按压后脑勺、用手按压腹部、拉耳朵或触摸锁骨时，症状会暂时改善。据观察，患者往往在打哈欠或打喷嚏后，或在唱歌或喊叫时，言语功能明显好转；在其他头颈肌张力障碍患者中也很常见[9, 24]。全身药物治疗几乎不能缓解该病的症状。Dedo 和 Izdebski[25] 的研究称喉返神经切断后症状显著缓解。Aronson 和 DeSanto[3, 26] 进行外科治疗的回顾，术后 3 年，仅有 36% 的患者有持续的改善，3% 的患者保持了正常嗓音。目前，最有效的治疗方法是使用肉毒杆菌毒素进行个体化的去神经化治疗。

另一种罕见的喉肌张力障碍是内收性呼吸肌张力障碍，患者在吸气时将声带内收。声门内收可引起喘鸣和呼吸困难，但这通常有自限性，不会引起缺氧，也不需要外科气道管理。局部注射肉毒杆菌毒素是缓解肌张力障碍患者尤其是内收肌痉挛型肌张力障碍患者症状的有效方法[27-31]。若同时伴有喉部的广泛性肌张力障碍患者，其声带功能障碍在临床上与特发性痉挛性肌张力障碍难以区分。Meige 综合征是一种区域性的头部和颈部肌张力障碍，表现为眼睑痉挛、下颌肌张力

障碍、斜颈或痉挛性肌张力障碍的患者易于被发现。

（二）肉毒毒素治疗

肉毒杆菌产生 8 种不同的免疫毒素，它们是强力的神经麻痹药，分为 A、B、C_1、C_2、D、E、F 和 G 型 [32, 33-37]。肉毒毒素通过抑制乙酰胆碱的释放，在神经肌肉交界处发挥作用，引起弛缓性麻痹 [4, 38-40]。A 型肉毒毒素是最常用的。B 型肉毒毒素也可用于临床。

虽然肉毒毒素自 20 世纪 70 年代中期以来一直用于治疗人类，也没有证据表明它对未注射的肌肉有直接影响，但长期注射的后期后果尚不清楚。注射部位远端肌力减弱和肌电图（EMG）变化尚未见报道。然而，在单纤维肌电图上可以检测到异常 [41]。目前还不清楚这些异常会持续多久，是否具有临床意义尚不明确。缺乏关于怀孕期间使用肉毒毒素的资料；目前，孕妇和哺乳期患者应避免注射肉毒毒素。对于患有重症肌无力、Lambert-Eaton 综合征和运动神经元病等疾病的患者，尤其是在治疗颈部肌张力障碍时，需要大剂量治疗的情况下应谨慎使用。然而，注射后进入血液循环的毒素量被认为是极小量的，这一理论上的关注应该与过度运动症状的严重程度相平衡 [41]。

对于内收肌痉挛型发音困难患者，注射肉毒毒素可使其提高至正常功能的 60%～100% [42]，平均提高 90%；效果持续时间为 3～4 个月。不良反应包括患者 2 周内轻度呼吸困难（45%），短暂轻度饮水呛咳（22%），有咽喉痛或咯血，瘙痒（无皮疹）[43-46, 82]，努力声音低沉并且说话时出现过度通气和头晕的症状。在喉外展肌张力障碍患者中，注射肉毒毒素至环杓后肌（PCA）后，效果明显改善，平均最大功能可恢复到正常的 70%。不良反应包括轻度吞咽困难，轻度喘鸣。

每个患者和每一次肌内注射的有效治疗剂量是不同的，因此注射是因人而异的 [47]。内收肌痉挛性发音困难的剂量范围为 0.05～20.0U 肉毒毒素，平均剂量小于 1 单位 / 单侧声带 [25, 30, 31, 48, 49]。一般情况下，双侧甲杓肌注射剂的起始剂量为 0.1ml 生理盐水中融入 1.0U 肉毒毒素。随后的剂量根据临床反应和不良反应而调整。已经观察随着注射次数的增加剂量可逐步降低，并可能有助于减少不良反应 [50]。注射采用结核素注射器注射，采用 27 号单极聚四氟乙烯涂层空心肌电图记录针。喉内收肌注射是经皮穿入环甲膜至甲状软骨 – 声带肌复合体，并在肌电图引导下至最佳位置（图 5-1）。外展肌痉挛型发音困难是注射至 PCA 内。通过医生用手旋转喉来完成肌肉注射，即肌电探针自甲状软骨板后缘进针，沿环状软骨推进到达 PCA。或者也可自喉腔内注射。要求患者用力吸气（这是 PCA 最活跃的时候），肌电图上会出现一连串的肌电活动，此时即可注射毒素 [43, 44, 48, 51]。

注射后，通常在 24h 内患者即有声音改善，接着气息性低音期，持续 1～2 周（45%），偶尔会引起讲话过程中出现过度通气和头晕。注射后前几天出现轻度的饮水呛咳（22%）也很常见；此外，在注射后 1～2d，可能出现咽喉痛或咳痰带血 [43-45]。

肌电图引导下经皮注射也可治疗外展肌痉挛性肌张力障碍。向远离预定注射侧旋转喉体，将带注射器的空心肌电图针置自甲状软骨板后缘后方穿入（图 5-2）。

对于内收肌痉挛型发音困难的治疗，Ford 和他的同事报道了一种通过间接喉镜将毒素注入声带的方法 [52]。他们报道称，这项技术的优点是"耳鼻咽喉科医生对该技术很熟悉，不需要特殊的肌电图设备或训练"。毒素反应出现的时间较肌电图引导下的注射延迟（平均 9.1d），但其疗效和持续时间与肌电图技术相当。然而，在最初的治疗中，整个肌肉似乎有多个部位都处于电活动状态。在随访中，肌肉收缩的电募集指标可能是不完整的。肌电图引导的优点是可以控制药物进入肌肉收缩更活跃的区域 [7, 45]。

无论哪种方法，肉毒毒素注射在治疗顽固性疾病方面比外科治疗有许多优势。患者在注射过程中是清醒的，这样可以避免全麻过程中出现的并发症。通过改变剂量可以达到分级缓解的作用。大多数不良反应是暂时的，是由毒素药物反应的延伸引起的。如果患者对治疗的反应明显，

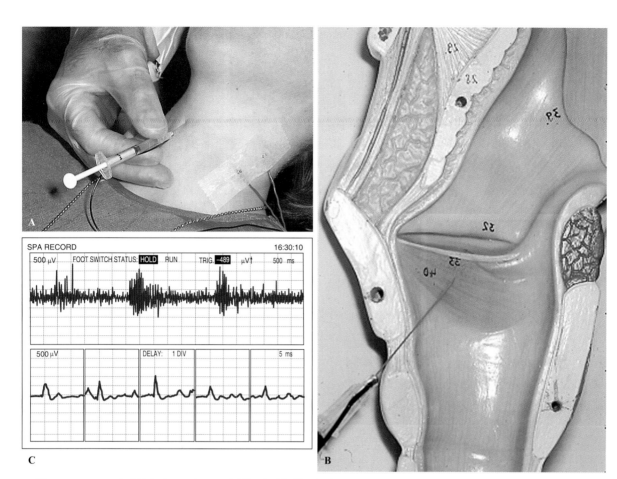

▲ 图 5-1　**A.** 经环甲膜前入路至甲杓肌，注射针穿过气道，向外上至甲杓肌；**B.** 模式图描述了 **27** 号注射针进入甲杓肌 – 声带肌的位置，或锐角进入甲杓肌的前部；**C.** 甲杓肌注射时获得的肌电图，嘱患者发 "ee" 出现动作电位的募集及增加，证实了注射前电极的正确位置

即使当时肌力弱，后期肌力会逐渐恢复。后续治疗应注意个体化，并对治疗的反应仔细记录[41]。

（三）假性延髓麻痹

假性延髓麻痹（PBP）是由双侧皮质球束病变引起的。患者表现为咽、腭、唇、舌、喉的肌肉痉挛和反射性亢进。PBP 患者的声音刺耳、紧张、窒息感，类似痉挛性发音困难患者的声音。PBP 患者在临床上很容易被区分，因为他们有鼻音过高的相关征象，以及发音缓慢、疲劳感、情绪障碍和皮质下认知障碍[2]。

（四）肌阵挛

腭咽肌阵挛是一种罕见的疾病，表现为软腭、咽和喉的节律性收缩，每秒收缩 1~2 次。这种疾病是由中央被盖束的损伤引起的，可能影响上腭、整个咽喉部，甚至眼睛，可导致间歇性高鼻音样语音。对于上腭及声带，可注射肉毒毒素以减轻收缩程度，从而改善症状。在 19 世纪，Müller 和 Politzer 第一次注意到耳鸣，认为这是由咽鼓管和咽鼓管张肌引起的[53]。腭咽肌阵挛时出现的 "咯咯" 声经常能被家人和检查者听到。喉部受累发音呈言语碎片模式，类拟在喉肌张力障碍或震颤患者中听到的声音（个人观点）。声带检查显示声带有节奏的缓慢内收和外展，其出现时间和频率与腭部、咽部及间断的膈肌收缩相同。这就导致了说话模式紊乱和呼吸节律失常。虽然腭咽肌阵挛通常对药物治疗没有反应，但据报道，个别病例对 5- 羟色胺[28, 54]、卡马西平[55]、氯硝西泮[56, 57]、四苯氮嗪[57] 和三己苯基[58, 59] 有效。药物治疗无效的患者可通过甲杓肌局部注射

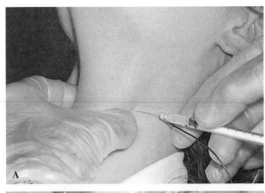

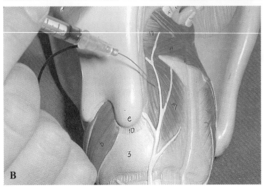

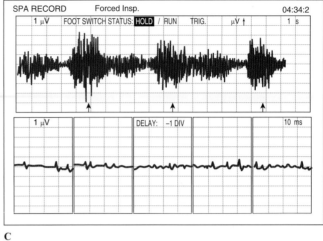

▲ 图 5-2 **A.** 侧入路至环杓后肌（PCA），甲状软骨向侧方旋转，同时向前移位，显露甲状软骨后缘，将注射器插入环状软骨后外侧；**B.** 模式图描述应用后外侧入路注射针进入环杓后肌；**C.** 环杓后肌注射时获取的肌电图，竖箭提示 PCA 动作电位增加

肉毒毒素来治疗。

（五）特发性震颤

震颤是身体某部分无意识的、无目的的有节奏的运动。可表现为 6～8Hz 的手部颤抖、头部颤抖、声音颤抖。关于震颤的发生机制目前包括中枢机制[60-62]和外周机制[63]学说。根据病因或临床表现将震颤分为不同的类别，并根据其频率、振幅、全身分布及导致其加重和缓解因素进行分类[64]。在原发性震颤患者中，60% 有震颤家族史，其中 30% 有语音震颤[65]。

震颤症患者不自主的、有节奏的、摆动样的运动会影响远端肌肉组织，也会影响产生言语的肌肉，使其出现音高和响度的节律性改变，称为声带震颤。声带震颤可以导致响度和音高的迅速降低和增加，也可以导致语音完全停止，也可能会降低语音清晰度和语速。声音震颤在感知上被描述为"震颤的声音"[31, 66]、"波动的声音"[67]或"震颤、颤抖的语言"[67]，并与神经系统疾病如原发性震颤、帕金森病、小脑共济失调和肌张力障碍

有关[22, 68]。

原发性震颤通常在放松时不存在，在保持姿势时症状最明显，在运动时减弱，在运动结束时更加明显[7, 69, 70]。10%～20% 的原发性震颤患者会发生声带震颤[71]。可以是该病的首发症状[66]或唯一症状[39]，也可伴随身体其他部位的震颤[72]。声带震颤可与其他症状同时出现，也可能突然出现，导致语音清晰度迅速下降[66, 72]。据报道，情绪紧张或疲劳时声音震颤更严重[28]。在一些原发性震颤的病例中，有报道称可出现[71, 73]音高中断（八度音高中断为较低的频率）和发音停止，并可导致喉部可见的垂直振动[74]。

药物对减轻声带震颤的作用尚不明确。一些研究人员报道称，服用普萘洛尔[71, 73]、普米酮[28, 75]并联合服用氯硝西泮、普萘洛尔和地西泮[55]后，声带震颤有所减轻。使用普萘洛尔[67, 76]和普米酮[56]治疗声带震颤的临床意义有限。既往报道介绍了丘脑切除术后，声音震颤的改善超过 70%[77]，初步研究也表明，通过手术植入神经

起搏器长期电刺激丘脑核可减少震颤[78]。局部注射肉毒毒素治疗原发性声带震颤在前期研究中显示出显著疗效（注射入震颤最明显的肌肉）。在多数情况下，最活跃的肌肉是胸骨舌骨肌和胸骨甲状肌，它们有节奏地抬高和降低喉部，在气道（共鸣腔）内引起振动，产生颤音。在这种情况下，带状肌肉中注射肉毒毒素会减少喉部的上下运动，从而减少震颤的幅度，使说话更流畅。通常，每侧注射 2.5U 的肉毒毒素 A。如果仍有声带震颤，则进行第二次注射。虽然毒素不能消除震颤，但它能降低震颤的幅度，从而减轻症状的严重程度。震颤通常伴随痉挛性发音障碍和其他局灶性发音障碍[3]。

（六）口吃

口吃也被认为是一种运动障碍，因为它的特征包括说话时肌肉不正常、无意识和不恰当的运动，导致语音不流畅。表现为具有重复性和刻板性。口吃发生在语音的三个子系统，包括呼吸、发声和构音，这是三个子系统肌肉紧张度增加导致肌肉收缩过快、幅度过大[79]。肌肉紧张度增强导致姿势的维持时间比预期长，或在相同的姿势下快速地做重复运动。此外，其他的颅肌可能也会不适当地收缩，包括眼睑和面部表情的其他肌肉[80-82]。既往报道描述了口吃发展为张口肌张力障碍的病例[83]。

与其他运动障碍一样，相互竞争的刺激，例如情绪唤醒、感官刺激、运动动作（如步行），以及使用节奏模式（如节拍器）可提高流畅性，减轻口吃症状。交际压力，例如听众的规模、听众的反应、对社会认可的关注、时间的紧迫性，以及口吃者向听者传达的信息有意义的程度，都会增加口吃[84]。

使用抗抑郁药并不能提高流利程度[85]。大多数口吃患者对传统的言语治疗和训练有反应。对于对传统疗法有抵抗力的病例，可考虑甲杓肌的化学去神经化，在一组口吃患者的研究中，显示最初取得了良好的效果[83]。双侧给予小剂量（1U 或更少）的肉毒毒素 A，可使 50% 的患者好转。治疗后声门阻滞的数量和持续时间显著减少[75, 86, 87]。

通过改变耳内听觉反馈，口吃的治疗取得了最重大的进展。通过使用延迟和频率改变的听觉反馈装置，显著改善了口吃症状。目前在售的设备为 SpeechEasy（Janus Development Group, Greenville, NC）。

（七）肌紧张发音障碍

肌紧张发声障碍是声带功能的亢进。这种功能亢进会导致声带紧张和发音困难，伴有音质刺耳、气息声、发声不稳或震颤症状。这种情况的本质主要是行为上的，但也可能是喉部对真性结构或功能障碍的补偿不足导致的结果。患者最好在开始时就接受语音治疗，以抑制不适应的发音机制，并学习旨在尽量减少肌肉紧张的发声技术。

三、功能减退型疾病

（一）声带不全麻痹的主要原因

可能导致声带麻痹 / 不全麻痹的中枢神经系统疾病有：延髓空洞症、Arnold-Chiari 畸形、卒中 [包括 Wallenberg 外侧髓后综合征及小脑后动脉和（或）下动脉闭塞] 和其他下运动神经元疾病。由于周围神经损伤或压迫造成的声带麻痹将在后面单独讨论。

（二）神经肌肉接头疾病

神经肌肉接头疾病包括重症肌无力和较少见的 Eaton-Lambert 病。在这类疾病中，肌肉因使用而迅速疲劳。重症肌无力的发病率低于 10/10 万。根据所涉及肌肉的分布情况，患者就诊的具体主诉可能有所不同。眼部肌肉最常受影响，患者多数表现为上睑下垂或复视。疲劳感也是常见主诉。该病局限于喉部时患者表现为言语、呼吸或吞咽困难。对这类患者的喉部和上腭进行仔细检查可能会发现由于重复运动而产生的疲劳。例如，让患者重复喊 "ee-ee-ee" 会引起喉部疲劳。肌电图和抗胆碱脂酶药试验用于重症肌无力的快速诊断和治疗。血液检测用来检测乙酰胆碱抗体。因为药物治疗有效，因此早期发现疾病非常重要，可以挽救生命[16, 88]。

（三）脊髓灰质炎

由于全球范围的疫苗接种计划，目前脊髓灰质炎基本上已被根除。然而，有些脊髓灰质炎幸存者出现脊髓灰质炎后综合征并再次出现运动无力。脊髓灰质炎后综合征的确切原因尚不清楚，但人们认为该综合征是由衰老过程中运动神经元的自然丧失引起的。从小儿麻痹症中康复的患者依靠一小部分存活的神经元来维持功能，这些神经元会增生以供应更多的肌纤维。因此，这些患者特别容易失去部分神经元。急性期脊髓灰质炎可引起咽和喉麻痹，但不会影响环咽肌。其症状是声音嘶哑、吞咽困难和误吸。因为环咽肌保持有张力，所以环咽肌切断术往往对新近发病的脊髓灰质炎的患者有效；然而，在脊髓灰质炎后综合征患者中，环咽肌切断术的有效性尚未确定[88]。

（四）肌肉疾病

皮肌炎，肌肉营养不良和代谢性肌病。皮肌炎表现为皮炎伴肌无力，可能与肺癌、系统性红斑狼疮或脊髓灰质炎有关。肌营养不良发病年龄和受累部位是变化的。婴儿型常表现为咽喉无力。代谢性肌病可由酸性麦芽酶、糖原分支酶和细胞色素 c 氧化酶的异常引起。此外，一些周期性瘫痪的间歇性肌病是由波动的电解质异常引起或诱发。

（五）髓质疾病

影响运动神经元的髓质疾病包括 ALS、原发性侧索硬化症、脊髓灰质炎后综合征、Arnold-Chiari 畸形和髓质卒中。ALS（又称肌萎缩性侧索硬化症）是一种上肢和下肢运动神经元的特发性进行性退化，可导致肌肉萎缩、肌束震颤和无力。据估计，美国每10万人中就有1～2人患病。多达25%的肌萎缩性侧索硬化症（ALS）患者最初的症状为语言和吞咽障碍。在许多患者中，绝大多数患者为肢体症状。临床病程进展速度不一，但最终都会病情恶化。大约25%的患者在发病后可存活5～10年。死亡最常见的原因是呼吸肌无力和吸入性肺炎导致的呼吸衰竭；因此，咽喉受累的患者死亡率更高[26]。

肌萎缩性侧索硬化症（ALS）累及上气道时，声音单调刺耳，伴有鼻音。言语障碍表现为构音障碍和腭咽关闭不全。构音障碍与舌肌受累有关。患者由于舌无力和活动缓慢，导致说话含糊不清，且经常可见舌体的肌束震颤。上腭、咽部和喉部的无力症状明显，不能快速调整肌肉或重复运动。下咽部有大量分泌物潴留，吞咽时常发生误吸。ALS 与重症肌无力分别有特征性症状加以鉴别：ALS 患者虽然眼球外运动得以保留，面部常表现为对称性无力；这一特点与重症肌无力倾向于累及眼睑和眼外肌形成鲜明对比。肌萎缩侧索硬化症会导致肌肉萎缩和肌束震颤运动，常见于舌肌和手部肌肉。舌肌肌束震颤具有典型的"蠕动袋"表现[26, 31]。

ALS 患者的治疗方案仅限于支持性治疗。在一些患者中，腭裂假体可以改善语音清晰度，减少说话时的鼻漏气。而在大多数患者中，没有任何干预措施能改善其言语功能。难治性误吸最终给予肠内营养治疗，气管切开术通常是气道保护、辅助通气和清理肺分泌物所必需的[26, 50]。

（六）帕金森病

帕金森病的诊断标准至少需要有以下两种症状：静息性震颤、肌肉僵硬、运动迟缓和体位反射丧失。帕金森病是由黑质细胞死亡引起的锥体外系综合征。它可分为特发性或继发性，也可由药物、脑炎、卒中、毒素、肿瘤或头部外伤引起的。患者通常表现为面部表情淡漠，姿势异常。患者休息时四肢远端和嘴唇常出现震颤。"搓丸"样手震颤是典型表现。帕金森病患者普遍存在语言异常，表现为发音清晰度下降。存在肌张力减退（45%）的患者舌音和唇音的发音范围缩小。由于气流减少，导致发声受限，表现为音调降低，音调单一和韵律不足，声带无力呈弓形改变。帕金森病患者的嗓音评估表现为 Jitter 和 Shimmer 增加、谐波/噪声比降低和语音震颤。由于喉部肌肉僵硬产生明显的言语障碍并不多见，表现为紧张性发音，经常出现言语中断，类似于痉挛性发音障碍患者的声音。吞咽功能异常通常不明显，但患者可因为无法自主吞咽而流口水[3, 38, 41, 48]。

帕金森病还可伴有自主神经系统功能障碍或核外功能衰竭。帕金森综合征包括进行性核上麻痹和多系统萎缩。在后者中，自主神经系统衰竭伴有直立性低血压、阳痿、括约肌功能障碍和无水症。多系统萎缩的一种形式是Shy-Drager综合征，患者表现为睡眠中声门不能外展，出现吸气困难。许多患者需要气管切开术来维持通气，多系统萎缩的进展快，可导致死亡[3]。

（七）多发性硬化症

多发性硬化症（MS）是一种弥漫性脱髓鞘疾病，在美国发病率约为3/10万。症状和体征千变万化，以病灶、缓解、复发为特点。视觉问题、肢体麻木和肢体无力是常见表现。多达50%的多发性硬化症患者的临床表现属于耳鼻咽喉科范畴。这些表现包括：眩晕、震颤、语音间断和吞咽困难。部分患者的临床病程是间歇性的，进展缓慢，而部分患者的临床病程则是快速而不可逆转的。针对该疾病的实验性药物治疗方面取得了一些乐观的进展[88]。

（八）心理、伪装和混合原因

精神因素导致的嗓音障碍可以模仿所有前面讲述的疾病，因此很难将其与神经源性嗓音障碍加以鉴别。完全失语症最常见的原因是转换性障碍。

（九）声带麻痹

声带不全麻痹最常见的原因是喉返神经损伤，导致声带运动不良。喉上神经可受累，因此喉部感觉会受到不同程度的影响。麻痹是指声带完全去神经化，肌电图证实无肌电活动。不全麻痹是最常见的情况，指还有残留的神经功能。声带固定广义上包括神经源性、少见的机械性原因（如杓状软骨脱位、关节固定）及喉蹼引起的运动障碍。

声带不全麻痹的原因包括创伤性、特发性、肿瘤、神经系统疾病或其他疾病。创伤可以是外科手术，如甲状腺切除术、颈椎前路手术或胸部手术，也可以是气管内插管。颅底肿瘤、纵隔淋巴结和食管癌可压迫迷走神经或其分支的引起声带麻痹；因此，在声带不全麻痹的评估中，颈部和胸部的影像学评估非常重要。本章前面讨论过导致声带不全麻痹的神经系统疾病，周围神经病变，如Charcot-Marle-Tooth病、结节病和莱姆病也可出现声带不全麻痹。1/3的声带麻痹均非特发性声带麻痹。

临床上，声带不全麻痹患者因讲话费力、语音无力、气息声和嘶哑来就诊。发音疲劳是常见症状，这是由于轻瘫导致的声带关闭不全，此时需要更大的声门下压力来代偿。大声喊叫时尤为明显；升高的声门下压将肌力下降声带推向外侧。声门闭合不全和感觉功能障碍会导致吞咽障碍。患者最长发音时间，即发元音的最长时间往往会减少。

声带的固定位置有所不同，既往传统的声门定位术语——中间位、旁正中位和外展位——并不能充分描述声门的形态，而且声带到中线的距离也不是病变部位的可靠指标[24]。孤立的喉上神经损伤对声带水平和声门旋转的影响也是有争议的。尽管大量证据表明环甲肌对声带或整个声门的空间方向均无明显影响，但一些作者报道了单侧环甲肌麻痹患者的声门向病变侧的偏斜。临床上观察到的声门形态改变主要取决于神经病变的程度（完全或不完全），以及神经再生的程度和准确性。环甲关节解剖结构是两个软骨以类似于桶柄的形式相互作用，几乎没有平移运动。因此，单侧环甲肌麻痹可降低关节的旋转方向的运动强度，但对单侧声带无明显影响[26]。

当声带不全麻痹的病因不明时，需要进一步的检查，包括详细的病史和影像学检查，排除其他原因。通常需要对颈部和胸部进行计算机断层扫描以检查喉返神经的整个走形位置。当怀疑颅底或颅内病变时，可考虑磁共振成像。除非有临床病史提示，否则一般不进行类风湿因子和抗核抗体试验、莱姆滴定和红细胞沉降率测定等血液检查[89]。对12个月内发生的轻瘫，肌电图可协助预计恢复的可能性，第4章对此进行了讨论。声带不全麻痹的手术治疗也会进行探讨（第10章、第11章、第12章）。

推荐阅读

Aronson AE, Bless DM: *Clinical voice disorders,* ed 4, New York, 2009, Thieme.

Aronson AE, DeSanto LW: Adductor spastic dysphonia: 1½ years after recurrent laryngeal nerve resection. *Ann Otol Rhinol Laryngol* 90: 2, 1981.

Berke GS, Blackwell KE, Gerratt BR, et al: Selective laryngeal adductor denervation–reinnervation: a new surgical treatment for adductor spasmodic dysphonia. *Ann Otol Rhinol Laryngol* 108: 227, 1999.

Blitzer A, Brin MF: Laryngeal dystonia: a series with botulinum toxin therapy. *Ann Otol Rhinol Laryngol* 100: 85, 1991.

Blitzer A, Schwartz JS: Spasmodic dysphonia: evaluation and management. In Fried M, Ferlito A, editors: *The larynx,* ed 3, San Diego, 2009, Plural Publishing.

Blitzer A, Brin MF, Ramig LO, editors: *Neurologic disorders of the larynx,* ed 2, New York, 2009, Thieme.

Donaldson I, Marsden CD, Schneider SA, et al, editors: *Marsden's book of movement disorders,* New York, 2012, Oxford University Press.

Jankovic J, Pardo R: Segmental myoclonus: clinical and pharmacologic study. *Ann Neurol* 43: 1025, 1986.

Merati AL, Halum SL, Smith TL: Diagnostic testing for vocal fold paralysis: survey of practice and evidence–based medicine review. *Laryngoscope* 116: 1539, 2006.

Sulica L, Blitzer A, editors: *Vocal fold paralysis,* New York, 2006, Springer.

职业嗓音
The Professional Voice

Mark S. Courey　Daniel S. Fink　Robert H. Ossoff　著

张海燕　译

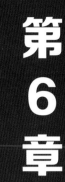

要点

1. 嗓音功能障碍的有效诊治需要多学科合作，该团队包括喉科医生、言语病理师和声学教育家；目前对于所有嗓音功能障碍患者都会接受相同水平的治疗，并考虑其嗓音的需求量。

2. 嗓音和言语的产生是基于声源过滤理论。在这个理论中，声带经过声道的加工生成谐音。在这一加工过程，声道将谐音的特定频率衰减或扩大，从而产生具有特征性的言语。

3. 无论是哪种发声方式，患者的基本发声机制都是相同的。喉内肌的收缩使声带内收，并留有合适的缝隙使声带振动，腹、胸或骨盆的肌肉组织用于控制呼吸的气流速度和体积，以辅助声带振动。喉外肌的作用是调整喉体在颈部的位置，喉体的位置决定了声道的长度。舌体、嘴唇和牙齿决定声道的形状，声道的长度和形状决定了声音的频率是被衰减还是共鸣放大。

4. 有效的发声是指用最小的能量产生满意的声音。

5. 动态喉镜检查是目前评估声带振动模式的最佳方法。为了获得全面的评估，动态喉镜检查应用不同的音调和不同的强度进行发声，以便研究不同需求下的声带振动模式。

6. 嗓音的声学和空气动力学分析可能有助于评估客观的嗓音功能障碍；然而，由训练有素的检查者对嗓音进行主观分析仍然是最敏感的评估指标。

7. 在其他人和临床医生能够识别出嗓音变化之前，职业用声人士经常可以发现用于发声的力量和嗓音质量的轻微变化。只用"声音嘶哑"来描述声音变化是不够的。临床医生必须全面详细描述声音的变化，包括发声的疲劳度和嗓音质量的具体变化（粗糙声、气息声、发音无力和紧张性发音），以及哪一部分音域影响最大。

8. 对嗓音障碍患者的查体应包括对喉体和舌根区域的颈前部位进行触诊，以了解平静状态和发声过程中的紧张度和是否有压痛。在发声时，过度紧张或压痛表示喉外肌过度用力。紧张性增加或压痛可能是继发于习惯性的低效发声机制，或是对黏膜柔韧性丧失或声门闭合不良代偿所致。

9. 良性、非肿瘤性病变是常见的声带损伤表现，最常见的病因是用声过度、大声喊叫等不良发音模式。

10. 即使是发现明确的病理性改变，嗓音功能障碍患者仍然需要言语病理师或声学教育家评估其发声的有效性，并通过行为的改变提高嗓音质量。

11. 声休意味着完全的禁声。通过禁声，临床医生可以评估由于滥用声音导致嗓音功能障碍的严重程度。声休也对急性损伤或疾病患者更快恢复有用，声带休息很少需要超过1周，声带休息有利于愈合。

12. 言语病理学家和言语教学专家通过健康宣教和直接的言语治疗来帮助患者改善用声方法。

13. 如果怀疑有恶性肿瘤，或者患者保守治疗后声音没有改善，可行外科手术治疗。

职业用声患者的专业保护需要专业的知识和技能，而这些知识和技能仅在耳鼻咽喉科领域是不容易掌握的，它是表演艺术医学学科的一部分。喉科医生需要言语病理学家和言语教育学家的协助对患者进行再培训和康复。在过去十年中，通过建立多学科合作言语中心，团队协作方法得到了加强。

职业用声患者是一个多元化的群体，不仅仅局限于歌手和演员。所有依赖讲话和言语的职业群体，如销售员、接待员、电话接线员、律师、神职人员、教师、政治家、公共演讲者和大多数医生，都是职业用声者，因为他们对自己的声音需求不但多元化而且对其职业有着特殊的作用。

歌手、演员和声乐表演者，对声带功能的需求最大。他们处于大量的训练和表演压力超过了任何其他类型的声乐专业人士。他们经常受到高度训练，把嗓音功能推向生理极限。他们对自己嗓音的细微变化非常敏感。有嗓音障碍的歌手和演员对喉科医生来说是最具挑战性。从管理这些患者中获得的知识和专业知识可以并且应该推广到护理其他患有语音障碍的职业或非职业用声者。在非职业用声者和职业用声者的嗓音问题应同等对待。

一、解剖学分析

嗓音和用声方式会受到情绪状态和一般健康状况的影响。因此，在对声音障碍患者进行评估时，应考虑到整个身体和精神状态。人体本身就是发声器，喉是最重要的部位。职业用声者无论身体的任何部位功能改变都会导致声音变化。因此，喉不应孤立于整个人体之外来进行单独评估。

任何类型的发声都需要：①动力源；②振动体；③共鸣腔，肺是动力源，喉是振动体，声道包括声门上、咽、口腔、鼻腔，将声音塑造成语句和歌曲。以上三个系统均会影响声音，在对职业用声者进行评估时，应将其视为一个整体。

喉外肌和喉内肌决定喉功能。喉外肌改变喉的位置，进而影响声道共鸣腔的长度。古典歌手在唱歌时使用喉外肌来稳定喉体[1]。喉内肌能够对声带的内收、外展和张力进行精细的调节。

在喉内，人类的声带是独特的结构，与其他任何动物均不同。Hirano 对人类声带层状结构的了解做出了巨大贡献[2, 3]，他阐述了声带振动的体层 - 被覆层理论。声带表面被一复层鳞状上皮覆盖。黏膜下组织，即固有层，分为浅层、中层和深层。固有层浅层，通常称为 Reinke 间隙，主要由成纤维细胞及其产生的细胞外基质组成，细胞外基质主要为蛋白和糖蛋白，形成疏松的结缔组织；固有层中层主要由弹性纤维组成，深层主要由胶原纤维组成。深层的胶原纤维混合到下面的甲杓肌中，他们共同组成声带的主体结构（图 6-1 和图 6-2）。

根据声带振动的体层 - 被覆层理论，被覆层由表面上皮和固有层组成。固有层的中间层和深层，即声韧带，形成一个过渡区，体层主要由甲杓肌组成。体层和被覆层不同质量和物理特性使它们在空气通过声带时以不同的速率移动。这一移动或者说是振动产生了声音，基音通过声门上声道润色和放大形成了语言和歌曲。

血管自声带前部和喉部声带，血管与声带纵轴平行。这种结构允许被覆层在体层表面进行振动，而不会对血管施加过大的拉伸或剪切力。电子显微镜发现在声带微循环中存在动静脉分流。这些分流可以自动调节流向该区域的血液[4]。

Gray 和同事[5] 开始研究了基底膜区和固有

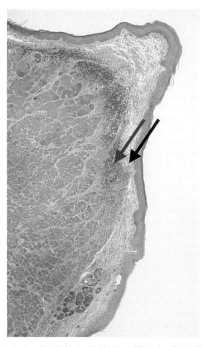

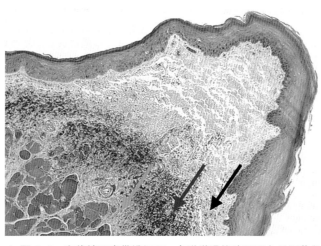

▲ 图 6-1 行弹性蛋白染色（黑）及胶原蛋白染色（黄）后的声带切面，显示固有层的三层排列，未角化的鳞状上皮及构成固有层浅层的黏膜层，黑箭提示浅层，红箭提示中间层，其富含弹性蛋白，蓝箭提示深层，富含胶原（Movat 染色，40×）

▲ 图 6-2 高倍镜下声带横切面，交联增强的胶原蛋白呈深黄色（蓝箭），在固有层浅层，胶原蛋白较少（黑箭），红箭标识中间层，有高浓度弹性蛋白，呈黑色

层的组成结构。基底膜区是一个复杂的区域，将上皮固定在固有层上层（图 6-3）。它是人类声带在发声振动过程中产生巨大剪切力的地方。过度剪切力可导致基底膜区破坏，并导致该区域的炎性渗出[6]，这是声带病变产生的一个重要原因。在固有层的浅层，Ⅲ 型和 Ⅶ 型胶原纤维相互交织。这种结构将基底膜区固定在固有层浅层，并在发声时产生被动拉伸（图 6-4）[5, 7-9]。

免疫组织化学分析也被用于研究固有层的基底膜区和细胞外基质。临床上与声带结节相关的病变状态下，基底膜区明显增宽；息肉病变中，基底膜区的 Ⅳ 型胶原纤维没有健康状态下的明显。或许正是这种相对的虚弱使患者在声音创伤压力下容易形成息肉[10, 11]

二、声音的产生

发声始于空气，或肺动力：肺向喉（振动体）提供气流，为发声提供必要的能量。膈、肋间、背部腹部肌肉组织与吸气和呼气时胸壁弹性的协同作用，共同控制气流的释放[12, 13]。经过训练的歌手运用腹部和胸部肌肉来调节呼气，与未经训练的歌手相比，他们倾向于使用更多的肺活量以更有效的方式发声[14, 15]。这种更强的气息动力是训练有素和未经训练的用声者之间的关键区别。

当膈肌放松，胸壁回缩到静止状态时，空气经几乎闭合的声门穿过。声门区的空气通道比气管和声门下的空气通道窄，因此，随着气柱速度的增加，声门区的压力下降。这种压力的下降所产生的相对真空状态将双侧膜状声带吸引在一起，这种现象被称为伯努利效应。在双侧声带闭合后，来自肺部和气管的气柱继续流入声带下。声门下气压上升迫使双侧声带重新打开。声带由下向上（下唇向上唇）开放，形成交替收敛和发散的声带形态。气流柱的空气动力和声带固有的肌弹性特性，尤其是声带被覆层的固有弹性是声门反复开合的原因，当气流柱从声门中流出时，会诱导喉部组织反复开合。声门区的开合活动使气管内的气流压力发生变化从而产生了声音。振动发出的声音呈嗡嗡声。在职业嗓音的产生过程中，基音会因为自发的肌肉活动而更加复杂，这

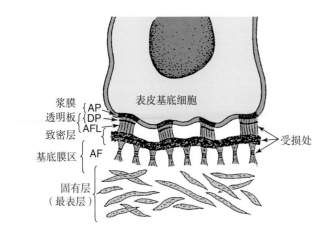

◀ 图 6-3　电镜下的结构排列，自基底细胞至固有层浅层的纤维

AF. 锚定纤维；AFL. 锚丝；AP. 连接斑；DP. 基底下致密层（引自 Gray SD, Hirano M, Sato K. Molecular and cellular structure of vocal fold tissue. In Titze IR, ed: *Vocal fold physiology*. San Diego, 1993, Singular Publishing Group.）

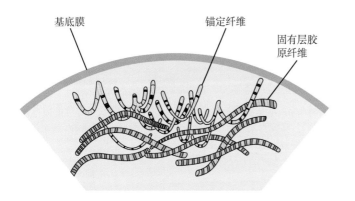

◀ 图 6-4　基底膜和连接基底膜致密层的锚定纤维。Ⅲ型胶原纤维穿行在锚定纤维环中

引自 Gray SD, Pianatni SS, Harding P. Morphologic ultrastructure of anchoring fibers in normal vocal fold basement membrane zone. J Voice 1994;8:48.

些肌肉活动会影响到喉音的强度和频率特性，然后才会呈现给声门上声道。

声源的强度与声门下压力直接相关，也就是说，随着声门下压力的增加，声强也随之增加。人类可以通过两种方法改变声门下压力，从而改变声音强度。第一种且更有效的方法是调整来自气管的气流量。这是通过激活腹部和胸部肌肉组织来增加吸气量，部分通过胸腔的弹性的回缩力以及部分主动力肌肉活动来控制空气排出率来实现。很多地区的古典歌唱流派都强调不同的肌肉区域来完成这一现象 [16]。只要是在歌唱时使用较多的气息达到的效果是一样的 [17]。第二种控制声门下压的方法是改变声带内收的力量。这种方法效率较低。通过甲杓肌、甲杓侧肌和杓间肌的肌力来增加喉闭合力，从而增强对声门开放的阻力，从而增加声门下压和声强。然而，声带振动的频率与肌张力直接相关。因此，如果声音强度是由振动系统中的张力来控制的，振动频率可能会不经意地受到影响。

训练有素的声乐专业人员可以单独通过主动性行为改变来调整声带振动信号的频率特性。它们通过调节环甲肌、甲杓肌、甲杓侧肌和杓间肌活动来实现。当被激活时，环甲肌拉长声带，从而使声带紧张度增高振动频率。通过平衡以上肌肉的力量，使声带保持在合适的发声位置，从而实现肌张力的精细控制。环甲肌的非对抗性收缩使声门扩大，从而对振动周期产生负面影响。此外，这种机制的良好调控允许专业歌唱家自胸音到头音的平滑过渡。不恰当或不平衡的调控会导致声音中断。此类语音中段在古典歌唱中并不明显，但它们可以用于商业歌曲的音效制作。约德尔可能是最常见的歌唱技巧，使用语音中断来产生预期的效果。

由声带振动产生的声音具有一个基本振动频率，被称为基频。由于喉部的特征使他称为一个天然的振动体，做产生的声音具有谐波特性。即当声带组织使局部气压发生变化，这一气压所产生的压力波被折射，与基频异向的压力波与基频相互抵消，另一方面，与基频同向的压力波被放大。与基频同向的压力波可能整倍的快或慢于基频，从而产生谐波或次谐波频率。每个谐波都是基频的整数倍。由于声门上声道的物理特征，包括长度、形状和远端的开放程度，放大或衰减源谐波频谱中的特定区域。

被放大的谐波频率称为共振峰区域。它们将声源的输出塑造成被视为言语交流的声音。通过对声源信号的频谱分析，我们可以测量出声音输出中有四到五个共振峰区域。前两个区域主要负责元音，而第三个、第四个和第五个共振峰区域为美化并提供音色。职业用声者，特别是受过古典歌手，能够改变声道的特性来调节转换这些共振峰区域。当第三到第五共振峰区域因声道特征的主动变化而变得更紧密时，它们彼此放大形成一个环形，称为歌手共振峰。这种共振峰区域，在第 2300～3200 个周期 / 秒的范围内，可以被人类听觉系统优先地检测到；这使得歌手能够在管弦乐队或其他乐器的声音之上被听到和理解[18-20]。适当地使用这些技巧，可以为职业用声者带来更为有效的声效。也就是说，用更少的力量来获得较大的输出。一个训练有素的职业用声者通过调节声音的共振区域，为听者提供了优美并令人愉悦的音质，这些方法包括以下方面：①通过腹部、胸部和颈部肌肉组织活动改变声带的长度；②通过咽、舌、下颌和嘴唇的动作改变声道的形态；③主要通过下颌和嘴唇的动作改变远端的开口程度。无论是商业还是古典音乐是教表演者控制这些系统，以产生令人满意的和优美的声音的声音。

通过以上对言语科学和语音生成源过滤理论的简单讨论，读者应该理解人类复杂的言语交流和言语生成涉及人体多个子系统的相互作用。这些子系统包括呼吸道、腹腔和腹壁肌肉组织、颈前肌肉组织、棘旁肌组织、咽肌组织和喉肌组织。盆腔和盆腔肌肉组织可参与，这取决于患者的呼吸技巧。以上系统中任何一个子系统的变化都会影响声音；因此，这些子系统对复杂发声的复杂协调不是自发的活动。与任何复杂的活动或运动技能一样，比如高尔夫或网球挥杆，天生能

力受一个人的既定肌肉模式的影响，而肌肉模式又在一定程度上取决于个人的遗传和表观遗传。

三、频闪喉镜检查

尽管 Oertel[21, 22] 在 1878 年首次报道，动态喉镜检查开始在美国普遍应用。频闪喉镜检查是必要的手段，因为声带振动是无法用肉眼观察到的，以评估振动模式的声带发生太快，无法由肉眼看到[23-25]。频闪喉镜检查并不是观察咽部运动、声带外展和内收或咽部和喉部病变的首选方式。根据塔尔博特定律，视网膜每秒只能分辨 5 帧；因此，呈现给视网膜不到 0.2s（5 帧 / 秒）的图像会持续存在，并被眼皮层融合在一起，产生明显的运动。由于声带以每秒 75～1000 个周期的速度振动，因此即使最慢的振动模式也无法用肉眼识别到。在频闪喉镜中，喉部用氙光源显示，因为氙光的特性允许快速的开关脉冲。在这种模式下，喉部只能在 1/1000s 的范围内短暂地显现出来。这些简短的图像，从许多振动周期的不同点取样，然后融合在一起，最终使喉部振动组织明显的放慢。在现代频闪设备中，喉部振动的速率由麦克风感知，并用来控制氙气灯的发射速率。当喉部图像的视觉采样率与振动率不同步时，喉部组织出现运动。当采样率与振动率同步时，喉部组织似乎表现为静止不动。

频闪镜能够观察声带的振动，这在连续光检查中是不可能实现的（图 6-5）。如前所述，声音是由振动产生。因此，通过频闪喉镜检查，检查者可以观察到小的病变是如何改变正常喉的振动模式和声门关闭状态，从而起到明确病变性质的作用。

除了提供有关振动状态的信息外，还可以获得截图，以便与以前的检查进行比较并且会诊。这些信息提高了声带疾病诊断的准确性。理想情况下每个嗓音患者都应该在健康和嗓音良好的状态下进行频闪喉镜检查，从而可以与病理状态下的声带外观相比较，最终可以发现震动模式的变化，从而可以发现震动模式的变化及其对嗓音功能的影响。

随访声带振动模式在几天、几周和几年中的

第6章　职业嗓音

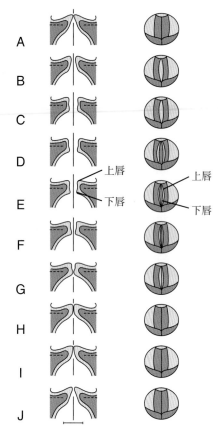

▲ 图 6-5　声带振动示图。正面部分（左）和俯视图（右）

引自 Hirano M, Bless DM. *Videostroboscopic examination of the largnx*. San Dicgo:Singular Pabwshing Group;1993.

变化，这一过程被称为间隔检查，有助于确定行为内科和外科干预对喉部的治疗效果，频闪喉镜检查的结果可以以录像的形式显示和记录，并以照片的形式进行打印。

喉频闪喉镜检查的报告需要评估值掌握健康喉在不同频率和强度下发声的表现。一套规范化的评估格式也能更客观地解释这一主观测试。目前已有标准的频闪喉镜检查表可用[2, 25-27]，评估标准包括对称性、振幅、周期性、黏膜波和声门关闭状态（表6-1）。这些振动特性在舒适的响度水平和模态语音频率下进行评估。对于嗓音障碍的患者，在高音和低音及响亮和柔和的发声过程中进行喉频闪喉镜检查是有益的。这种方法提供了全面的数据，以能够充分检查振动特性。如果患者在某个音域范围内有嗓音功能异常，那么频闪喉镜和显微喉镜必须让患者在这一特点的音域

内进行发声。通过这种方法，临床医生可以观察到导致嗓音功能障碍的细微振动变化。

对称性是指双侧声带在振动过程中的一致性，声带任何机械特性的变化，比如质量、肌张力、固有层浅层或黏膜的弹性、位置和炎症都可以使对称性发声变化。非对称性的变化会导致嗓音发声障碍。

声带膜部横向偏移，这一运动的幅度往往是声带 1/3 或 1/2 的声带宽度，影响到声带质量、肌张力及柔韧性的声带病变会使振幅发生变化，会使音调和声带紧张度改变，高音使声带变硬、更薄，所以他们的振幅会降低。另一方面，当气流柱体积增加时，与其呼气力量增加，振幅也会增加，这种现象在任何音调下都会发生。

周期性或者是声门周期的规律性是通过同步频闪与声带振动的频率来确定的。声带在每个周期中均是在大致相同的点。这一活动似乎"冻结"了图像或声带似乎静止不动。任何觉察到的运动都表明声带振动的非周期性，双侧声带或双侧肺部的不平衡都可能导致非周期性振动。在单个发生周期中，振动周期可以从周期性到非周期性。因此，有助于确定振动模式是完全周期性的、大部分周期性的、大部分非周期性的还是完全非周期性的[28, 29]。

黏膜波的传播既有垂直部分又有水平部分。垂直部分被称为垂直相位，在频闪喉镜检查时在声带中份表面可见。在声带振动过程中，由于黏膜和声带肌的振动特点，出现了两个明显的脊线。这些脊线被称为声带的唇或上下唇。上唇的位置是由声带黏膜在声带上表面上由水平向垂直的位置决定的；是由声带的物理特性所决定，相对恒定。下唇的位置位于声带黏膜转位呼吸道黏膜的位置，黏膜包括黏膜上皮和黏膜下组织。呼吸黏膜由柱状上皮层组成，由一个相对薄的黏膜下层组成，偶尔产生黏液的细胞和少量唾液腺。然而，声带黏膜由复层的非角化上皮组成，其下为相对增厚的及有特征性的黏膜下层组成（见声带解剖和生理学部分）。这两种类型的上皮细胞之间的过渡被称为下弓状线或弹性圆锥。当空气通过声门时，具有特征结构的黏膜下组织与下面

表 6-1 喉内镜

标 准	结 果
对称性	正常 并排 跷跷板 垂直或不对称
振幅	右等于左 右大于左 左大于右 两者均下降
周期性	是的，一致 是的，不一致 不，不一致 不，一致
黏膜波	右正常 右增强 右侧异常 右侧降低 右侧消失（在哪里） 左正常 左增强 左异常 左下降 左侧消失（在哪里）
闭合	完全闭合，全长 完全闭合，部分 后部大缝隙 后部小缝隙 小缝隙 梭形缝隙 半椭圆形缝隙 沙漏样缝隙 不对称沙漏样缝隙 其他

声音质量（1 = 差，4 = 好）

焦点 ＿＿＿＿ 尺寸 ＿＿＿＿ 亮度 ＿＿＿＿

颜色 ＿＿＿＿＿＿＿＿＿＿＿＿＿＿＿＿＿＿

显著特点 ＿＿＿＿＿＿＿＿＿＿＿＿＿＿＿＿

录像带编号：＿＿＿＿＿＿＿＿＿＿＿＿＿＿

言语诊断：＿＿＿＿＿＿＿＿＿＿＿＿＿＿＿

组织的质量减少，最终使音调升高。因为下唇和上唇拉近，导致上唇和下唇的区域的区间差（垂直相位差）也会减小。

简言之，随着声带的紧张度增高及音调的提高，声带被覆层在三维空间上变薄，声带上下嘴唇垂直相位差减小。频闪喉镜检查下可以看到这种变化，是职业用声者的一个重要特征。通常当声带因音调升高变得僵硬时声带的振动运动限制在被覆层的浅层区域，这时能够发现声带表面的小病变。这也是最早和最易受到过度用声而导致损伤的区域。这时不易分辨病变位于上唇还是下唇。

声带振动的水平相位在频闪上被描述为声带上表面的"光的涟漪"[30]。它是光自声带上唇向内侧传播时的反射，或者是在声门闭合期，两个上唇接触时的冲击波所致黏膜运动的反射；这种波类似于鹅卵石扰乱水面后，在池塘表面移动的波浪。黏膜硬及柔韧性降低后，此种光反射消失。在频闪光下可以观察到这一重要特征，特别是在不同音调下上述特征更加明显。位于固有层浅层或累及声韧带的病变可以导致黏膜波减弱或消失。而局限于固有层浅层的轻至中度的病变通常允许波的传播，尽管波可能会减少和不对称[31, 32]。大而外生性病变可能通过改变声门形状和影响声门关闭而破坏黏膜振动特性，即使病变未深及固有层。

声门的关闭对喉功能至关重要。通常，男性可完全关闭声门，而高达 70% 的女性会有后部缝隙[33]。然而，只有当这一缝隙起始于声带突位置时才被认为是正常的。从声带突至后连合的区域，称为声门软骨区，对于发声功能并不重要，除非闭合缝隙大到足以造成膜部闭合的改变。Berry 和他的团队人员证实[34]，双侧声带突的距离 1mm 是最有效的发音模式。声门关闭模式可以表现为完全闭合，长或短、小或大的后部缝隙，椭圆形，沙漏或不对称沙漏。闭合可由增生性病变、瘢痕、肌肉张力和神经异常改变，这些改变导致声带膜部关闭不全时有临床表现。

高速摄影是目前一种研究仪器，但它在评价声带的振动功能方面具有很大的应用前景，特别

结构中分离出来。这是黏膜剧变点。由于声带黏膜是通过环甲肌的作用而拉紧的，因此黏膜下组织的变薄方式与橡皮筋拉伸时相同。这种变薄导致声带的下唇相对于上唇沿头侧方向移动。通过这种方式，声带的张力增加，可用于振动的声带

是对于严重的非周期性发音困难患者，频闪喉镜检查对于这类患者有一定的局限性。

四、嗓音分析

有多种方法可以用来量化声音或测量声音振动。尚没有一个独立的检查，可以作为评估声带功能的金标准。所有测试都有明显的局限性。此外，患者自身和患者间具有可变性。因此，在职业用声患者中，由训练有素的评估者进行的感知评估和患者自身对嗓音的满意度是最有用的评估标准。大多数喉科医生认为客观和半客观的嗓音分析很重要，尤其是在术前和术后的嗓音记录数据。对于理想的检测方法及其性能、相对重要性或解释，几乎没有一致意见。

（一）声学分析

声学分析被用来客观地记录声音，并比较术前和术后的疗效。声学测量包括基频、频率微扰及振幅微扰，以及最长发音时间。多次检查间的比较，需要一个高质量的麦克风和记录系统，并且具有严格、标准化的记录技术和患者任务。尽管有多种计算机集成声学分析系统可供使用，但对普通患者的益处有限。由于患者发音模式的变化，声学测量的可靠性是有限的。因此用于评估周期性振动的声学测量方法评估非周期性振动导致的发音困难存在疑问。

（二）光谱法

光谱法提供了谐音和噪音的视觉显示。在声音的光谱分析中，时间是横轴，频率及强度为纵轴。这显示共振（共振峰结构）和构音对喉部嗡嗡声的影响。频谱分析可以评估和比较共振变化，并可能有助于记录声带术前术后的声音变化。一些喉科医生发现它对专业歌手和其他专业的患者很有价值[35, 36]。

（三）电声门图

电声门图（EGG）通过图形记录声带的接触时间来测量声门闭合的频率。它显示了声门的打开和关闭频率，但这些频率不能被频闪喉镜很好的显示出。通过放置在患者颈部两侧的两个电极

之间的低电压、高频电流来完成。它测量的电阻值随声门的打开和关闭而变化；一些临床医生认为该数值是客观且可重复的。EGG 结合喉频闪喉镜检查或其他喉功能检查具有临床指导意义[37-39]。

（四）空气动力学分析

空气动力学检查是基于气流的流体力学，并涉及气流、体积和压力的测量。有些测量与欧姆定律有关，欧姆定律认为喉阻力为喉下压与气流之比。

标准的空气动力学数据范围广泛，这使得患者之间的比较几乎毫无意义。然而，对个别患者进行干预后，改变测量方法是非常有效的，尤其是在评估喉部闭合的变化时。

标准肺功能测试可用于客观评价肺功能。轻度阻塞性或限制性肺疾病可能是患者声音疲劳或发音困难的基础。支气管扩张试验和乙酰胆碱激发试验可排除咳嗽变异性哮喘和其他类型的反应性气道疾病。

声门下压力通常是间接测量，而不是气管穿刺或食管气球。当声门打开时。口腔压力与声门下压力通过口腔压力测量即为声门下压。如发 /p/ 和 /t/ [40]。

最长发音时间是一次深吸气后，以一个舒适的音调发声元音 /a/，的最长时间的平均值。它是可变的，但可以合理估计喉部的能力和声门关闭。

持续性元音 /a/ 的平均气流速率（气流体积除以发声时间）也偶尔用于评估。一般来说，低流速提示喉部功能亢进、阻塞或原发性肺疾病。较高的数值意味着声门功能异常，导致空气流失。

（五）主观评估

对于职业嗓音的评估，"经过训练的"耳朵仍然是最具辨别力的工具[41-43]。对表演者、管理者、其他演员、喉科医生、言语语言病理学家和声音教学者的主观改善和恶化，具有重要意义。为使感知声音分析更客观，采用系统化的方法可以对声带特性进行独立的评估。此外，检查者还需接受声音主观评估培训，以减少主观偏见。然而，对声音特征术语尚未统一。Hirano[44] 提出了

GRBAS 量表的等级，粗糙声，气息声、发音无力和紧张性发音，这种方法已被广泛使用。然而，在这一领域进行研究的 Sundberg [45] 和 Kreiman 的团队认为 [46]，主观评估的临床应用是困难的，即使在今天仍然如此 [45, 46]。

（六）嗓音质量

由于声音测量的日常变化，通常通过患者满意度的测量或不同时间声音的直接比较来判断声音质量。患者满意度可以通过直接提问或专门设计的问卷来评估音质。可以直接与录音样本进行比较。通过消除日期和其他因素，可对嗓音变化进行盲分析。客观地评估音质变化。这种方法有助于确定某种治疗干预的疗效。

患者对音质和治疗的满意度是研究嗓音功能障碍的一个有价值的工具。嗓音功能障碍指数用于患者对其音质的主观评估和评估治疗的效果 [47]。此外，Cohen 和 Associates [48] 专门设计了用于评估歌唱者的量表，该嗓音功能障碍指数用于评估唱歌患者的主观音质 [48]。自我评估问卷不仅有助于测量患者对声音的自我感知，也用于药物、行为或手术干预后声音的变化。

五、评估

（一）病史

有必要完整记录当前疾病和过去的医疗问题。已有喉科医生开发了患者问卷，以获得最完整的病史，并简化评估过程 [49]。

如本章引言部分所述，患者的病史和一般健康状况中的突出点包括影响肺部状态、姿势和水合作用的疾病，以及与声音产生有关的任何其他系统。任何潜在的慢性或急性肺疾病都会显著影响歌手的声音。哮喘、肺气肿或慢性支气管炎，这些都会损害肺功能，降低歌手的歌唱动力。肌肉骨骼损伤会改变肌力，损害患者将喉部定位在颈部的能力，导致嗓音功能障碍。处方药和非处方药通过直接作用于自主神经系统和间接作用于喉和声带来改变声音 [50, 51]。改变患者情绪状态的药物会影响患者处理发声的方式。药物引起的水化变化导致喉润滑不良，影响声带振动。女歌手的病史记录应该包括有关口服避孕药和激素类药物（如达那唑）的问题，上述药物可能会对声音产生不利影响 [52-54]。

歌手的个人习惯也应该被询问。适度使用或滥用酒精会导致脱水和认知判断，从而损害声音。咖啡是利尿药和高脂肪乳制品通过增稠黏液影响声音，从而降低声带振动的效率。某些食物和酒精会加剧胃食管和食管外反流 [50]。最后，应该评估烟草的使用，吸入的烟雾对黏膜有明显刺激，可能引起食管反流，从而降低振动效率。此外，接触致癌物会导致肿瘤改变。

任何手术史对声乐障碍患者都是很重要的。除了与头颈部相关的问题外，还应确定是否有气管插管史，因为它可能对喉部产生不利影响。颈部手术可以改变患者在发声过程中稳定喉部的能力，无论喉外肌及神经的损伤，还是由于手术本身的疼痛。近期的腹部或胸部手术也可能在术后数周或数月内很大程度的影响吸气或呼气能力。

内分泌功能障碍的检查也是有必要的。甲状腺功能减退症的喉部可能表现为 Reinke 间隙产生细微变化，导致声音变化 [55]。即使是轻微的甲状腺功能减退也会导致声音低沉、音域缩小和声音疲劳。

女性在月经前和月经期间的激素波动引起的声音变化，机制尚不明确。据 Flach 和同事报道 [56]，75% 的女歌手的声音出现经前变化，表现为音域缩小和声音疲劳。通过细胞学涂片，Abitbol 及其同事 [57] 客观地显示了与月经周期相对应的声带上皮细胞的周期性变化 [58]。月经前和月经期间声带静脉曲张的增加与黏膜下声带出血的发生率较高有关 [59, 60]。声带静脉曲张最常见于女性职业用声患者 [59, 61-63]。

最后，病史还必须说明患者所需的专业语音类型，以及患者接受的正式语音培训的数量和类型。说话为职业与唱歌为职业的患者对声带有不同的需求。发言者通常会降低声音的音调以使声音更具权威性。这种做法在女新闻工作者和医生中尤其常见。长时间的人为因素所致音调改变常导致肌肉紧张和早期的声音疲劳。随着时间的推移，这些患者的话音会失去灵活性，导致粗糙感的增强。

对于唱歌的患者，临床医生必须确定唱歌的风格，如商业摇滚，乡村及西方蓝调歌手的音质需求是不一样的。在歌剧中受过古典训练的声乐演员和在百老汇演出中受过正规训练的声乐演员，彼此之间以及与前面提到的其他类型的表演者之间有着完全不同的要求。这需要临床医生熟悉每种表演者的需求和要求。如果嗓音专业的耳鼻咽喉科医生对获得这些知识没有兴趣，就必须与相关专业的人员进行合作。临床医生应确定患者是否有言语训练师，或者是否曾与之合作过，因为经过培训的可能比未经培训的职业用声者更容易纠正发声技术。这也有助于确定声乐表现教育的水平以及患者的长期目标。

（二）当前疾病情况

歌手主诉应该仔细审查。声乐专业人士可能只是抱怨"声音嘶哑"。这个常用术语用来描述大多数声音的异常，包括上音域的丢失、粗糙度、音高、不稳定、在唱腔之间转换困难，以及早期的声音疲劳。这些症状通常有喉水肿、肌肉紧张性发音困难、食管外反流、上呼吸道感染、非肿瘤性病变或声乐技术差。因此，应特别询问患者范围、音高中断、颈前不适、食管反流和耐力。了解所需的声音使用类型有助于评估这些投诉及其对声音产生的影响。专业演讲者通常用他们熟悉的声调讲话；在言语语言病理学中，这被称为声音的模态化音域。如果专业演讲患者试图人为地将音调降低到稍微低于自然说话音调，他们通常会抱怨声音疲劳和（或）增加压力。在长期低效使用模式之后，发言者可能会抱怨声音粗糙度增加，即使此时检查不会发现任何可辨别的损伤。

另一方面，歌手将他们的音域分为胸音、头音和头部和胸部语音之间的过渡音。胸音是音域的较低部分，在该部分中，歌手感觉到声音在胸部产生共鸣。头音是音域的上部，歌手感觉到声音来自头部。头音和胸音之间的区域被大多数歌手称为过渡音或过渡音域。在这个音域中，受过古典训练的表演者试图将胸部声音混合到头部声音中，以便音域移位不明显。这些音调转移最有可能继发取决于声带唇和喉部的绝对大小。当歌手试图提高音调时，甲杓肌的激活拉长了声带并拉紧了声带被覆层。此外，环甲肌激活可轻微外展声带。为了使声带保持有效的振动姿势，演唱者必须通过增加甲杓肌、环杓侧肌和杓间肌的肌张力来精细地调节声带内收。由甲杓肌牵拉引起的声带外展力很可能是导致胸音和头音之间断裂的原因。"中断"区域称为 Passagio。具体的音符被称为下断点的 Primo Passagio 和上断点的 Secundum Passagio。这些点因歌手而不同，但可以根据歌手的整体音高范围细分为预期的区域。这些断点或区域，以及歌手的整体音域，有助于确定歌手是低音、男中音、男高音、女低音还是女高音。在这些类别中的每一个类别中，都有许多受过古典训练的歌手。关于这个详见 Miller 的研究。商业或流行歌手可能不知道他们的音域分类。这对他们来说可能并不重要，因为他们经常在不同的音域里唱歌，称为假声、鞭声或口哨音。这些术语本质上意味着声音的产生带有轻微或不完全的声音闭合，并且经常被语言病理学家和声音教育学家在某种程度上互换使用。

发声困难的起始和消除往往可以提供病因线索。具体来说，出现发声困难的时间段、使发声困难加重的因素、发声困难出现前的事件以及嗓音使用度与症状的联系对于确定原因和治疗具有重要意义。

可能导致这些问题的专业活动包括航空旅行、在声学效果差的老式室内舞台上表演、接触化学物质和烟雾、需要过度使用语音进行宣传以及演出安排过度。飞机上的空气非常干燥（相对湿度为 5%～10%），这会影响到喉部；而且，高背景噪声会诱使患者更大声地说话，因此，航空旅行仍然是职业用声者所面临的严重问题[8]。在较老的、有灰尘的舞台演出，并在有大量过敏原的地区旅行，也可以降低音质。接触其他类型的刺激物，包括派对上的烟草烟雾或在烟雾弥漫的房间里的表演，也会影响嗓音。要求多次演出的声乐专业人士经常会经历不同程度的发音困难。

一个歌手的时间表可能会使他很难喝大量的水来润滑声带，导致歌手出现嗓音功能障碍的原因可能是声音滥用。严重的嗓音滥用最终导致歌唱困难。

通常情况下，年轻的声乐专业人士在问题变得严重，即将或在不久的将来有演出之前才会寻求帮助。就诊可能会因下一次执行的时间而有所不同，在制订治疗计划时应考虑到这一点。

（三）体格检查

每一个来到耳鼻咽喉科或喉科的嗓音患者都应该接受头颈部的全面检查。声乐专业人员的身体评估从观察患者走进医生办公室时的步态和姿势开始。患者站立舒适，肩膀稍微向后或下垂吗？患者是否显得紧张和焦虑？

在记录病史时，医生应评估患者说话声音的质量。频率或音调应与表演者的年龄、性别和身体习惯相适应；音量或声音强度应与会话语言相适应。应研究发声的时间，包括语音中断和整体节奏。最后，对声音的粗糙度、气息声、发音无力和紧张程度进行评价。

患者休息时和打电话时进行颈部触诊，尤其是前颈部肌肉组织、环甲间隙、甲状和舌骨上方的舌根间隙。这些区域应该是不柔软的，如果患者有效地发出声音，它们应该保持柔软，在发声过程中应该保持紧张或轻微的移动。过度压痛表示喉部外肌肉过度紧张或用力。在发声过程中过度紧张表明过度压力导致声门关闭。这在发音模式低效的患者中很常见，通常被称为功能性发声障碍。在静息状态出现肌张力的升高，这可能表明患者需要使用喉外肌肉力量来弥补因轻瘫、麻痹或大的黏膜损伤而导致的喉闭合损伤。

某些区域的非喉部检查也很重要。应检查下颌的运动范围，并触诊颞下颌关节，因为颞下颌关节功能障碍会给专业声音患者造成严重的肌肉紧张困难。此外，应检查耳朵是否有任何异常，并获得听力图。听力损失，尤其是感觉神经性听损，会导致歌手唱得太大声，导致声带过度损伤。

鼻腔检查可以提供有关黏膜疾病的信息。苍白和水肿的鼻黏膜表明存在明显的过敏。应寻找脓性分泌物或结痂的慢性感染证据。鼻阻塞可导致慢性口腔呼吸，喉随后暴露于未过滤的干燥空气中，可通过增厚分泌物而引起明显的发声困难，从而提高发声阈值压力。此外，医生可以通过记录患者鼻腔和口腔的分泌物一致性来确定其分泌物的性质。慢性鼻后滴漏引起的咳嗽也可导致声带水肿。

喉咽检查可以用各种方法进行。检查喉部有三种方法：用喉镜、硬性探镜或柔性经鼻喉镜。第一种也是经典的方法是使用喉镜，它为被检查的组织提供最自然的颜色，并允许对整个喉部进行全景观察。

声乐专业人员可以用硬性探镜和（或）柔性经鼻喉镜进行评估。然而，单点光源可能会扭曲颜色，在评估时应考虑这一事实。硬性间接内镜和柔性喉镜是互补的，各自具有一定的优势；在专业语音患者中使用这两种方法可以进行全面的评估。使用硬性探镜需要检查人员轻轻地抓住患者的舌头并将其向前拉。这种操作改变了患者正常使用的声门上声道和发音，使声门关闭和喉功能亢进难以解释。最有效的语音用户可以补偿这些变化，实际上在用元音音阶唱歌时相对有效地使用喉部。不能释放过多张力的患者可能无法忍受严格的内镜检查；这可能意味着协调性差、声带功能低下或损伤或神经功能缺损时出现代偿性功能亢进。刚性杆透镜内镜提供了最佳的照明和放大，允许在振动期间对喉部进行无与伦比的观察，并允许对喉部黏膜进行疾病检查。用70°或90°透镜可以发现喉部的微小病变或血管异常区域，这些病变或血管异常区域可能被镜检或软喉镜所忽略。此外，通过硬性探镜进行喉镜检查比使用柔性设备进行喉镜检查效果更好；图像更清晰、更大、更亮，因此可以让检查人员更好地评估喉部振动模式。

使用远端芯片照相机或旧的光纤技术允许在不牵引舌头的情况下检查声乐专业人员。尽管柔性内镜的存在可能会引起一些不适，从而改变喉行为，但大多数患者在评价声门上声道和喉时可以使用连贯性的语言或唱歌。这提供了一个评估喉部生物力学的机会，特别是在功能亢进的喉部，但它没有给检查者直接触摸舌头张力的机会。光纤系统的缺点包括众所周知的周边图像的"鱼眼"失真、分辨率降低、视频图像上的线性彩色条纹失真（Moiré 效应）和照明度降低，这使得频闪检测结果更难解释[64]。该技术使用远端芯片摄像机而非传统的光纤技术传输图像，从而避免了分辨率下降和"鱼眼"效应。使用内镜检查时，检查者可能明显可见大的黏膜损伤或声带麻痹；然而，细微的喉部损伤可能不太明显。应该注意到黏液分泌黏稠，并与通常看到的水润滑相比较，这是可取的。声带肿胀、脑室积液、后声门红斑、肿胀或颗粒组织的迹象可能表明慢性咳嗽或食管外反流导致的复发性创伤。声带水肿的部位，特别是在三分之一的中部，可能出现轻度的发声困难。发音困难应寻找功能亢进的证据；它能以最细微的形式表现为后声门的扩大。更严重的功能亢进可导致假声带（皱褶室）闭合，以及声门上前后收缩。如果有这些发现，应考虑轻微的声带轻瘫。

即使有明显的喉部问题，声乐教师也应该对发声员进行评估。应注意歌喝姿势和一般姿势。"歌手的姿势"是一个完全直立的姿势，双脚分开与肩同宽，重心稍微向前放在脚掌上。商业表演者经常在唱歌时演奏乐器。在这种情况下，应在手持仪器时观察患者。当患者唱歌时，应注意面部、肩部或颈部张力。注意歌手是否仅用胸部和肩部的肌肉来适当地支撑歌唱的声音或呼吸？应注意喉部是否有升高的高音，对于受过古典训练的歌手来说，这是一种糟糕的技术，并且可能由于过度的肌肉紧张而导致声音疲劳。然而，在商业演唱中，通常提高喉部音量来获得一个理想的声音，降低会导致许多商业音乐风格的声音质量差。

六、歌手的问题

专业歌手也会出现同普通患者一样的疾病。然而，由于对他们对音质要求高，这些发声员对影响喉部和声音产生相关领域的问题非常敏感。

（一）胃食管反流

胃食管反流是一个常见的问题，往往表现为胃灼热、打嗝或醒时口内酸味。从食管进入喉咽的反流称为食管外反流或喉咽反流[50, 65-69]。喉咽反流的症状是非特异性的，被认为是清喉、轻度发声困难、咳嗽、咳痰或咽喉异物感（球形）、声音疲劳和宫颈吞咽困难[70, 71]。食管外反流患者早晨可能声音嘶哑，可能需要更长时间的声音预热。体检时应寻找反流性喉炎的症状。如果症状或体征提示食管外反流，检查医生应询问典型的胃食管反流病（GERD）症状[72]。大多数 pH 探针阳性的食管外反流患者会有一些典型的 GERD 症状，这些症状可以通过使用标准化、有效的问卷来确定[73]。此外，与无胃食管反流病的患者相比，患有典型胃食管反流病的患者更容易对反流治疗产生反应[74]。治疗应该从针对饮食和一般生活方式的保守管理开始，尽管对于行程要求很高的表演者来说，遵守这些措施可能很困难。食管外反流部分采用质子泵抑制药（PPI）治疗，饭前 30min ～ 1h。临床图像混乱的患者和对最大剂量 PPI 反应不好的患者接受 24h 的 pH 值监测。有些反流病例可能对 PPI 有抵抗力[75-77]。

（二）喉部健康保健

专业歌手的喉部保健可能存在问题。良好的喉部健康的关键是充分的水化作用，因为水化作用差会导致黏液黏度增加，从而导致声带振动特性降低[78-80]。因此，歌手应该喝更多的水。著名的耳鼻咽喉科专家和声音专家 Van Lawrence 说，歌手应该"小便苍白"，这意味着他们应该摄入大量的水，从而使得尿液颜色淡，声音专业人士不应该只喝一定量的水，而应该让他们的肾脏"告诉"他们喝多少。每天至少需要 8 杯（64 盎司）水，如果嗓音人士乘飞机旅行，生病，或有大量的或者过多的表演安排，则应增加水量。由于咖啡因有利尿作用，因此建议少喝。乳制品也会增加分泌物的黏度，阻碍声带的健康平稳振动功能。愈创木酚能使某些患者的分泌物变薄。专业嗓音患者使用烟草也不利于喉部的卫生。

（三）嗓音误用

嗓音误用是指长度过长或声音过大的发声。响亮的发声和过度的发声会导致发声时黏膜的创伤增加。经过一段时间的误用声音后，患者抱怨嗓音疲劳和喉部紧绷。如果长期误用嗓音，患者可能会对创伤产生反应，并且损伤可能出现在声带的振动表面。在专业嗓音用户中，常见的嗓音误用形式包括：①排练过度；②在录音室工作时间过长；③唱歌声音过大；④在歌手能力范围之外歌唱。此外，商业性演唱经常采用人为的"粗糙感"，使表演具有"真实性"。

嗓音误用行为也会是因为表演者参加了过多的采访或者在噪声大的环境中（如餐厅、机场）大声吆喝或者说话。声乐专业人士应通过限制不必要的讲话、练习所谓的"修改嗓音使用"来保护嗓音。如果主唱有声音困难或生病，这一点尤其重要。Punt[81]建议歌手"除非得到报酬，否则不要多说一个字"，特别是如果他们生病或有一个过多的演出计划。

嗓音误用是指由于低效的发声方法而引起的发声困难。当声音在喉部张力不适当和（或）呼吸支持不良的情况下发出时，会出现低效的声音模式。这往往导致早期的声音疲劳，增加声音粗糙度，或发声疼痛。大多数情况下，误用嗓音的患者具有相对正常的声带外观；这种情况通常被称为肌肉紧张性发声困难。长期误用再加上大声和过度的发声（滥用），最终会导致声带的有机变化。这些变化最常见的表现为声带结节，破坏了正常的喉振动模式并导致发声困难。消除低效/不恰当的嗓音行为可以减少或消除发音困难。随着时间的推移，机体变化可能会逆转，健康的振动模式可能会回归。

嗓音误用或肌肉紧张性发声困难不局限于声乐专业人士，而嗓音误用可能是发声困难的主要或次要原因。尽管人们错误地认为声乐训练可以消除这种困难，但歌手们会受到声音滥用的影响。这一问题很常见，尤其是在上呼吸道感染后出现适应不良、代偿性行为。当声带或咽部因疾病或使用过多而肿胀时，歌手试图保持正常的声音，从而用声不当。这样的患者经常抱怨声音嘶哑、声音疲劳、音域模糊、颈部或耳朵不适。

Koufman和Blalock[82, 83]制订了肌肉张力发音的分级或分类系统。Ⅰ级肌张力性发音困难定义为肌张力的增加，表现为声门后部缝隙增大、喉部升高和可触及的颈部张力或压痛。它可能会发出呼吸音或刺耳的声音，通常发生在声带结节的患者身上。Ⅱ级肌张力性发音困难是喉内侧向外侧收缩，假声襞内收。这个问题会导致更大的声音疲劳。在最严重的时候，假声襞用于发声，假声带通常是喉炎或喉部手术后的代偿性反应。Ⅲ级肌张力性发音困难是指会厌和杓状软骨至少遮住喉部50%时声门上的前后收缩。Ⅳ级肌肉紧张性发音困难出现在会厌和杓状软骨接触时，常可见侧方收缩。

Koufman[84]在唱歌时回顾了喉的生物力学。本研究采用纤维喉镜对100位不同演唱风格的歌手进行评价。Koufman发现，声乐训练、唱歌前热身和经典的音乐风格都能降低肌肉紧张。这一发现支持了这样一种观点：声音训练提高了声音效率，降低了肌肉紧张。Koufman还发现，有无症状声带结节的歌手的喉部肌肉张力明显高于无结节的歌手。肌肉紧张性发音困难的治疗由语言病理学家和声乐教学者指导。其目的是对患者进行训练，以提高说话和唱歌效率，从而降低喉部张力和声带创伤。

专业语音患者的一种有趣的声音误用类型是不适当的低音。这种声音的加深赋予了它更权威的品质，但它需要大量的肌肉紧张来维持[85]。

（四）喉炎

急性喉炎或喉黏膜炎症在成年人中很常见，对专业嗓音患者是毁灭性的。声带发炎引起刺激和水肿，阻碍黏膜的柔韧运动，导致发声困难。尽管歌手可以通过降低音量、增加扩音、改变曲目和其他措施来进行正确地补偿，但是他们可能需要付出许多额外的代价来维持正常嗓音。

一个非常轻微的喉炎病例可以通过休息得到保守的治疗。但是，有些歌手可能会选择继续表演。选择在声带发炎时表演的歌手应该意识到声带永久性损伤的风险和黏膜下出血的更大风险。喉炎的首选治疗包括增加液体摄入量和空间的湿度。如果出现咳嗽，镇咳药可能有效。然而，保守地使用声音是关键；歌手应该减少说话，让声带愈合。演出前，歌手应以正常的方式热身，并被告知不要强迫声音产生正常的声音。应按感觉而不是按声音标准唱歌，因为这种技巧可以避免加重伤害。歌手应该用正常的、自然的发声。如果怀疑是细菌感染，应开抗生素。使用皮质类固醇，虽然没有试验验证，但临床上对大多数急性喉炎患者有益。

严重喉炎的治疗应与急性喉炎相同，但在严重喉炎的情况下，必须尽一切可能说服发声员同意声带休息。

（五）焦虑

演出前的焦虑是正常的。一些职业嗓音患者可能会有严重的舞台恐惧。指导应该通过声乐教练和喉科医生合作来学会应付这种焦虑。使用过的几种药物，但都有潜在的不良反应，没有一种药物能取代良好的训练和在这种压力下反复演练所重建的信心。

使用 β 受体阻断药来减少焦虑引起的心动过速是很常见的，但是这种药物有不良反应。Gates 和同事[86]指出 β 受体阻断药可以减少焦虑，但也会使歌手失去一些戏剧性的优势和兴奋感。这类药物应该仅在极少数情况下使用（例如，在演出之前严重焦虑），而非经常使用。

（六）肺疾病

任何呼吸系统疾病都会改变唱歌或发声的能量，并限制发声者调节它的能力。肺健康和良好的调节对于正确的嗓音支持很重要[87, 88]。

一种不常见但有报道的运动性哮喘存在于一些歌手长时间唱歌时。这种气道反应性诱发的歌手哮喘[89, 90]可以通过长时间唱歌前后进行的肺功能测试来诊断。

（七）声带静脉曲张

真正的声带曲张是由声带微循环产生的扩张、扭曲或拉长的血管；主要发生在女性歌手中。这种相对少见的病变原因尚不清楚，但其在女性歌手中较为多发，表明激素和声音创伤是主要因素[59, 91, 92]。喉科医生应该确定患者的症状是否与月经周期有关。静脉曲张可在经前和经期扩大，并可增加歌手的发声困难。

如果发现血管病变，应确定其功能意义。最好用连续喉镜来确定病变。病变对喉部振动模式的影响可以准确确定，包括血管病变是否是歌手问题的原因。应在整个月经周期内定期检查病变部位的大小变化或血液渗出。血管病变的非手术治疗包括改善用声习惯，特别是增加饮水量和避免咖啡因摄入。此外，与语音病理学家和声乐教学人员合作，提高语音使用效率也很重要。一些作者建议使用激素，但尚未证明是有益的。手术指征包括复发性出血、静脉曲张扩大和持续发声困难，药物和行为治疗无效。

七、取消表演

对于一个职业歌手和喉科医生来说，取消演出可能会非常有压力。表演者和经理除了担心歌手的健康外，还对歌手的职业形象、可靠性和经济义务等有许多担忧。音乐风格和表演的重要性也是重要的变量；对于当代摇滚或乡村演奏者，轻微的声音粗糙是可以接受的，但对于歌剧演唱者，这是不可接受的。

医生对表演的建议按对喉部的损害不明显的情况和表演者面临发展为慢性发音困难的风险的情况进行分类（框 6-1）。但是，执行的决定最终属于表演者。在演出期间和之后，唱歌仍然是个问题。对表演者造成轻微风险的情况包括轻微的病毒性上呼吸道感染和轻度到中度的声带水肿。在上呼吸道感染中，可以控制鼻后滴漏和全身充血，但声门上声道发生改变，会使歌唱声音不正常。为了重获正常的嗓音，发声员需要付出巨大的额外努力，可能导致不适应的歌唱行为，这可能需要时间让发声教师和言语语言病理学家对其进行纠正。歌手和经纪人还应该权衡声音质量的下降是否会改变表演者的形象或声誉。

可能导致永久性声带改变的情况包括黏膜下声带出血、曲张扩大和声带黏膜破裂（框 6-1）。

在任何一种情况下，绝对的声音休息都是必要的，也应该进行喉部的常规保守治疗。喉黏膜破裂的患者应开始积极的抗反流治疗。应密切关注这些个体的黏膜下瘢痕、肉芽组织或息肉的形成。

框 6-1 需取消表演的情况

- 黏膜下出血
- 静脉曲张扩大
- 声带黏膜断裂
- 明显的全身症状
- 严重喉炎

八、治疗

（一）药物治疗

对歌手来说，治疗的主要方式是适当改变的生活方式改变。这从维持足够的水化作用开始。此外，对于许多问题，一段时间的保守用声是最好的补救办法。当歌手在湿度不足的房间旅行或睡觉时，应使用加湿器。改变饮食以避免食物反流和刺激非常重要，特别是当歌手生病的时候。一般来说，这些干预措施主要通过增加润滑和避免进一步的声带创伤来改善喉健康。

声乐专业人士特别要避免使用某些常用药物，包括吸入型类固醇皮质激素、抗组胺药、减充血药、阿司匹林、局部镇痛药和薄荷制剂。应避免在喉部使用局部类固醇皮质激素。它们直接刺激喉黏膜，并与较高的喉真菌感染发生率有关。

全身性类固醇皮质激素适用于小概率发生的永久性喉损伤的情况（框 6-2）。当患者出现声带水肿时，可以使用。这种方法与改善喉部健康和保守用声相结合。喉部水肿通常发生在重复的录音过程中，或大巡演或演出前的大量排练后。当歌手患有轻微的病毒性喉炎时，皮质类固醇也有助于减轻声带水肿，并帮助控制明显的过敏反应。严重的喉炎患者可以使用类固醇皮质激素治疗，但发声员通过表演会有损坏喉部的危险。系统性类固醇皮质激素经常用于声带出血，以减少固有层表层瘢痕组织的沉积，防止息肉的形成，并降低整体炎症反应。然而，没有科学证据表明类固醇皮质激素在这种临床情况下是有益的。

框 6-2 声乐专业患者全身性类固醇皮质激素的适应证

- 滥用导致的水肿
- 轻至中度喉炎
- 过敏性声带水肿
- 声带出血

根据问题的严重程度，皮质类固醇的治疗方法各不相同。短期和长期作用的皮质类固醇（地塞米松 4mg，甲泼尼龙 80mg）的组合可以肌肉注射，如果在 24h 内有演出计划的话。在亚急性情况下，应激剂量皮质类固醇口服 3～5d 同时迅速减量是可行的。

对皮质类固醇的特殊反应发生的情况下，表演者的声音实际上是恶化而不是改善。此外，皮质类固醇诱发的精神疾病也可能发生。除了在最恶劣的情况下，任何患者在进行手术前都不应首次使用全身性皮质类固醇。皮质类固醇最初最好在录音室常规录音之前或写歌时使用。这种情况下，医生和执行者可以衡量反应，更好地了解在其他情况下患者对皮质类固醇如何反应。歌手不应依赖皮质类固醇，而应仅在需要时使用。

大多数抗组胺药对黏膜具有显著的干燥作用，因为它们具有抗胆碱作用。对于需要大量治疗过敏的患者，最好从局部鼻腔皮质类固醇开始。这些对缓解过敏性鼻炎有效，不会对嗓音产生不良影响。一些新的，非镇静的抗组胺药也可能有效[93]。对于有较严重过敏症状的患者，应尽早进行过敏测试。在识别出特定的过敏原后，尝试避免或行环境治疗，但这种方法对于旅行可能很困难。如果可能的话，表演者的行程安排应该避免某些季节性植物开花的环境。过敏免疫治疗对过敏患者非常有效。

减充血药通常能缓解上呼吸道感染患者的症状。由于药物对黏膜的干燥作用，患者应避免使用含有抗组胺药的联合制剂。

声乐专业人士不建议使用阿司匹林。阿司匹林抑制血小板功能，可增加黏膜下声带出血的风

Cummings

耳鼻咽喉头颈外科学（原书第6版）

险。患者应该检查非处方药的标签，并且应该避免使用阿司匹林。

尽管局部麻醉药曾经很受欢迎，但局部麻醉药治疗咽喉痛或喉炎会损害声音。降低口咽或声门上喉的敏感性会使得患者过度劳累受伤区域，可能导致黏膜下出血、黏膜撕裂或肉芽肿。表演者离开止痛药无法进行演出的情况下就该停止演出。

抱怨喉咙干燥或咳嗽的患者通常起初使用非处方止咳药或局部制剂进行治疗。这些制剂通常含有薄荷醇，只能起到最初的缓解作用。然而，薄荷醇是一种干燥剂，在一些患者中是形成习惯的。

根据标准的管理适应证为歌手开抗生素。医疗系统应该避免滥用抗生素。抗生素可以开给一个即将长途旅行的歌手。应给出何时使用抗生素的书面说明。歌手在需要使用抗生素时应该联系医生。

黏液溶解剂（如愈创甘油醚）是歌手常用的一种药物，作为微量分泌物的附属物，从而改善声带的润滑。虽然没有被证明是有效的，但这些药物似乎对一些声乐专业人士有用。

（二）语言病理学家和声乐教学者的作用

语言病理学家和声音教育学家与患者合作，提高唱歌和说话效率，消除纠正嗓音误用并促进嗓音健康的保护。歌手应该明白，在说话时误用声音与说话滥用嗓音直接影响歌声密切相关。他们应避免颈部劳损，并学习正确的呼吸模式，改进姿势，以及说话时柔和地使用声带。提高用嗓效率，从而减少在唱歌和说话时喉的损伤[30]。

声乐教学者的作用是复杂的。古典声乐家应该提高古典技巧。然而，商业歌手在演唱时应在不产生古典声音的情况下优化声门效率。因此，对于古典和商业歌手的培训是不同的。古典艺术家所强调的领域包括呼吸支持，身体校准，稳定的喉部位置处于颈部较低位置，相比于其他演唱风格保持较低的声门下压力[94]。这种较低的压力使古典声乐家能够产生歌手的共振峰，从而使声音投射更大，而声音的力度更小。非古典或商业

歌手也应该专注于呼吸支持和身体校准，但他们不包括歌手的共振峰。因此，这些表演者必须更大声地唱歌，才能听到乐器和其他歌手的声音。商业歌手应学会如何正确使用电子扩音器，电子扩音器可以代替大声歌唱。商业歌手的其他考虑因素包括精确的元音完整性、与语音相似的措辞以及延迟的颤音。应在不改变表演者风格或发展古典声音的情况下提高声效。在表演时使用全身镜子和录像带有助于对表演者进行教育。适当的热身和距离练习也能提高发声效率[95]。Sabol及其同事[33]使用了客观的空气动力学测试来显示歌手进行声乐练习的好处。

（三）外科治疗

手术前，尽量通过行为改变和药物来治疗。嗓音保健，避免嗓音误用并且应完成发音指导。未能做到这些的患者嗓音问题易复发。对于不能遵守语言病理学家和声音教育学家提出的嗓音保健的患者，手术是禁忌的。所有患者都学会了使用软腭，对术后康复至关重要。最大限度地提高医疗和行为管理可减少手术需求，减少病变复发的发生率，缩短术后恢复时间，提高术后总体疗效。

在声乐专业人士的喉部做手术通常是个艰难的决定。歌手应评估利害关系，再三斟酌。重要的是现实地建议患者可能的结果。歌手应该明白，唱歌或说话的声音可能永远不会恢复如初，他或她可能永远不会再有以前的表演水平。喉部显微手术后的康复和愈合需要3到9个月，对于声乐专业人士来说常常是令人沮丧的。正是在这一时期，言语语言病理学家和声乐教育学家合作时，需要给予他们最大的决心和鼓励。在大多数情况下，只有当患者不能达到要求的水平或不能维持可接受的演出时间表时才需要手术。静脉曲张引起的复发性声带出血和有效发声方式下的扩大病变是手术的其他适应证。

在确定手术的必要性后，下一个问题是在手术室中建立无创气道。这个任务不应该由没有经验的医生来完成，而应该由外科医生或有经验的麻醉师来完成。应使用尽可能小口径的气管插管

轻轻插管。喉科医生应在插管前咨询麻醉师。如有可能，喉科医生应提供插管服务。手术室中的图像文件是在手术前后形成的。可以使用0°、30°、70°和120°的喉镜来分别满足声带的检查需求，检查难以进入的区域，如喉室的深处和声带的下表面[96, 97]。手术过程通过手术显微镜进行录像。

喉部显微外科手术中良好的术后效果的主要决定因素是正常黏膜的保护、声带韧带的完整性以及声带边缘整齐性的维持或者构建（图6-6）[53, 98, 99]。

1. 声带固有层浅层病变

药物和言语治疗无法解决的声带结节和经过一个完整的语言治疗后仍会引起发音困难的声带息肉可以手术切除。双侧声带病变值得关注。通常切除较大的病变希望较小的病变能自然消解。然而，对侧声带上任何类型的损伤都可能意味着技术问题或功能亢进。双侧病变使患者结果不太理想；由于双侧病变更可能与功能亢进技术相关，因此较小病变的解决是例外。通常两个病变都应该通过手术切除，这会造成瘢痕和声带僵硬的风险。

外科治疗总是个性化的。手术方法的选择是基于对声带解剖和生理的深入了解。手术的目的是恢复正常的声门结构，而不去除周围未受损的黏膜或在固有层的浅层过多的解剖。浅表病变代表对损伤的反应，几乎只存在于固有层的浅层，因此手术仅限于此区域。微创入路加上中间切口非常适合于切除这些类型的病变[100]。这种手法，切口刚好在病变上方；通过使用钝性和锐利的解剖结合显微手术器械来识别声带韧带。通过解剖固有层浅表，将覆盖病变的黏膜和表面层从下声带中分离出来，并且注意只去除受损的黏膜。这种方法通常在手术结束时留下一个

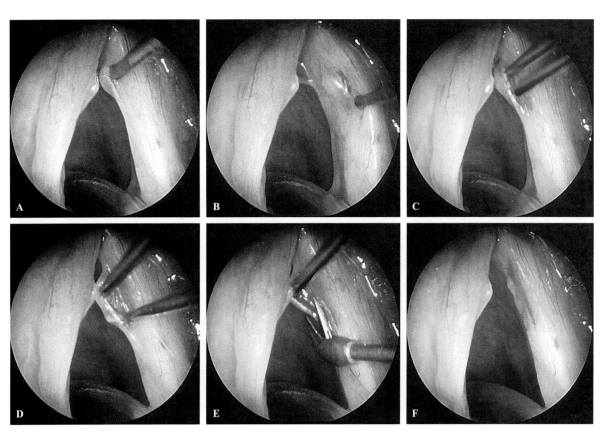

▲ 图6-6　内侧微瓣技术切除病变的术中图片

A. 应用镰状刀在声带内侧面切口；B. 带角度的小探针，一种剥离器，在病变周围将黏膜自声带内上表面剥离；C. 将病变于声韧带表面钝性分离；D. 病变部分从覆盖的声带上剥离；E. 切除病变及部分覆盖物；F. 先前制作的黏膜瓣覆盖声带的内表面（引自 Courey MS, Garrett GG, Ossoff RH. The medial microflap for excision of benign vocal fold lesions. *Laryngoscope* 1997;107:340. ）

几乎不可察觉的黏膜缺损（图6-6）。

2. 囊肿

声带囊肿是通过喉镜来诊断和鉴别结节或息肉。囊肿通常填充固有层浅层在声带韧带上，经常导致病变处的黏膜波消失。较浅的病变，如结节，往往与湿润但察觉的黏膜波有关[32]。术中触诊时，囊肿和其他不易与声带韧带分离的病变可通过侧位侧微瓣技术分离[31, 101]。这项技术涉及沿声带上部切口，位于声带病变外侧。声带韧带被识别，解剖发生在固有层的浅层，偏向病变的内侧。微瓣轻轻地向内侧收缩，通常用天鹅绒眼微喉吸引或用皮瓣提举器，囊肿从声带和上覆的黏膜覆盖层上迅速地切除。取出后，将黏膜瓣修复到位（图6-7）。

3. 声带静脉曲张

在高倍镜下评估声带静脉曲张，用触诊交替阻断及检查供血和引流血管。然后用 1 : 10 000 的冰冻肾上腺素使血管收缩，并在声带深处放置一个冰冻生理盐水，以保护气管内管袖带。采用二氧化碳激光器使供血和引流血管凝结，功率为 1～2W。供血血管和引流血管被光凝需避免接触声带内表面，血管畸形随后凝固（图6-8）。如果仍然存在，则使用内侧微瓣法移除肿块[59]。一些中心使用血管溶解激光（脉冲磷酸钛钾和脉冲染料激光）[102]的临床经验表明，它们可能在这些病变的治疗中起到作用；但是，较大供血血管可能仍需切除。

4. 术后护理

手术后，对患者进行了全面的喉部保健。除了水化作用，一些喉科医生建议围术期服用抗反流药物。手术后进行完全的嗓音休息。对于黏膜切除较少且固有层黏膜下层破裂少的患者，嗓音休息5～7d，在进行了广泛的声带解剖或修复手术的情况下，建议进行10～14d的完全嗓音休息。

喉微瓣手术后的愈合可分为四个阶段（表6-2）。术后第一阶段持续5～14d，包括完全的语音休息和水化作用。愈合发生在声带被覆层和声带下韧带之间。当需要切除黏膜时，会发生继发性愈合。

表 6-2 喉微创手术术后康复的阶段

阶 段	时 间	活 动
I	7～14d	嗓音休息
II	7～28d	在语音病理学家指导下恢复嗓音使用
III	4～12周	声乐再教育（在声乐老师帮助下）
IV	3～18个月	专业活动

第二阶段手术后1～2周开始。这是一个在语言病理学家的指导和观察下嗓音恢复的时期。喉镜检查通常在第二或第三周后进行。评价声带的柔韧性和黏膜波。偶尔若声带出血，需要进一步休息。这一阶段从逐步使用声音开始；第一天，患者讲话5min，每天的发声时间增加一倍，直到患者完全恢复，通常在术后第三或第四周结束时。如果发声疼痛，则要求患者减少说话并联系医生。语言病理学家强调易发声，避免滥用声，并需要使用适当的音调和声音强度。在这段时间内可使用生物反馈再培训。

第三阶段的愈合发生在手术后的第二个月和第三个月。继续从语言病理学家那里学习到的行为用嗓和在声乐教师的指导下开始的歌唱再教育。所有的歌手都需与声乐教师合作，不论他们的演唱风格或以前的声乐训练是如何做的。早发现用声问题早点解决。3个月后，一般患者可以恢复专业活动，这构成了第四阶段的愈合。术后24个月应定期检查患者，以评估病变是否持续改善或有潜在复发的可能性。

九、相关外科手术

专业的声乐患者接受许多涉及上呼吸道的非喉部手术。他们应该理解，任何可能改变声门上声道解剖结构或功能的手术，如扁桃体切除术、鼻中隔成形术、鼻窦手术和腭部手术，都可能改变声门共鸣。专业的声乐患者应该咨询后被告知这种可能性。

一个良好的扁桃体切除术不应引起专业的声乐专业人士长期的发声困难。即使只是暂时影响

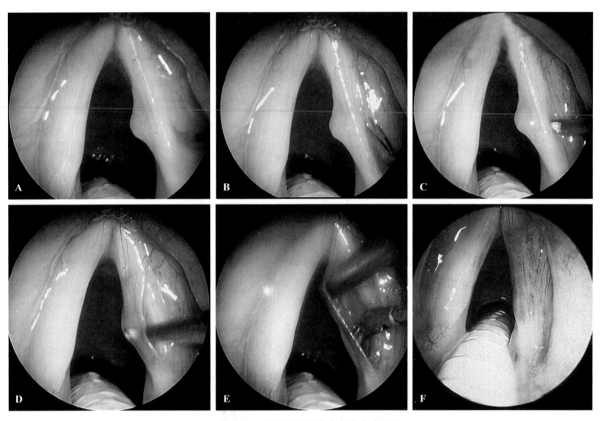

▲ 图 6-7 外侧微瓣切除病变的书中图片

A. 镰状刀在声带上表面切开；B. 剪刀沿上开口进一步扩大切口；C. 剥离器进一步剥离黏膜瓣；D. 在黏膜和声韧带之间切除；E. 将病变从声韧带上移除；F. 黏膜瓣覆盖（引自 Courey MS, Gardner GM, Stone RE, Ossoff RH. Endoscopic vocal fold microflap: a three year experience. *Ann Otol Rhinol Laryngol* 1995;104:267.）

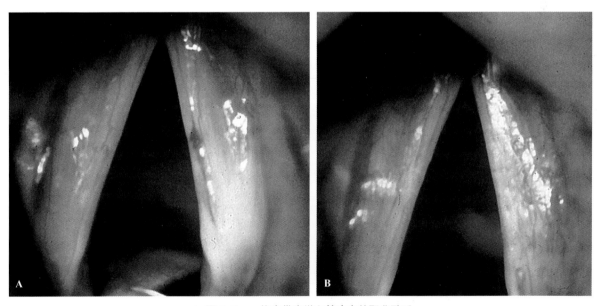

▲ 图 6-8 一位声带患微血管病变的职业歌手

A. 术前图像；B. 二氧化碳激光 1500W/cm² 术后的即刻图像（引自 Rubin JS, Sataloff RT, Korovin GS, eds. *Diagnosis and treatment of voice disorders*. Clifton Park, NY: Thomson/Delmar Learning; 2003.）

共鸣区域的调节能力[103]。扁桃体切除术会改变非歌手的第四共振峰的频率，但不会改变受过古典训练的演唱者的频率[104]。然而，任何明显的腭弓瘢痕都可能导致喉部功能亢进，这是由口咽感觉改变引起的。歌手的声音感觉反馈改变，导致歌手的演唱方式发生了变化。

悬雍垂腭咽成形术已成为治疗打鼾和阻塞性睡眠呼吸暂停的常用方法。此过程可能导致临时语音更改。对于训练有素的演唱者来说可以调整，这与那些扁桃体切除术后的演唱者是一样的。如果要进行手术，手术的分期应该延长几个月，以使艺术家能够适应并调节腭部的变化。

如果鼻塞严重的话，增殖腺切除术、鼻中隔成形术、鼻窦手术或鼻甲切除术应该非常保守地使用。即使是轻微的鼻音亢进，也会显著改变患者的歌唱声音[105, 106]。

歌手的听力功能经常被忽视。古典歌手是靠感觉而不是根据他们所听到的声音来唱歌的。然而，很多歌手很难做到。建议所有专业和半专业的歌手进行听力评估。耳机监听器对商业歌手有好处。这些监听器以一种舒适的强度将舞台声音（由声音工程师混合）传送给表演者。保护他们的听力，在适当的强度水平唱歌，而不是受制于音乐会环境过度用嗓（Lombard 效应）。

十、结论

歌手的身体是发声工具，喉部是最重要的部分。教育和行为矫正可以使歌手最大限度地发挥天赋，包括保持良好的嗓音保健，定期提醒错误性的说话和唱歌行为。即使是最有经验的歌手，

在上呼吸道感染后，或者当他们忙于录音或巡回演出时，也可能不得不通过声音老师帮助。

专业歌手是一个有趣和富有挑战性的患者群体。管理他们的医疗保健需求，应该由相互协作的专业团队进行，且该团队具备专业的护理知识。

推荐阅读

Bertino G, Matti E, Migliazzi S, et al: Acoustic changes in voice after surgery for snoring: preliminary results. *Acta Otorhinolaryngol Ital* 26: 110, 2006.

Cohen SM, Jacobson BH, Garrett CG, et al: Creation and validation of the Singing Voice Handicap Index. *Ann Otol Rhinol Laryngol* 116: 402, 2007.

Gould J: A report in regard to professional arrangements for medical care of singers and actors in the area of New York City. *Folia Phoniatr (Basel)* 23: 264, 1971.

Hogikyan ND, Appel S, Guinn LW, et al: Vocal fold nodules in adult singers: regional opinions about etiologic factors, career impact, and treatment: a survey of otolaryngologists, speech pathologists, and teachers of singing. *J Voice* 13: 128, 1999.

Kent RD, Read C: *Acoustic analysis of speech,* San Diego, 1991, Singular.

Miller R: *The structure of singing: system and art of vocal technique,* Boston, 1986, Schirmer.

Miller R: *Solutions for singers: tools for performers and teachers,* New York, 2004, Oxford University.

Murry T, Rosen CA: Vocal education for the professional voice user and singer. *Otolaryngol Clin North Am* 33: 967, 2000.

Sataloff RT: Evaluation of professional singers. *Otolaryngol Clin North Am* 33: 923, 2000.

Schneider SL, Sataloff RT: Voice therapy for the professional voice. *Otolaryngol Clin North Am* 40: 1133, 2007.

Titze IR: *Principles of voice production,* Englewood Cliffs, NJ, 1994, Prentice–Hall.

von Leden H: Voice problems in entertainers. *West J Med* 144: 99, 1986.

激光手术的基本原则及安全策略

Laser Surgery: Basic Principles and Safety Considerations

C. Gaelyn Garrett Lou Reinisch Harry V. Wright 著

崔 鹏 译

第 7 章

要点

1. 激光技术可用于耳鼻咽喉科的各种治疗，如耳科手术、喉科手术、气管食管手术及面部整形手术。
2. 每个外科医生都应当了解激光的基本知识及激光 - 组织界面相互作用的特点，最大限度地减少不必要的组织损伤。
3. 激光手术的选择取决于一系列因素，包括治疗靶区、可行性、传输模式及预期的组织效果。
4. 安全合理的激光应用需要建立激光安全操作的标准流程，每一台激光器及其使用者都需要取得单独的认证。

激光是已知存在的最亮的单色光。除可应用在实验室外，目前激光已用于通讯、测量、制造、诊断医学及外科手术。超市的条形码扫描仪、演讲时的指示光点及影碟播放器都应用了激光技术。这一基本技术也已被耳鼻咽喉科医生应用在处理头颈部疾病中。

本章节对激光的基本原理、应用及安全策略做了综述。这些内容为耳鼻咽喉科医生安全有效地应用激光提供了理论基础。

一、激光的历史

Laser 是 由 light amplification by the stimulated emission of radiation 的首字母缩略词演变而来的单词，后者是因辐射引起的受激发射。在 1917 年，爱因斯坦[1] 提出了激光的理论基础。在他的经典文章《辐射的量子理论》中，讨论了原子、离子及分子之间的电磁辐射。他重点讨论了能量的吸收和自发发射并提出了相互作用的第三个过程：受激发射。爱因斯坦认为，来源于原子传递的电磁辐射所产生的自发发射如果有类似的辐射存在，则会出现增强。这种"负吸收"是激光能量的基础。在之后的数年中，曾有许多尝试试图制造出电磁能量的受激发射，但是一直到 1954 年这项工作才最终成功。在那一年中，Gordon 及其他学者[2] 报道了在电磁波谱的微波段制造受激发射的经验。这代表了第一个激微波的产生——受激发射引起的微波增益，为第一个激光的产生铺平了道路。在 1958 年，Schawlow 及 Townes[3]

发表文章《红外及可见光激微波》，讨论了在微波段的受激发射，并描绘了在红外及可见光光谱创造受激发射的有利条件及基本原则。Maiman [4] 于 1960 年将这一理论进一步扩展，并制造出第一个激光。通过合成的红宝石晶体，这个激光产生的电磁辐射的波长为 0.69μm，在可见光范围内。尽管只持续了不到 1ms，这仍为这一技术的探索性发展及广泛应用提供了基础。

在 1 年之后就出现了应用于实验室的商用激光。由于那时刚刚发现放射物质具有危害性，科学家开始考虑激光的安全性及激光如何对活体组织造成伤害。这样对安全性的考虑促进了激光从科研到临床医学应用的早期转变。在 1962 年，Zaret 及其他学者 [5] 发表了第一篇关于激光和组织相互作用的研究论文，他们衡量激光对兔视网膜和虹膜造成的伤害。在 1964 年发明了 Nd：YAG 激光 [6]。由于受到激光在眼科治疗领域的发展的影响，Goldman 在他的医学激光实验室观察激光的危害及其在医学领域潜在的应用价值。有两个重要的进展使得激光在耳鼻咽喉科领域有了较大的应用价值：在 1965 年，发明了二氧化碳激光；在 1968 年 Polanyi [7] 发明了人工臂，人工臂可以将激光的红外辐射传递到偏僻的靶区。他和 Jako 将人工臂和激光结合起来应用在喉科手术中。Simpson 和 Polanyi[8] 描述了一系列的实验

及新的设备，从而使这项工作成为可能。

激光是一种电光学设备，可发出有组织的光，而不是灯泡发出的无序的光。光束窄而致密，通过一个反馈和增益的过程产生。因为这种有组织的光的产生包含了受激发射，故需要简要回顾一下量子物理的内容。

在原子的准经典模式图中，每一个质子都由一个电子来平衡。这个电子在一些离散的壳层或轨道中围绕原子核运行，能级是每个不同原子的特征，在电子更靠近原子核的较小壳层中，原子核的能级要比较大的壳层低。在每个特定的原子中，电子只能在这些壳层上围绕原子核旋转，当电子留在这些壳层中时并不发生能量的辐射。

电子可以改变其轨道，因此也就改变了原子的能级。在激活的过程中，电子可进行由低能级到高能级的转换。电子同光子相互作用发生的激活称为吸收。原子总会回归到低能级状态（基态），因此电子会自发地在非常短的时间内由高能级下降到最低的能级，在这个过程中，原子必须释放这个能量差，将多余的能量以光子的形式释放，这个过程称为辐射的自发释放（图 7-1）。

爱因斯坦认为，如果同合适能量的光子相互作用，原子的高能级状态可被引出，并可在更短的时间内完成到低能级的转换。这个过程可被想象成一个光子同激活的原子碰撞后，产生了两个

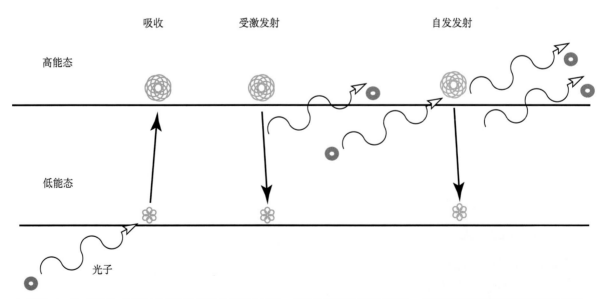

▲ 图 7-1 光（光子）和原子的相互作用显示了三个过程：光子被低能级的原子吸收、激活态的原子自发释放及受激发射

相同的光子——一个入射光子及一个衰变光子。这两个光子在时间相位及空间相位上具有相同的频率、能量及运动方向。这个过程被爱因斯坦称之为辐射的受激发射，也是激光物理学的基础（图7-1）。

二、激光是什么

所有的激光装置都有一个包含两面镜子的光学共振管（谐振腔），镜子之间的空间内充满了活性介质，如氩、钕、钇铝榴石或二氧化碳。外部能量源，如电流，激活谐振腔内的活性介质，这种激发使活性介质中的许多原子上升到更高的能级。谐振腔中超过一半的原子达到特定的激活态时，即可发生粒子数反转，自发发射可在所有的方向产生。经精确排列的镜子多次反射后，沿激光器长轴发射的光子被保留，一面镜子是全反射的，另一面是部分透射的（图7-2）。在谐振腔中，当光子同激活的原子相互作用时，即可发生受激发射，可产生多对具有相同波长、频率及能量的光子。随着光子通过活性介质的通道，这个过程的速率都在增加。

反射镜通过来回反射光子作为辐射受激发射的正反馈机制。部分透射镜以激光的形式发射出一部分辐射能量。通过透射镜离开谐振腔的辐射同在高能量状态下通过泵机制补充原子数量的速率很快达到平衡（在前面的讨论中，原子指的是

活性物质，在实际应用中，活性物质包括分子、离子、原子、半导体甚至加速器中的自由电子，这些其他的系统不需要激活电子，但是可能需要其他的激活方式，包括分子振动激发或加速电子的动能）。

从谐振腔发射的辐射能具有相同的波长（单色），极为强烈并且单向（准直的），在时间及空间相位上都是连贯的。时间相关性这个术语指的是光波在给定的时间内以相位振荡，而空间相关性意味着光在整个波中是相等且平行的。这些单色性、强度、准直性和相关性的性质区分了激光及灯泡等其他光源发出的光，前者是有组织的辐射能，而后者是无序的辐射能（图7-3）。

激光能量在谐振腔中通过部分透射镜，通常是通过一个透镜将激光束聚焦到一个非常小的直径，或者称为光斑，范围在0.1~2mm之间。必要时，镜头系统的构造可为可见的氦氖瞄准激光束和不可见的二氧化碳或Nd-YAG激光束，以光面方式聚焦。每个聚焦透镜的光学特性决定焦点从晶状体到预定目标的距离。

三、外科激光的控制

对于大多数外科用激光，医生可控制三个变量：①功率，以W为单位；②光斑大小，以mm^2或cm^2为单位；③暴露时间，以s为单位。随着计算机模式发生器发展，可对这些参数进行

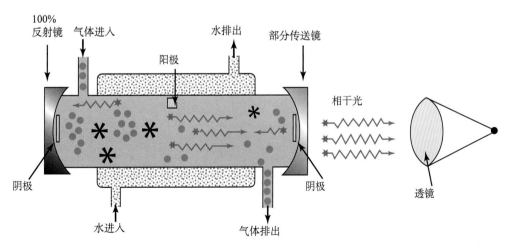

▲ 图7-2　二氧化碳激光的光学共振管。气体分子被电流激活并被水管冷却。两面镜子提供光学反馈以放大，发射出的光是连贯一致、单色且平行的，可被外置的透镜聚焦

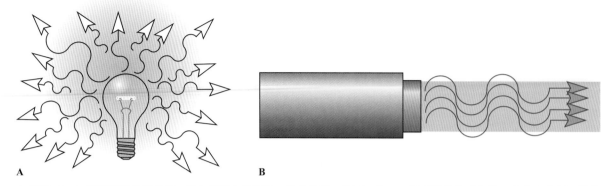

▲ 图 7-3　A. 传统灯泡发出的光，光向所有方向走行，波长各异，并不一致；B. 激光发出的光向同一个方向走行，波长单一并具有一致性

优化，相对于简单的点传输，更加增强了对激光能量传输的控制。

（一）功率

在功率、光斑大小和曝光时间方面，功率是作用最小的变量，可保持恒定，取决于光斑大小及曝光时间。比如，当光斑大小及曝光时间保持恒定时，功率和组织损伤的深度呈线性关系。相对于功率，辐射度是更有意义的可测量光束在焦点处强度的指标，因为它考虑的是焦点处的表面积。具体来说，辐射度（W/cm^2）表示为光斑内的功率除以光斑面积。

（二）光斑大小

功率和光斑大小需要一起考虑，并选择一个组合来产生合适的辐射度。曝光时间保持恒定，随着光斑大小的变化，辐射度与损伤深度呈线性关系。在特定波长的条件下，辐射度是外科激光最重要的工作参数。因此，外科医生应该计算每个过程中合适的辐射度，这些计算能够使外科医生以一种可预测的方式控制焦距变化时的组织变化。辐射度同功率呈正比，与表面积呈反比。当计算功率密度时，表面积同光束直径的关系很重要，因为表面积越大，辐射度越低。表面积可表示为：

$$A=\pi r^2 \text{ 或 } A=\pi d^2/4$$

在这里 r 是指光束半径，d 是指光束直径（d=2r）。表面积和辐射度随光束直径的平方值而变

化。将光束直径加倍，表面积将增至原有的 4 倍，辐射度会降至原有的 1/4。

目前的 CO_2 激光发射的辐射能量的特点是光束增强模式。这种模式的光束最终决定了焦点处组织损伤及汽化的深度。因此外科医生需要了解激光的特征光束模式。横向电磁模式（TEM）是指能量在焦点的分布方式，决定了激光光束的形状。最基本的模式是 TEM_{00}，它在切面上呈圆心。光束的功率密度服从高斯分布，最大的能量位于光束的中心，向外周逐渐减小。TEM_{01} 及 TEM_{11} 是相对基本的模式，焦点处的能量分布更为复杂，这使得组织汽化的深度变化可以预测。除此之外，在相同的工作距离下，它们的光束不能像在 TEM_{00} 模式那样可聚焦成 1 个点[9]。

尽管简单的射线图通常显示平行光聚焦到某一点，但是实际情况是更为复杂的。透镜将高斯光束聚焦为有限的束腰状光束，这个束腰状光束的直径就是光斑直径，可表示为：

$$d \sim 2f\lambda/D$$

f 是指透镜的焦距，λ 是光的波长，D 是入射到透镜的光束的直径（图 7-4）。束腰状光束的长度可在一定范围内变化，称为聚焦深度，可表示为：

$$\text{聚焦深度} \sim \pi d^2/2\lambda$$

聚焦深度是通过相机的聚焦实现的，通过相机，可对一系列物体实现对焦，而不需要测量物体到透镜的距离。前面的方程式表明，长焦距的透镜可带来更大的光束腰，也可理解为更大的聚

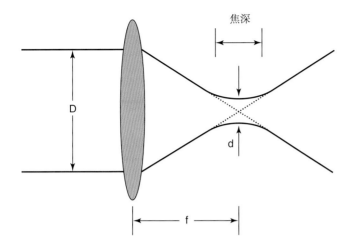

◀ 图 7-4 平行光束被透镜聚焦。透镜的焦距表示为 **f**，入射光束为横向电磁模式（**TEM**$_{00}$）

焦深度。

因此，组织表面的激光光束的大小（光斑）可通过以下两种方式变化。

① 因为焦点的最小光束直径随着激光聚焦透镜焦距的增加而增加，外科医生可改变透镜的焦距来获得特定的光束直径。随着焦距减小，相应的焦点尺寸也会缩小。而且，对于任何给定的输出功率，焦点尺寸越小，相应的功率密度也越大。

② 外科医生也通过焦点来改变光斑大小。最小的光束直径和最高的功率密度都集中在聚焦平面，许多精细的切割和汽化都在这个平面进行（图 7-5A）。随着距离的增加，光束会分散（图 7-5B）。在给定的功率条件下，光斑的切面积会增加，功率密度也会减小。

图 7-6 展示了这个概念。激光透镜的设定（焦距）和工作距离（聚焦或非聚焦）的组合决定了焦点的大小，不同的圆柱体表示了曝光时间

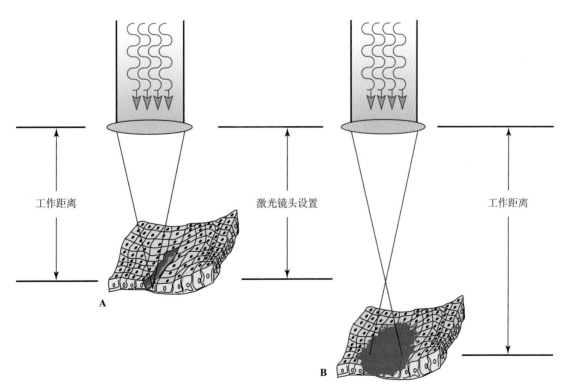

▲ 图 7-5 **A.** 组织位于透镜的焦距范围时的激光 - 组织相互作用；**B.** 组织未处在透镜的焦距范围时的激光 - 组织相互作用，组织表面覆盖的激光面积明显增大

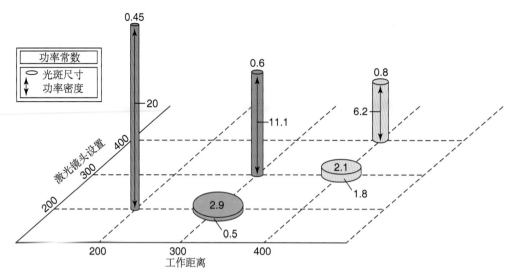

▲ 图 7-6　能量密度与光斑大小比较。在目前的二氧化碳激光模式中，这个比值是任意设定的。圆柱的高度代表曝光时间 1s 和 3 倍焦距时组织蒸发的量

1s 和 3 倍焦距时组织汽化的量（深度和宽度）。

（三）暴露时间

外科医生可通过改变暴露时间来改变输送到靶区组织的能量。注量是指激光束以恒定的辐射度照射一个组织单位的时间。注量测量的是单位面积的靶区激光能量的总量，可表示为注量 = 功率密度 × 时间。注量随暴露时间的长短而变化，暴露时间可通过脉冲模式或连续模式改变。

（四）产生模式

激光束模式发生器对激光进行调制和扫描，透射到基片上产生图案。模式发生器包含一个手持件，一个切割系统（分割入射激光束），一个位置感应器和两面镜子。

例如，对于连续波激光器，提供的脉冲大小是基于操作者推动扳机的持续时间，这导致了很大的可变性及消融深度。相比之下，另一种类似的激光配备电脑模式发生器，每次推动扳机，都可提供准确而离散的 CO_2 模式，因此提高了脉冲的可重复性及消融的一致性。

四、组织效果

当电磁能量（入射辐射）作用于组织时，组织可反射、吸收、传递及散射一部分能量。在外科方面，辐射和组织间的作用仅仅由吸收的能量部分引起（入射辐射减去反射和传递部分）。

激光辐射能量产生的组织效应随激光的波长而变化。每种类型的激光都有不同特征性的生物学效应，因此具有不同的用途，某些激光的性质也有许多相似之处。今天用于医学和外科学领域的激光可以是紫外的，意味着这种相互作用比较复杂，是热效应和光解离化学键的组合。更为常见的激光发射可见光或红外区域的电磁波谱，它们作用于生物组织的主要形式为热效应。因此，若激光辐射的能量要在靶组织上发挥作用，它必须要被靶组织吸收且转化成热能（图 7-7）。散射一般是在组织表面将激光的能量分散，但是也限制了穿透的深度（图 7-8）。波长越短，则组织散射的能量越多。如果辐射的能量被组织反射或传递，则不会产生效应（图 7-7、图 7-9 和图 7-10）。为了选择最合适应用的激光系统，术者需要完全了解激光和生物组织相互作用的特点[10]。

CO_2 激光会产生特征性的伤口（图 7-11），当靶组织吸收了特定量的辐射能量，温度上升到 60~65℃ 之间时，可发生蛋白变性。组织表面会变得明显的苍白，深部结构的完整性会破坏。当吸收的激光产生的热量使温度上升到大约 100℃ 时，细胞间的水分会蒸发，这可导致空泡的形成、火山口样改变及组织收缩。当温度上升至几百摄氏度时，会出现碳化、分解、烟气的形成伴

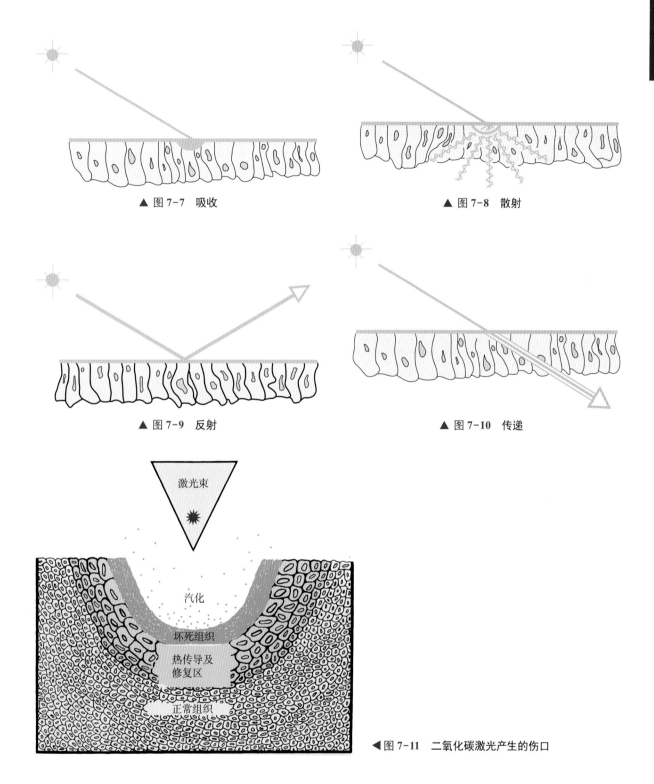

▲ 图 7-7 吸收

▲ 图 7-8 散射

▲ 图 7-9 反射

▲ 图 7-10 传递

◀ 图 7-11 二氧化碳激光产生的伤口

随着激光辐射后组织的破坏。创面的中央是汽化的区域，仅有炭化后的残渣。紧邻该区域的是热坏死区域，宽度大约为 100μm。再向外是热传导及修复区域，宽度通常为 300～500μm。在热坏死区域中，细小的血管、神经及淋巴管会封闭。手术创伤小，伴有血管的封闭，或许是激光造成

的创面不发生水肿的原因。

已有对照的动物实验来研究激光及手术刀制造的伤口，观察其愈合的特点及愈合伤口的拉伸的力量[11-15]。一些研究发现，相对于手术刀制造的伤口，激光造成的伤口愈合较差。其他研究则得出了相反的结论[16-18]。Buell 及 Schuller[19] 曾

比较了激光及手术刀在猪身上制造的伤口的组织修复的速率，在这个研究中，手术后前三周内，激光制造的伤口的拉伸力量较小。但之后，两者拉伸力量的恢复速度均较快。

无论哪个研究，激光造成的附带的并行热损伤是无可争议的。为了减少因热量弥散导致的侧方热损伤，应当采用短激光脉冲消融组织。

五、激光类型及应用

在耳鼻咽喉科领域有许多种常用的激光，包括氩及可调谐氩染料激光、Nd：YAG、磷酸钛氧钾激光、CO_2 激光及脉冲染料激光，但是并没有哪种激光具有明显的优势。这些外科激光的潜在临床价值主要由其波长及组织吸收的特点决定。因此为了达到外科治疗效果，减少并发症，术者必须考虑各种激光的特点（表 7-1）。临床应用也受到各种激光传输方式的限制，同样重要的是，在许多情况下，可用同样有效或更好的非激光技术来解决。

（一）氩激光

氩激光产生蓝 - 绿色光束，在电磁波谱的可见光范围内，主要的波长是 $0.488\mu m$ 和 $0.514\mu m$。氩激光的辐射能量可被强烈地吸收、散射或反射，取决于与其接触的特定的生物组织。其消光长度，即是在纯水中吸收 90% 入射辐射的足够的水的深度，大约为 80m。因此在含水量明显的组织中（如角膜、晶状体、玻璃体），氩激光辐射的能量会被明显的传递；而在白色的组织中（如皮肤、脂肪及骨骼），能量会被不同程度的吸收和反射。氩激光的光束可被血红蛋白和有色组织吸收。在靶区会发生局限性的热效应及蛋白凝固。医生可利用这种选择性的吸收的特点，去光凝固有色的病变，如葡萄酒色斑、血管瘤及毛细血管扩张。产生的热量可破坏表皮及真皮上层，因此术者需要减少传送至皮下血管病变的能量，以减少皮肤瘢痕的产生。

当氩激光的光束聚焦在一个小的焦点时，其功率密度的增加可足够气化靶区组织。这个特点使得耳科医生可对耳硬化症患者实施镫骨底板打孔[20]。骨是一种白色组织，氩激光入射辐射的能量可被大部分反射，因此在实施氩激光镫骨打孔时，需要在镫骨上滴一滴血，便于能量的吸收。

表 7-1 针对不同病变所选择的激光类型

激光类型	备选激光	解剖部位	病 变	理 由
氩		耳	中耳粘连松解	纤维传导；吸收血红蛋白
氩泵染料激光			光动力治疗	促进光敏剂吸收
CO_2，门诊 PDL 或 KTP		声带	息肉	精确；可选非激光治疗
CO_2，门诊 PDL 或 KTP		声带	Reinke 水肿	精确；可行微瓣技术
CO_2		声带	声带中份 T_1 鳞癌，未累及前连合	止血；精确；可选非激光治疗
CO_2	KTP	喉	喉囊肿	切除并止血；非手动技术
CO_2		喉	喉软化症	精确；电凝
CO_2		喉	狭窄（声门、后连合、声门下）	根治性切除并扩张；可选非激光治疗

（续表）

激光类型	备选激光	解剖部位	病　变	理　由
CO_2		舌扁桃体	复发性扁桃体炎；肥大	完全气化，水肿程度轻
CO_2		口腔	癌（疣状，浅表 T_1 期）	疼痛及水肿程度轻；覆盖面积广
CO_2		口腔	癌前病变（白斑、红斑）	气化；切除；覆盖面积广
CO_2	KTP	声门	双声带麻痹	激光声带切除；电凝
CO_2，门诊 PDL 或 KTP		喉	复发性呼吸道乳头状瘤	病变切除 / 消融，以及对血管的作用
CO_2	KTP	喉	T_1 声门上喉癌	切除，控制冰冻切片
CO_2	KTP	口腔	T_1 及局限性 T_2 舌癌	疼痛及水肿程度轻；精确；电凝
CO_2	KTP 或氩	耳	镫骨切除	创伤小
CO_2	KTP 或 Nd:YAG	口腔	淋巴管瘤	水肿程度轻；电凝
CO_2	KTP 或 Nd:YAG	口腔	T_1 and T_2 SCC	精确；电凝；轻度水肿；触至尖端有 Nd:YAG
CO_2	Nd:YAG	鼻	鼻甲肥大	电凝；瘢痕少
CO_2	Nd:YAG	声门下	血管瘤	散焦；收缩；电凝
PDL			酒色斑	选择性光化作用
KTP		鼻	息肉；泡状鼻甲	切除；电凝
KTP	CO_2	喉	梗阻性鳞癌	切除；分期；电凝
KTP	CO_2	口咽	睡眠呼吸暂停（腭咽成形术）	电凝
KTP	CO_2	腭扁桃体	复发性扁桃体炎；阻塞性呼吸暂停	电凝；术后疼痛轻
KTP	Nd:YAG	鼻	鼻出血	纤维传导；电凝；非手动技术
Nd:YAG	KTP	鼻	遗传性出血性毛细血管扩张症	电凝；非手动技术
Nd:YAG	KTP 或 CO_2	气管	恶性阻塞性病变	切除；电凝；纤维传导

CO_2. 二氧化碳；KTP. 钾 - 钛氧 - 磷酸盐；PDL. 脉冲染料激光；SCC. 鳞状细胞癌

（二）可调谐氩染料激光

可调谐氩染料激光的工作原理同氩激光相同，它产生高强度的光束，聚焦在连续循环的染料上。激光束将染料激活，使其发出波长更长的激光能量。通过改变染料的类型及调谐系统，可获得不同波长的激光能量。这种激光可通过柔性光学器件传输，也可通过内镜系统传输或直接进入肿瘤。这类激光的主要临床用途是静脉注射光敏剂血卟啉衍生物后，搭配光动力治疗恶性肿瘤[21]。

注射后，血卟啉衍生物迅速播散至身体的所有细胞中，并很快从正常组织中排出，但会在肿瘤组织中驻留较长时间，数天后，肿瘤组织和正常组织间会产生浓度差。当肿瘤暴露于红外光时，染料可将光吸收，引发光化学反应。毒性氧自由基，如单态氧，会在细胞中产生，可引起选择性的组织破坏及细胞死亡。因为健康的组织光敏剂的含量较少，故反应较轻微或不发生反应。应用光动力治疗复发性鼻咽癌已可达到长期控制[22]。这样治疗总体的应用潜力仍需要进一步明确。

（三）钕：钇铝榴石激光

钕：钇铝石榴石（Nd:YAG）激光产生的光的波长为 $1.064\mu m$，位于电磁波谱的近红外段。纯水吸收该激光辐射能量的能力较弱，消光长度大约为 40mm，因此其辐射能量可在清澈的液体中传递，这使其可应用于眼及其他含水的空腔结构中，如膀胱。这种激光的吸收是轻度颜色依赖性的，在被染色的组织及烧焦的残骸中吸收可增加。在生物组织中，向前及向后的散射的程度决定了其有效的消光长度，通常是 2～4mm，向后的散射占散射总量的 40%。入射激光产生的损伤会导致出现一个热凝固及坏死的区域，其深度及侧方的长度可达 4mm，因此不可能精确地控制。

该激光在耳鼻咽喉科领域的主要用途是阻塞性气管支气管病变的消融或缓解性治疗、阻塞性食管病变的缓解性治疗、头颈部血管源性病变的光凝固治疗，以及淋巴管畸形的光凝固治疗。已

有报道指出该激光可用于难以取得足够安全切缘的口腔及口咽部恶性肿瘤的治疗[23]。Nd:YAG 激光在治疗阻塞性气管支气管病变方面有独特的优势，但是出血也是最常发生及危险的并发症。控制出血是非常重要的，应用 Nd:YAG 激光处理出血也更为安全，因为其光束穿透组织的深度足够。

经硬质的支气管镜应用 Nd:YAG 激光进行治疗的同时可进行远端细支气管的吸引，可快速移除肿瘤碎片及残渣。应当首先进行纤维支气管镜及气管 CT 检查，选择适合行 Nd:YAG 激光治疗的患者。存在外源性气管受压的患者应当排除在外。Nd:YAG 激光的辐射能量可通过光纤传输系统传输，故可应用于纤维内镜治疗[24]。在处理阻塞性气管支气管肿瘤的患者时，应用硬质可通气的支气管镜的安全性要优于柔性的纤维支气管镜，可进行通气、肿瘤－软骨界面的触诊，并可应用支气管镜的顶端进行暂时性的压迫止血。而柔性的纤维支气管镜可进行肺灌洗及远端气道的处理。

Nd:YAG 激光是非常有效地用于组织凝固的手术设备，也可将其用于汽化及切割，但是缺乏精确性，而且组织损伤比较广泛。其主要的缺点是组织穿透的深度不易预测。这种激光用于快速的光学消融呼吸消化道的肿物，功率 40～50W，曝光时间 0.5～1s。尽可能将激光束平行于气管壁，而硬质支气管镜的顶端可用于分离气管壁和肿瘤。

耳鼻咽喉科医生可应用 Nd:YAG 激光及 CO_2 激光进行内镜支气管手术。在处理阻塞性气管及近端支气管内肿瘤，而且合并溃疡及活动性出血时，Nd:YAG 激光的止血效果及 CO_2 激光的汽化效果可相互协同[25]。

（四）二氧化碳激光

CO_2 激光产生的光的波长在 $10.6\mu m$，位于电磁波谱的红外段（不可见）。同时需要一个次级的共轴的氦－氖激光器。因为后者的红光可指示不可见的 CO_2 激光束。CO_2 激光的辐射能量可被均质的纯水及所有富含水的组织强烈的吸收，在

水中及软组织中的消光长度大约为 0.03mm，反射及散射可忽略不计。因为该激光的辐射能量的吸收是非颜色依赖性的，且非靶区组织的热效应非常小，故在耳鼻咽喉科领域应用非常广泛。

多年以来，CO_2 激光不能通过纤维内镜传输，只能通过一系列人工臂的镜子由光学谐振管传递到靶区。在这种情况下，CO_2 激光可用于徒手的宏观手术、连接于手术显微镜进行微观手术及联合内镜进行支气管手术。最近，随着对腔内手术的重视，CO_2 激光可通过经鼻内镜联合纤维波导技术[26]。可通过纤维内镜末端喷射的氦氖气制造的黏膜扰动来定位激光束。这项技术整合了 CO_2 激光的止血及消融的特点，可将激光能量用于难以暴露的喉部及气道。这项技术的局限性在于纤维内镜无法再次使用。

在耳鼻咽喉科领域，CO_2 激光是一套整体设备。可用于喉恶性肿瘤的内镜切除、精细的镫骨底板造孔及皮肤的美容治疗，但是它最佳的应用领域是喉科学及气管食管科学。

比如，随着激光的应用，复发性呼吸道乳头状瘤的手术治疗已有显著进步。最初的对激光无法治愈该疾病的失望感已经消退，取而代之的是对其保留正常喉部结构、维持气道能力的认可。一项发表于 1995 年调查研究指出，92% 的受访者推崇使用 CO_2 激光治疗复发性呼吸道乳头状瘤[27]。然而，该疾病的手术治疗也因喉显微切除器械的出现而受到影响。一项发表于 2004 年的研究指出，许多小儿耳鼻咽喉科医生倾向应用动力设备而非激光技术来治疗青少年复发性呼吸道乳头状瘤[28]。但是 CO_2 激光仍然是许多医生治疗该疾病的首选。同所有激光设备一样，对激光－组织相互作用知识方面的了解有助于提高安全性及疗效。在儿科患者中，应用 CO_2 激光治疗喉蹼、声门下狭窄、毛细血管瘤及其他堵塞气道的病变可使得切除更为精确，正常组织得以保留以及术后水肿显著减轻。在成人患者中，息肉、白斑、乳头状瘤、囊肿、肉芽肿，以及其他良性病变也可通过激光治疗。但是外科医生需注意周围正常组织的热损伤。一项由 Garrett 及 Reinisch[29] 进行的研究指出，在犬的声带上，激光消融形成的创面之外，热损伤

的深度可达 285μm，深达固有层。深入组织的纤维化可进一步影响固有层的振动特征。

喉气管狭窄的处理对耳鼻咽喉科医生来说是一个难点。回顾性的研究[30] 指出可应用内镜处理的狭窄有两个普遍的特征：有完整的支撑软骨；病变的垂直长度低于 1~2cm。但是已有研究指出长达 3cm 的病变也可行内镜切除，联合支架置入治疗[31, 32]。

由于神经损伤或关节固定导致的双侧声带运动障碍也可通过内镜联合激光治疗，外科医生可进行激光声带切除、杓状软骨切除，必要时可行双侧杓状软骨切除。

经口 CO_2 激光治疗喉鳞状细胞癌是一个明显技术应用的延伸。切除精确、止血效果良好、术中水肿显著减轻等特点均可帮助外科医生进行精确且少量出血的喉内镜手术。经口机器人手术也应用柔性 CO_2 激光技术，相对于传统的电凝，前者止血效果良好，热损伤轻微[33]。

支气管镜 CO_2 激光手术的适应证包括复发性呼吸道乳头状瘤、气管支气管内肉芽组织、声门下及气管狭窄、支气管腺瘤等疾病的手术治疗。对于阻塞性气管或支气管恶性肿瘤的患者，缓解患者的气道梗阻症状是治疗的目标

（五）钾－钛氧－磷酸盐激光

钾－钛氧－磷酸盐激光（KTP）发射的光波长为 532nm，类似氩激光。皮肤色素对 KTP 激光的散射及吸收几乎同氩激光相同，但是 KTP 激光更易被血红蛋白吸收，吸收峰值为 542nm。

KTP 激光可用于耳科、鼻科及喉科手术，也可用于扁桃体切除及表皮色素性疾病[34]。在耳科，KTP 激光可用于镫骨手术，Thedinger 将 KTP 激光进一步改良，可将其用于慢性中耳炎的手术，特别是用于去除过度炎性增生的黏膜、胆脂瘤手术时松动镫骨上结构，以及去除先前植入中耳的植入物[35]。通过手持的探测器也可将其用于功能性鼻窦手术及喉显微手术，也可用于婴儿及新生儿低位气管及支气管内病变的治疗[36]。

KTP 晶体将 Nd:YAG 激光的频率翻倍，因此这两种激光可进行互相切换。大多数过去及目前

Cummings

耳鼻咽喉头颈外科学（原书第6版）

的 KTP 激光器都是采用连续波模式。最近，脉冲模式已经被开发出来，利用组织的热松弛时间来减少侧方的热损伤。脉冲 KTP 激光利用其对血管的选择性作用，来治疗喉部疾病，如乳头状瘤及不典型增生 [37]。同所有耳鼻咽喉科领域的消融激光一样，KTP 激光也会产生非预期的热损伤，这取决于脉冲模式如何设定。

（六）585nm 脉冲染料激光

585nm 脉冲染料激光因其选择性的对血管的作用故可用于喉部手术。该激光靶向的发色团是氧合血红蛋白，吸收峰值为 577nm。因此，激光能量可被血管性病变管腔内的血液吸收，如乳头状瘤、血管性息肉、声带扩张及静脉曲张等。许多医生发现该激光可用于门诊处理未经镇静的患者。不同于 CO_2 激光的消融效果，该激光通过干扰血液供应从而使病变逐渐退化，而不是立即去除病变，其优点包括热损伤较小。

该激光可用于处理血管瘤及葡萄酒色痣的治疗。Valdez 及同事 [38] 报道当处在这个波长时，血红素对激光能量的吸收达到最大，同时散射最小，而且黑色素等其他色素对激光能量的吸收也最少。激光的脉冲大概是 400μs，以尽可能地减少能量的弥散。与深色皮肤相比，浅色皮肤可获得更为显著的效果。

（七）其他激光

为了更好地控制激光的效果，减少对周围组织的损伤，其他的红外 - 近红外的激光也被开发出来，包括铒：YAG（Er：YAG）及钬：YAG（Ho：YAG）激光。前者发出激光位于红外区，水对其吸收的峰值在 2.94μm，水中的湮灭波长少于 2μm。该激光可产生非常清晰的切口，对周围的热损伤极小。其不良反应是其波长较长，不能通过光导纤维传导，更重要的是，其热传播短暂，不能产生组织凝固及止血的效果。因此 Er-YAG 激光不适合用来处理血供丰富的组织，它可用于牙科手术。在耳鼻咽喉科领域，它可用于镫骨手术及皮肤手术，例如肥大性酒渣鼻及皱纹的修复 [39, 40]。

Ho：YAG 激光的工作波长是 2.1μm，这个波长可通过纤维传导，在水中的湮灭波长大概

是 0.4μm，故该激光同组织相互作用的情况类似 CO_2 激光。Ho：YAG 激光可同纤维光导内镜结合起来用于鼻窦手术，止血效果较好，对软骨的消融可稳定控制，有学者报道周围的热损伤区域为 130～220μm，术后的水肿比较明显 [41]。铥：YAG 激光可作为 CO_2 激光的备选，其波长为 2.013μm，水是该激光主要的靶向发光团。但是随着纤维传导的 CO_2 激光的出现，铥：YAG 激光已不再具备独特的优点。

六、脉冲结构

前面提到，外科医生在应用激光时需要选择三个参数：激光密度作用较小，暴露时间比较重要，因其决定了投射到组织的激光能量的总量。在暴露时间特定时，激光的脉冲结构也是非常重要的，它由活性物质及设计容积的特征所决定，一般是固定的，不能被外科医生改动。

（一）连续波激光

许多激光以连续波模式工作，在这个模式下，激光始终在产生，瞬时强度和激光平均强度基本相同。激光器的快门通常控制曝光时间，允许激光器独立于曝光时间工作。这时最稳定的操作，二氧化碳激光或 Nd：YAG 激光连续波模式工作的强度在几瓦到 50W 以上。

（二）灯管脉冲激光

某些激光器以脉冲模式工作，脉冲时间为 0.5 毫秒至几百毫秒，第一个红宝石激光器在脉冲模式下，用来泵送红宝石晶体的闪光灯的脉冲时间约为 1ms，这台激光器的能量输出很明显是不规则和不稳定的。当用快速检测器和示波器观察时，发现输出强度并不是 1ms 的激光，而是数个尖脉冲，每个尖脉冲的持续时间和间隔时间都是数毫秒。多数长脉冲激光都以尖脉冲模式工作。

（三）调 Q 激光器

激光输出的峰值可以被控制，以产生一个单一的、非常短的激光脉冲，比闪光灯快得多。产生这些短脉冲的一种技术是调 Q 激光器，在这种技术中，激光泵发过程中，通常使用闪光灯，在

激光腔内建立一个大量反转。封锁或移除其中一个镜面，就会阻止激光器发射。在形成大量反转后，反馈恢复，短时间的强脉冲激光会消耗掉积累的大量反转，通常在 10～50ns 内完成。调 Q 激光可以通过几种不同的方法来实现。最直接也是最早的方法是旋转端镜，使受刺激发射的光放大可以发生在镜面正确对准的短间隔内。Waring 搅拌电机作为快速、稳定的电机常被使用。然而，不确定的时间、缺乏可靠性和振动（及噪音）导致许多问题，特别体现在对焦过程中。现在常用电光偏振旋转器和声光束偏转器进行调 Q 激光。

（四）倾腔激光

倾腔激光产生了脉冲略短的光，在这种技术中，激光被泵出并可以在完全反射的镜面之间操作。激光的能量被捕获后可完全离开容器。激光脉冲的物理长度是容器的两倍，因此激光脉冲的持续时间是 $2\lambda/c$，这里 λ 是容器长度，而 c 是光速（c 大约为 3×10^{10} cm/s 或 1inch/ns）（1inch=2.54cm）。

（五）模式锁定激光

模式锁定产生的光脉冲短至数皮秒。脉冲激光的存在极大地改变了材料的相互作用，脉冲时激光的强度非常高，高强度和短脉冲使得激光在热量弥散前可以有效地消融组织。通常，组织在激光照射下达到热平衡在几毫秒内发生，热量在不到 $10\mu s$ 内达到数微米。同样，激光的横行模式结构必须保持在短脉冲，以产生小的光斑。

七、激光在皮肤重建方面的应用

激光在皮肤重建方面的应用说明，可通过操纵激光介质、脉冲结构、发生模式等方面来实现多样性及选择性。20 世纪 80 年代初，为了改善美容效果，人们开始采用激光皮肤重建术。通过刺激胶原沉积及重塑，来改善皱纹及光老化皮肤的外观。首先采用的是连续波 CO_2 激光，后来被证实不可行，因为其继发的不良反应的发生率较高，包括非预期的热损伤及持续的瘢痕。

为了安全及有效地利用激光进行皮肤重建术，需要采用基于选择性光热分解效应的热消融策略。短脉冲、高峰值功率及聚焦的 CO_2 激光及正常模式的 YAG 激光解决了这个问题，它们都能以均一而精确的模式消融皮肤。尽管这类激光仍然是光损害皮肤治疗的金标准，患者恢复的时间仍比较长（2 周甚至更多），而且仍有显著地发生并发症的风险。这促进了激光技术的进一步发展，可以进一步减少并发症发生的风险，新发展的激光称为非消融性或分割激光。尽管不能达到消融激光的效果，但是其风险 - 获益比有了显著改善。

（一）消融性皮肤重建

10 600nm 的 CO_2 激光束可被水发色团强烈地吸收，使皮肤组织达到足够脉冲激光消融的积分通量是 $5J/cm^2$，能量较少时产生弥漫性组织加热而非汽化，导致较深的热损伤及瘢痕。当积分通量适当时，激光束必须快速地扫描整个皮肤表面，减少暴露时间，实现组织的汽化，避免深部热损伤。随着光束直径的增加，热损伤的风险也会增加。

为了维持消融阈值以上的通量同时减少并行伤害，对 CO_2 激光做了两个传输方面的改进。第一种是在 1ms 或更短时间的脉冲内产生 500mJ 的能量。第二种是计算机驱动的机械装置，可以精确地扫描 0.2mm 的点连续波 CO_2 激光器，使每个点的辐射次数不超过 1 次，而且每个点的停留时间小于 1ms。研究表明尽管这两种方法在技术上存在从差异，但它们取得了相似的结果 [42]。

（二）非消融性皮肤重建

非消融性激光系统产生在保留皮肤表皮层的同时产生热损伤，达到轻度改善皮肤皱纹的目的，同时不适感较少，愈合时间短。较长波长的红外激光器，如强脉冲光激光（IPL）在很大程度上取代了中红外血管激光器，如脉冲染料激光器和 KTP 激光器，因为 IPL 主要针对中间真皮层。另外，IPL 可靶向针对黑色素及血红素，从而改善日光引起的色素沉着和血管增生（深色皮肤的患者需谨慎关于治疗后色素沉着的风险）。正是这种同时处理多个光老化参数的方法使 IPL 成为目前流行的、非消融性的皮肤恢复活力的方法。然而，Nd：YAG 激光是非消融性皮肤重建术的原型，最适合处理光老化和痤疮瘢痕有关的细纹。

同消融性激光一样，能量不足时的获益很少。因此红外激光需要应用最高耐受通量。表皮通过激光处理前的低温喷雾获得保护，每次处理1～3次，并且治疗通常以2～4周为间隔，共接受6次或以上次数的治疗。

（三）分割式皮肤重建

分割式皮肤重建激光通过规则的阵列，平行地热消融表皮和真皮组织的柱状结构，留下中间部分的正常皮肤结构。这些相邻的正常区域可以快速地修复消融的柱状结构。例如一个1550nm掺铒中红外激光器，在每平方厘米产生2000个有规则间隙的消融区域，这些区域占接受治疗的皮肤区域的15%～25%。需要多次治疗，每隔1～4周总共进行5～6次治疗。

同消融相比，分割技术恢复的时间短，不良反应少。但是在处理褶皱及光损伤方面，效果并没有传统的消融技术显著。

八、安全策略

（一）教育

激光是一种精确但具有潜在风险的外科设备，必须慎重使用。尽管在治疗某些特定的头颈部疾病方面，激光手术具有独特的优势，这些优点必须同并发症的风险权衡。因为这些风险，外科医生必须首先决定激光是否比传统外科技术更有优势。为了外科医生在激光的实际应用及选择方面能做出正确的判断，之前曾有激光手术的经验是必要的。一些正式的激光手术培训计划是使用这项计划的先决条件。现在大多数医院都要求有参与激光应用及激光授权前安全课程的证据。没有接受过激光手术培训的外科住院医生应当参加激光外科的实习课程。这样的课程应包括激光物理、组织相互作用、安全预防措施，并监督实践培训。

开展激光手术的医院需要指定一位激光安全专员，并组织一个激光安全委员会，成员应当包括激光安全专员、应用激光的医生、麻醉师、手术室护士、医院行政人员及生物医学工程师。委员会的职责是制订政策及激光使用的安全流程。委员会制订的安全策略应当根据具体使用的激光类型制订。除此之外，委员会还应当：①针对每种使用的激光，为参与的医生及护士制订恰当的准入标准；②为医生、麻醉师及护士制订教育政策；③积累患者资料供调查机构使用；④进行周期性的激光相关并发症的审视。

除了少部分眼部损伤是由激光暴露引起意外，大多数严重的意外损伤都同外科手术巾及气管插管灼伤有关[43]。由于麻醉师也关注气道，而且氧气输送的通道同激光束的路径接近，故针对接受上呼吸消化道激光手术的患者，有必要发展一种团队合作的麻醉管理办法。建议麻醉师参与针对激光手术病例的会议。最后，手术团队必须接受激光手术方面的教育。对于参与激光手术的护士，最基本的要求是参加一个工作组，接触临床激光生物物理学及激光的基本工作原理，并实践参与定位操作。

（二）安全策略

为了这种具有潜在危险性的设备可以安全的用于上呼吸消化道的治疗，开发一种有效的激光安全协议，强调依从性和激光手术团队对细节的关注是非常重要的[44]。这种安全协议通常是通用的，足以涵盖耳鼻咽喉科领域激光手术所有的主要和次要的安全措施。普遍要考虑的问题是患者及手术室人员的眼睛及皮肤防护，以及手术野激光烟雾的排出。其他的关注包括麻醉技术的选择、气管插管的选择及保护，以及合适器械的选择。

（三）眼睛防护

在激光手术中，眼睛的一些结构可能会出现危险。损伤的区域取决于哪些区域的组织吸收了最多的辐射能量。视网膜或角膜暴露于激光后，都有可能出现烧伤，这取决于激光的波长。长期暴露在过度的激光辐射下，也可能出现角膜、视网膜损伤或晶状体混浊（白内障）。当激光的波长下降至电磁波谱的可见或近红外区域时，即可在视网膜产生效应。当从镜面（镜像）仪器上直接或间接观看时，这种波长范围内的激光辐射将集中在一个视网膜上非常小的斑点，会引起严重的损伤，这时因为角膜及晶状体的聚焦效应所致。紫外（$< 0.4\mu m$）或红外（$> 1.4\mu m$）段的激光辐射产生的效应主要在角膜，尽管特定波长的激光也会影响晶状体[45]。

为了减少激光造成的眼部损伤的风险，应当采取一定的预防措施，保护患者、医生及其他人员的眼睛。实际的保护装置会根据激光的波长而有所不同。一个标志应当放置在门外，警告所有进入房间的人员要佩戴眼镜，因为正在使用激光。除此之外，为了使用一些特定波长的激光，在房间外的桌子上应当放置额外的眼镜。在激光的使用过程中，手术室的门应当保持关闭。

接受上呼吸道激光手术的患者，应当在其眼睛上放置双层的盐水湿润的垫子（图7-12）。所有手术室的人员都要佩戴带有侧方保护的防护性眼镜。常规的眼镜或隐形眼镜仅能保护镜头覆盖的区域，不能防护可能从侧方进入的激光束（图7-13）。在操作手术显微镜和CO_2激光时，术者并不需要戴防护眼镜，因为显微镜的光学器件已提供了足够的防护。当操作Nd：YAG激光时，患者及手术室所有人员都要佩戴具有特定波长防护功能的眼镜，通常是蓝色的[45]。

当使用氩激光、KTP或脉冲染料激光时，所有人员包括患者都要再次佩戴波长专用的防护眼镜，通常是带色彩的（图7-14）。对于面部皮肤的血管性病变，在选择性地使用光凝固治疗时，患者需要佩戴金属眼罩而非防护眼镜。类似的防护措施也适用于可见的及近红外波长的激光。

（四）皮肤防护

手术野以外患者暴露的皮肤和黏膜应当用手术巾等工具防护。当进行喉显微外科手术时，光束可能会被喉镜的近端边缘反射，因此盐水湿润的手术巾需要完全覆盖患者面部，仅暴露喉镜的近端管腔。必须要注意的是，为了防止覆盖物干燥，需要不时地湿润。手术野中的牙齿也必须要防护，可应用盐水湿润的手术巾或特制的金属牙托。在手术的开始及进行的过程中，都要细致地

对牙齿和皮肤进行持续的保护[43]。

（五）烟雾疏散

激光治疗上呼吸消化道疾病时，所有的激光器都应当有两套独立的吸引装置。一个是用来排出术野产生的烟雾和蒸汽，另一个是吸引手术创面的血液和黏液。在使用封闭麻醉系统进行激光手术时，术者要持续吸除激光产生的烟雾，避免被患者或其他工作人员吸入。麻醉系统为开放式或有喷射通气系统时，吸引应当是间歇性的，以维持吸入的氧气处于安全的水平。喉镜、支气管镜、手术平台、镜子、前连合及喉室牵引器要内置排烟通道，便于烟雾排出。一份报道指出，CO_2激光与组织相互作用产生的烟雾可能具有导致突变的作用[46]。吸引管道中应当有过滤装置，防止黑色炭质烟屑堵塞。尽管激光烟雾中可检出乳头状瘤病毒及其他病毒粒子，但是并没有传播疾病的文献记载[47, 48]。

（六）麻醉的考虑及术中燃烧的风险

对于接受上呼吸消化道激光手术的患者，合理的麻醉管理必须包括对以下几个方面的注意。患者的安全、对术者的要求及设备的危害性。大多数接受上气道内镜激光手术的患者都需要全身麻醉。任何不易燃的全身麻醉药都是合适的，但是氟烷及安氟醚是最常用的。气管插管全麻有引起燃烧的风险，故吸入氧的浓度是非常重要的，麻醉师和外科医生都要意识到这一点。包括氦气、氮气或空气的混合氧常被用来维持吸入氧的浓度低于40%，而且要保证患者有足够的氧摄入。一氧化二氮也是一种强氧化气体，不应加入混合物中来削减氧气浓度。应当使用可维持患者血氧饱和度的最低的氧浓度，因此术者和麻醉师之间要保持持续的对话，这同样适用于硬质通气支气管镜下的气管支气管手术。尽管气道内并不存在可燃性物质，也可能发生100%氧气的骤燃。对于经选择的患者，在激光手术中使用高频通气技术是有效的，如声门下狭窄的患者。成功地使用这项技术需要麻醉师在实践中有经验。

激光手术最具破坏性的并发症是气管内插

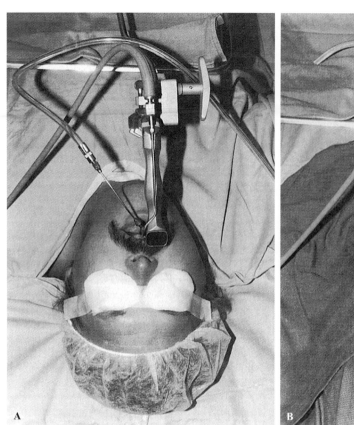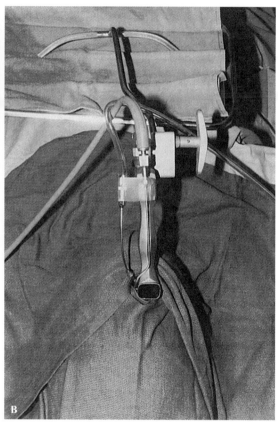

▲ 图 7-12　患者接受 CO_2 激光微喉镜及喷射式通气治疗

A. 丝胶带固定盐水眼垫。首先用丝胶带封住眼睛，防止角膜受伤。B. 盐水浸湿毛巾覆盖头部并覆盖所有皮肤

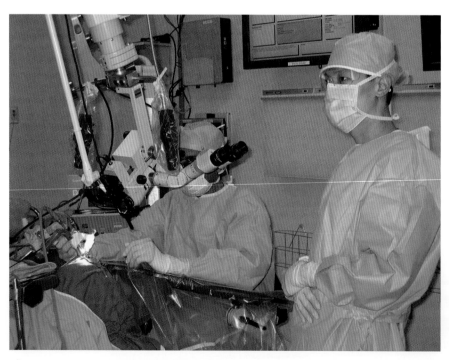

◀ 图 7-13　在 CO_2 激光喉镜手术中，助理医生佩戴护目镜，外科医生眼睛由显微设备保护

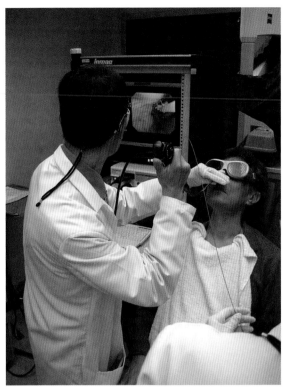

▲ 图 7-14　接受脉冲染料激光治疗乳头状瘤的患者，医生与患者均佩戴特定波长防护眼镜。在监视器上可见激光光纤末端

管的燃烧导致的喉气管黏膜的损伤。目前，不易燃的而且普遍适用于上呼吸消化道激光手术的气管内插管尚未出现。然而，聚乙烯醇插管不应再应用。因为它对渗透的阻力最小，而且这种插管燃烧分解的产物是有毒的，对组织的破坏也更为严重。

保护气管插管免受激光直接或间接的辐射是非常重要的，点燃一个含有氧气的气管内插管会导致灾难性的插管内燃烧。气管插管的气囊也需要提供保护。使用亚甲蓝盐水充满气囊，并将盐水湿润的类棉置于气囊上方。这些类棉在手术过程中需要经常湿润。若偏离的激光束击中气囊，使其缩小，类棉变成蓝色，则警告术者危险即将来临，应当取出并更换新的插管。

（七）安全策略的有效性

Strong 及 Jako [49] 和 Snow [50] 等都曾警告上呼吸消化道激光手术相关的并发症，包括气管内插管燃烧及激光反射造成的组织损害。在一项由

Fried [10] 进行的激光相关并发症的调查发现，受调查的 152 位耳鼻咽喉科医生中，有 49 位报道了 81 例并发症，包括 28 例气管插管意外燃烧。Healy 等 [51] 报道在 4416 例上呼吸消化道激光手术病例中，并发症的发生率为 0.2%。Ossoff [43] 发表了一篇内容广泛的综述，在 218 位由他指导并接受激光手术训练课程的医生中，7 位医生曾经历了 8 例并发症，但是没有气管插管燃烧，在超过 7200 例激光手术中，并发症的发生率为 0.1%。这些文章得出了相似的结论：在进行上呼吸消化道激光手术时，特定的预防措施是必要的。坚持严格的安全协议可使得气道激光手术安全地进行，并可显著降低严重并发症的发生率。

推荐阅读

Abramson AL, DiLorenzo TP, Steinberg BM: Is papillomavirus detectable in the plume of laser-treated laryngeal papilloma? *Arch Otolaryngol Head Neck Surg* 116: 604, 1990.

American National Standards Institute: *American National Standard for the Safe Use of Lasers, Z136.1,* New York, 1996, American National Standards Institute.

Dumon JF, Shapshay S, Bourcereau J, et al: Principles for safety in application of neodymium-YAG laser in bronchology. *Chest* 86: 163, 1984.

Fuller TA: The physics of surgical lasers. *Lasers Surg Med* 1: 5, 1980.

Healy GB, Strong MS, Shapshay S, et al: Complications of CO_2 laser surgery of the aerodigestive tract: experience of 4416 cases. *Otolaryngol Head Neck Surg* 92: 13, 1984.

Koufman JA, Rees CJ, Frazier WD, et al: Office-based laryngeal surgery: a review of 443 cases using three wavelengths. *Otolaryngol Head Neck Surg* 137: 146, 2007.

Ossoff RH, Hotaling AJ, Karlan MS, et al: The CO_2 laser in otolaryngology-head and neck surgery: a retrospective analysis of complications. *Laryngoscope* 93: 1287, 1983.

Polanyi TG: Laser physics. *Otolaryngol Clin North Am* 16: 753, 1983.

Remacle M, Lawson G, Watelet JB: Carbon dioxide laser microsurgery of benign vocal fold lesions: indications, techniques, and results in 251 patients. *Ann Otol Rhinol Laryngol* 108: 156, 1999.

Schraff S, Derkay CS, Burke B, et al: American Society of Pediatric Otolaryngology members' experience with recurrent respiratory papillomatosis and the use of adjuvant therapy. *Arch Otolaryngol Head Neck Surg* 130: 1039, 2004.

Strong MS, Jako GJ: Laser surgery in the larynx. *Ann Otol Rhinol Laryngol* 81: 791, 1972.

Strunk CL, Jr, Quinn FB, Jr: Stapedectomy surgery in residency: KTP-532 laser versus argon laser . *Am J Otolaryngol* 14: 113, 1993.

第8章

良性声带黏膜疾病
Benign Vocal Fold Mucosal Disorders

Robert W. Bastian　著

张海燕　译

要点

1. 声带黏膜振动损伤的两个最常见的病因包括内在因素（健谈、外向）和高用声需求的外在因素，这受职业、家庭、社会活动和业余爱好影响。

2. 嗓音滥用引起的声带可见损伤可能并不会引起嗓音改变。

3. 声带游离缘或黏膜柔韧性方面的声带损伤可造成音质改变，可以在歌唱被发现，检测者掌握如何在高音上引出问题非常重要。

4. 唱歌致使黏膜损伤的症状是失去轻柔状态下唱高音的能力，出现逐渐加重的歌唱嗓音异常，起声延迟，发音持久性降低，发音用力。

5. 除非用高清放大喉镜观察声带，否则小的或细微的声带损伤可能不易发现，有时需要局部麻醉且在高音区发声才能被发现。

6. 除个别情况，当声带损伤明确是由过度使用、误用或滥用嗓音所致时，应进行初步的言语病理学评估和治疗。如果嗓音改善足以满足患者的需要，单纯言语治疗就足够了；否则，言语治疗就可以作为声带显微手术的术前准备。

7. 成功进行声带显微手术的关键是：①详细了解声带微结构和振动生理学以确保手术精细度；②医生良好的外科技术能力；③术前和术后进行喉镜检查，以明确诊断及术后疗效评估；④具备进行言语训练（言语病理学）的条件。

8. 单纯的声带毛细血管扩张不需要治疗。而当扩张引起以下一种或多种情况时，则需要进行外科手术：发声持久力下降（用声时间减少）、间歇性黏膜下血肿或出血性息肉。

9. 接触性溃疡和肉芽肿是对损伤的反应，这可由清嗓、剧烈咳嗽或气管插管损伤造成。反酸也是一个主要因素。在等待成熟、带蒂和自发性脱落的几个月内，通常是保守治疗为主；手术切除后复发风险高。

10. 囊肿的袋状切除有复发可能，因此通过内镜手术完整切除囊肿应该是最佳治疗方案。较大的囊肿也可以通过内镜手术完整切除。

11. 复发性喉乳头状瘤是由人乳头状瘤病毒引起的。目前，最佳治疗包括多次激光手术治疗，以及各种辅助药物。

良性声带黏膜疾病包括：声带小结、声带息肉、黏膜出血、声带囊肿、声带沟和黏膜桥，主要病因为过量或暴力用声造成的振动损伤。对数千名患者的回顾研究表明，大多数患者性格外向、健谈。职业和生活方式似乎也有影响，但影响较小。有时，在中等强度用声患者中，可因一次暴力用声造成声带黏膜损伤。吸烟也是病因之一（引起水肿）。感染、过敏和胃酸反流也可能加剧振动损伤。

非歌手讲话过程中出现音质变化是促使其就诊的原因。相比之下，歌手可能平时讲话时并无异常，但在歌唱时出现音域改变会促使其就诊。说话或唱歌是进行交流所必需的，而且一个人的声音是他或她的特征之一。

良性声带黏膜疾病很常见，50% 以上的患者因嗓音变化就诊。在没有喉镜检查之前，微小的声带黏膜病变可能被忽略。Brodnitz[1] 报道 977 例患者中有 45% 诊断为小结、息肉或息肉样变。同一时代（1964—1975 年），据 Kleinsasser[2] 报道，在 2618 名因声音变化而就诊的患者中，超过 50% 的患者患有此类良性疾病。

一、解剖学和生理学

与良性声带黏膜疾病最相关的解剖结构是声带的微结构，即癌症生长模式研究[3, 4]和 Hirano[5] 的工作中所展示的声带完整的冠状切面。从内侧到外侧，声带膜部由鳞状上皮、Reinke 间隙（固有层浅层）、声韧带（弹性蛋白和胶原纤维）和甲杓肌组成。软骨膜和甲状腺软骨为声带的外界（图 8-1）。

在呼吸和发声时，声带在外展位和中间位之间运动，覆盖声带的黏膜即鳞状上皮和固有层浅层（Reinke 间隙）是发声时的振动主体，伴随呼，声带不断内收。声带黏膜振动，而不是声带振动。在支持这一观点的一项犬类研究中，Saito 及其同事[6] 在声带内的不同深度放置金属颗粒（例如，上皮层、皮下、肌肉内），并在振动过程中使用放射性频闪扫描追踪其冠状面轨迹。黏膜的颗粒轨迹比韧带或肌肉的颗粒轨迹宽得多，因此，声带黏膜是产生声音振动的主体。

Hirano[7] 的研究提供了解释。Hirano 将声带肌称为体层，鳞状上皮和固有层（Reinke 间隙）浅层称为被覆层，以胶原和弹性组织（声韧带）的中间层为过渡区（见图 8-1）。由于这些层具有不同的生理弹性特征，在发声过程中的机械运动频率不一致。如图 8-2 所示（正在拉伸的黏膜），黏膜在一定程度上与韧带和肌肉去耦合实现一定程度上的自由振动。在发声过程中，辅助声带内收的肺来源的空气动力被转换成声能。为了达到这个目的，肺部的空气通过声门时，声带需适当内收。此时，声带黏膜被动性振动，声带自身的肌肉及弹性决定了声带长度、紧张度及边缘形态，以上因素决定了声带的振动特性。图 8-3 显示了频闪喉镜检查观察到的在一个振动周期中，声带的最大开放和关闭相。有关黏膜振动行为的更多细节，参见 Baer[8] 和 Hirano[5] 的著作及第三分册第 4 章。

其他重要的显微解剖包括声门上、喉室和声门下区域的腺体，这些腺体产生的分泌物在振动时润滑声带。

二、患者评估：一般原则

科学的方法是通过观察或测量来证实假设。在嗓音障碍的临床领域，观察和测量对诊断的重要性到底有多高尚未明确。作者认为，诊断和治疗良性黏膜疾病的必要和充分的要素是：①有丰富的经验；②对发音能力和异常表现的感性评估，特别是特定的发音任务激发出存在的黏膜紊乱来进行检测；③高质量的喉部检查，通常包括视频喉镜检查。某些发声功能的测量（空气动力学、声学）虽然对诊断没有特别的帮助，但对研究和发表、疾病生理效应的文献记录及治疗后改善的观察评估有意义。

（一）病史

除了询问常规病史外，还应特别关注以下项目通过问卷调查可以很好地获得以上信息[9, 10]。

① 症状的发生和持续时间。

② 患者认为的原因或导致症状加重的因素。

③ 常见症状。

第8章　良性声带黏膜疾病

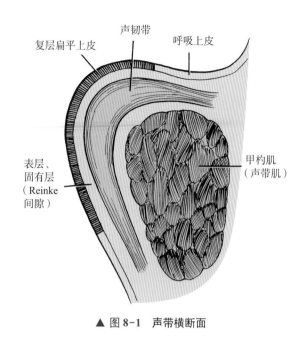

复层扁平上皮　声韧带　呼吸上皮

表层、固有层（Reinke间隙）

甲杓肌（声带肌）

▲ 图 8-1　声带横断面

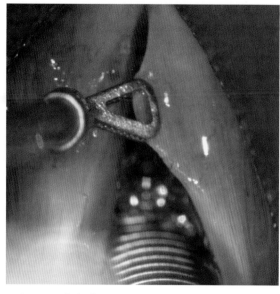

▲ 图 8-2　轻轻牵拉黏膜可见黏膜与正常形态的声带韧带相对分离

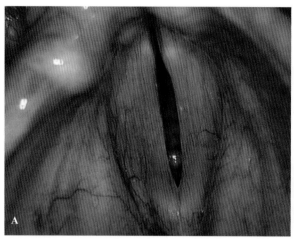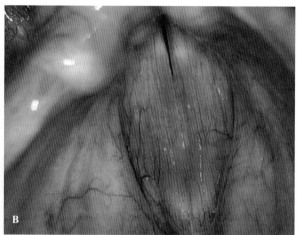

▲ 图 8-3　频闪喉镜中，单个振动周期最大开放（A）和闭合（B）状态。以黏膜运动为主，韧带和肌肉少量参与

④ 健谈型性格（内在因素，由性格决定的用声方式）。

⑤ 用声任务和社会活动（外在需求因素，受邀用声量或用声场合使用方法），如果患者是演员，还包括声音类型和训练量。

⑥ 其他风险因素。

⑦ 患者对疾病严重程度的认知。

⑧ 对声音的需求和治疗的动力。

1. 发病

在既往研究中，验证这样一个假设是适当：嗓音功能障碍反复发作的患者，可能因过度用音而逐渐恶化。基于音质特点、生活方式、用声任务和发声能力的评估，某些患者处于能够正常发声的边缘，可能仅仅是由于用声量的轻微增加或上呼吸道感染而出现异常。在这种情况下，如果没有适当的处理，患者和临床医生可能倾向于关注近期或目前的上呼吸道感染（例如，提供支持治疗或抗生素），而不是过去的急性问题，未认识到需要更复杂的行为疗法，干预慢性"过度用声"。

2. 患者对病因的分析

即使患者已经确信某种病因，临床医生应

对病因进行谨慎的判断。例如，患者可能会坚持认为嗓音障碍是过敏或胃酸反流引起的。经过仔细检查，临床医生可能会发现患者的过度发声状态（见下一节）是主要的病因，通过比较，该患者的过敏和胃酸反流实际上是无关因素。当然，在这种情况下，在就诊结束时，需要相当长的时间来指导患者重新思考，也会遇到异议等情况。

3. 常见症状

各种类型的嗓音障碍，是良性声带黏膜疾病常见的特征性症状。非歌手患者在就医前经常会出现中度到较重的黏膜紊乱，通常描述为慢性声音嘶哑，并在过度用声时加重。歌手可能不会在意说话时的嗓音症状，但通常会描述以下情况：①逐渐加重的歌唱能力异常唱歌时声音变异性增大；②歌唱所需的力度升高；③声音持续时间降低；④柔和歌唱时发高音能力下降；⑤起声延迟和过度呼吸（气息声）。

4. 健谈特征：发声过度综合征

与许多良性声带黏膜疾病的形成和持续密切相关的因素是性格特征。评估这一问题的一个简单、基本，但却很有效的方法是让患者以 7 分的标准自我评定健谈程度；1 分是非常不健谈的，4 分是一般的，7 分是非常健谈的。（在问这个问题时，临床医生必须强调，这个量表根据自己性格情况，而不是根据工作或生活方式的需求）几乎所有小结和息肉的患者，甚至囊肿和声带沟患者，对自己的评价都是 6 或 7，除了那些从事讲话需求量极高职业的患者（如金融交易）。

5. 用声任务

为了评估用声任务和社会活动，临床医生及调查问卷应简要询问职业、声乐类型和接受培训的水平，以及与家庭生活、儿童保育、政治、宗教、爱好、运动、音乐排练和表演有关的声乐活动的性质和程度。

6. 其他风险因素

其他危险因素包括吸烟和饮酒、胃酸反流、液体摄入不足、某些引起干燥的药物、全身性疾病和过敏史。即使调查显示这些因素中的一个是重要的，与"7 分"评估相比，它仍然是次要的问题。

7. 患者嗓音障碍的严重程度和嗓音需求度以及康复动机

重要的是要确定患者对嗓音问题严重性的认识，以及患者的嗓音需求度和康复动机。例如，当临床医生遇到一个患者，他只想确定不是癌症。即使患有较大息肉的长期吸烟者表现为严重的低沉音质和发音障碍，对其进行的治疗也是短期的支持治疗为主，包括戒烟咨询。另一种患者，因歌唱造成的声带小结，讲话声音正常，但有歌唱高音时异常。为了帮助这个患者能在歌唱领域有竞争力，治疗可能很积极，甚至可能需要手术干预。

（二）声能电池

声能电池是对发声能力和缺陷不足的听觉感知评估。它从宏观现象学角度评估了两个关键问题：第一个问题与缺陷不足有关（本应该具备而缺失的功能）第二个是异常情况（本不应该出现的音质）这个评估过程涉及激发各种发声任务，然后是对音质的听觉感知评估。声能电池是诊断过程中经常被忽视的一部分，它是了解音质异常特点和严重性的最佳方法。这部分诊断过程由同一个临床医生进行是最有效的，包括询问病史并进行喉部检查。另外，第二个临床医生也可以进行这项评估，但为了获得最佳效果，发声能力激发的需要诊断的问题与上述要一致。

发声能力评估和结果的解读要求医师具备良好的音高匹配能力；正常的声音；对自己的发声能力（或缺陷，如果存在的话）有深入的了解；深入掌握歌唱嗓音根据年龄、性别和声音分类相应的正常发声能力；以及愿意用自己的声音来模仿和激发。还需要一个频率基准，例如一个小型电子琴。这些要素是直接的，对听感知评估有合理的"认识和造诣"的医生均可以获得。

如果诊所没有进行专业发声能力激发和评估，并且不能将其病史与喉部检查相结合，临床医生可能会忽视或否认这部分评估的作用和重要性，他们可能会依赖于设备测量声音的组成部分（声学，空气动力学）。虽然量化对生物反馈应用有效，但是这个设备很庞大，而且昂贵，它收集的数据解释起来很费时。最重要的是，与声能电池提供的信息相比，发声的仪器测量在诊断上的作用很小，声能电池可以更快、更有力、更综合地回声音出现了怎样的异常。

要测试的基本发声能力和表现包括：①平均或固定的发声频率；②最大频率范围；③预期发声和喊叫；④通过极高频率、异常强度任务[11]；⑤记录使用情况和表现；⑥最长发声时间；⑦不稳定性和震颤。

在良性黏膜疾病的人群中，高频、低强度的发声（例如，采用极高的音域和以微弱的声音唱"生日快乐"）能力是声能电池评估中最重要的一部分。如果患者的声音在这些条件限制下失去了预期的较高音域，或者起声延迟、漏气或缺乏声调清晰度，临床医生可能会发现良性声带黏膜疾病。临床医生还应寻找生理和歌唱能力之间的不一致，并适当地关注患者的用力方法和发声技巧。基本的发声能力测试只需要几分钟的时间，因为医生主要关注发声极限，其次关注发声技巧。

如前所述，结合最初的嗓音状态和后续的喉部检查，声能电池对诊断声音障碍和指导后续的治疗至关重要。例如，如果在病史记录中，患者的说话声音听起来正常，那么即使他或她确实有（可能是小的）声带结节，临床医生可能会选择性地认为是正常的声带；但是，如果患者也执行一些高频、低强度的声音任务，临床医生检测到良性声带黏膜疾病的信号（例如漏气、起声延迟、清晰度降低和音域改变），如果存在声带小结，临床医生会倾向去诊断声带小结[12]。声能电池还能够对患者嗓音障碍的严重性进行评估，通过与视觉检查相关联，有助于确诊，也有助于评估患者的需求和动机，从而指导治疗的强度和方向。

（三）喉部检查

喉部可以用多种方法检查（图8-4）。间接喉镜提供三维视觉效果和良好的颜色分辨率；然而，在实践中，在许多情况下，暴露效果并不好。在一些患者中，仅在发声时可以很好地显露

喉腔，呼吸时因会厌遮挡暴露欠佳。此外，这种检查技术不能获取图像记录。医生必须记住病变部位或用简单的草图记录病变部位，因此，可能无法对所选治疗的有效性进行精确的评价。硬性和软性喉镜在呼吸时往往可以提供更清晰的图像。然而，当用肉眼观察时，它们有着与间接喉镜相似的缺点。纤维鼻咽镜或新型"芯片头"视频内镜尤其适用于解剖异常或由于咽喉部反射难以检查的患者。然而，即使有了这些技术，也有可能忽略细微到微小的黏膜变化，除非喉部局部麻醉充分，允许纤维喉镜末端靠近声带。通过局部麻醉，可以很容易地检查声带、声门下和气管（图8-5）[13, 14]。

这些检查仪器中的任何一个仪器都增加了频闪灯照明，通过将黏膜振动频率放慢评估黏膜振动动力学（例如，了解黏膜瘢痕，区分囊肿和结节）。硬性或软性喉镜的优势还在于添加了照相和录像功能；例如，向患者展示视频可以帮助其

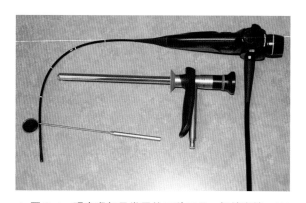

▲ 图 8-4　观察喉部最常用的三种工具：间接喉镜、90°直达喉镜和纤维电子喉镜

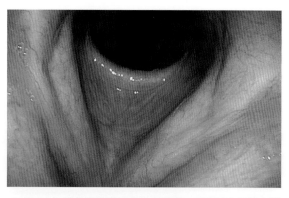

▲ 图 8-5　喉部近距离特写显示声带、声门下和气管上端

理解病情。此外，这些记录可以让其他临床医生耳鼻咽喉科医生、言语病理学家、语音教师更容易参与评估和治疗，并成为永久性记录，记录语音治疗或手术的结果，并可以用于教学。

（四）声音输出的客观评估

通过巧妙地对嗓音问题进行"三角测量"，即对既往用声情况、听觉感知来评估发声能力和异常，以及高质量的喉部检查，来清楚地诊断和描述问题。尽管空气动力学和声学信息不符合且诊断力差，但这有助于量化和记录病变的严重性和治疗过程变化，在研究领域深化理解，以及协助有益的生理反馈作用。

（五）直达喉镜检查和活检

频闪喉镜可放大图像，检查时，对可疑患癌症或乳头状瘤病的病变，可以很容易地与小结、息肉和囊肿区分开来。因此，只有在治疗或言语训练系统全面的规划下，可以对后者肿物进行切除，而很少初期诊断即选择直达喉镜或活检。

三、一般治疗选择

（一）水化作用

分泌物的自由流动润滑声带，起到了充分的水化作用，这有助于声带黏膜抵抗振动碰撞和剪切力的力量。分泌物的持续润滑尤为重要。当分泌物黏稠时应用化痰药，如愈创甘油醚，也会有帮助。

（二）鼻腔治疗

患者常常错误地将慢性声音嘶哑归因于鼻腔疾病。现有的鼻腔问题应常规处理，并且，临床医生需要帮助患者正确认识鼻腔问题对嗓音障碍具有较小的影响，找到更可能的行为原因。在声乐表演时，为了保证喉部最佳功能，应尽可能局部用药控制鼻部症状。因为许多全身性药物（如口服减充血药、抗组胺减充血药组合）不仅使鼻腔分泌物变干，而且还使喉部分泌物变干，在喉部，尤其在使用呼吸机的情况下，持续的分泌物润滑对于振动功能和黏膜耐受性很重要。对嗓音影响最小的是外用鼻减充血药，发作时短时间应

用可以避免药物性鼻炎。普通感冒的大量鼻漏也可以用异丙托溴铵吸入来治疗[15, 16]，过敏性鼻炎吸入皮质激素很有效果。无任何药物自鼻腔吸入，可避免所谓的鼻腔应用皮质类固醇对声带影响的风险。

（三）反流性咽喉炎的治疗

对于食管下括约肌功能不全或食管裂孔疝患者，睡眠时胃酸反流到咽喉部可导致慢性咽喉炎。这些人可能出现一种或多种症状，包括晨起口咽部症状、痰多、喉咙发痒或干涩，通常在早晨更为严重，伴有习惯性清嗓、晨起声音嘶哑或音调降低。喉部表现出典型的杓状软骨处黏膜红斑、软骨间黏膜增厚或接触性肉芽肿；然而，可能会发现比图 8-6 中的更多的微小病变。有经验的医生，通过仔细询问病史、喉部检查和经验性试验，就可以诊断。Ford[17] 建议，确认诊断的最可靠的方法是使用动态多通道管腔内阻抗和pH 值监测。少数患者仅结合询问病史和喉部检查是不够的。

抗反流的基本治疗包括避免咖啡因、酒精和辛辣食物的摄入；晚餐至少睡前 3h 吃，最好清淡饮食；使用床垫将床摆置成头高脚低的位置；睡前或者饭前 30～60min 服用抗酸药、睡前 2 或 3h 服用 H_2 受体阻断药或质子泵抑制药。

（四）过度用嗓引起的急性黏膜水肿

尽管过度使用声音会导致严重的非感染性黏膜水肿，但演说者或歌手仍需进行必要的表演，这需要相对声音休息的谨慎策略（例如，在高强度歌曲中穿插低强度歌曲，在间歇期间避免交谈等），以及表演前的发音训练和扎实的声乐技巧，这些足以让患者完成表演。短期大剂量皮质类固醇减量治疗方案在这方面也很有用，它是帮助患者完成治疗的主要部分。

（五）喉黏膜炎症治疗

在过去的几年里，咽喉科医生比现在更多使用诸如单对氯酚、局部麻醉药、轻度血管收缩药、硫蒸气、某些油剂和其他物质来减轻肿胀、舒缓作用或促进愈合。一些医生和患者相信这种

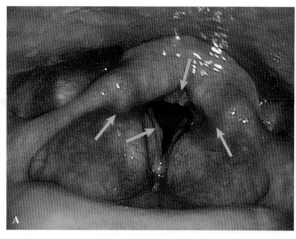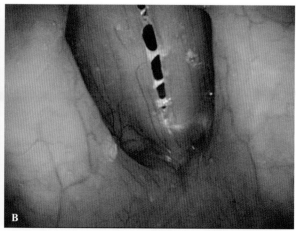

▲ 图 8-6　**A.** 与胃酸反流有关的杓间区增厚和声门下肿胀（蓝箭），覆盖杓状软骨上表面的黏膜红斑（绿箭）；**B.** 不同的患者在发音时有相同的症状，可见大量的炎性黏稠黏液积聚

治疗的有效性，尽管只有个案报道支持。

（六）可能影响喉部的全身性药物

患者因其他原因服用的药物，如抗抑郁药、减充血药、抗高血压药和利尿药，会使正常分泌物变干和黏稠，从而降低其对声带的保护及润滑作用，并使声带黏膜更容易发生良性疾病。临床医生应该在服药期间询问这些药物的使用史。

四、嗓音疗法

由言语病理学家进行的治疗通常适用于良性声带黏膜疾病患者，因这种疾病与声音过度使用、滥用或误用有关。尤其是声带小结，科学用声和正确发声，声带小结可以消退、减轻或至少保持稳定。然而在某些情况下，治疗成功的标准是获得了更良好的声音、没有声音嘶哑，或者即使现在的声音仍然有些沙，但无加重。在其他情况下，治疗成功是需要解决所有对声音有影响的问题。如果选择手术是基于黏膜异常保守治疗不能完全治愈，并且患者认为剩余的症状和嗓音功能异常是不可接受，那么语音治疗可以对患者的外科手术过程起到辅助治疗作用，语音治疗将优化患者的外科手术效果，并降低术后复发的风险。

在评估过程中，言语病理学家收集可能对声音产生不利影响的行为信息，并制订方法消除

有害行为。具备语音治疗资格的言语病理学家还能够模拟并指导发声和唱歌方法，以使医患双方清楚地了解嗓音功能障碍的类型和程度。他同时，需要评估说话和唱歌时用声的技巧和适用性。根据第二部分评估的结果，言语病理学家可帮助患者优化声强、均衡音调、配准、共鸣、整体质量、整体和声带形态位置及呼吸支持，以产生声音。对于歌手来说，声乐老师在这个过程中扮演着非常重要的角色，特别是在歌唱的发声方面。

最后，在这个技术时代，嗓音临床医生越来越多地使用声学分析、肺活量测量来检测呼吸的充分性、频率、响度测量、喉气流率，以及各种条件下的测量来记录声音输出的各个方面。语音病理学家可使用设备进行生理反馈（例如，使用可视电子频率读数来改善不能辨别音高患者的平均语音音调）。对于室带发音和顽固性功能性发音障碍，视频内镜检查也可以转化为有效的生理反馈工具 [11, 18]。

五、外科手术

一些病变保守治疗是不可逆的，需要通过手术。声带显微手术应进行适当疗程的嗓音功能训练。需进行个性化治疗，在诊断后，通常需要每隔16周采用声带功能电池和频闪喉镜检查。如果依从性好的患者在两次或两次以上的连续检查

后没有改善，并且仍然对嗓音功能不满意，可以考虑手术。诊断的准确性、手术方法的掌握和操作的精准性，以及患者对嗓音训练的依从性保证了手术的良好效果。

尽管治疗每种疾病的具体技术各不相同，但确保所有良性声带黏膜疾病的喉显微外科手术成功的基本要求是相同的。了解声带微结构和振动力学（见前面的讨论）是一个先决条件，术前和术后的频闪喉镜检查评估很有必要，以便患者和外科医生共同查看结果。

手术的第一个原则是使用显微镜，而不是用肉眼直接进行手术，要求医生具备极高的技术精度，以尽量减少对黏膜的损伤。因为这类疾病是局限于黏膜和 Reinke 间隙的良性病变，所以癌症的手术切缘概念不适用。每一个病例都应认识到，声带黏膜的过度去除或不精确的手术操作可能导致病变复发或术后与声带粘连形成黏膜瘢痕，进而导致严重的嗓音功能异常。

喉显微外科器械包括喉镜、显微喉钳、剪刀、解剖刀和剪刀。目前可用的器械很多，Kleinsasser[2] 认为一个相对简单的装置足以满足一个经验丰富的外科医生（图 8-7）。

CO_2 激光已经成为外科医生的重要设备，许多人探讨过它在良性喉疾病中的应用。激光的组织效应取决于光斑大小、焦点、功率、光束激活持续时间、波形模式（脉冲与连续），最重要的是取决于手术精度。显微解剖可能比激光技术更安全，前提是外科医生同时精通这两种

技术。光斑尺寸减小允许精度提高，Norris 和 Mullarky[19]，比较了连续模式 CO_2 激光与冷刀切割猪皮肤，结果显示短期内激光切割后在再上皮化速度方面具有优势；长期观察并没有发现愈合方面的差异。尽管在他们的报道中没有提到这一事实，然而，这些研究者的组织切片清楚地显示，与手术刀相比，激光在上皮层下的组织破坏区域更广。Duncavage 和 Toohill[20] 比较了传统剥离和 CO_2 激光对黏膜汽化后狗声带的愈合反应。他们得出结论，与单用杯钳相比，激光技术在愈合之前，烧焦碎片显著的上皮下纤维化会导致更为严重的水肿和巨细胞反应。对激光的功率、焦点和照射模式的调整可以减少激光的热损伤、烧焦和其他不利影响。

上述研究始于 CO_2 激光使用的早期。微珠 CO_2 激光器似乎可以减少这些缺点[21, 22]，Geyer 和他的同事[23] 报道了 235 名患者，CO_2 激光治疗取得了良好的效果。然而，系统功能结果比较，包括发声能力和视频频闪检查。在一项包括 1000 名歌手和两或三倍数量的非歌手的研究中，激光和非激光方法，结果显示似乎外科手术方法和技巧比使用的具体工具对治疗效果更为重要。

音质和发声能力在术后能够获得良好或极好的改善；然而，患者应在手术前就需要知晓手术导致嗓音功能障碍的风险因素：对于小结，可以说"这项手术通常将声音恢复到'原始声音状态'，但有一个小的损伤。你的声音有很大的改善，但

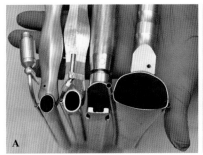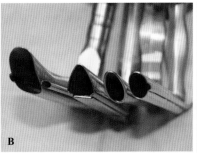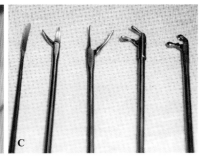

▲ 图 8-7 A. Jackson、Hollinger、Zetels 和 Bouchayer 手术喉镜的观察端（从左到右）；B. 这些喉镜的远端按相反顺序显示 Bouchayer、Zeitels、Hollinger 和 Jackson。每个支撑喉镜都有它的优点，这套设备几乎可以应对从困难气道到肿瘤切除的所有艰巨任务。C. 对于经验丰富的喉显微外科医生而言，一套简单的显微外科器械就足够了。从左到右依次是剥离子（例如，用于囊肿）、剪刀、鳄鱼钳、微环（心形）钳和杯状钳

不是完全正常，手术后声音变差的风险很小，很罕见"。相比之下，对黏膜变薄的双侧声带沟患者说"我希望你的声音能有轻微的改善，但要达到这一点需要几个月的时间。你的声音改善有可能不会变好，而且可能会变差"。经验丰富的外科医生会用解剖技术而不是微创技术，加上术前和术后的频闪喉镜检查作为他的"老师"，在一般情况下，问题不在于使声音变差，而在于能让患者的说话和唱歌能力正常吗？如果不能，我能帮患者恢复到什么程度？Cornut 和 Bouchayer[24]在 101 名歌手中的 24 次手术经验和 Bastian 在同一人群中的[25]的 25 次手术经验为喉显微外科手术在恢复声音能力和消除或缓解异常方面发挥了作用。最近，在 47 名患有各种良性黏膜病变的患者中，van Dinther 和他的同事[26]总结道："声带手术后，声音质量和噪音障碍明显改善。"

六、各种良性声带黏膜疾病

（一）声带小结

结节一词为已证实的慢性病变。短期或急性黏膜肿胀，在简单的声音休息和保守治疗后迅速消失的结节排除在外[11, 25]。

1. 流行病学

声带小结最常见于过度发声的男性和女性（即，在 7 分说话量表中，评分为分 6 或 7 分）。与职业需求相比，健谈型性格与小结的发生更相关，除非是职业要求非常严格（例如，摇滚歌手、股票交易员）。相比之下，腭裂儿童声带小结高发，这可能是由于他们对腭裂咽功能不全的发声代偿所致。

2. 病理生理学与病理学

声带前 2/3（膜部）参与振动，声带后 1/3 是杓状软骨部。振动太强或太长会导致局部血管充血，声带中部振动的剪切力和碰撞力最大，造成黏膜水肿。滥用或过度使用导致黏膜下水肿，从而导致黏膜下肿胀，将其称之为早期小结并不准确。长期嗓音滥用声音会形成潜在间质玻璃样变性，在某些情况下还会导致被覆上皮的增厚。这一病理生理现象解释了大多数急性非出血性肿胀的可逆性。慢性声带结节消退缓慢、不完全消退

或不消退。无论是急性水肿还是慢性结节，都是由黏膜游离缘增厚，以及由结节引起的声门不完全闭合导致的一系列声带症状。

3. 诊断

病史：患有声带结节的患儿通常被父母描述为"大声喊叫"。成年患者，几乎总是在健谈量表上把自己评价为 6 或 7（前面讨论过），描述慢性或急性声音嘶哑的反复发作。有时，最初的发作与上呼吸道感染或急性喉炎有关，之后声音嘶哑没有完全消失，导致患者错误地将声音问题归因于感染，忽略了更多与小结相关的持续行为因素。患有慢性声带小结的歌手通常日常讲话不受影响，除非结节增大明显影响声音。声带小结（包括非常小的声带小结）的特征性症状如下。

- 失去用柔和力量发高音的能力。
- 起声延迟，尤其是高音、轻柔的歌唱。
- 呼吸加深加快（漏气）、粗糙和嘶哑。
- 讲话持久度降低（"我的声音很容易变得沙哑"）。
- 感觉到越来越费力地唱歌。
- 需要更长的时间进行准备工作。
- 对歌手的声乐训练水平而言，声乐能力的日常变化大于预期。

声能电池：中度到重度声带小结患者的音质通常低于预期，可表现为沙哑、气息声或刺耳。轻度到中度声带肿胀的患者通常说话声音听起来正常。与唱歌声音相比，说话声音是黏膜异常的不敏感指标。在轻微声带肿胀的患者（通常只有歌手才会因轻度黏膜紊乱而就医），只有在高频、低强度发声状态下进行检测时声带肿胀的声音异常才能被激发出来，嗓音功能异常（例如延迟起声、起声前漏气、重音和无法在轻柔模式下发高音）才变得明显[12]。在高频时，可能会发生短片段的振动；换句话说，结节位置无法振动，在其前面和（或）后面的黏膜的短片段发生振动。

许多声带小结患者接受间接喉镜检查后被告知声带正常，或者被给予非特异性的诊断，如"喉部易感症"。通过特定的发声任务发现声带肿胀并且借助视频频闪喉镜检查（见图 8-3 至图8-5）确保喉科医生不漏诊最细微的声带病变。

诊断微小结节的能力对专业用嗓者来说是至关重要的，因为如果漏诊声带小结对他们将造成严重后果。

喉部检查：声带小结的大小、外形、对称性和颜色会有所不同，这取决于结节存在的时间、最近用声量以及嗓音滥用后黏膜反应的个体间差异。此外，结节大小及对发声能力的影响存在一定的变异性。结节不会单侧发生的，双侧大小并不一定对称。区分声带小结和囊肿很重要，因为治疗是不同的。小结外观与嗓音治疗可逆性不完全相关，应在高频发音状态（500~1000Hz）下检查喉部，以观察微小到小的声带肿胀，这类改变在低频发声时不易被察觉。

4. 治疗

药物治疗：应通过良好的水合作用确保声带润滑。当出现过敏和反流时，也应该治疗。

行为的治疗：声带小结是由于过度用声引起的，因此最初的治疗以语言（声音）疗法为主。通常，如患者不是职业歌手，结节和其他明显的症状会恶化。然而，最娴熟的行为（声音）治疗有时无法完全治愈已经存在数月至数年的结节。通过对声带损伤诊断敏感性高的歌唱任务进行损伤评估，而不是根据肿胀的大小来判断，通常更有助于决定是否需要手术切除[11,25]。

手术：无论大小，当声带小结持续存在，并且在保守治疗至少3个月后，患者自我评估嗓音障碍不可逆时，手术切除成为一种选择。一些作者更喜欢使用微激光技术精确地切除（图8-8）；不管怎样，剥离在声带小结手术中不被接受。声休持续时间目前仍有争议的，一些医生喜欢相对较短的声休时间。在作者的实践中，要求患者4d内不说话，叹息训练在手术后1d开始。从第4天开始，在言语病理学家的监督下，患者在4周内逐渐发声到完全正常使用声音。如表8-1所述，早期恢复非挤压式发音可促进声带动态愈合。即使是在歌手身上，精确手术的结果通常也非常好。在对大约160名接受手术治疗的歌手的研究中，Cornut和Bouchayer[24]认为，"只要在大多数情况下遵循某些治疗原则，喉部显微外科手术就能使歌唱嗓音恢复其全部

功能"。

（二）毛细血管扩张

1. 流行病学

毛细血管扩张最常见于过度发声者（图8-9和图8-10）。女性较为多见，一些作家推测与雌激素的作用有关。

2. 病理生理学与病理学

反复振动微创伤可导致毛细血管生成异常扩张，使黏膜的脆性增加，易使其造成进一步的振动创伤。当出现毛细血管扩张时，黏膜肿胀在扩张明显侧更大。毛细血管扩张容易导致以下一种或多种情况：黏膜肿胀的易感性增加（声音耐力降低）、小的声带出血发生率升高和出血性息肉的形成。

3. 诊断

病史：毛细血管扩张最常见于女歌手，她们主诉为相对短的歌唱时间后，声音有点嘶哑（声带/黏膜耐力降低）。当同时出现黏膜肿胀，以及其他症状会使人想到声带结节的症状延迟起声；柔声发高音能力丧失；发音用力也应引起注意。毛细血管扩张的歌手可能有过一次或多次急性声带出血，这可能促成了患者的首次就诊，只有在瘀血消退后，才能辨别出毛细血管扩张。

声能电池：没有黏膜肿胀，毛细血管扩张患者的发声能力可能完全正常。肿胀时，嗓音功能正常可能与声带小结节患者的表现相似。如果黏膜出血是最近发生的，说话和唱歌声音可能非常严重嘶哑。

喉部检查：毛细血管扩张可能表现为毛细血管长襻从前到后的异常扩张，从前到后扩张（见图8-9和图8-10）。然而，也可以看到异常扩张的毛细血管群。血管自任克间隙到黏膜表面后又反折至黏膜下的情况偶有发生，此时血管并不可见。最后，扩张的毛细血管汇合或变得足够大，此时表现类似慢性出血，这种病变可以称为毛细血管窦。

4. 治疗

内科治疗：如果临床允许，应停止使用具有抗凝血作用的药物，如阿司匹林和非甾体抗炎药

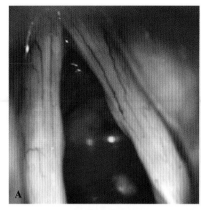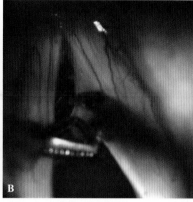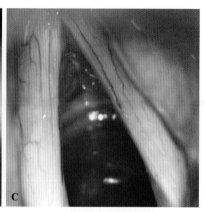

▲ 图 8-8 一位专业音乐剧演员的手术，2 年间她经历了与广基声带息肉相关的嗓音症状和发音的局限性

A. 保守治疗数月后，建议手术治疗。并不是所有的广基息肉都可以通过保守治疗来逆转。B. 用 Bouchayer 镊子抓住息肉表面并向内拉开，用剪刀切除。因此，声带息肉是在非常浅的平面上被切除，这样可以最大限度地减少残留和复发，避免下层的声韧带产生瘢痕的风险。C. 声带息肉切除术后。患者的发音明显恢复正常，术后频闪喉镜检查未发现瘢痕。扩张的毛细血管易致声带息肉复发，可用点状激光进行烧灼

表 8-1 声带显微外科术后发声指南

术后时间 *	声音评分 †	声 音
1～4d	无	轻轻打哈欠或叹气大约 30s，每天 6 ～ 8 次 ‡
2 周（从第 5 天开始）	3	发声训练 5min，每日 2 次（自术后第一次检查后）
3 周	4	相同的训练 10min，每日 2 次 §
4 周	5	相同的训练 15min，每日 2 次（自第二次术后复查后）§
5 周	4～5	相同的训练 20min，每日 2 次 §
6～8 周	4～5	相同的训练 20min，每日 3 次 ¶

*. 在第四次复查后，认为已恢复

†. 根据 7 分健谈量表，1 分是不健谈的，4 分是一般的，7 分是非常健谈的

‡. 发出的声音，即使只是耳语声或者声音很沙哑

§. 强调发声轻松、清晰和灵活。在每次练习中，所有的音域都应该练习，缓慢的持续发高音。一般来说，练习以一个充满活力的中音为主，偶尔发中高音

¶. 与前面脚注相同，增加音域范围和持续时间

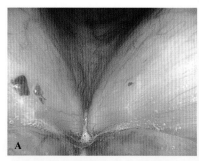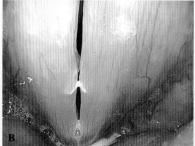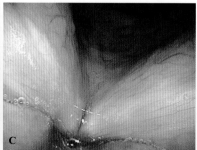

▲ 图 8-9 A. 普通光源下的呼吸相。这就是所谓的"毛细血管窦"；B. 同一例患者在普通光源时显示出声带游离缘轻度突起；C. 手术消融后病情好转，声音恢复正常

等。这些药物虽然不会增加出血的发生率，但一旦发生淤血，其严重程度会逐渐增加。此外，当毛细血管扩张时，会促进酸反流对黏膜的损伤，因此，对酸反流的管理尤为重要。

行为治疗：许多毛细血管扩张症患者音量过大，因此提倡改变发声行为习惯。尤其是，要告诫患者避免突然、暴力用声。每段嗓音练习课程的语音使用时间也应缩短（例如，每天3次，原本每次1h的课程，改为20min）。

手术：如果患者在药物治疗和行为治疗后认为嗓音障碍（例如声带持久度下降）改善不理想，喉显微手术是一个很好的选择[25,27]。术中将扩张的毛细血管凝固，每隔几毫米中断一次血流（见图8-10）。当然，也不是所有可见的血管扩张都该被切除；手术结束即刻，甚至术后第一次复诊时仍然可见的扩张，通常在几周内是可以恢复的。如果扩张毛细血管伴发声带黏膜水肿，单独处理毛细血管可使水肿消退。

（三）声带出血和单侧（出血性）声带息肉

1. 流行病学

声带出血（图8-11）和单侧出血性声带息肉在男性中更为常见，特别是那些从事需要不断过度用声的职业或在嘈杂环境中工作的人。意外的是，很少有患者有阿司匹林或其他抗凝药的使用史。

2. 病理生理学与病理学

在暴力用声时作用于黏膜内毛细血管的剪切力会导致毛细血管破裂，毛细血管扩张者更易破裂。浅表毛细血管破裂可导致薄的、广泛弥漫的浅表瘀伤，没有声带边缘凸起。该类型的出血对黏膜振动影响不大。淤血可在2周内完全愈合。相比之下，血液从较深的毛细血管渗出可能会导致局部血肿，类似于血疱。该类型的出血改变了游离缘形态，频闪喉镜下可见黏膜僵硬。它会导致严重且持久的声音嘶哑，可能是出血性息肉的前兆。在这种情况下，显微镜检查将显示发现间质内血管相对丰富和部分区域玻璃样变性，有蒂的息肉尽管是单侧且非出血性也可被视为出血性息肉的终末期。

3. 诊断

病史：有暴力用声过程中突然出现声音嘶哑的病史，如在聚会或体育赛事中，甚至在大声打喷嚏之后，在声带出血和单侧出血性声带息肉患者中是典型的病史，但不普遍。

声能电池：发声能力因息肉的大小、病史、肿胀和是否有蒂而异。有些患者除了间歇性细微的嗓音功能异常外，说话的声音听起来都很正常。其他患者讲话嗓音正常，但假声发声受损或消失。一些患者还表现出慢性嗓音沙哑。

喉部检查：喉部检查显示，息肉对侧声带可有

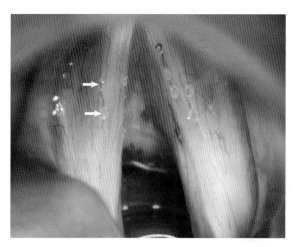

▲ 图 8-10 扩张的毛细血管不需要全部切除，而是沿着毛细血管进行点状烧灼（箭）使其停止流动。3周内，毛细血管"段"消失

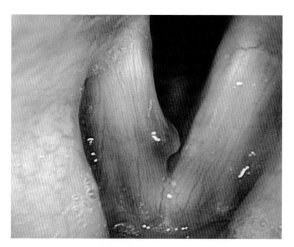

▲ 图 8-11 右侧声带出血性息肉。首先注意息肉的外观。有明显因为碰撞损伤产生出血。估计碰撞损伤发生于2周前，因为声带的上表面呈黄色

接触反应——如果是发声过度者，则显示为增生性结节。对于慢性发声过多者，出血性息肉是指在慢性结节的基础上合并急性损伤。出血性息肉通常比典型的结节大得多，在早期可能表现为暗红色并充满血液。根据黏膜下出血发生的时间，随着病情阶段延续，声带颜色会发生变化。长期存在的出血性息肉血管会消失，并转变成有蒂息肉，随着吸气和呼气上、下活动。在发声过程中，有蒂息肉可向上移位到声带上表面，对发音几乎没有干扰。

4. 治疗

内科治疗：如果病情允许，应该停止服用抗凝药物（阿司匹林、非甾体抗炎药、华法林）。因为酸反流会增加充血，使正常和异常的毛细血管扩张，所以应该控制酸反流。

行为治疗：适合进行短疗程的嗓音疗法，主要用于指导患者科学用声。早期小出血性息肉经过数月的保守治疗可完全消失。但通常情况下，需要手术切除才能使声带恢复正常形态和振动功能，并使声音恢复正常。

外科手术：对于新近发生的血疱样的出血，通过小切口进行引流是恰当的手术方法，最好的转归是经过相当长的时间血肿吸收，另外一种转归（更有可能）是进展为慢性出血性息肉。在显微手术清除血肿后，应该注意探查 Reinke 间隙内的大毛细血管，尽管可能需要稍深一点的凝血才能达到毛细血管的水平也应该将这类血管切断。长期存在的息肉，无论是出血性的还是晚期苍白的息肉，都应该在凝血完成后将息肉沿表面切除。仔细精准的手术是可以使嗓音功能完全恢复的（图 8-12 和图 8-13）。

（四）声带囊肿

1. 流行病学

最常见的流行病学发现是用声过度使用史，这对于表皮囊肿来说是常见的，但对于黏液潴留型声带囊肿来说不是必须诱因。

2. 病理生理学与病理学

组织学上，声带囊肿分为黏液潴留或表皮样

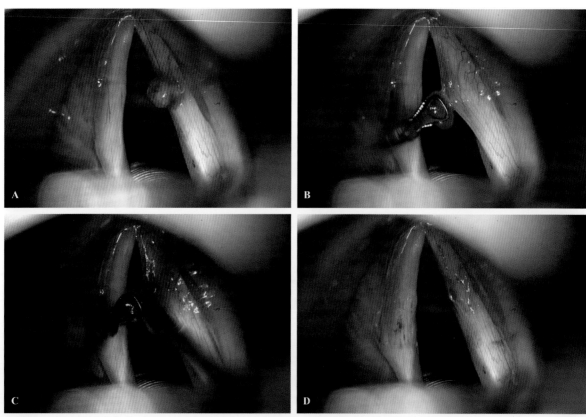

▲ 图 8-12　**A.** 出血性息肉（右）；**B.** 用朝右心形钳夹持息肉，可见黏膜柔韧且带蒂；**C.** 偏左剪刀在根部切除；**D.** 残留微小的伤口。这个患者的声音已完全正常，包括高音

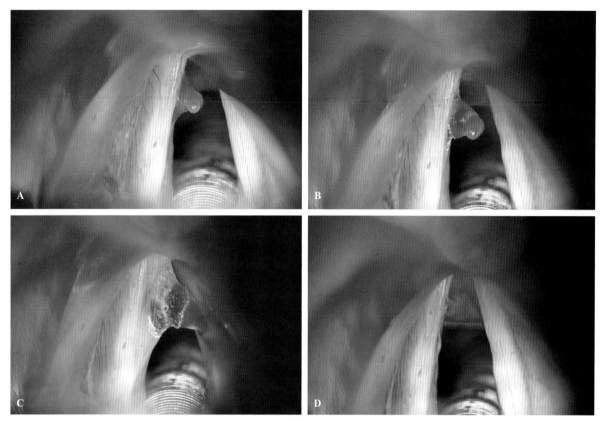

▲ 图 8-13　**A.** 出血性息肉（左），基底较广，不带蒂；**B.** 沿基底目前向后部切除息肉；**C.** 激光剥离术是针对出血性息肉，可保留较多的声带黏膜；**D.** 切除后的创面。保留 Reinke 间隙部分（固有层浅层），保护声韧带，才能使高音区声带振动能力正常

囊肿（图 8-14 至图 8-17）。黏液潴留囊肿（导管囊肿，图 8-15 和图 8-17）是当黏液腺的导管堵塞并腺体分泌物潴留而形成；表皮样囊肿（图 8-14 和图 8-16）含有积聚的角蛋白[28-31]。目前其形成有两种理论，表皮囊肿是由先天残留于上皮下的上皮细胞巢造成，或者是发音创伤黏膜愈合后上皮的过多堆积所致。囊肿可能会自发破裂。如果开口相对较小，部分表皮碎片残留，并可形成开放的囊肿（图 8-16）；如果开口和囊肿一样大，产生的空袋就会成为声带沟(图 8-18 和图 8-19)。

3. 诊断

病史：表皮样囊肿患者与声带小结患者有许多相似症状和病因，但是黏液潴留囊肿可以自发出现，与发声的数量或方式无关。

发声能力电池：发声能力的异常类似于声带小结患者。表皮样囊肿患者在高音区出现复音，表现为突然发生的不可逆的嗓音功能障碍，并且

逐渐加重，这与声带息肉更加缓慢的起病和发展过程不一样。黏液潴留型囊肿引起的嗓音障碍通常比囊肿外观体征预期引起的嗓音障碍症状轻；表皮样囊肿引起的嗓音障碍通常比预期要重。

喉部检查：黏液潴留囊肿通常起源于声带游离缘黏膜下，有明显的声带内侧突起。因此，这类囊肿有时会被误诊为小结或息肉。表皮样囊肿很少从声带表面突出，比较小的囊肿更难诊断。没有经验的临床医生可能会误认为是小结。开放性声带囊肿，圆形囊肿形态不明显，声带表面呈斑点样改变（图 8-16）。频闪喉镜检查可见随着发声基频的升高，囊肿表面及其周围黏膜的黏膜波消失。即便如此，一些患者也只能在显微喉镜检查时才能确诊。

4. 治疗

一般的支持治疗：如水化作用和如存在反流即需要抗反流治疗，以上处理可缓解症状，但不

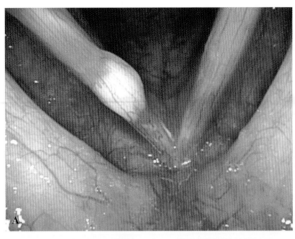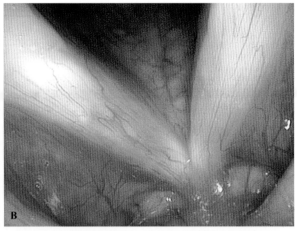

▲ 图 8-14 A. 表皮样囊肿（右）。白色的黏膜下囊肿位于声带的上表面，游离缘隆起；B. 黏膜下囊肿剥离切除术后。部分病例由于不能拉出游离缘黏膜（即囊肿表面延伸不出多余的黏膜），可于声带上表面切开，剥离囊肿，所以术后声带游离缘肿胀。在这种情况下，游离缘整齐，声带黏膜波增强，但高音时异常。总体整体音质明显提高

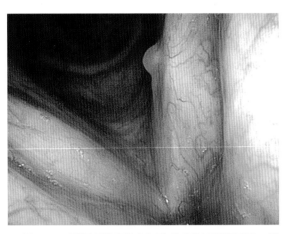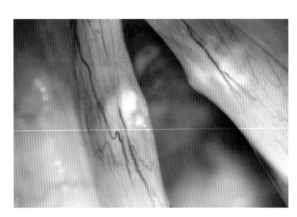

▲ 图 8-15 早期声带癌激光切除术后黏液潴留囊肿。需注意毛细血管的走行，这是典型的切除较厚黏膜后的改变。小的突起病变可能被误认为是息肉。实际上是在黏膜再生的过程中，声带游离边缘黏膜下小黏液腺堵塞造成的。此患者性格安静且讲话量少，故不考虑病变为声带息肉。需注意，病变位于最大接触点即振动损伤会发生息肉的位置。该患者音质很好

▲ 图 8-16 双侧有开放型囊肿。由于开口较小，部分角蛋白排出，外观呈斑片状

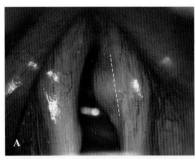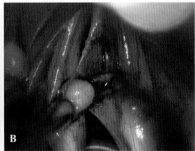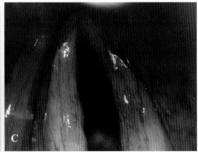

▲ 图 8-17 A. 声带黏液潴留型囊肿（右）。黏膜下淡黄色的圆形囊肿，导致患者重度声嘶。于虚线处做切口分离黏膜。B. 用左弯剪刀将囊肿从底部的粘连中剥离；C. 囊肿切除后。复查时，患者的声音听起来基本正常，有可能在高音区受限

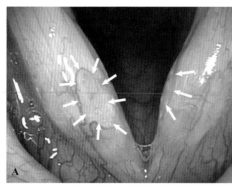
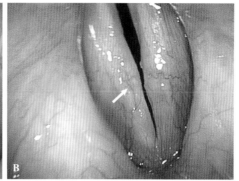

▲ 图 8-18 **A.** 正常光源下声带沟，显示右侧声带沟内颗粒样的沉积物。右声带沟周围可见毛细血管环（箭），但声带沟内未见明显血管增生。**B.** 为同一患者在术后的右侧声带。需注意术前没有的增生毛细血管，尤其是箭处。现在明显为一连续的黏膜层。声音有了很大的改善，但仍是不正常的，因为术后黏膜僵硬是不可避免的

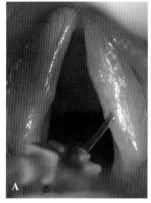
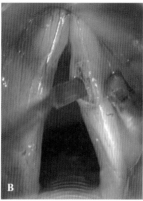
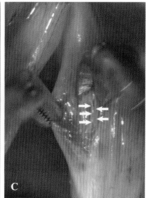
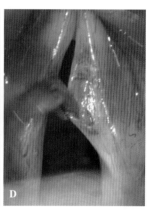

▲ 图 8-19 声带沟

A. 首先，用利多卡因 / 肾上腺素打入黏膜下，使黏膜扩张，与黏膜下组织分离。从针头进入点可看到声带沟周围黏膜隆起。B. 在声带沟外缘做了一个椭圆形切口；C. 朝右的鳄鱼夹夹取内侧黏膜。箭头所指处为沟的开口。分离声带沟前侧与下部的黏膜。D. 当声带沟切除后，将保留的黏膜复位。该患者声音有望得到改善，偶尔可发正常的高音

能解决问题。

行为治疗：嗓音功能训练疗法更适合于表皮囊肿患者，除了在术前准备过程中的指导外，黏液潴留型囊肿患者通常不需要进行嗓音治疗。因为表皮样囊肿的患者才有用声过度史。

当然，对于存在用声过度史的黏液潴留囊肿患者，也需要嗓音训练（嗓音）治疗，其目的不是为了解决需要手术干预的病变，而是为了避免因声带过度振动引起的其他病变。

手术：患者如果有较大的黏液潴留囊肿，并且没有声音滥用史，可以立即进行手术。如果囊肿表浅呈半透明样，可以像切除息肉一样将囊肿及表面覆盖的小片黏膜完整切除，因为囊肿的壁很薄，几乎不可能自黏膜剥离。经过该手术方

法，黏膜振动仍将是正常的。更典型的黏液潴留囊肿如下段所述，通过解剖剥离去除，保留覆盖在表面的黏膜。

在声带上表面做浅的小切口，仔细解剖囊肿。为了避免除切口外的任何黏膜损伤，外科医生需要分离声带黏膜与囊壁（图 8-17）。对侧声带应该仔细检查，因为可能会有更隐蔽的囊肿或沟。声带术后嗓音并不能像声带小结和息肉一样好，但是会有相当大的改善，部分患者能够获得满意的疗效。患者还应该知道，术后的恢复期（几个月而不是几周）或息肉时间更长。Bouchayer 及其同事[30] 报道了 148 名接受囊肿、沟或黏膜桥（与声带小结和息肉相比，非常棘手的外科问题）治疗的患者，其中 10% 的患者总

体效果非常好，42% 的患者效果良好，41% 的患者效果一般，5% 的患者结果较差。言语病理学家或歌唱老师的后续支持性嗓音治疗有助于发声康复。恢复正常讲话或训练应该在手术后几天内进行，避免出现黏膜粘连和僵硬可能。

（五）声带沟

1. 流行病学

虽然有些学者认为声带沟是先天性的，但声带沟多发于过量用嗓者（图 8-18 和图 8-19）。

2. 病理生理学和病理学

Bouchayer 和他的同事[30] 回顾性分析了声带沟后天性或先天性的理论。他们将声带沟描述为一个上皮内衬袋，其侧缘平行于声带的游离缘，并提出声带沟原为表皮样囊肿，当囊肿排空后留下排空的囊袋形成了声带沟。实际上，黏膜桥是单个囊肿上下开口形成两个平行的声带沟（图 8-20）。声带沟引起的主要临床表现与声带瘢痕相同：黏膜僵硬，黏膜波减弱，导致发音障碍[32]。

3. 诊断

病史：声带沟的患者多有过度用嗓史，并长期声嘶。

发声能力电池：典型症状是声音嘶哑明显。高音受限，明显的双音。与声带囊肿相同，声音嘶哑和失音之间的过渡可能是突然发生。

喉部检查：早期喉部检查很少能发现声音异常或歌唱能力下降的原因。检查时见由于用声过度导致的声带游离缘肿胀。频闪喉镜检查显示声带黏膜波减弱。声带黏膜波在低频时可振动，在高频时，黏膜中份黏膜波消失，前后份可出现轻度的黏膜振动。

4. 治疗

内科治疗：声带沟的药物治疗可有一定缓解，但它不能解决问题，因为这是结构异常所致。

行为治疗：如该患者是因过度用声导致声带沟，需在术前给予嗓音功能训练。因为声带囊肿患者最初行嗓音功能训练的目的是保守治疗或为手术做准备；药物或行为治疗无法使黏膜恢复

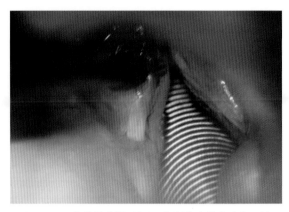

▲ 图 8-20　声带黏膜桥（左）。如果表皮样囊肿有两处开口，并与声带游离缘平行，两开口之间的黏膜就会成为一个桥。钳子自上（外侧）开口进入由下（内侧）开口出

正常。

外科手术：从技术上讲，声带沟手术难度较大，而且与声带息肉手术相比，切除声带沟会对声带黏膜影响相当大；Bouchayer 和同事[30] 描述了声带沟手术方法（图 8-21），包括声带注射使声带沟变浅，或者将声带沟粘连处黏膜进行分离。通过对声带沟游离缘的环切以及切除声带沟基底与声带粘连的部分，对声带黏膜损伤较小。术后恢复不仅取决于高超的手术技巧，同时也取决于黏膜的厚度。厚的、息肉样变的黏膜术后有可能发出正常的声音。对于黏膜非常薄且声带沟广泛地粘连于韧带的患者，其声音通常比术前有所改善，但即使手术很顺利，术后仍出现黏膜僵硬的情况。

（六）双侧弥漫性息肉

1. 流行病学

双侧声带弥漫性息肉（声带任克氏水肿或吸烟者的息肉，图 8-22，图 8-23）导致嗓音功能障碍的患者，足以引起重视并进行喉镜检查，常见于有长期吸烟史、过度用嗓史的中年妇女。

2. 病理生理学

导致其发病的因素有个体易感性，常发生于有风险接触史的人群（例如，使用烟熏炉吸烟者）。如许多学者描述的那样，长期吸烟和过度用嗓会导致声带水肿，血管增生和静脉迂曲[33, 34]。这些情况导致了永久性的弥漫性息肉改

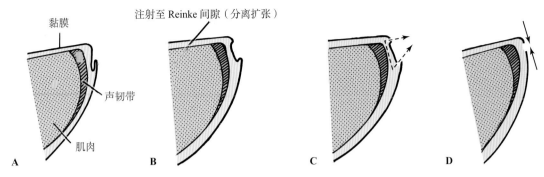

▲ 图 8-21 声带沟切除术的示意图

A. 声带冠状切面显示声带沟；B. 注射 1% 利多卡因和肾上腺素到 Reinke 间隙，使声带沟周围黏膜扩张；C. 沟缘切口，与声韧带进行分离；D. 声带沟切除后

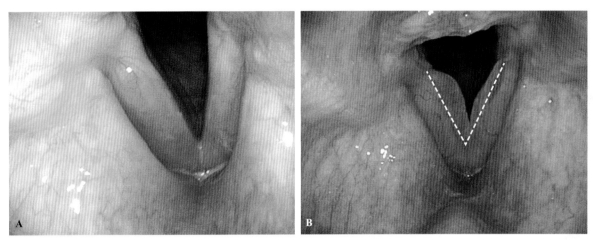

▲ 图 8-22 双侧弥漫性息肉

A. 在普通光源下安静的呼吸相；B. 吸气相诱发（同一患者），显示双侧声带黏膜水肿，右侧大于左侧。如果这些声带是正常的，则虚线表示游离缘的位置和轮廓

变，嗓音障碍程度根据病情有所不同。

3. 诊断

病史：吸烟并且过度用嗓是常见病因。患有该病的女性可能会抱怨在电话中被称为"先生"，或者白天她的声音越来越沙哑。

声能电池：嗓音评估显示音调降低，当患者为女性时，音域偏向男性。高音消失，女性患者可以通过低音区正常发声，如果息肉较大，声音男性化会非常明显。

喉部检查：喉镜检查可见上表面和游离缘的半透明、鱼腹样息肉。吸烟者的较大息肉可能会突然吸入气管引起窒息，可随呼吸上下运动。在严重的情况下，可能会看到呈簇的息肉。吸烟少患者的息肉很容易被忽视，除非患者在吸气时发声，使息肉组织从声带的上表面进入声门区，

游离缘比正常时凸起更明显（图 8-22B）。当发声能力电池显示出歌唱范围的男性化时，检查者需要知道如何激发吸气发声时查找该类型的病变。

4. 治疗

鼓励双侧弥漫性息肉患者戒烟，如怀疑甲状腺功能减退，可进行甲状腺功能检查。无吸烟和过度用嗓史发生弥漫性声带息肉的情况较为罕见，后者往往是主要病因。

行为治疗：可以进行短期嗓音功能训练，找到适合的音域。这些措施就可降低息肉的肿胀，并相应的改善声带功能。

外科治疗：当患者自述声音嘶哑明显时，需要行息肉的显微外科手术。以前常见的切除息肉的方法常导致术后数周的失声，而且术后的声音恢复较

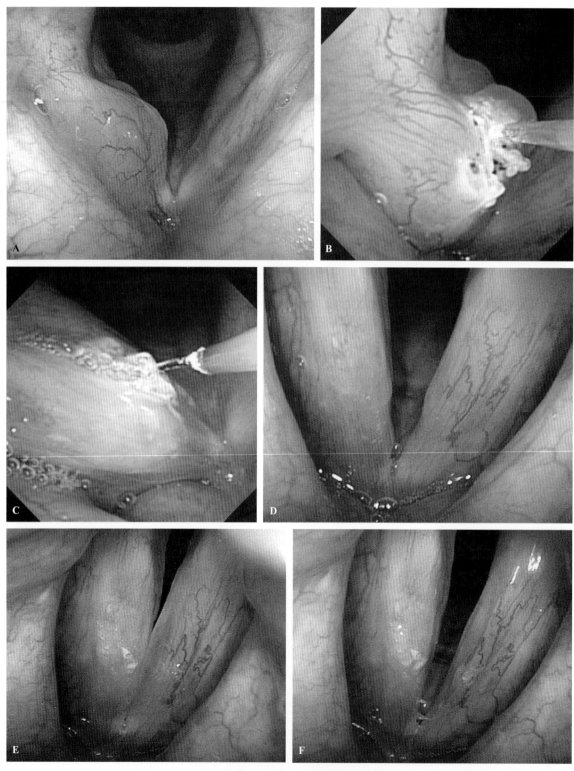

▲ 图 8-23　吸烟患者的息肉手术

A. 喉镜下声带；右声带息肉较左声带明显；B. 首次铥激光手术。注意：需要将多余的组织拉出，与声带韧带分离。C. 术后 6 周，在第二次铥激光治疗期间；D. 手术后 12 周。早期激光后炎症反应仍然明显，但声音明显改善；E. 频闪喉镜发声闭合相；F. 开放相，患者发音后声带开放。注意左侧声带（未手术）Reinke 间隙（半透明）有轻微水肿。术后早期右侧声带低频黏膜波正常，高频黏膜波较差差，高音区沙哑。息肉切除的同时尽量保留黏膜（图8-23）建议10d内恢复正常讲话。即使息肉未完全切除，有轻微的男性化声音，也可以让患者的声音听起来有改善，而不是切除较多的声带黏膜，让患者的声音听起来不真实、费力。

（七）术后发声困难

1. 流行病学

声带手术如果做得不够精细，术中过多的切除声带黏膜或激光切除声带黏膜，可能会导致术后永久性的发声困难（图8-24，图8-25），可能比手术前的声音嘶哑更严重[35, 36]。术后病理组织样本较大，可能含有纤维组织甚至肌肉，这表明手术至声带深层。

2. 病理生理学和病理学

嗓音障碍可能是由于声带瘢痕、黏膜僵硬，或者是由于声带游离缘振动不协调，或者两者都有。瘢痕附着于声带韧带上，这使得声带黏膜不能自声韧带游离发声振动。振动不协调可能是由于切口过大造成的，例如在吸烟者切除息肉时没有保留足够的声带黏膜。除少数特殊情况外，术后发音障碍可通过精准的手术技术和术后早期讲话来避免（表8-1）。

3. 诊断

病史：所有病例均有手术史，但应明确原发病变，是否有过度用嗓史，排除病变复发，而非瘢痕形成。

发声能力电池：声音可以从失声、刺耳的耳语到相对正常的声音，但伴随而来的是歌唱时高音区的受限和双音，以及音域变窄。

喉部检查：喉部频闪喉镜检查对于术后出现嗓音障碍的患者很必要。能够仔细分析病变、不对称区域和黏膜的振动模式，从而明确诊断和确定治疗方案。

4. 治疗

在治疗过程中，应优化与声音有关的一般问题。

行为治疗：如果黏膜僵硬、声带瘢痕和声带缺损过多，治疗上首先需重建语音。声休者应该尽快恢复正常说话。此外，嗓音功能训练应适度，每天2～3次，一次10min，在患者嗓音频率范围内讲话。在重度声音嘶哑的患者训练时使用元音/oo/。如患者为术后声带瘢痕所致音域变窄，要求患者正常发音，通常是高音区训练，诱导向高音区及低音区练习，通过这种方法可以得到显著的改善。然而，即使能够讲话，与正常的声音相比，声音仍然是沙哑的。很难获得适用该方法治疗的证据。然而，声音的改善并不仅仅来自于瘢痕组织的自发性软化，因为在手术或其他造成瘢痕的事件发生后超过1年，患者可以通过语音重构来改善音质。

这种积极的语音重建训练需要向因嗓音滥用导致手术干预的患者进行沟通解释，一位有资质的并且善于运用适当的音域进行有活力的发声练习的言语病理学家，建议应该首先监督进行语音重建练习。一些患者可以独立训练，因为锻炼的时间很短，而且发声方法的总体思路是提高发声技能，而不是滥用尖叫。相反，我们的目标是加强喉部肌肉系统，以补偿因过度使用而受损的黏膜，并鼓励通过"发声按摩"，使声带黏膜放松地振动。

外科手术：可选择二次手术。然而，在二次手术前应该保守观察一段时间（9～12个月），因为声音可能会有所改善，医源性损伤可能在第一次手术后的数月里缓慢好转。第二种方法可以用频闪喉镜检查发现黏膜增厚、黏膜波或游离缘形态缺陷。例如，医源性增生结节（肉芽肿）导致声门闭合不良，首先应该内科治疗使其自行消退。如果它在6个月后仍然存在，可考虑手术。现提倡将胶原蛋白注射到凹陷处[37]，但是，这种方法可能效果不理想。切开并单纯分离粘连处黏膜，同时术后早期恢复发声，可治愈复音或减轻嗓音障碍，有时会达到令人欣喜的程度。然而，应该强调的是，在某些情况下，除了声音重构训练之外，几乎什么也做不了，通过精准的手术来避免这个问题是最理想的。一些权威人士曾写过脂肪注射或甲状软骨成形术。当声门裂存在明显的缝隙，嗓音障碍不单纯是声带黏膜僵硬引起时，理论上有一定的意义，但这些方法仍有待考证。

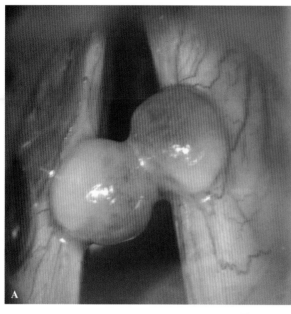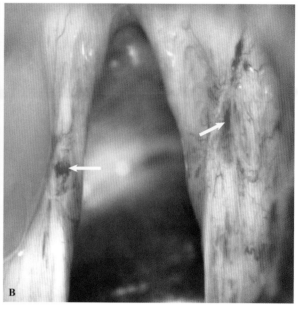

▲ 图 8-24 医源性黏膜瘢痕

该患者因发声困难而接受双侧声带手术，后被诊断为痉挛性发声障碍。据报道，这名患者在术后数周内一直处于失音状态。A. 这张手术照片是在原手术 4.5 个月后拍摄的。肉芽肿有窄蒂，可能最终自发性脱离或退化。注意声带增生的自内向外的毛细血管，这是声带术后的常见现象；B. 肉芽肿切除后的同一患者。肉芽肿的附着点如箭所示。在这张图中，声带向上振动，明显有明显的瘢痕，尤其是在右侧声带

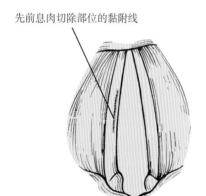

先前息肉切除部位的黏附线

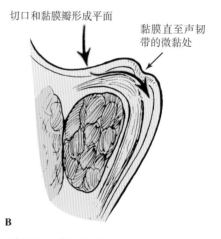

切口和黏膜瓣形成平面

黏膜直至声韧带的微黏处

▲ 图 8-25 声带黏膜下粘连示意图及一种手术方式

A. 手术图像显示为纵向瘢痕；B. 横截面显示了从声带上切除黏膜微粘连的手术方法。这样的患者对发声能力的影响可能不大，但更明显的是消除了像复音这样的变化

（八）接触性溃疡或肉芽肿

1. 流行病学

接触性肉芽肿或溃疡男性多见（图 8-26 和图 8-27）。慢性咳嗽或频繁清嗓，以及在夜间胃酸反流，也会引起接触性溃疡[38]。一些人认为，患有这种病的患者，多有心理压力。

2. 病理生理学和病理学

覆盖于声带突的薄层黏膜和软骨膜的发炎，多是由发声（过度用声）时、慢性咳嗽或频繁清嗓时杓状软骨过度用力（撞击在一起）造成的。同时，胃酸反流增加声门区的炎症，损伤的区域会形成溃疡或肉芽肿。

3. 诊断

病史：临床医生询问是否有咖啡因、酒精的摄入和深夜进食，以及更具体的胃酸反流症状（例如，反酸；晨起时咽痛、口腔酸味；晨起时

声音低沉、沙哑；胃灼热感）。常见的症状包括单侧喉部不适，偶尔伴有同侧耳的牵涉性疼痛。当接触性肉芽组织增大时，可出现声音嘶哑。

发声能力电池：接触性溃疡或肉芽肿患者的说话声音可能是正常的，也可能只是轻度沙哑，表现为讲话的音域改变，常伴音质变差。典型的改变是语音的抑扬顿挫、习惯性咳嗽或频繁清嗓、低而单调的嗓音。

喉部检查：溃疡的区域可见白色的渗出物附着，或分叶型的。在声门闭合的瞬间，可以看到未受累一侧声带突在发声时与分叶肉芽肿的裂隙相吻合（图 8-26B）。红斑通常也很明显，在软骨的内侧面也会出现。成熟的，即将脱落的肉芽肿带蒂，并可随着呼气和吸气而在声带边缘的平面上方（图 8-27A）和下方滑动。

4. 治疗

对无反流症状的患者，也应经验性抗反流治疗。常规钡餐或 pH 值监测的必要性仍存在争议。声带突肉芽肿的脱落常发生在 3～6 个月（图 8-28B 和图 8-27C）。因此，嗓音功能训练在消除清嗓动作、提高语音平均音高等方面的作用是不确定的。

在频闪喉镜检查中，患者坐在椅子上，直接向病灶和病灶周围注射皮质类固醇[13]。有趣的是，这种方法对某些肉芽肿特别有效，但对接触性溃疡却无效。可见病灶变小，症状消失。使用泼尼松龙 150μg，每天口服 3 次，使用 6～8 周。也用于治疗肉芽肿，应避免不良反应的发生。

手术应该是最后选择的手段，不仅因为声带突肉芽肿可自行脱落，也因为溃疡或肉芽肿术后可复发。此外，病变外观典型，几乎不需要进行

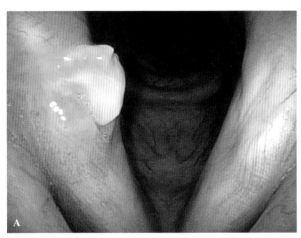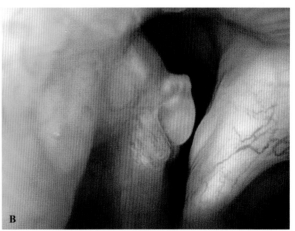

▲ 图 8-26　**A.** 接触性肉芽肿，右声带突处。分双叶及周围炎症反应（红斑）；**B.** 同一个患者，因为声带与声带突肉芽肿接触。左侧杓状软骨的内表面与肉芽肿的两个叶之间相吻合

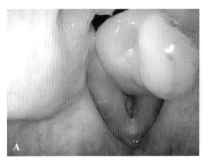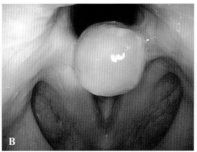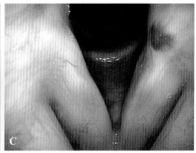

▲ 图 8-27　**A.** 大型分叶性声带突肉芽肿（左），有明显的根蒂，受肉芽肿的分叶的沟影响，声音可能是正常的；**B.** 肉芽肿可以自然消退。几个月后，该患者的声带突肉芽肿部分消退，残留单一的球形带蒂的肉芽肿。**C.** 几个月后，同一个患者，残留的声带突肉芽肿已经基本消退，在其底部留下了基底，将会持续存在几个月

组织学诊断，即可确诊。然而，如果经过几个月严格的治疗后，无炎症反应且带蒂肉芽肿仍然存在并引起相应症状者，则需要考虑手术。手术时应保护好基底或蒂部。

（九）插管性肉芽肿

1. 流行病学

插管性肉芽肿多发生于导致杓状软骨软骨膜损伤的咽喉手术患者，包括急性或慢性插管、硬性支气管镜检查或其他喉部操作的患者（图8-28）。

2. 病理生理和病理学

气管插管后的肉芽肿可能是由于杓状软骨膜的直接磨损，气管插管时咳嗽导致覆盖在其上的黏膜撕裂或声门区长期受压造成坏死，最终产生修复性肉芽肿，其最初可为无蒂或有蒂的较大肉芽肿，但随后几个月可能自行脱落。

3. 诊断

病史：插管性肉芽肿的患者近期喉部有接受直达喉镜检查或插管。

发声能力电池：插管性肉芽肿患者的说话声音可能听起来正常，因为声带的膜部（振动）可不受肉芽肿的影响，发声过程时肉芽肿可能位于声带上方或下方。然而，喉部特征是肉芽肿大小不一，但常呈较大的球形，并有根蒂。肉芽肿可直接附着在声带上，通常是双侧的。在长期插管的病例中，可能因组织缺失导致声门后部关闭不全。在更严重的病例中，可有单侧或双侧杓状软骨固定。有时也可出现环杓关节粘连。

4. 治疗

插管性肉芽肿认为是对损伤修复的过度反应。如果病史和体检结果是明确是最近发生的损伤，可使用几周的抗生素治疗。嗓音功能训练在高度个性化的基础上发挥作用。随着时间的推移和这些措施的使用，插管肉芽肿可自行脱落。然而，如果保守治疗无效，可选择手术或在局部的皮质类固醇注射。在喉镜检查中，建议在切除肉芽肿之前将皮质类固醇注射到肉芽肿底部。尽量缩小手术切口。局部应用丝裂霉素 C 也可以抑制成纤维细胞的增殖，抑制肉芽组织生成。

（十）总结

对良性声带黏膜疾病的认识是重要的，因为对它们本身的了解和认识指出了它们的共性。为了获得准确全面的诊断结果，诊断应仔细询问病史、发声能力激发和喉镜检查。无论是采用内科治疗、语音治疗、手术或综合运用多种方法来治疗患者，干预措施都应与诊断相匹配。

七、囊性疾病

在前联合的末端，正常情况下，喉室有一个小的外翻称为球囊或喉复合物。这个结构是一个盲囊，向上延伸到假声带和甲状软骨之间，即会

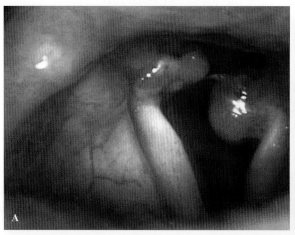
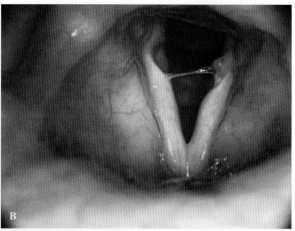

▲ 图 8-28　长期插管后肉芽肿

A. 后连合在拔管后，因气管插管长时间压迫，产生坏死和修复性肉芽肿；B. 同一患者几个月后复查。在没有任何干预，带蒂肉芽肿，自行脱落，留下明显的痕迹

厌根水平的后外侧。球囊内含有许多黏液腺，通过喉室前部的开孔进行排空。在一项对 100 具尸体喉的随机研究中，Broyles[39] 发现正常结构的大小存在显著差异，75% 的长度为 6～8mm，25% 的长度为 10mm 或更长，7% 的长度为 15mm 或更长。这些结构代表着残留的气囊大小，除了通过球囊上的腺体为声带提供润滑之外，它们在人体的其他功能是未知的。有关该解剖结构的回顾，请参见图 8-29A。

（一）囊性疾病的病因：喉囊肿和囊性囊肿

在婴儿中，球囊性疾病似乎是先天性的。然而，个别患者的喉气囊肿病因不明确。一些研究者认为病因是声门压力增加，如小号手、吹玻璃工人和以异常有力的方式。其他人，如 Stell 和 Maran[40] 认为喉囊肿与这些活动之间的关系可能被夸大了，因为文献中描述的患有此种疾病的患者很少有高声门压力的爱好或职业。虽然喉癌作为囊性囊肿的病因并不常见，但是已有研究较为明确的证实，喉癌会导致囊状孔口阻塞[41]。其中一项研究报道了，用激光成功切除声门上癌数月或数年后，囊性囊肿的残余部分消失了。

（二）临床症状

Holinger 及其同事[42] 回顾性研究 46 例喉囊肿或囊性囊肿患者发现，在 41 例囊性囊肿患者，10 例发生于婴儿和儿童，31 例发生在成人。31 例成人中，前端囊性囊肿 22 例，侧端囊性囊

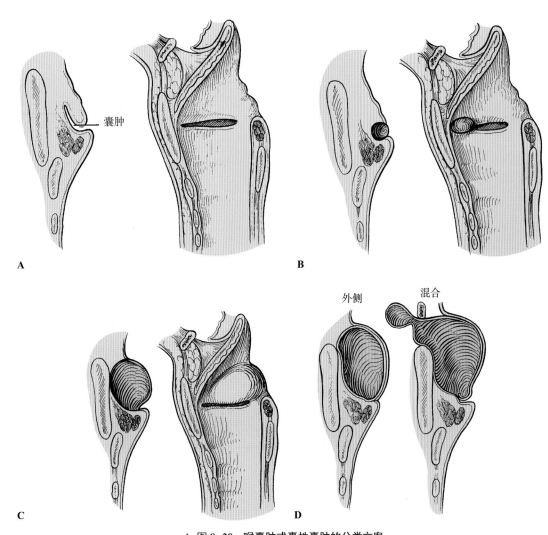

▲ 图 8-29　喉囊肿或囊性囊肿的分类方案
A. 正常的解剖学；B. 喉前囊性囊肿；C. 喉外侧囊性囊肿；D. 喉囊肿类型

肿9例；婴幼儿中，前端囊状囊肿4例，侧端囊性囊肿6例。囊性囊肿常在婴儿期的早期出现，甚至在出生时表现为呼吸窘迫伴吸气性喉喘鸣。婴儿的哭声异常，可能出现发绀和吞咽困难症状。在成人中，声音嘶哑是最常见的，有时同时合并较大的或感染性的侧端囊状囊肿（喉囊肿），可伴有呼吸困难、吞咽困难、疼痛和颈部肿块[42]。

（三）分类

囊性疾病有不同的方式分类（图8-29至图8-33）[42-45]。根据扩张的囊肿内容物分类，可分为以下几类。

- 气体填充：带有未闭球囊孔的喉囊肿（见图8-33）。
- 黏液填充：囊性囊肿，开孔口堵塞（见图8-29至图8-32）。
- 脓性填充：喉脓肿，开孔口阻塞。

第二种分类可根据喉内囊肿解剖的大小和方向，如下所示（另见图8-29至图8-33）。

- 前端囊性囊肿：该囊肿可从前端向喉前庭突出。当囊肿变大时，可能会"向下"挤压声带，导致发音障碍。
- 外侧囊性囊肿或喉囊肿，内生型：此病变倾向于向上和向外形成假会厌和会厌皱襞，有时可由内侧（内中间）隆起，还可自梨状窝内侧壁（向外）隆起，甚至填满

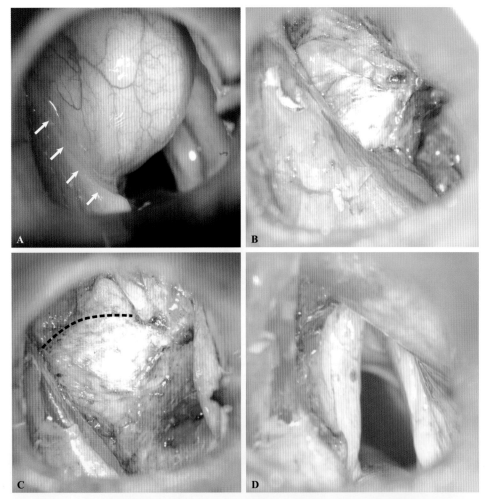

▲ 图 8-30 外侧囊状囊肿在喉室可能不如此图明显，但它的外侧部分甲状软骨顶部被切开

A. 注意假褶皱边界（白箭）；B. 首先切除假褶皱边缘，以便向下解剖到小囊内层；C. 切除后，注意甲状软骨内表面上缘（虚线），喉镜远端朝向颈部内容物外侧；D. 手术结束时声带图

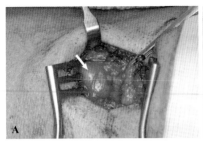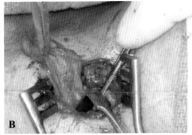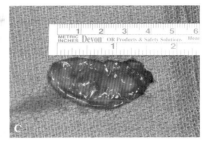

▲ 图 8-31　外侧囊状囊肿

A. 图右侧为上方，位置为下颌，注意囊肿圆顶（白箭）；B. 在分离接近完成时囊肿破裂并溢出内容物；C. 囊肿完全分离

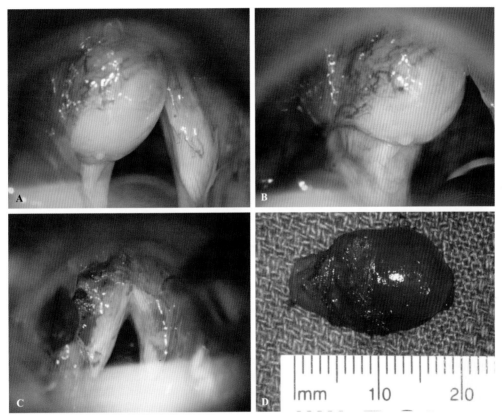

▲ 图 8-32　前囊状囊肿

A. 此囊肿仅出现于喉前庭，未在喉外解剖；B. 镊子缩回以显示真实声带下面；C. 切除后喉镜视野；D. 完整的囊性囊肿

梨状窝内窝壁。

- 外侧囊性囊肿或喉囊肿，内生型 / 外生型：这种变异不仅具备外侧囊肿解剖特征，但也可穿过甲状舌骨膜，在颈部表现为可触摸到的隆起。

（四）诊断

喉囊肿疾病的诊断和分类需要仔细结合病史、对喉和颈部的详细检查和计算机断层扫描来确定内容物（空气和液体）以及囊肿的大小、扩张方向或解剖位置。症状取决于喉部膨出是内部的、外部的还是合并的。常见的症状是声音嘶哑，当发声时声带被向下压或喉前庭在发假声时过早闭合，依次出现发声障碍、吞咽困难、喉痛、打鼾和咳嗽等症状。

对喉囊肿患者的头部和颈部进行检查，发现前端囊性囊肿、假声带和会厌皱襞内的深层黏膜下肿胀，其程度与喉囊肿的大小相对应。如果喉膨出自甲状舌骨膜突出，可在甲状舌骨膜的侧颈

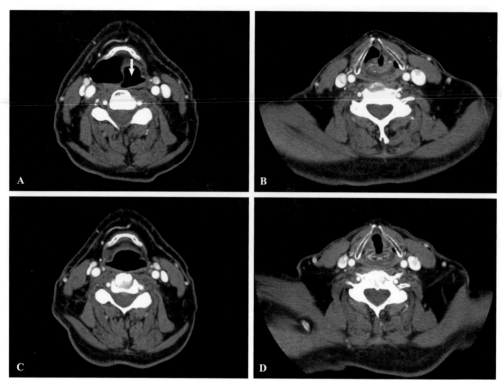

▲ 图 8-33　喉囊肿（囊性囊肿的充气变体）术前和术后的 CT 扫描
A. 术前大的充气囊将会厌（白箭）推至患者左侧；B. 喉室水平，示扩张的小囊开口；C. 术后视图；D. 术后视图

处发现隆起肿块。

（五）治疗

治疗手段以外科手术为主。对于患有先天性外侧囊性囊肿的婴儿，如果其哭声微弱、喘鸣和发绀，应首先通畅气道。随后，通过直达喉镜或内镜下进行囊袋穿刺抽出囊肿内容物，同时或不同时剥离囊肿囊壁。Abramson 和 Zielinski[46] 描述了使用二氧化碳激光切割囊肿和汽化囊壁的方法。关于新生儿喉囊肿和外侧囊性囊肿的报道，Booth 和 Birck[47] 描述了使用简单的杯状钳子将两处病变都切开，然后插管 3d，用插管作为支架维持婴儿气道畅通，5 年随访未发现复发。Frederick[48] 描述内镜下切除内生型喉囊肿。Holinger 和他的同事[42] 在对 10 个婴儿囊性囊肿的报道中描述了直达喉镜下囊液的吸出。他们指出，每个婴儿平均需要 7.5 次治疗，其中 5 个婴儿后来需要内镜下切除囊袋。一名儿童在第 11 次直达喉镜治疗后接受了喉囊肿的外部切除术。这些研究者还描述了 10 名儿童中有 6 名需要气管切开术，平均气管切开持续时

间为 17 个月。根据这一报道，早期完全切除整个囊肿或积极的囊袋封闭可能是一个更好的选择。

DeSanto 和他的同事[43] 报道了 29 例前端囊性囊肿的内镜下囊肿剥离。只有一个患者发生囊肿复发，随后通过喉裂开切除。这些研究人员在两个病例中发现前端囊性囊肿与喉癌有关，另一个发现指出有必要辨别诊断囊性囊肿或喉癌中的喉气囊肿。

Holinger 和同事[42] 对 22 例成人前端囊性囊肿进行了直达喉镜检查和杯形钳内镜下切除。用这种方法无囊肿复发。作者发现，前端囊性囊肿如果是在检查时偶然被发现，并且没有引起症状，就可以进行随访。

对于较大的侧端球囊肿和喉囊肿，文献中存在治疗的争议，主要是内镜下囊袋化与外部切开手术方法[40-50]。直到最近，大多数作者似乎更倾向于用外部手术切开对成人患者的囊肿进行彻底切除，尤其是当存在外生型时（图 8-31）。经颈入路包括通过甲状舌骨膜寻找喉囊肿或囊肿囊袋

的外部部分（颈部表现）。虽然不是作者本人的经验，但也会认为，切除一侧甲状软骨的上部是必要的，以便更容易地进入喉部，然后尽可能靠近囊肿口完整切除。

许多作者提到，在确定手术前，需要仔细地进行内镜检查和多次活检，以检查喉癌是否因为喉癌引起喉囊肿。据报道，可通过喉裂开或显微喉镜技术切除相对少见的喉内小囊肿。许多文献更倾向于颈外入路，但 Hogikyan 和 Bastian[50] 描述了内镜下完全切除大的或复发的囊状囊肿（图 8-30）。他们对 7 个大的侧端囊性囊肿的报道显示，在术前和术后的计算机断层扫描和内镜检查中都有完整详细的记录。这些研究者证实了完全的内镜切除，而不是经内镜下囊袋封闭或经颈外侧切除。报道中，7 名患者中有 4 名可以在门诊上完全切除，另外 3 名患者入院治疗后接受一个晚上的观察并出院。无需要气管切开术的患者，几年后也无复发。还通过内镜完全切除了两个内、外囊肿和可触及的颈部肿物，这种方法需要通过内镜确认甲状软骨顶部和颈部的囊壁（图 8-30C）。

通过内镜完全切除囊性囊肿的外科医生应该注意，即使是在清醒的内镜检查中明显膨胀的大的侧面囊肿，在全麻下直达喉镜检查时也可能几乎消失。作者发现，当这种情况发生时，可以先切除假性的皱褶，囊肿壁总会被切除。在小和中度病变中，通常可以沿其外侧壁仔细完整剥离囊肿。当病变异常大时，外科医生可能需要对囊肿露出的部分进行横切，将其胶样内容物放出，使囊肿减压，然后在喉镜下逐渐剥离其囊壁，将囊肿的其余部分切除。

（六）总结

无论是喉气囊肿还是囊性囊肿，通过仔细地病史调查、体检和放射学评估，可以很容易地诊断出囊性疾病。成人的初步评估应鉴别诊断涉及室带、球囊口或球囊区域的隐性喉癌。使用内镜或颈外入路取决于喉气囊肿或囊性囊肿的分类、大小、患者因素自身情况，而外科医生的经验和偏好也很重要。

八、良性间充质肿瘤

与良性声带黏膜疾病相比，如小结、息肉、囊肿、声带沟和接触性溃疡、神经系统疾病、瘢痕或狭窄，喉部恶性肿瘤和喉部良性肿瘤是罕见的。文献中有时错误地包括非肿瘤性黏膜反应性疾病，即对慢性损伤的反应，如良性肿瘤中的息肉和结节[51, 52]。如果排除了乳头状瘤，喉科医生在其职业生涯中能看到的非恶性喉部肿瘤将很少。

（一）上皮源性肿瘤

复发性呼吸道乳头状瘤

由人乳头瘤病毒（HPV）引起的复发性呼吸道乳头状瘤是咽喉科医生最常见的良性肿瘤（图 8-34 和图 8-35）。Jones 和他的同事[51] 发现，他们治疗的良性喉部肿瘤中有 84% 是乳头状瘤，这一统计数字与其他大型研究一致。根据内科医生关于复发性呼吸道乳头状瘤病（RRP）患者的问卷调查，该疾病的发生率为 4.3/10 万（儿童）和 1.8/10 万（成人）[53]。人乳头状瘤病毒可通过聚合酶链反应分为不同的血清型。大多数感染是 6 型和 11 型。11 型侵袭性更强，需要多次手术干预，气管、肺受累风险更高[54, 55]。Weiss 和 Kashima[56] 回顾了 39 例病例，反复内镜手术和长期的疾病似乎与气管受累的发病率增加有关。作者也见过 16 型和 18 型，是恶性转化的高风险类型。

据 Shah 及其同事报道，母亲的生殖器湿疣与儿童的 RRP 之间存在关联；然而，据 Shah 及其同事[57] 报道，只有大约 400 名儿童中有 1 名发生的 RRP，是由于母亲感染造成的，这表明感染性相对较低。另一项对 3033 名患有生殖器湿疣的母亲生育的研究发现共有 57 例 RRP，每 1000 名母亲生育 7 例 RRP，其发病率明显高于未感染的母亲。然而，反常的是，剖宫产对呼吸道乳头状瘤的发病没有保护作用[58]。这些发现使得在母亲感染的情况下是否应进行剖宫产存在争议。另一个不同的问题是，患 RRP（生殖器状态未明确）的妇女所生的孩子，是否有可能为自己感染

RRP。Gerein 和他的同事[55] 在一组患 RRP 的德国母亲以及第二组患该病的俄罗斯妇女的子女和孙子中未发现 RRP 病例。同样，Mammas 及其同事[59] 报道 106 名儿童中有 9 名（8.5%）在切除增生性扁桃体和腺样体后的标本中发现了 HPV DNA，但没有发现临床乳头状瘤。

RRP 可在幼儿期或成人期开始。幼年期病例多由 6 型或 11 型人乳头瘤病毒引起，由于喉的弥漫性病变，诊断为乳头状瘤病，在婴儿期或儿童期表现为声音嘶哑和喘鸣。这种形式的乳头状瘤病往往有侵略性和容易快速复发，需要内镜切除治疗。乳头状瘤很少会自发退化，特别是在青春期。在喉镜检查中，可以看到类似于乳头状

瘤的组织，特别是在真声带、室带或会厌的前部（图 8-34A）。乳头状瘤组织的体积可大到掩盖正常的喉部标志。

成人发病的乳头状瘤有时是孤立的，比幼儿发病的病变更局限，即所谓的地毯式变异（图 8-35）。后一种形态没有表现出典型的外生生长模式，表面光滑，几乎没有突出物；然而，表面上每个乳头状瘤纤维血管核心的红点仍然可见。成人乳头状瘤病的表现也不太具侵袭性，并且，很少一次切除就能治愈。然而，成人乳头状瘤病也可以表现为更具侵袭性的幼儿发病形式。

喉部乳头状瘤的治疗方法以二氧化碳激光手术为主；在儿童时期，可能需要多次喉镜切除术

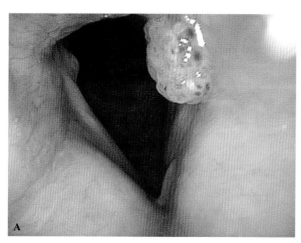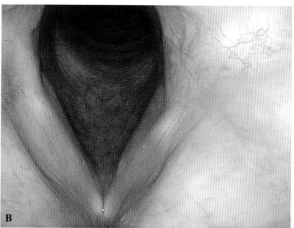

▲ 图 8-34　**A.** 声带后乳头状瘤，左侧比右侧大很多；**B.** 显微外科手术切除 2 周后，注射西多福韦，声音恢复正常

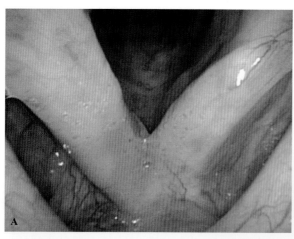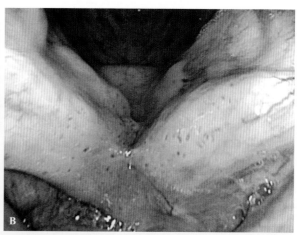

▲ 图 8-35　多发性呼吸道乳头瘤样增生

A. 标准光下，可见模糊的点状血管分布，以及普遍、轻微的炎症反应（粉红色）。这些患者常被误诊为酸性声带感染；B. 相同患者，使用窄波段光。点状的人乳头状瘤明显，表现为血管分布，称为地毯样乳头瘤病

来控制这些病变，有时须每隔几周进行一次。激光是十分有用的，因为它有止血功能（乳头状瘤往往易碎且富含血管）。此外，微点激光的精密度可使浅表病变的平面汽化，以避免损伤声带下部。显微器械清创特别适用于易碎、异常的病变，通过激光切除或表面凝固需要更长的时间才能清除。然而，该工具对于精确去除"最后5%"并不是非常适用，也不适用于过于平坦的所谓地毯变异的病例。

尝试过许多其他的治疗方式。对英国文献的系统综述表明，目前最有效的抗病毒药物西多福韦[60-62]。冷冻疗法、照射疗法、光动力疗法和疫苗（如 Gardasil）等方案尚未得到验证，有些方案甚至不适用于治疗现有疾病，Freed 和 Derkay[63] 都主张使用疫苗，不仅可以预防生殖器 HPV 感染，还可以预防 RRP。

在某些病例中观察到对干扰素的剧烈反应，但该药物在喉乳头状瘤病治疗中的长期作用似乎有限。1983 年，McCabe 和 Clark[64] 报道了 19 名接受干扰素治疗的中重度 RRP 患者，他们发现 6 名患者没有自觉症状，7 名患者有少量可见病灶，但不足以需要手术，2 名患者对干扰素没有反应。这些研究者还注意到，在干扰素治疗停止后，乳头状瘤倾向于再生。总的来说，他们认为在给药期间，干扰素使患者不需要多次手术。在后来的一项使用更高剂量和更长时间干扰素治疗的研究中，Leventhal 和他的同事[65] 发现反应率显著提高；一些反应应答似乎是长期的。在 Gerein 及其同事[55] 的一项更大的研究中也发现了类似的结果，Ogura 及其同事[66] 报道了一名对干扰素有持久反应的患者在 6 年后乳头状瘤复发。作者根据 Leventhal 标准在 12 个成人中使用了干扰素。治疗 6 个月后，有 3 例患者获得长期缓解，其余大部分患者的病灶生长速度显著降低，有时是停止生长的，但没有消退。干扰素在 RRP 中的作用有待进一步研究。

另一种新的治疗方式是使用吲哚 -3- 甲醇，一种十字花科蔬菜（如卷心菜和花椰菜）的天然衍生物[67]。报道表明，服用这种药物的一些患者明显受益。在作者的研究中，110 名患者中有

30 人使用了这种营养补充剂，但结果有些令人失望。一份病例报道显示可以取得良好的结果[68]，但也许它们在 RRP 生长较快的患者中比成人中更有效。

Avidano 和 Singleton[69] 报道了在 3 例严重 RRP 患者中使用甲氨蝶呤，这些患者对干扰素或顺式维甲酸没有反应。三者在反复手术前均经历了较长的时间间隔，疾病严重程度降低，但并未完全恢复。

欧洲研究人员首次报道了使用莱索福韦（cidofovir）治疗 DNA 病毒，包括 HPV[70-72]。不止一个报道显示连续注射 cidofovir 后，食管乳头状瘤病变消失[73]。随后，其他人对这种药物显示出良好的效果，无论是对现有病变的恢复或缓解，还是作为手术的辅助[73-83]。在作者对 30 多名患者的治疗经验中，快速生长和局部病变的患者似乎反应最佳。一些持久的缓解确实是可以实现的，并且有待进一步的经验证明，生长缓慢的乳头状瘤患者，大约 1/4 的成年患者可达到长期缓解。作者与其他研究人员均未看到有西多福韦引起的瘢痕，除非出现过度侵袭，争夺了黏膜的血供。然而，在一项使用犬模型的研究中，Chhetri 和同事[81] 发现随着注射次数的增加和西多福韦浓度的增加，黏膜萎缩和瘢痕似乎更严重。在这个模型中，使用浓度为 20mg/ml 或更高的浓度似乎有这种效果。同一组患者的白细胞计数或肾脏参数在最高剂量 4.26mg/kg 时没有变化。据作者所知，在病灶中使用西多福韦未被证明有潜在致癌性，且 HPV 本身有致癌风险[55, 84, 85]。

Zeitels 及其同事首次报道了使用贝伐单抗作为 RRP 的辅助治疗基于其作为抗血管生成药物为基础[86]。在 20 例患者的一系列随访中，发现贝伐单抗具有显著效果[87]。关于贝伐单抗喉内更高剂量注射的安全性的研究探讨未报告任何问题[88]。

在一项初步研究中，McMillan 及其同事[89] 描述了 585nm 脉冲染色激光在 3 名 RRP 患者身上的应用。正如 Tan 和同事[90] 报道的皮肤疣一样，微血管系统中的血红蛋白选择性地吸收激光能量。在 McMillan 的研究中，在乳头状瘤不

第8章　良性声带黏膜疾病

同的生长区域，无论是使用二氧化碳或脉冲染色激光，两种激光治疗对乳头状瘤的反应都很好，至少在短期的随访时间内有报道称，脉冲染色激光治疗的早期水肿报道较少。由于血红蛋白呈红色，这种激光使微血管凝结，但使覆盖的上皮相对不凝结。相对报道称乳头状瘤退变的作用机制是病变位置缺氧和营养的缺乏。随后，Franco 和同事[91] 对 41 名患者的病变部位使用脉冲染色激光治疗，其中约一半的患者使用激光治疗乳头状瘤，但没有治愈。这组患者也有明显的反应，没有明显的瘢痕。作为长期以来以门诊为基础的外科手术的延续[13, 14]，作者使用了两个在门诊使用的激光器：使用带有血红蛋白的脉冲磷酸钛钾激光器作为小到中度疾病的发色团，特别是地毯状变异乳头状瘤的发色团（图8-36 和图 8-37）；以水分子为发色团的选择性凝固较低的铊激光，对较大的疾病更有用。二氧化碳激光器仍然是十分有用的，即使经过多次手术，精确的切除也能提供良好的声音恢复效果（图 8-38）。

其中一些治疗模式是有治愈可能的，所有这些都需要进一步的调查和验证。因此，RRP 的最佳治疗方法是仔细的连续内镜下激光治疗，考虑

到在进一步收集数据时，研究性使用干扰素、吲哚 -3- 卡宾醇、西多福或贝伐单抗。

（二）血管肿瘤

1. 息肉样肉芽组织

Fechner 和他的同事们[92] 回顾了 639 例头部和颈部的血管性病变，报道称，其中在 62 例喉部或气管中发现息肉样肉芽组织，它是喉部最常见的血管性肿瘤。他们还注意到喉部没有化脓性肉芽肿。化脓性肉芽肿最常见于舌，由纤维黏液

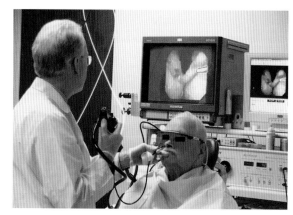

▲ 图 8-36　脉冲磷酸钛氧钾晶体激光治疗慢性及非典型复发性角化病。乳头状瘤使用相同的激光及技术

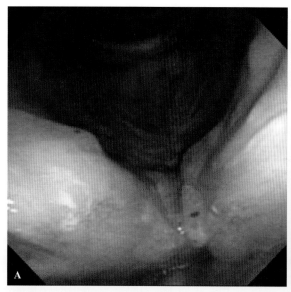
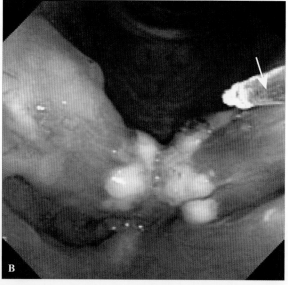

▲ 图 8-37　A. 乳头状瘤主要位于前连合，进行脉冲钛氧钾激光治疗前；B. 治疗后。当激光瞄准血红蛋白分子时，足够的功率密度还会在组织表面产生凝结和混浊。注意输送玻璃纤维（白箭）

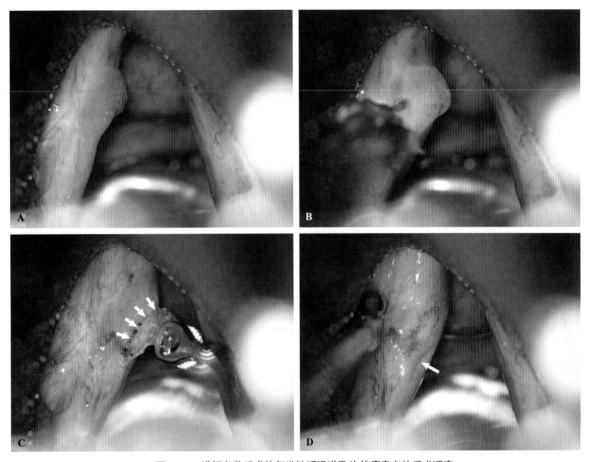

▲ 图 8-38 进行多数手术的复发性呼吸道乳头状瘤患者的手术顺序

A. 初始手术视图；B. 用于水分离和"散热片"目的的左声带乳头状瘤浸润的初始步骤；C. 使用 CO_2 激光进行表面剥离，要格外注意，将激光对准乳头状瘤而非正常组织；D. 使用西多福韦后，患者声音状况大为改善，经几年随访，未见复发迹象

样间质分隔的毛细血管小叶组成，而息肉样肉芽组织径向排列的毛细血管组成。这些研究者将喉部息肉样肉芽组织的形成归因于几种创伤形式之一（即由喉部活检、插管、喉部直接外部创伤和外部穿透性创伤引起）。喉部肉芽组织的处理主要采取保守的治疗方式，包括清除持续刺激源，如不当用声音或反流性咽喉炎，以及皮质激素。对于非反应性且持续存在症状的肉芽肿，在肉芽组织成熟、变得不活跃且血管减少后，可考虑仔细地内镜下切除。

2. 喉血管瘤

患有喉血管瘤的婴儿常伴有皮肤血管瘤。这些婴儿通常在出生后的 6 个月内出现呼吸症状，如喉喘鸣和假音。

在直达喉镜检查中，声门下可见黏膜肿块，呈现为或不呈现为蓝色或无色。其他提示性的发现是触诊时的有压缩性和使用肾上腺素时的收缩性。

1968 年，Calcaterra[93] 回顾了声门下血管瘤的治疗方法，阐述了当时常用的低剂量照射治疗婴儿声门下血管瘤的方法。根据对一名辐射无反应的大型海绵状血管瘤的经验，以及辐射对血管组织影响的了解，Calcaterra[93] 认为这种治疗是不可取的。他建议需要先行气管切开术保护气道。这一步可以使气管管腔随着孩子的成长而扩大，更重要的是，它给了血管瘤一个自然消退的机会，就像对很多这类病变的处理一样，不给予干预。

Healy 及其同事[94]，还有 Mizono 和 Dedo[95]，在后来的报道中探讨了二氧化碳激光治疗该病灶的有效性。作者在报道的三个中心的 11 例病例的基础上，研究人员得出结论，对于婴儿声门下常见的毛细血管血管瘤，CO_2 激光明显优于放射疗法或皮质类固醇疗法。手术首先切除组织送病理检查，然后汽化剩余的异常组织。研究人员还认为，在进行气道手术之前不需要进行气管切开术，只要在术后立即使气管湿润即可。该系列报道的患者均未出现明显并发症，有4名患者需要第二次激光治疗才最终能获得满意的治疗结果。所有先行气管切开术的患者均成功拔管。

成人血管瘤通常出现在声带水平或以上。成人血管瘤多呈海绵状，常覆盖较薄的黏膜，而非先天性血管瘤，所以成人血管瘤多呈蓝色、变色的肿物。

Bridger 及其同事[96] 回顾了有关成年患者血管瘤的文献，并指出，与先天性相比，这种病变的症状可能存在多年。声音嘶哑是早期症状，一般没有呼吸窘迫。可能会表现为自发性出血，但常为手术并发症。这些研究者建议成人喉部血管瘤尽可能不要处理。建议在必要时使用皮质类固醇疗法或放射疗法，成人喉部血管瘤的手术只能在表现出累及喉部或其他部位时才进行手术，正如他们所提出的病例一样，二氧化碳激光一般不适用于成人海绵状血管瘤，因为血管间隙的直径超过了激光的凝结能力。

（三）肌肉肿瘤

横纹肌肉瘤

心外横纹肌肉瘤多见于头颈部，尤其是咽部和喉部。直到1976年，Winther[97] 在文献中发现53例涉及下咽或喉部的病例，并提供了两份病例报告。他注意到这些肿瘤在局部切除后没有复发，并建议尽可能保守地完整切除。他还指出横纹肌肉瘤可能与颗粒细胞瘤或横纹肌肉瘤混淆。Modlin[98] 还强调区分横纹肌肉瘤和颗粒细胞瘤的必要性，并指出完整的局部切除是有效的。

（四）脂肪源性肿瘤

脂肪瘤

通过对1965年文献的回顾，Zakrzewski[99] 发现在许多报道为喉部脂肪瘤的病例中，只有70例确实涉及喉部，并且被完整描述，以便对这一疾病进行分析。然而他指出，70例中有23例合并有其他肿瘤的一些特征，如纤维脂肪瘤、黏液脂肪瘤、神经组织、囊肿碎片和血管脂肪瘤。虽然喉部脂肪瘤可同时合并身体其他部位有脂肪瘤生长，但大多数是孤立的。在70例患者中，54例被指定为外源性，而只有16例被归类为真正的内源性喉部脂肪瘤。由于脂肪瘤多发于喉部，脂肪是上皮下正常的组成部分，大多数长在会厌皱襞和会厌部（喉前庭的周围）。内在肿瘤中，最常见的起源部位是室带，只有一例起源于真声带。

由于脂肪瘤生长缓慢，在诊断前可出现相应症状。一般来说，呼吸症状最常见，而声音嘶哑相对较少。

手术治疗为主。根据肿瘤的大小和位置，采用内镜切除、舌骨下咽切除、侧咽切除和喉裂开等手术。治疗原则是完整的切除或摘除，因为脂肪瘤切除不完全会再生。

（五）腺源性良性肿瘤

1. 良性混合瘤

良性混合瘤（多形性腺瘤）在喉中极为罕见。Som 和同事[100] 在涉及喉部的文献（到1979年）中仅发现27例这种肿瘤，他们提供了一份病例报告。多累及声门下，只有6个累及声门上。典型的良性混合瘤表现为一个光滑的卵圆形黏膜下肿块。相对于大多数其他良性喉部肿瘤，手术切除喉部良性混合瘤的方法取决于肿瘤的大小和位置。

2. 喉嗜酸细胞肿瘤

根据文献，嗜酸细胞肿瘤实际上是腺组织导管细胞部分的嗜酸细胞化生和增生。Gallagher 和 Puzon[101] 发现19例患者中有18例为囊性病变，其结论是这些病变表现为导管化生和增生，而不是真正的肿瘤。在该类病变中有一个实体瘤被认为是嗜酸细胞腺瘤，如腮腺所见。

Lejeune 及其同事[102] 报道了一名女性病例，其会厌、杓状会厌襞、室带和右真声带有许多囊性癌细胞病变，这支持了 Gallagher 和 Puzon 的观点[101]。Lundgren 及其同事[103] 报道了7个喉嗜酸细胞囊肿，并支持这些病变代表腺性导管化生和增生而不是真正的肿瘤。

所有作者似乎都同意治疗上根据病变的大小和位置，进行切除是治疗该疾病的方法。

（六）软骨性肿瘤

软骨瘤

虽然已经在组织学上区分软骨瘤和低级别软骨肉瘤，但 Mills 和 Fechner[104] 认为软骨瘤和低级别软骨肉瘤的表现很相似，所以组织学上的区别几乎没有实际意义，因为这两种肿瘤都不会快速生长或转移，所以临床治疗方法可能是相同的。根据对 33 名患者治疗的经验，Neel 和 Unni[105] 指出大多数患者"声门下区有明显隆起的光滑圆形肿块，表面黏膜光滑"，在大多数情况下，肿块位于后外侧。他们没有分别列出良性和恶性软骨肿瘤的症状，症状主要包括声音嘶哑、呼吸困难、颈部肿块和吞咽困难。治疗上，以喉裂开切除肿瘤，用全喉切除术治疗恶性程度高的肿瘤。

在 1960 年至 1977 年对四家主要医院所见的喉部肿瘤回顾中，Singh 及其同事[106] 只发现了两例喉部软骨性肿瘤，但在英文文献中发现了177 例。软骨肿瘤中，70% 发生在环状软骨，主要来自后板。这些肿瘤主要在管腔内，极少数出现在颈外侧。这些作者认为，由于软骨肉瘤通常是惰性的，很少发生转移，局部切除是合适的治疗方式。将喉裂开黏膜下切除术视为最常见的治疗方法，除非环状软骨因其次全切除使喉腔完全塌陷。

在 31 例喉部软骨瘤中，Hyams 和 Rabuzzi[107] 发现 15 例软骨瘤和 16 例软骨肉瘤，软骨肉瘤发生在比软骨肉瘤稍年轻的年龄组。然而，软骨瘤包括 9 个"真正声带的软骨瘤"，这可能是声带弹性结缔组织的化生，而不是真正的软骨瘤。

（七）神经源性肿瘤

1. 颗粒细胞瘤

Mills 和 Fechner[104] 注意到有证据表明Schwann 细胞起源于颗粒细胞，这些肿瘤以前被称为颗粒细胞成肌细胞瘤，因为它们与标准染色下的肌肉组织相似。颗粒细胞瘤的一个显著特征是常与黏膜上覆盖的假上皮瘤增生有关。这种病变的深部活检不易与表皮癌鉴别诊断。

尽管颗粒细胞瘤可累及喉的任何部位，但最常见的部位在声带的中后部，因此声音嘶哑是最常见的症状。保守的局部切除是最终治疗方法[108-111]。

2. 神经纤维瘤

Chang-Lo[112] 回顾了 19 例报道发现有喉受累的神经纤维瘤病，并提供了一例病例报道。Supance 和同事[113] 报道，与神经纤维瘤病无关的喉部孤立性神经纤维瘤相比，该疾病相关的症状更常见。神经纤维瘤病喉受累患者最常见的症状是声音嘶哑、呼吸困难（最显著）和吞咽困难。在查体，常发现直径小于 2～8cm 的分叶状结节，最常见的起源部位是杓状软骨或会厌皱襞。

因为这些病变是良性的，手术方法应该满足平衡、保守和完全切除的需要。对于较大的肿瘤，可能需要采用颈外手术切除方法（如侧咽切除、喉裂开、侧甲状腺切除术）[114]。

3. 神经鞘瘤

神经鞘瘤较神经纤维瘤少见，常累及杓会皱襞和室带。症状与这些病变的缓慢生长相对应，可包括喉部胀满感、声音变化和缓慢发展的呼吸窘迫。治疗方法包括完整切除，切除方法应与肿瘤大小和位置相对应。神经鞘瘤比神经纤维瘤更易被黏膜包裹，简单的去核术（例如通过侧甲状腺切开术）切除一部分甲状腺软骨是适当的治疗方法。

（八）总结

喉部的良性肿瘤不包括良性（反应性）声带黏膜疾病。如果排除了乳头状瘤，喉部肿瘤的数量很小，咽喉科医生很少看到这些病变。不管其来源于哪种细胞，这些肿瘤的基本治疗原则是相似的。为了保留声音，切除应该完整且保留正常组织，手术方案主要取决于肿瘤的大小和位置。

推 荐 阅 读

Alberti PW, Dykun R: Adult laryngeal papillomata. *J Otolaryngol* 10: 463, 1981.

Barsocchini LM, McCoy G: Cartilaginous tumors of the larynx: a review of the literature and a report of four cases. *Ann Otol Rhinol Laryngol* 77: 146, 1968.

Bloch CS, Gould WF, Hirano M: Effect of voice therapy on contact granuloma of the vocal fold. *Ann Otol Rhinol Laryngol* 90: 48, 1981.

Cotalingam JD, Barnes L, Nixon VB: Pleomorphic adenoma of the epiglottis. *Arch Otolaryngol Head Neck Surg* 103: 245, 1977.

El-Serafy I: Rare benign tumors of the larynx. *J Laryngol Otol* 85: 837, 1971.

Goethals PL, Dahlin DC, Devine KD: Cartilaginous tumors of the larynx. *Surg Gynecol Obstet* 117: 77, 1963.

Johnson JT, Barnes EL, Justica W: Adult onset laryngeal papillomatosis. *Otolaryngol Head Neck Surg* 89: 867, 1981.

Naiman HB, Doyle AT, Ruben RJ, et al: Natural cytotoxicity and interferon production in patients with recurrent respiratory papillomatosis. *Ann Otol Rhinol Laryngol* 93: 483, 1984.

New GB, Erich JB: Benign tumors of the larynx: a study of 722 cases. *Arch Otolaryngol Head Neck Surg* 28: 841, 1938.

Shagets FW, Barrs DM, Rugh K: X-ray study of the month: computed tomographic study of laryngeal cyst. *Ann Otol Rhinol Laryngol* 93: 410, 1984.

Strong MS, Vaughn CW: Vocal cord nodules and polyps: the role of surgical treatment. *Laryngoscope* 81: 911, 1971.

Suehs OW, Powell DB: Congenital cyst of the larynx in infants. *Laryngoscope* 77: 651, 1967.

Thawley SE, Bone RC: Laryngopyocele. *Laryngoscope* 83: 362, 1973.

Thomas RL: Non-epithelial tumors of the larynx. *J Laryngol Otol* 93: 1131, 1979.

急慢性喉炎
Acute and Chronic Laryngitis

Clint T. Allen   Albert L. Merati   著

张海燕   译

要点

1. 急性和慢性喉炎虽然有相似的部分，但是病因不同。
2. 喉炎的影响包括炎症急性期的短期功能障碍和炎症过程期的并发症，如瘢痕形成。
3. 耳鼻咽喉科慢性喉炎，最常见的病因可能是反流。一般人群中最常见的急性喉炎病因是病毒感染，是上呼吸道感染的一部分。这两种疾病的真实发生率尚不清楚。
4. 念珠菌相关性喉炎很常见，可发生在免疫较差的人身上。
5. 对各种喉易感性损伤的新研究解释了食管反流至咽喉的临床表现变化。
6. 了解喉遭受致病性刺激和环境刺激时，免疫反应的差异至关重要，我们可以更好地了解过敏性喉炎、反流性喉炎和喉部恶性肿瘤等疾病。

在耳鼻咽喉科的相关术语中，以及对喉炎特征认知上，公众和该领域专家之间有很大差异。喉炎，包括许多复杂的异常表现，急性和慢性喉炎的基本区别是合理的。在下面的章节中，将介绍导致喉部炎症和功能障碍的疾病，以及有关喉部组织对损伤反应和喉部作为免疫器官的一般概念。

一、为什么喉炎很重要

引起喉炎的原因有多种。除了红肿热痛以外，炎症的"第五个信号"功能障碍常被忽略，无论是肝炎中的肝脏，还是与病毒性喉炎相关的声带水肿，患者出现声音嘶哑都体现了功能障碍。急性或慢性喉炎会出现发音困难、吞咽困难或呼吸困难。在极端情况下，会导致气管阻塞，如会厌炎。炎症消失后，功能也可能受损。在一篇重要的论文中，Squire 及其同事[1] 证明了在兔模型的获得性气道损伤中，引入细菌导致

的气道狭窄率高于对照组；在模型中使用抗生素可以减弱这种影响。虽然临床上急性或慢性喉炎可导致明显的功能障碍，但暴露于非传染性抗原物质，所引起的功能障碍程度还没有得到明确的描述。在一项创新性的研究中，Reidy 和他的同事[2] 让受试者使用一种雾化的过敏原，已知这种过敏原对皮肤测试有反应。在这项研究中，受试者的喉部暴露后，确实有更多的黏液和其他应激表现，但他们的客观喉部参数，如声音，没有发生改变。

虽然尚未证实，但许多人怀疑喉炎与恶性病变转化之间有关系。在 50 年前[3]，有人最初出提出这一观点，大多数人认为该机制与反流伤害有关。这一点得到了不同研究者的临床工作的支持[4-7]，最近的基础工作已经检测到了酸性和非酸性反流暴露后喉部上皮细胞转化的机制[8]。

二、急性喉炎

（一）声损伤

声带滥用、误用和过度使用会导致发音障碍，可导致声带充血和水肿以及分子水平的变化[9, 10]。尽管这一过程并不代表感染性或"外源性"炎症的通常概念，但组织对损伤的反应很明显。由于失水对发声阈值压力的影响，可以加剧声音滥用和紧张的问题。根据临床经验，许多医生认为声带血管病变促进或加重急性声带损伤。在图 9-1 所示的例子中，一位年轻的歌手注意到她在表演中的声音变化。对她的声带进行检查，发现左侧声带有血管病变。尽管有良好的卫生、语音治疗和保守的管理，病变并没有解决，她需要进行语音干预。

在涉及语音创伤的病例中，绝大多数患者不会寻求医疗护理与治疗。到耳鼻咽喉科医生那里寻求治疗时，可能已有复发或严重的症状，或者对自身的声音健康特别敏感的患者。临床检查应包括详细的病史、喉镜检查和频闪喉镜检查（如有）。常用于声带创伤的治疗包括语音休息、类固醇和其他药物，但这些治疗方式并没有科学依据。有趣的是，语音休息对于减少进一步的急性损伤是非常有用的，特别是在声带充血的情况下。矛盾的是，一定程度的机械运动，从

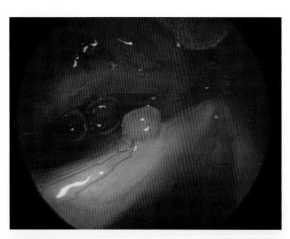

▲ 图 9-1 某年轻歌手的左侧声带在 70° 喉镜中的图像，显示了表演中声带的急性变化。临床检查发现病变周围有炎性血管。内科治疗和语言干预无法解决问题。该患者通过外科手术切除病灶。注意右侧声带无病理性血管

物理意义上说，可能有利于声带愈合。Branski 和他的同事[13]表明，低水平的机械活动降低了白细胞介素 1β（IL-1β）诱导声带成纤维细胞炎症反应。随着我们对声带损伤分子基础认识的提高，这一发现可以通过进一步的研究加以阐明。

（二）病毒性喉炎

病毒性喉炎的发病率不清楚，这反映了对它的常见度及其与普遍存在的病毒性上呼吸道感染的关系。病毒性喉炎可能是由于典型的"普通感冒"病毒，如鼻病毒引起，许多病毒与急性病毒性喉炎也有关，包括带状疱疹[14]和冠状病毒[15]以及较不常见的病原体。没有具体的论据支持抗病毒治疗可干预影响病毒性喉炎病程的观点。常建议补液和声休等支持性治疗。在一项双盲、安慰剂对照研究中，一种抗炎药氟比洛芬证明可以减轻病毒性喉炎患者的不适[16]。

临床护理治疗优先考虑可导致气道窘迫的严重病例。本分册中气道章节中对气道受损和炎症的医学治疗，包括使用类固醇、抗生素治疗继发性感染、质子泵抑制药和湿化等治疗。尽管这种方法中的大部分是经验疗法，但一项前瞻性、双盲、随机的儿童研究显示，如果在治疗的前 24h 使用地塞米松治疗急性喉气管炎（CROP），效果会更好[17]。

（三）急性细菌性喉炎

一个流着口水、发热、呼吸困难的患者打电话给急诊科，这种表现通常是非常急性的。根据气道阻塞的严重程度，可以用纤维镜检查成人患者，以确定阻塞的性质；然而，梗阻严重程度的确定和临床治疗决策是基于对症状的全面评估制订的，同时还需注意非喉气道因素，如身体习惯、下颌和张口、颈部伸展等情况。如果患者需要气道干预，可在特定的环境下插管（如手术室）或气管切开。尽管如此，对 23 例成人声门上炎病例的回顾显示，少数病例（23 例中的 3 例）需要进行气道干预；其余病例可通过雾化、静脉注射抗生素、密切观察及类固醇来支持治疗[20]。

鼻硬结克雷伯杆菌，是鼻硬结病的一部分，也是另一个可以感染喉部的细菌。该病可能侵袭气管，引起气道阻塞症状，但仅限于鼻和声带受累。这种疾病的诊断，是通过从黏膜活检标本中获得的巨噬细胞内的革兰阴性球菌来鉴定的，是鼻硬结病特征性 Mikulicz 细胞。这种疾病可以用氟喹诺酮类抗生素、四环素和气道支持性管理来进行治疗[21]。患有这种疾病的患者的急性期和慢性期还需要进行外科气道管理；Amoils 和 Shindo[22] 报道了 22 例鼻硬结瘤患者，其中 13 例有喉受累。在这 13 例患者中，有 3 例在临床过程中的某一时间段接受了气管切开术。

（四）急性真菌性喉炎

本节讨论了白色念珠菌引起的喉部功能障碍，慢性喉炎部分对其他几种致病真菌进行了更为恰当的综述。正如本章的许多章节所述，急性和慢性炎症之间的区别有些随意；许多疾病同时具有急性和慢性炎症特点。

念珠菌性喉炎在临床上很常见，且对其认知度较之前已有所提高。Sulica[23] 在 2005 年对这种疾病进行了简要的回顾。患者常因声音嘶哑而就医，伴或不伴有喉部不适。最具特色的体征是声门或声门上弥漫的白色斑点（图 9-2）与鹅口疮相似，可影响口腔和软腭。无论是免疫功能低下的患者还是免疫功能较强的患者，如果临床上有可疑症状，喉念珠菌病都应保留在鉴别诊断中。引起声带上皮表面白色病变或白斑的原因很少，鉴别诊断包括角化过度、黏液附着、恶性肿瘤和念珠菌感染。虽然需要确切证据来确认诊断，但这既不实际，也不常见。具有局部危险因素的患者，例如最近使用广谱抗生素或局部（吸入）皮质类固醇，更容易发展为此种疾病。这一理论在临床上是合理的，但并不是唯一的情况，在广泛的喉部上皮异常患者的鉴别诊断中应包括念珠菌[24]。念珠菌也可能引起侵袭性暴发性炎症。这种发展需要积极的医疗治疗，包括考虑肠外抗真菌药物治疗和气道支持治疗[21]。

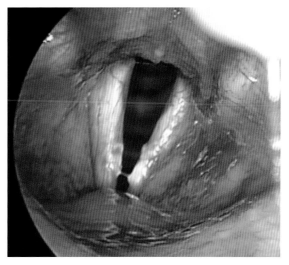

▲ 图 9-2　60 岁女性患者，有几个月的声音嘶哑。一直使用类固醇吸入治疗。经口硬性喉镜检查显示声带处有白色斑块。这些对抗真菌治疗反应迅速

由 Lucian Sulica, MD, Cornell University School of Medicine, New York 提供

三、慢性喉炎

如前所述，急性和慢性喉炎之间的区别没有严格的界限；急性喉炎一节中讨论的许多疾病也可能导致慢性功能障碍。在本节中，回顾了慢性喉炎的几种主要感染原因以及反流相关性喉炎。

（一）细菌性喉炎

大多数耳鼻咽喉科医生将喉部细菌感染与急性过程联系起来，但在这种情况下会出现慢性甚至危及生命的疾病。例如，喉重复感染可能加重插管损伤或已经因复发性多软骨炎。Eliashar 和他的同事们[25] 给出了如下几个例子。在三个病例中，持续 1 个月以上的声音嘶哑和喘鸣患者均出现化脓性软骨炎。这些患者需要手术引流和持续的医学治疗，其中 2 例为金黄色葡萄球菌感染。细菌源性的脂多糖诱导炎性细胞因子（IL-8）表达，改变喉杯状细胞黏蛋白基因表达[26]。对持续喉慢性炎症的患者，虽然细菌感染比较罕见，但是临床医生还应怀疑细菌感染的情况，脓肿培养和引流是必需的。高压氧在治疗这种疾病中的作用类似于治疗喉软骨放射性坏死，是值得考虑

的，并在本分册其他章节讨论。

（二）真菌性喉炎

喉部也可能感染真菌。有代表性的病原体包括芽生菌、组织胞浆菌、球孢子菌属、副球孢子菌属。一般而言，喉部真菌感染的临床表现不是针对病原菌，而是反映了喉部功能的紊乱，即声音嘶哑和喉部不适。需要组织活检和真菌染色来确认诊断。尽管有报道喉部感染孢子丝菌[27]、曲霉[28]和隐球菌[29]的病例，对较少见的病原体并未详细讨论。

（三）芽生菌病

芽生菌病在包括美国南部在内的几个地区流行[30]。虽然这种真菌通过吸入方式进入呼吸系统，但其在喉部的感染被认为是由血源性传播引起的，类似于其他器官的感染[31]。在梅奥诊所的一篇开创性论文中，对1960—1990年间的患者进行回顾分析，发现了102例芽生菌病[32]。在这些病例中，头颈部最常见的表现是皮肤受累。102例中只有5例表现为喉受累，其中声门受累最为常见。当喉部发现非典型但可疑的病变时，应考虑芽生菌病的诊断。受累组织的真菌染色可见出芽的酵母。治疗包括全身性治疗，如两性霉素B、酮康唑或伊曲康唑。医生必须特别谨慎，以区分芽生菌病与喉癌；与许多炎症性疾病一样，真菌性喉炎临床图片可能与喉癌相似，而且，相关组织的活检可能是假上皮瘤增生，可能被误认为是上皮性恶性肿瘤的前期[33]。

（四）副球孢子菌病

副球孢子菌是侵袭性真菌性喉炎的主要病原体之一。尽管与其他喉部疾病相比并不常见，但在南美，喉部的副球孢子菌病感染影响了很大一部分患者。与大多数疾病一样，主要表现为伴有呼吸困难及发音困难。Sant'Anna及其同事[34]报道的一系列患者中，大多数是男性农场工人。喉部检查发现溃疡性和外生性病变，类似于癌。Silva和同事[35]回顾性地研究了24例肉芽肿性喉炎患者，其中10例被证明患有副球孢子菌病感染。治疗方法是全身性抗真菌药物

治疗。

（五）球孢子菌病

球孢子菌病，也被称为"溪谷热"，因为它常见于加州中部和南部的圣华金谷，是美国西南部和墨西哥常见的一种疾病。喉部是发病部位之一。关于这种疾病的报道很少，但是1991年Boyle和同事[36]的一篇评论指出12例喉球孢子菌病，其中7例为儿童。大多数病例是男孩或男性，他们主要表现为气道阻塞。

（六）组织胞浆菌病

组织胞浆菌病的病原体，组织胞浆菌，是俄亥俄州和密西西比河流域特有的一种真菌，其孢子可能被人体吸入，导致局部肺部感染或全身性感染。发生在流行区外的情况较少。喉部组织胞浆菌病的病例很少。Gerber和他的同事们[37]回顾了115例播散性疾病患者的耳鼻咽喉科表现。其中7例患者有口腔/口咽感染；只有2例以喉部疾病为特征，9例耳鼻咽喉科表现中有8例继发于HIV感染、移植后医源性免疫抑制或糖尿病的免疫功能低下。9例患者中8例获得的组织样本真菌染色阳性。两性霉素治疗效果优于氟康唑。与其他真菌感染和非典型喉感染一样，作者提示不要将组织胞浆菌病误诊为癌[38]。

（七）分枝杆菌性喉炎

随着播散性肺结核（TB）疾病的进展患者都可能有喉部表现。本章大部分讨论回顾了有关喉结核的现有知识。另外一种分枝杆菌感染，麻风病，也应该被提及。在热带疾病中，麻风分枝杆菌通过高度传染性的雾化液滴传播，但并不总致病[31]。这种疾病最常见于南美洲、非洲和亚洲人；发病率最高的国家包括巴西、莫桑比克、亚洲和印度[31]。印度1/3以上的弥漫性麻风患者被发现有喉受累。与结核病相似，组织活检标本的染色显示有抗酸杆菌和肉芽肿的形成（图9-3）。为了根除这种疾病，可能需要使用多种药物进行长期治疗。

对喉结核的认识和治疗需要了解典型的临床

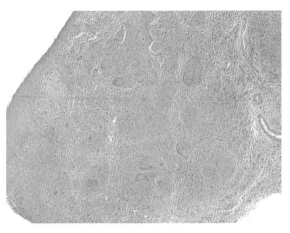

▲ 图 9-3 喉结核 HE 染色显示肉芽肿形成

由 Hong-Shik Choi, MD, Yonsei University College of Medicine, Seoul, Korea 提供

情况，与这种疾病相关的喉表现。过去，喉结核与传播性疾病高度相关，至少与活动性肺结核密切相关。然而，在韩国的一篇论文中，Lim 和他的同事回顾了 10 年来 60 例喉结核病例。患者平均年龄为 50 岁，男性占 2/3。喉镜检查结果分为肉芽肿和溃疡性病变，室带和声带是最常见的受累部位。60 例患者中，28 例（47%）有活动性肺疾病；60 例患者中 20 例（33%）有活动性肺结核，9 例（15%）有孤立性喉结核。Lim 及其同事[39]特别注意到了无活动性肺疾病患者的局灶性、非典型和单侧喉部表现。在另一项研究中，对 319 名土耳其肺结核患者进行了喉疾病评估，其中 5 名患者（1.5%）有明显的喉症状和表现[40]。在这项研究中，吞咽痛是最常见的症状，而不是声音嘶哑。在一项随访研究中，一些喉结核患者证实了药物治疗可以改善喉部症状[41]。

四、非感染性喉炎

在耳鼻咽喉科医生的实践中，喉炎最具临床意义的病因往往与不良的喉部卫生（烟草、酒精和咖啡）或胃 - 十二指肠内容物的反流有关。尽管在本文的其他部分详细描述了反流对喉部以及头颈部其他器官的影响，但该问题值得在这里讨论。此外，我们回顾了主要的自身免疫和全身炎症性疾病，这些疾病通常表现为喉部疾病和功能障碍。

反流性咽喉炎

喉部可能会受到来自胃肠道的反流物质的影响，而且绝大多数这种反流的物质是酸性的。在过去的几十年中，对喉部酸性损伤的认识是喉科的一个重要进展。关于食管反流导致喉组织上皮和基质变化，引起器官功能障碍的能力几乎没有争议[42-46]，但对其发生率和诊断仍有争议。尽管在双盲、安慰剂对照试验中缺乏令人信服的证据表明抗反流药物治疗有效，但其药物治疗率却有所上升[47, 48]。然而，对非酸性反流以及患者对反流相关黏膜损伤（可能还有其他喉疾病）敏感性的研究，可能会使人们对这个问题有更深的理解。

多年来，胆汁一直被认为是喉损伤的可能来源。胆道（碱）回流的存在仍然是慢性喉炎对抗酸治疗缺乏疗效的一种解释。然而，在一项动物研究中，Adhami 和他的同事[49]表明只有在酸性环境下，胆汁才会对喉黏膜造成显著的损伤。相反，Sasaki 及其同事[50]发现，在中性 pH 条件下暴露于一定浓度胆盐的大鼠喉模型中，表现为上皮性损伤。尽管胆汁损伤的这一理论基础仍在研究中，但 Galli 和他的同事[46, 51]提供了一些关于胆汁反流与喉癌的关系的研究；他们对 21 例喉癌和下咽癌患者的病例对照研究显示，在接受过胃切除术的患者中，恶性肿瘤的发生率高于预期，这表明其与长期暴露于十二指肠内容物和胆汁反流有关。

目前认为喉部反流损伤中，胃蛋白酶是另一种致病因素。胃蛋白酶是胃产生的主要蛋白水解剂，在酸性环境下有活性。动物研究已经清楚地证明胃蛋白酶在酸性环境中造成喉部上皮损伤的能力[5, 49, 52]。后来的研究提高了我们对胃蛋白酶在喉部损伤作用的理解。Johnsfon 及其同事[53]证明，临床诊断为喉反流的患者喉内存在胃蛋白酶，而对照组不存在胃蛋白酶；胃蛋白酶的存在也与细胞内碳酸氢酶（Ⅲ型）的消耗有关。人们发现胃蛋白酶在 pH 4 以上时仍保持其蛋白水解酶活性，并能在 pH 4 中性环境中"再活化"一段时间。

这些发现的意义可能是巨大的，因为目前治疗喉反流相关损伤主要集中在胃质子泵的中和作用上。如果胃蛋白酶确实能在受体介导的上皮细胞上被中和[54]，仍有损伤组织的能力，那么必须重新考虑目前治疗反流性喉炎的方法（图 9-4）。患者对预防和抵御损伤的能力各不相同，不同水平的细胞内保护酶，也可能发挥重要作用。在 24h pH 探针上，DeMeester 评分或酸暴露时间的患者的喉损伤可能有很大差异。

五、喉炎与自身免疫性疾病相关

（一）类天疱疮和天疱疮

喉部可能是受自身免疫疾病影响的末端器官，如类天疱疮和天疱疮（图 9-5）。上皮内（寻常性天疱疮）或上皮下（类天疱疮）自身抗体的作用可能导致严重的上皮损伤和炎症。Hale 和 Bystryn[55] 在他们的研究中指出，多达 80% 的天疱疮患者有耳鼻咽喉科症状和体征，其中 40% 是喉部症状，一些患者同时存在真菌感染。有证据表明，天疱疮的喉部症状对高剂量皮质类固醇联合免疫抑制剂反应良好[56]。Alexandre 及其同事[57] 发表了一篇前瞻性的论文，描述了 8 年内 110 名

患者的类天疱疮表现。其中 38 名患者（35%）出现了头颈相关的症状；38 名患者中有一半在检查时发现了喉部损伤。有趣的是，38 名患者中只有 10 名（26%）有喉部症状，这表明在相当一部分患者中，喉部受累是无症状的。晚期眼部类天疱疮的出现预示着喉受累，同时也预示着鼻咽疾病的出现。

（二）肉芽肿性血管炎

肉芽肿性血管炎（GPA），又称韦格纳肉芽肿，是一种中小型血管性血管炎，与中性粒细胞中发现的蛋白酶 3（胞质抗中性粒细胞胞质抗体，c-ANCA）和髓过氧化物酶（核周抗中性粒细胞胞质抗体，p-ANCA）蛋白的自身抗体有关。患者可能表现为全身或局部性疾病；在全身性疾病患者中，95% 为 ANCA 阳性，而 75% 的头颈部疾病表现为血清学阳性[58]。总的来说，90% 的 GPA 患者会有某种头颈部症状[58, 59]。最常见的喉部表现是声门下狭窄，大约有 20% 的 GPA 患者出现声门下狭窄[58, 60]。病理生理学上，该疾病的表现是继发于小血管内活化中性粒细胞沉积后的炎症。声门下优先出现症状的因素尚不清楚。慢性炎症引起的气道阻塞和最终的瘢痕沉积可通过内镜下气道扩张或开放性切除病变组织来治疗。在继发于 GPA 的声门下狭窄患者中，多由复发

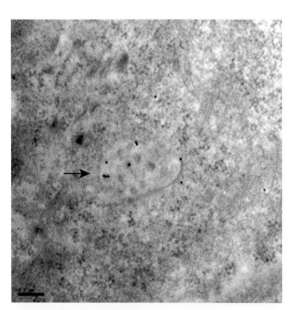

▲ 图 9-4　喉咽反流患者的人喉上皮细胞内囊泡中的骨蛋白酶（黑箭）（比例尺 = 0.2μm）

由 Nikki Johnston, PhD, Medical College of Wisconsin, Milwaukee 提供

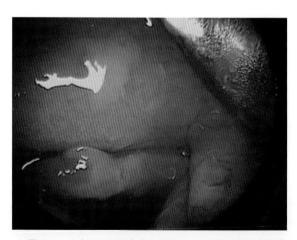

▲ 图 9-5　一名 57 岁天疱疮女性患者，因喉咙痛和声音嘶哑接受医疗救治。在直接喉镜检查中，用 70° 喉镜获得此左侧假声带和真声带的图像

性多软骨炎引起。

（三）复发性多发软骨炎

一种更为罕见的疾病，复发性多发软骨炎（RP）是高糖胺聚糖含量的软骨和周围组织的炎症发作。它被认为是一种自身免疫性疾病，而Ⅱ型胶原的自身抗体在有 RP 临床特征的患者中经常被检测到[61]。在 RP 患者中，25%～50% 的患者表现出喉部功能障碍或喉部变化，症状从声音嘶哑、疼痛和咳嗽到致命性气道阻塞[62, 63]。治疗通常包括医疗管理和手术干预的结合。

六、喉炎伴全身炎症性疾病

两种全身性炎症性疾病，喉结节病和淀粉样变，应列入喉功能不全、病因不明患者的鉴别诊断中。

（一）结节病

结节病是一种罕见的疾病，涉及全身组织中慢性炎症细胞（非干酪性肉芽肿）的不明原因聚集。肺、肝、皮肤和心脏表现以及广泛的淋巴结病是常见症状，而喉部受累的患者不到 1%[64]。通常局限于声门上和声门下，表现为弥漫性水肿，而声门下扩张则非常罕见。可以局限于喉部，血清学和放射学检查经常用来验证疾病的疑似诊断，验证结果通常是正常的或者是阴性的。在这种临床情况下，诊断通常只能通过对代表性组织的病理学分析来实现[65]。系统性医疗通常针对系统性疾病，但有选择性。对于局限于喉部的疾病，可以采用内镜下切除阻塞喉部的病变和经皮腔内注射类固醇来治疗[66, 67]。

（二）淀粉样变性

淀粉样变性是一种表现为，异常蛋白质广泛细胞外沉积的疾病。可能发生在全身组织中，继发于全身淋巴结增生或慢性炎症性疾病，如多发性骨髓瘤或类风湿关节炎。相反地，喉淀粉样变性可以形成局灶性孤立淀粉样蛋白沉积，是有代表性的生物学过程，可继发于髓外浆细胞瘤[68]。这些罕见的浆细胞肿瘤及其相关的局灶性淀粉样蛋白沉积可发生在喉黏膜的淋巴组织（MALT）中。喉部淀粉样变是罕见的，占所有良性喉部病变的不到 1%[69]。喉部有黄色或橙色黏膜下肿块或结节，无溃疡表现时可怀疑有淀粉样变。如果已确诊，应请肺或风湿病专家，排除引起淀粉样变的系统性疾病或潜在疾病。治疗取决于引起疾病的原因，但喉部症状往往可以通过选择性内镜下切除影响声音或阻塞气道的病灶得到缓解（图9-6）[70]。

七、广义概念：喉作为一个复杂的免疫器官

（一）免疫解剖学

除了它在保护下呼吸道，促进呼吸和发声方面的作用外，新出现的证据表明，具有积极的

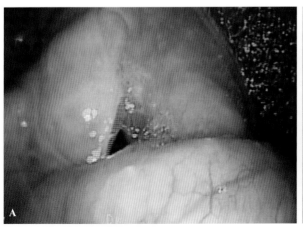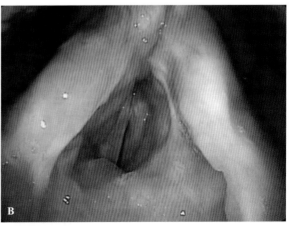

▲ 图 9-6　内镜检查的代表性图像

A. 继发于喉结节病的严重声门上水肿和炎症，引起疼痛、声音嘶哑和气道阻塞；B. 弥漫无痛性淀粉样变性导致的声音嘶哑

免疫作用。喉的"免疫功能"是复杂的。检测细胞外抗原材料所必需的主要组织相容性Ⅱ类蛋白（MHC Ⅱ）在固有层细胞上表达，在喉黏膜上皮细胞上表达的程度较低[71]。对细胞内蛋白质稳态和抗原检测至关重要的MHC Ⅰ类蛋白的表达表现出类似的模式，这表明喉黏膜具有检测抗原材料并对抗原材料有潜在反应的必要成分[72]。这不仅对病原体的反应至关重要，而且对可能的喉部移植具有重要意义，因为MHC分子是抗原材料的主要来源，负责受体对移植组织的免疫排斥。

喉黏膜中MHC分子的表达部分依赖于白细胞。在体外培养时，喉部上皮细胞不表达MHC；事实上，只有在用γ-干扰素人工刺激时才会表达MHC[73]。干扰素可能来源于黏膜免疫细胞。有研究利用动物模型对喉黏膜免疫细胞进行了研究。在基线时，CD4和CD8 T淋巴细胞以及表达MHC Ⅱ类抗原的抗原呈递细胞在声门上下的上皮、固有层有不同程度的表达[74]。其他研究已证明免疫细胞在喉内对病毒、细菌和环境抗原的暴露有明显的累积反应。暴露后，中性粒细胞、T、B淋巴细胞、自然杀伤细胞，以及最强大的树突状细胞主要聚集在声门下[75, 76]。值得注意的是，巨噬细胞对抗原刺激的反应主要发生在声门而不是声门下。将CD8阳性T淋巴细胞与MHC Ⅰ级表达细胞相匹配[77]，CD4阳性T淋巴细胞与MHC Ⅱ级表达细胞[74]相匹配的研究进一步证明了喉部能够产生生理活性的免疫反应。

有趣的是，在一项研究中，研究了这种复杂的喉免疫原性微环境的产生[78]。通过剖宫产将仔猪置于无菌环境中，在无菌条件下饲养的仔猪随着时间的推移没有CD4阳性T淋巴细胞或MHC Ⅱ类产生细胞的浸润。相反，暴露在上气道细菌群（包括芽孢杆菌和葡萄球菌）中，仔猪体内MHC类表达细胞和CD4阳性T淋巴细胞的数量相当可观，这表明，环境和致病抗原的暴露对喉部产生强健的免疫是必需的。

免疫细胞分布在喉部黏膜内，但形成喉部黏膜相关淋巴（MALT）组织的密集免疫细胞滤泡［喉部相关淋巴组织（LALT）］约占喉部免疫细胞总数的10%，主要分布于声门上，呈年龄依赖性[79, 80]。声门上淋巴管的密度与喉内淋巴管的密度相对应，而声门上和声门下喉的淋巴管相对密度较高[81]。该组织类似于肠道和下呼吸道中的MALT（Peyer贴片），是形成对病原体的免疫反应和发展免疫耐受的关键。

（二）免疫耐受

上述证据表明，在喉内有引起免疫反应所需的关键成分是，由于喉在呼吸道和胃肠道交界处，喉部并不会对吸入的、有致病性的和食物抗原的攻击做出永久的炎症反应。研究结果表明，喉在免疫耐受中发挥重要的功能作用。首先，MHC分子的表达在喉上皮中高度分化，典型的MHC Ⅰ类成分（例如，对病毒做出反应的MHC Ⅰ类成分）在深层、基底层中表达，而非典型的MHC分子CD1d在较浅层中表达[77, 82]。CD1d的作用是一个有争议的话题，但一些证据表明，这些MHC分子可能是环境抗原和自然杀伤性T细胞介导的耐受性之间的关键联系[78, 83]。其次，T细胞受体共刺激蛋白（CD80、CD86）是T淋巴细胞MHC抗原复合物激活所必需的。在没有共受体刺激的情况下，激活的T细胞不活跃，并诱导耐受。迄今为止，还没有研究表明喉部黏膜上存在这些共受体。再次，尽管活化的树突状细胞（DC）对T淋巴细胞表达细胞外抗原至关重要，但未成熟的DC诱导T细胞耐受并招募免疫抑制调节性T细胞[84]。尽管有几项研究结果显示，在基线和抗原暴露后，树突状细胞在喉部上皮中有很强的浸润作用，无论树突状细胞是否成熟，功能性树突状细胞尚未得到充分评价。

必须对喉部的免疫成分进行进一步的研究，以了解它们如何对病原体相关的抗原刺激产生反应，而对环境抗原没有反应；这对于理解有害病原体的炎症反应和允许正常喉功能的耐受之间的微妙平衡至关重要。这些发现可能对食物和其他环境过敏、哮喘、反流性喉炎和喉部恶性肿瘤患者的治疗具有广泛的意义[78, 85, 86]。

八、结论

随着我们对喉部炎症和感染的病理生理学的进一步了解，了解每个患者对损伤和基因抵抗的固有组织反应，对临床医生有更重要的意义。可以通过诊断和处理喉免疫异常或影响患者消除胞内胃蛋白酶的能力来表现。然而目前，我们认识各种可能引起喉部炎症并影响其功能的病原体。当体征指向有感染时，应首先考虑肿瘤的可能性。当肿瘤不是"明显的"临床诊断时，应考虑感染的可能性。

推 荐 阅 读

Adhami T, Goldblum JR, Richter JE, et al; The role of gastric and duodenal agents in laryngeal injury: an experimental canine model. Am J Gastroenterol 99; 2098−2106, 2004.

Alexandre M, Brette MD, Pascal F, et al; A prospective study of upper aerodigestive tract manifestations of mucous membrane pemphigoid. Medicine (Baltimore) 85; 239−252, 2006.

Altman KW, Stephens RM, Lyttle CS, et al; Changing impact of gastroesophageal reflux in medical and otolaryngology practice. Laryngoscope 115; 1145−1153, 2005.

Eliashar R, Gross M, Goldfarb A, et al; Purulent chondritis of the laryngeal framework cartilages. Ann Otol Rhinol Laryngol 114; 219−222, 2005.

Gerber ME, Rosdeutscher JD, Seiden AM, et al; Histoplasmosis: the otolaryngologist's perspective. Laryngoscope 105; 919−923, 1995.

Johnston N, Dettmar PW, Bishwokarma B, et al; Activity/stability of human pepsin: implications for reflux attributed laryngeal disease. Laryngoscope 117; 1036−1039, 2007.

Johnston N, Wells CW, Blumin JH, et al; Receptor−mediated uptake of pepsin by laryngeal epithelial cells. Ann Otol Rhinol Laryngol 116; 934 −938, 2007.

Klein AM, Tiu C, Lafreniere D; Malignant mimickers: chronic bacterial and fungal infections of the larynx. J Voice 19; 151−157, 2005.

Koufman JA; The otolaryngologic manifestations of gastroesophageal reflux disease (GERD): a clinical investigation of 225 patients using ambulatory 24−hour pH monitoring and an experimental investigation of the role of acid and pepsin in the development of laryngeal injury. Laryngoscope 101; 1−78, 1991.

Lim JY, Kim KM, Choi EC, et al; Current clinical propensity of laryngeal tuberculosis: review of 60 cases. Eur Arch Otorhinolaryngol 263; 838−842, 2006.

Mirza N; Localized inflammatory disorders of the larynx. In Merati AL, Bielamowicz SA, editors: Textbook of laryngology, San Diego, CA, 2006, Plural, p 273.

Qadeer MA, Colabianchi N, Strome M, et al; Gastroesophageal reflux and laryngeal cancer: causation or association? A critical review. Am J Otolaryngol 27; 119−128, 2006.

Qadeer MA, Colabianchi N, Vaezi MF; Is GERD a risk factor for laryngeal cancer? Laryngoscope 115; 486−491, 2005.

Qadeer MA, Phillips CO, Lopez AR, et al; Proton pump inhibitor therapy for suspected GERD−related chronic laryngitis: a meta−analysis of randomized controlled trials. Am J Gastroenterol 101; 2646−2654, 2006.

Reder PA, Neel HB, 3rd; Blastomycosis in otolaryngology: review of a large series. Laryngoscope 103; 53−58, 1993.

Sant'Anna GD, Mauri M, Arrarte JL, et al; Laryngeal manifestations of paracoccidioidomycosis (South American blastomycosis). Arch Otolaryngol Head Neck Surg 125; 1375−1378, 1999.

Sasaki CT, Marotta J, Hundal J, et al; Bile−induced laryngitis: is there a basis in evidence? Ann Otol Rhinol Laryngol 114; 192−197, 2005.

Shah RK, Roberson DW, Jones DT; Epiglottitis in the Haemophilus influenzae type B vaccine era: changing trends. Laryngoscope 114; 557−560, 2004.

Squire R, Brodsky L, Rossman J; The role of infection in the pathogenesis of acquired tracheal stenosis. Laryngoscope 100; 765−770, 1990.

Sulica L; Laryngeal thrush. Ann Otol Rhinol Laryngol 114; 369−375, 2005.

Super DM, Cartelli NA, Brooks LJ, et al; A prospective randomized double−blind study to evaluate the effect of dexamethasone in acute laryngotracheitis. J Pediatr 115; 323−329, 1989.

Thibeault SL, Rees L, Pazmany L, et al; At the crossroads: mucosal immunology of the larynx. Mucosal Immunol 2 (2): 122−128, 2009.

Topak M, Oysu C, Yelken K, et al; Laryngeal involvement in patients with active pulmonary tuberculosis. Eur Arch Otorhinolaryngol 265; 327−330, 2008.

Tulunay O; Laryngitis—diagnosis and management. Otolaryngol Clin North Am 41; 437−451, 2008.

Verdolini K, Min Y, Titze IR, et al; Biological mechanisms underlying voice changes due to dehydration. J Speech Lang Hear Res 45; 268−281, 2002.

第10章

甲状软骨内移成形术
Medialization Thyroplasty

Paul W. Flint   Joshua S. Schindler   Charles W. Cummings   著

张海燕   译

要点

1. 甲状软骨内移成形术和声带注射术治疗声门闭合不全与单侧声带运动障碍、声带弓形改变和软组织缺损。

2. 甲状软骨内移成形术、声带注射术和注射材料的选择应考虑解剖因素、症状持续时间、改善程度，以及患者的健康和预期寿命。

3. 胸腔镜检查对声带运动不良患者的术前和术后评估有帮助。肌电图是唯一用来评估喉运动单元完整的检查。

4. 声带注射可经皮或经口进行，可在局麻下操作或全麻下行直接喉镜操作。

5. 声带注射应以声带肌外侧的间隙为进针点，而声带固有层注射治疗软组织缺损较浅的，避免注入 Reinke 间隙。

6. 声带注射的并发症包括注射量不足、注射位置欠佳、过度注射和对外来物的反应，这些都会对声带质量产生负面影响。Ⅰ型甲状软骨成形术改变喉框架，其对声带肌、神经支配和声带运动的改善不足，是该术式的缺陷。

7. Ⅰ型甲状软骨成形术可改变喉部结构，但无法影响声带肌质量、神经支配和声带运动性是其局限性。

8. 甲状软骨内移成形术可单独进行，也可与杓状软骨内收或神经再支配手术联合，治疗声带麻痹。

9. Ⅰ型甲状软骨成形术的并发症包括声带未能到适当的中间位置、咽内黏膜穿透、伤口感染、软骨炎、种植体位移或挤压气道。

自本分册第 1 章撰写以来，喉声外科已经经历了一系列旨在修复功能失调的喉功能障碍手术。手术可分为：①良恶性病变切除的喉显微手术；②声带注射术；③喉框架手术；④喉神经再支配术；⑤肿瘤切除后的重建和康复手术。根据声带功能的改变，Isshiki 等[1] 进一步将喉框架手术分为四种类型：内侧移位（Ⅰ型）、侧方移位（Ⅱ型）、缩短或松弛（Ⅲ型）和伸长或张紧（Ⅳ型）[2-5]。本章的重点是喉结构性手术和声带注射治疗声带麻痹，同时对单侧声带麻痹、声带弓形改变和软组织缺损引起的声门闭合不全的治疗进行介绍。

一、历史方面

嗓音外科手术的主要目的是喉瘫痪的康复。除了少数例外，喉返神经损伤后端端吻合术的初次修复普遍失败[6]。初级修复失败是由于损伤部位轴索再生导致拮抗肌群同时收缩，称为同步运动[7, 8]。探讨了应用 ANSA 舌下神经带蒂植入环杓后肌和膈神经 – 喉返神经吻合术治疗双侧声带麻痹的替代方法[9-12]。ANSA 舌下神经吻合和神经肌肉植入技术也已应用于单侧声带麻痹[11, 13]。尽管在喉返神经损伤后为建立适当的神经再生和恢复功能做出了努力，但关于这些手术的有效性争论仍在继续。应用于喉的神经再生程序在第 12 章中有更详细的介绍。

二、声带中间化

首次出现声带手术的报道是当 Brunings 引入声带中间化的概念时，将石蜡注射到麻痹的声带内[14]。随后，Payr[15] 描述了一种颈外入路，通过甲状软骨板，采用后垂直切口进行中间化，使前部皮瓣向内塌陷，形成有限的内移。这两种做法都没有得到认可。近 40 年后，Meurman[16] 报道了一系列声带麻痹患者，他们采用甲状软骨垂直矢状旁切口，甲状软骨和软骨内膜之间的自体肋骨软骨移植，进行声带内移。Meurman 手术并发症的发生率很高，可能是由于前中线入路的软骨膜和黏膜穿孔所致。

在 20 世纪 60 年代，Arnold[17] 重新引入声带注射，但使用的是一种塑料材料，即聚四氟乙烯（PTFE）。在随后的几年中，这种材料的使用经验表明，容易形成的芽肿[18-20]。随后，应用一种可吸收材料（可吸收明胶海绵），通过注射暂时使声带中间化。自体脂肪也用来进行永久的中位化[21-23]。然而，自体脂肪的长期疗效不可预测，在 12 个月随访间，成功率为 62%[24]。使用牛胶原蛋白注射的报道初期效果良好；然而，软组织反应导致语音功能欠佳[25]。21 世纪初，微化异基因再生组织基质（Cyemea）被应用于声带注射，早期报道软组织反应、组织顺应性和整体发声功能得到改善。与牛胶原蛋白一样，Cyemea 持续 3～9 个月随访，可用于喉返神经损伤后恢复暂时中间化[26, 27]。虽然有许多外部途径已经被报道[28-32]，Isshiki 和同事[29] 是第一个引入同种异体植入材料的概念。通过外部途径使用一种硅胶植入物，这些研究者认为是最成功的 I 型中位甲状软骨成形术。提出预估植入物大小，目前有两种植入物，即 VoCoM 羟基磷灰石植入物（Gyrus ACMI，Southborough，MA）和 Montgomery 硅质植入物（波士顿医疗产品公司，Westborough，马里兰州）[33]。最近，Gore-Tex 带（WL Gore，Flagstaff，AZ）已用于使声带内收和不含杓肌内收的声带中位化[34-36]。虽然第 I 类在改善声门和发声方面有显著改善，但仍有一小部分患者由于声门后部有较大的缝隙或声带不平行而在发声方面存在困难。为了解决这个特殊的问题，Isshiki 和他的同事[29] 介绍了杓肌内收法治疗单侧声带麻痹。在杓肌肌突周围放置缝线，牵拉杓肌外侧环杓肌和甲杓状肌，导致杓肌内旋，声带突向下移位。后部间隙缩小，使麻痹的声带平行。杓肌内收和相关操作在第 11 章中有更详细的介绍。

颈外入路改变声带张力和位置而不改变结构（声带黏膜和声带肌）其优点是扩大了喉框架手术的作用。Isshiki 和他的同事[37, 38] 以及 Koufman[39] 报道了他们在声带弓形改变和发音困难的治疗方面的经验，这是由于声带软组织缺损造成的。

三、声门闭合不全伴单侧声带麻痹及软组织缺损的处理

治疗声门闭合不全的方法有多种，包括声带注射、甲状软骨成形术、杓肌内收、杓肌内固定术[40] 和多种神经移植方法。选择合适的操作取决于症状的持续时间、损伤的严重程度、解剖或手术缺陷以及恢复的可能性。此外，在外科医生开始手术前，应考虑患者的总体状况和预期寿命。

四、患者评价与选择

损伤的严重程度根据患者的症状（如呼吸、吸气和用力不耐受）或通过各种测试获得的客观的标准来确定。目前对喉功能客观评价的研究包括知觉评价，简单的语音功能任务，如平均或最长发音时间；声学参数，包括基频分析和测量、

频率、振幅扰动及信噪比，以及发音气流的测量。喉功能的客观评估在第 1 ~ 4 章中有更详细的介绍。

对于患者单侧声带损伤的术前、术后评估，最有用的主客观检测是喉镜检查，可对声门闭合情况及黏膜波状态进行可视化评估。在频闪喉镜检查中，异常或不对称的黏膜波可能显示神经再支配或去神经支配，黏膜波的消失并不一定是去神经化。黏膜波的产生是一种被动现象，是由声带黏膜张力和声门下压力共同作用而形成的，因此功能运动单元的存在并不是黏膜波出现的前提[41]。

肌电图（EMG）是目前唯一用来评估声带运动障碍时喉部运动单元完整性的检查。喉肌电图用于确定去神经支配或神经再支配电位，在声带麻痹的预后、干预时机和手术方式的选择有更积极的作用[42, 43]。然而，尽管存在正常的自主电活动，声带麻痹可能是由于喉部病变、关节强直或瘢痕造成的结果。这些区别只能通过直达喉镜检查时触诊来判断。

肌电图中显示去神经化的文献表明，在有误吸或重度发音困难时应尽早考虑甲状软骨成形术。如果在喉镜检查或肌电图上发现了恢复的证据，用胶原蛋白等可吸收物注射是暂时恢复的治疗手段。轻到中度失音症状的患者在考虑进行永久性的甲状软骨成形术之前，可等待自行恢复。Ⅰ型甲状软骨成形术移植物去除后的语音质量不可知。

预后：结合客观研究结果有助于治疗的选择。声带麻痹于钝性创伤、气管插管、特发性声带麻痹及与病毒相关的麻痹（Ramsay Hund 综合征）有关，预后良好。通过评估误吸的严重程度、发音困难和肌电检查的结果来决定手术方式的选择和手术的时间。肿瘤手术切除后神经损伤、肿瘤侵犯脑神经、胸动脉瘤和进展性神经内科疾病导致的声带麻痹预后差。与喉周围神经损伤不同，高位迷走神经损伤不仅会导致外展 / 内收肌功能丧失，而且还会导致环甲肌功能丧失和感觉纤维功能减退。此时，声带常为外展位固定，声带呈弓形改变伴有声带萎缩。这样的患者常伴有发音困难、吞咽困难和误吸。当去神经支配？病史预示预后不佳时，需通过甲状软骨成形术进行早期的内移治疗。

对于预期寿命短、严重误吸或严重发音困难患者，应考虑经皮注射。此时，甲状软骨成形术或神经修复移植手术是不适合的。

五、声带注射术

通过声带注射使声带内移仍是声带麻痹的标准治疗。在没有特殊情况下，声带结构以允许注射针进入使声带内移时，可以使用各种材料来使麻痹的声带内移。自体脂肪和 cymetra 是当今最常用的材料。cymetra 术后发声效果，其在过去 6~12 个月中炎症反应少见[44]。透明质酸， 如 Hylan B 凝 胶（Hylaform；Genzyme Biosurgery， Cambridge， MA ），用作注射材料具有良好的黏弹性[45, 46]。美国食品药品管理局没有特别批准用于喉注射，但胶原蛋白已被证明对于声带麻痹、声带沟和软组织缺损的治疗是有效的[47]。牛胶原注射后，与软组织反应相关的炎症组织刚性，但效果欠佳。因为胶原蛋白最后会被吸收，所以不会出现永久性不良反应。除非预期患者长期存活，否则不建议声带注射使用 PTFE 糊剂（Polytef）。因为 PTFE 糊剂可产生肉芽肿影响术后效果，如软组织反应和气道阻塞[8]。

钙羟磷灰石也作为喉注射成形术的材料，效果更持久[48]。但是，这种材料有关的病例报道中与异物肉芽肿反应相关[49]。此类患者在纤维喉镜检查时出现呼吸困难、疼痛和声带红斑。作者的经验和相关报道中显示，患者如行纤维喉镜检查，声带上会显示出多个不规则的肿块。在这两种情况下，使用微流控技术以去除注射材料。组织学上，观察到异物巨细胞的慢性炎性浸润；因此，慎重使用钙羟基磷灰石。

经口和经皮给声带麻痹治疗提供了新方法[50, 51]。使患者可以在门诊快速、有效地使声带内移。方法简单，并且生效快，患者很少有不适。如果声带功能可能恢复，通常不考虑使用脂肪和 PTFE，必须考虑其他方法。cymetra 可以作为暂时治疗方法。经皮注射可在没有镇静的情况下进行，局麻就可以进行。在纤维喉镜下观察注射的位置和注射量。其优点是易于实施，经皮注射正在成为许多门诊治疗的首选方法。然而，当潜在有气道问题时，应考虑在直达喉镜检查时进行注射。

（一）经皮注射

我们更倾向于在声带水平通过侧面的经皮入路，触诊甲状软骨切迹和下界来确定（图 10-1 和图 10-2），声带与其垂直。或者，通过环甲膜前方入路，从声带下方入路[50, 51]。当注射针进入时，纤维喉镜可向上、横向活动。Rees 和他的同事[52] 报道了他们使用的结合纤维喉镜自甲状舌骨入路的方法。该技术的主要缺点是 Reinke 间隙内注射材料沉积。本报道中使用的材料是羟基磷灰石，其不良后果是导致永久性的发音困难。是由 Chheda 和他的同事[53] 在一篇关于羟基磷灰石注射手术的报道中提出。

当使用 Cymetra 注射时，将其吸取 1ml，使用 23 号针头进行操作。将针用力穿过甲状软骨板。利用带有数字成像系统的纤维喉镜直视下操作，效果最好。在进入声带的表层之前，可以很容易地观察到针的位置。最好将注射器放于声带外侧，并与内侧缘下沿处于同一水平。注射物在这个位置与声带的底面平行，使注射物注入 Reinke 间隙的风险降低。通常注射 0.5～1.0ml 的 Cymetra。一般情况下，环甲酯和自体脂肪常注

射轻微过量，效果好。随着时间的推移，患者声音逐渐好转。

（二）经口注射

在特定的患者中进行可选择经口入路。4% 利多卡因局部麻醉咽喉部黏膜。将患者舌头向前拉出，使用间接喉镜观察，用弯曲的喉针进行注射。可左右进针，使斜面远离中线，以减少注射入黏膜下。

（三）喉镜下注射

对于不能耐受纤维喉镜检查的患者，可能需要通过经皮或经口入路行喉镜下注射。在喉返神经或迷走神经切除的手术中，也可以通过显微镜进行注射，进行临时的介入性手术，减少术后立

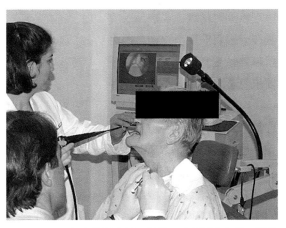

▲ 图 10-1　经皮注射光纤可视化。采用侧方入路，针头穿过甲状软骨。可见注射针于声带前方

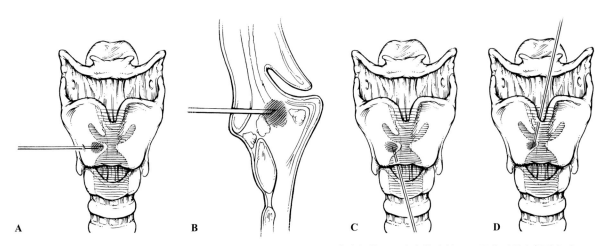

▲ 图 10-2　**A.** 经皮颈外侧入路声带注射；**B.** 注射部位；**C.** 经皮声门前下入路声带注射；**D.** 甲状舌骨上间隙入路

即出现症状。注射可在全身麻醉下进行，通过控制间歇性呼吸暂停，也可使用 Sanders 装置喷射通气，患者可保持呼吸。

患者取仰卧位，适当麻醉后，放置喉镜，用喉镜架固定。避免卡压前连合，使声带有张力，造成声带变形。触碰杓状软骨确保其活动，将室带拨开，显露喉室（图 10-3）。

注射 Cymetra 时，将 23 号蝶形针一侧的法兰取出，留下另一侧法兰，用鳄鱼钳夹住。使用 0° 或 30° 喉镜和数字视频系统。可视化技术可以更好地评估注入深度。然后将针插入声带突的前外侧或声带下缘水平，约 2mm 深。因自体脂肪更黏稠，需要使用注射枪，如布鲁宁注射器。注射后可用刮刀或吸引器按摩声带，使注射物分布更均匀。

喉镜检查也可以在局部麻醉的情况下进行，以观察注射过程中声带形态的变化。应避免使用利多卡因阻断喉上神经，因为利多卡因可使环甲肌麻痹改变声带张力，影响音质。初次注射后，要求患者发声，必要时重复注射。

声带内移术和腔内注射术应区别对待。通过注射来调节，材料注射于声带肌外侧的声门旁间隙，使得声带表面黏膜保持不变。通过腔内注射消除软组织缺损，可注射（胶原蛋白或 Cymetra）到固有层较深的区域，避免进入 Reinke 间隙（图 10-4）。注射聚四氟乙烯是禁忌，因为肉芽反应可以增加声带硬度和质量，不利于声带振动[54, 55]。

声带注射并发症包括注射量不足，需要重复注射；注射量过度，气道损害；注射位置不当，声门下肿胀和潜在的狭窄，PTFE 颗粒迁移，注射 PTFE 影响声带振动、肉芽肿形成（图 10-5）。PTFE 过量应立即采取应对措施，切开注射部位的黏膜，吸去除多余的物质。由于 PTFE 的迁移、颗粒瘤和瘢痕的形成，切除很困难，因此首选立即切除。如有必要也可以延迟切除。

通常在喉镜检查中使用杯状钳或二氧化碳激光。在对 PTFE 使用二氧化碳激光的安全性进行评估时，Koch 和他的同事[56] 没有发现关于不良反应的报道。对于持续性肉芽肿可能需要开放手术（甲状软骨切开术），但首先应尝试内镜切除。同时，也发现了 Cymetra 的迁移，据报道，它可从杓会厌皱襞延伸到梨状窝形成一个肿块，这需要显微镜下喉镜检查和切除。组织学上，肿块与异物反应一致；然而，值得注意的是，在报道的病例中，患者在 12 周内接受了 3 次注射[57]。

六、甲状软骨内移成形术

甲状软骨内移成形术是目前公认的治疗声带麻痹的首选。该操作可以单独或结合杓肌内收或神经移植同时进行。被 Isshiki 和他的同事[29, 37]

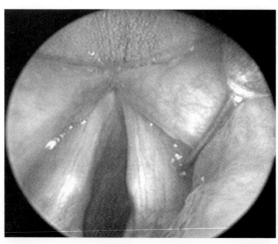

▲ 图 10-3 用 Brunings 注射器直接喉镜下行声带注射。注射针置于声带韧带外侧，防止进入 Reinke 间隙

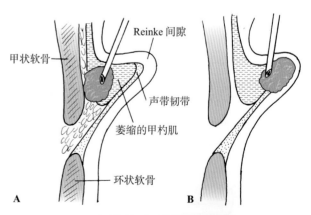

▲ 图 10-4 声带注射的类型

A. 声带麻痹的腔内注射显示针的斜面从声带的内侧缘进入；B. 由于注射错位导致的黏膜内针头的斜角指向声带的内侧缘（引自 Cummings CW, ed. *Otolaryngology–head and neck surgery: update I*. St. Louis: Mosby; 1989.）

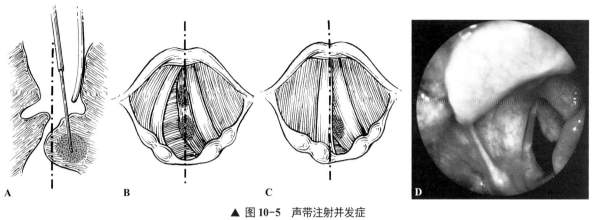

▲ 图 10-5 声带注射并发症

A. 过量注射 PTFE 及位置错误；B. 阻塞部分气道；C. 声带重叠发声；D. 发生在术后 2 年的多发性特发性肉芽肿，可导致吞咽困难或气道阻塞（引自 Cummings CW, ed. *Atlas of laryngeal surgery*. St. Louis: Mosby; 1984.）

归为 Ⅰ 型甲状软骨成形术，优点是如下几点：①局麻下进行，患者很少有不适感；②患者解剖定位更好，可以更好地评估声音；③有可逆性；④假体位于甲状软骨膜外侧，保留了声带的完整性，使声门得以有效闭合，减小了发音时声门间隙，减少了振动，提高了发声效率[2, 58, 59]。缺点是：①开放性手术；②手术技术难度较大；③声门后缝隙闭锁可能受限。

目前，甲状软骨内移成形术主要用于治疗声带麻痹、老年声带或环杓关节脱位引起的声带固定、声带沟、病理性缺损等[1, 60]。当康复的可能性很小时，就需要对麻痹性发音障碍进行治疗。预期不能恢复时，可考虑采用甲状软骨内移成形术治疗误吸或重度发音困难，反复注射可吸收性材料。如果预期可以恢复，应保守治疗；然而，既往经验显示，接受了甲状软骨内移成形术后，声带恢复功能对患者无不良影响。

虽然 Isshiki 对甲状软骨内移成形术的描述进行了大量的修改，但基本原则是相同的。影响结果的因素包括植入体的大小、形状和位置；保持植入物固定的位置；手术持续时间。根据我们的经验，操作的持续时间直接关系到最终结果。硅胶植入物（Montgomery）[31]和致密羟基磷灰石（VoCoM）植入物是常见植入物体。硅胶植入物发挥空间大，因其可以做成任何需要的形状用来优化声音，但手术时间长。使用匹配尺寸模板的预制植入体可以更快地确定正确的植入体位置和大小（图 10-6）。Gore-Tex 在某些情况下，比预制植入体更适用，已成功被应用[36]。然而，Gore-Tex 不能防止产生与 PTFE 相关的肉芽肿性炎性反应。在喉切除术中，我们观察到一名曾因复发性抽搐而行 Gore-Tex 植入术的患者的喉切除术标本中，Gore-Tex 植入体周围有多核巨细胞的病理学改变[61]。

技术

患者仰卧位，消毒铺巾，在甲状软骨中部画水平切口。在皮下和同侧甲状软骨板的四个象限进行局部麻醉。切开皮肤 5cm，沿切口上下分离皮肤以暴露甲状软骨切迹和甲状软骨的下缘。向两侧分离带状肌，在甲状软骨膜表面分离，保证甲状软骨膜完整。在对侧的前上侧放入一个大的皮肤钩，并向外侧拉，暴露同侧甲状软骨板。上用尖锐的刀或电刀进行划刻，形成软骨窗轮廓是通过对软骨膜。对 VoCoM 系统，窗口尺寸为 6mm（垂直）×10mm（水平；图 10-7）。女性的前窗位于腹中线后 5～8mm，男性为 8～10mm。窗位的上侧应于声带在同一平面上。甲状软骨前缘和下缘之间距离的一半为声带水平。从这点开始，画一条与甲状软骨下缘平行的线近似于声带的水平。在窗口的范围内，将甲状软骨外膜自甲状腺软骨上切下并拉高。软骨和类骨材料精确地植入以保持窗口的尺寸。如果已经

第10章　甲状软骨内移成形术

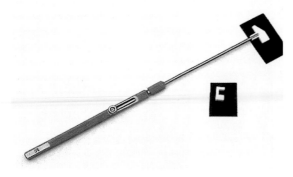

▲ 图 10-6　羟基磷灰石预制植入系统。植入体的大小为 3～7mm。植入体用 0～3mm 偏移垫片固定（2mm 偏移垫片用 6mm 垫片固定）

发生骨化，可以用 Kerrison 钻出窗口。将喉上提，使其脱离甲状软骨板，注意保护软骨内膜。

在 VoCoM 系统中，5 种尺寸大小的假体模板（3～8mm）中的一个被插入到窗口中，然后旋转 90°，锥面朝上（图 10-8）。这个方向可能产生最佳的音质；但也可以尝试将种植体的斜面放置在水平面的下方或前方。预切硅胶植入物的位移增大（3～8mm）也可以使用。植入物的位移很少超过 7mm。为了确定最佳位置，移除所有的牵引器，当模板通过窗口的所有四个象限移动时，要求患者发音。根据声音选择合适的模板。如果移至中位似乎受到软骨膜的限制，甲状软骨向外弯曲，可切开软骨膜释放张力，使声带位于中位。一旦确定了合适的大小和位置，就可以更换牵引器，并使用合适的垫片插入，固定植入体。如果窗口成形正确，垫片将会牢固地贴合并防止植入物的移动。如果垫片不稳定，或软骨薄，可穿过植入物缝合至颈部，并绑在一个钛微型结构板上，从而固定垫片。在带状肌深处放置引流条；带状肌和颈阔肌用 4-0 可吸收缝线缝合，皮肤用 5-0 皮下缝合。术前给予地塞米松以减少水肿，并给予预防性抗生素治疗 5d。

外科医生应该熟悉雕刻硅胶植入物的技术，因为它是可定制的，在不同情况下产生最好的语音结果，长时间的雕刻。它们需要更多的时间在手术室制造，我们更喜欢 Netterville 植入物（美敦力；图 10-9），因为它们有一部分是定制的，

容易雕刻。上述技术开始就像 VoCoM 假体，虽然窗口略大（6mm×13mm）。女性中，位于中线外 5mm 处，男性中，位于中线外 7mm 处。窗口的位置相对于甲状软骨的下侧面是重要的，使植入体与前连合和声带水平一致。虽然外科医生可以适应声带边缘"平面外"的窗口，但在这个平面上用窗口雕刻植入物是最容易的。这个平面平行于前面的甲状软骨下缘和后面的下角形成的下切口的上边缘之间的一条线（图 10-10）。这个窗口是在甲状腺软骨下缘上方 3mm 平行于这条虚线的地方制作的。

一旦开窗，会厌前间隙就像 VoCoM 植入体一样被释放。然后使用深度计来测量声门空间并评估声音（图 10-11）。测量的位置和角度是可调的，以考虑到理想的中间位置在窗口内，前后深度和种植体的坡度。为了获得良好的声音，外科医生在制作植入物时要把这些测量值考虑在内。在术后频闪喉镜检查中，适当的折中支撑物有助于形成对称性的黏膜波形和振幅，产生清晰的声音（图 10-12）。其他植入物的形状和配置可以适应次优的窗口放置、修改手术和双侧甲状软骨内移成形术。放置前，外科医生应将上、下、后法兰修剪至约 3mm，前法兰修剪至不超过 1mm。上下法兰被仔细地削薄以方便通过窗口插入。一旦放置，植入物应该非常恰当的在甲状软骨内，防止移位。

无论使用何种类型的假体，最好使用较大的假体来保持音质。Isshiki 和他的同事的支持过度矫正，他们发现随着时间的推移，术后水肿的消退，音质会逐渐下降。应在麻痹发生的早期进行声带内移，肌肉萎缩可导致术后嗓音恶化。在语音测试结束前，减少对声门旁间隙的操作和操作时间，对于获得最佳音质非常重要 [1]。

用 Gore-Tex 进行的甲状软骨成形术，正如 McCulloch 和 Hoffman [35] 所描述的，是以类似的方法进行的。窗口位置和尺寸不需要那么精确；打开软骨内膜，将植入体材料放至声门旁间隙（图 10-13）。

在 1999 年 由 Tsunoda 和 他 的 同 事 [62] 首

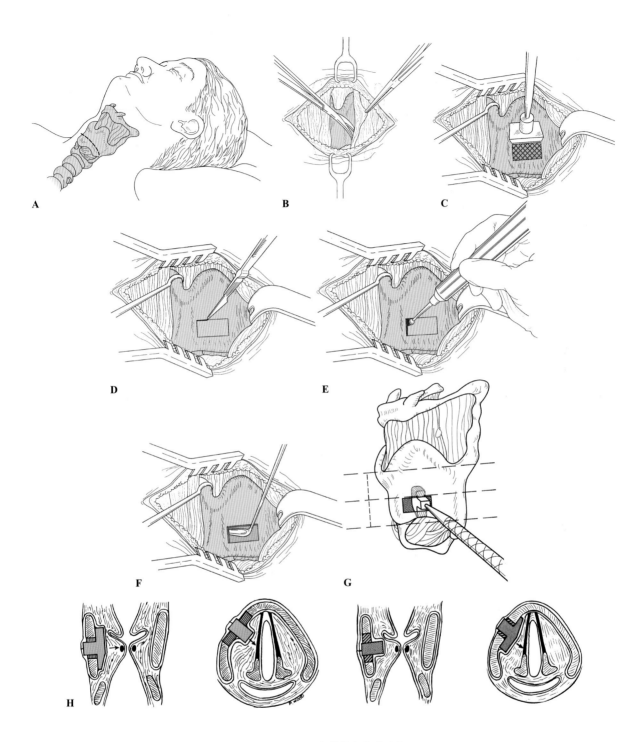

▲ 图 10-7　甲状软骨内移成形术

A. 皮肤切口；B. 将胸骨舌骨肌同甲状软骨分离；C. 将肌肉牵拉至甲状软骨板后方，电凝标记开口部位，窗口上缘位于声带水平；D. 切除外面软骨膜；E. 应用切割钻及金刚石钻头去除软骨，保护软骨内膜，可应用 Kerrison 钻孔机协助去除软骨；F. 钝性分离软骨内膜；G. 放置合适大小的假体在最有效的位置上，相当于声带水平的外部标志，是合适位置；H. 植入体的各种放置，如声带水平的水平放置及垂直放置

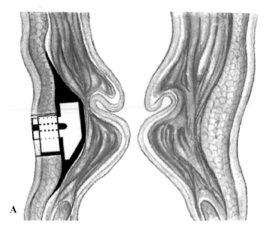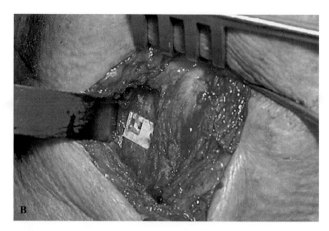

▲ 图 10-8　**A.** 植入物示意图，定位于窗内，用垫片固定；**B.** 术中见羟基磷灰石植入物（VoCoM）用垫片固定

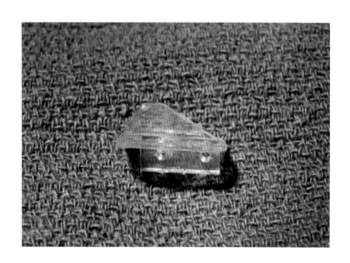

◀ 图 10-9　定制 Netterville 硅胶植入物（美敦力公司）

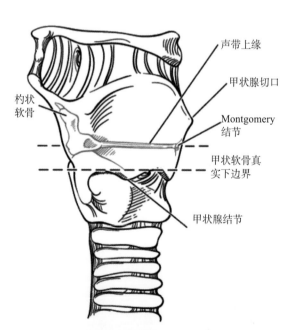

▲ 图 10-10　甲状软骨下缘的辨认，这条虚线位于甲状软骨前下缘及甲状软骨切迹上缘之间，平行声带平面

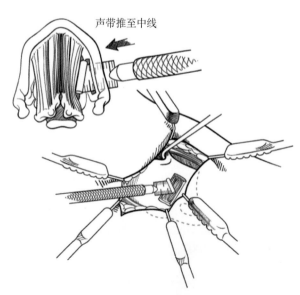

▲ 图 10-11　应用深度计量器来测试声音及设计植入物

次描述后，Nishiyama 和他的同事[63] 描述了一种用自体颞筋膜移植进行甲状软骨成形术的方法。取颞筋膜，脱水、卷曲，并在显微镜下置入声带。这些研究人员评估 8 名患者的发声时长明显改善[63]。该技术已应用于声门间隙大、单侧声带麻痹、瘢痕组织和萎缩性声带的治疗。

Ⅰ型甲状软骨成形术的局限性与手术的机械有关。该术式给喉骨框架静态改变，但对动力功能无影响，对声带肌、神经支配、声带活动度无明显影响。当环状软骨和甲状腺软骨向后会聚时，所以会厌旁间隙变窄可能限制后声门的闭合。中位甲状软骨成形术的客观和主观结果显示，患者有了明显的改善。一项前瞻性队列研究报告，声音嘶哑（$P < 0.001$）和呼吸能力（$P < 0.001$）显著改善。平均声时从 4.6s 增加到 15s，振幅显著提高（62.9dB vs. 68.0dB，P

< 0.01 ），术前和术后的频率相似[64]。

与Ⅰ型甲状软骨成形术相关的并发症包括咽黏膜的穿透，伤口感染，软骨炎，种植体的位移或挤压，以及气道阻塞。气道受损是最严重的问题，需要住院观察[65, 66]。合并甲状软骨成形术和杓状软骨内收术增加了风险[65]。喉内黏膜的渗透增加了植入体进入气道和随后感染的风险。在植入之前，外科医生应该评估窗口是否漏气，在患者发声时用生理盐水填充伤口。如果已发生与气道的连通，例如确定空气逸出，则应在不放置植入物的情况下终止手术。内移术后短时间内插管会导致假体移位或气管内压力增大导致黏膜糜烂。虽然Ⅰ型甲状软骨成形术的总并发症率小于3%，但有 10%～15% 的患者因植入不当或矫治不当而导致不完全的声门闭合。由于失神经后进行性声带萎缩，早期植入患者更容易出现声门闭合不全。

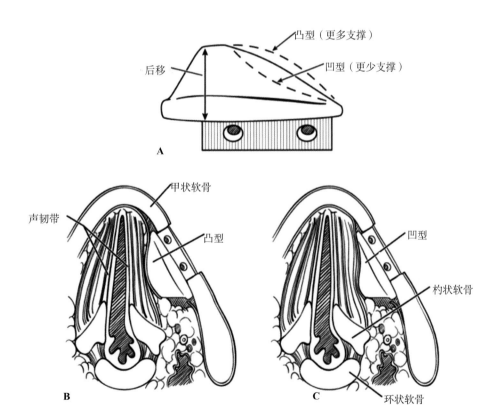

▲ 图 10-12　A. 设计硅胶植入物以适应声门旁间隙的体积，并调整声带中份的张力来改善声音；B. 凸形植入物可用于伴甲杓肌肌张力减退的声带麻痹的治疗；C.凹形植入物可用于治疗肌张力正常的特发性声带麻痹

第10章　甲状软骨内移成形术

治疗声门闭合不全的手术方式包括甲状软骨翻修术、自体脂肪的声带注射、神经再支配和杓状软骨内收。改良甲状软骨成形术，比先前的情况有很高的改善率[67]。硅胶植入体可能被重新定位，或者更大的假体可以通过先前创建的窗口植入。在作者的经验中，与术前相比，改良后的 VoCoM 植入可有明显的改善。单纯的甲状软骨内移成形术为单侧喉麻痹的治疗提供了一个简单的解决方案。由于认识到这一治疗的局限性，需要合并其他治疗方式。甲状软骨内移成形术与杓状体内收或再神经支配有时需要同时进行。这些手术方法将在第 11 章和第 12 章中讨论。

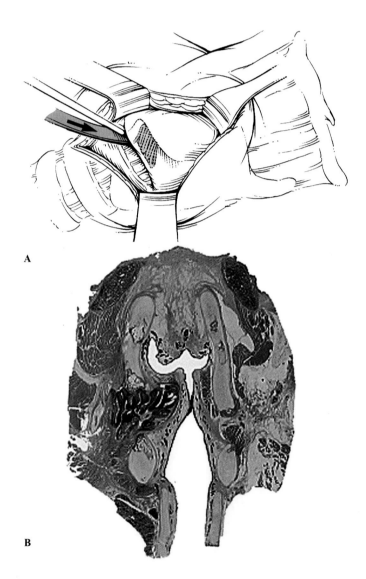

A

B

◀ 图 10-13　A. 甲状软骨成形术的原理图，通过标准开窗术或下方入路放置多孔聚四氟乙烯条；B. 甲状软骨成形术后 6 个月的人喉全器官切片，显示植入声带的内移（A 由 2008 年 Johns Hopkins University 版权所有，图片仅用于医学；B 由 Timothy McCulloch, MD, University of Washington, Seattle 提供）

推荐阅读

Abraham MT, Gonen M, Kraus DH: Complications of type I thyroplasty and arytenoid adduction. *Laryngoscope*111: 1322, 2001.

Arnold GE: Dysplastic dysphonia: minor anomalies of the vocal cords causing persistent hoarseness. *Laryngoscope*68: 142, 1958.

Bless DM, Ford CN, Loftus JM: Role of injectable collagen in the treatment of glottic insufficiency: a study of 119 patients. *Ann Otol Rhinol Laryngol*101: 237, 1992.

Crumley RL: Teflon versus thyroplasty versus nerve transfer: a comparison. *Ann Otol Rhinol Laryngol*99: 759, 1990.

Flint PW, Corio RL, Cummings CW: Comparison of soft tissue response in rabbits following laryngeal implantation with hydroxylapatite, silicone rubber, and Teflon. *Ann Otol Rhinol Laryngol*106: 399–407, 1997.

Flint PW, Purcell LL, Cummings CW: Pathophysiology and indications for medialization thyroplasty in patients with dysphagia and aspiration. *Otolaryngol Head Neck Surg*116: 349–354, 1997.

Isshiki N: Progress in laryngeal framework surgery. *Acta Otolaryngol*120: 120–127, 2000.

Karpenko AN, Dworkin JP, Meleca RJ, et al: Cymetra injection for unilateral vocal fold paralysis. *Ann Otol Rhinol Laryngol*112: 927–934, 2003.

Milstein CF, Akst LM, Hicks MD, et al: Long−term effects of micronized alloderm injection for unilateral vocal fold paralysis. *Laryngoscope*115: 1691–1696, 2005.

Sataloff RT, Mandel S, Mann EA, et al: Practice parameter: laryngeal electromyography (an evidence−based review). *Otolaryngol Head Neck Surg*130: 770–779, 2004.

Storck C, Brockmann M, Schnellmann E, et al: Functional outcome of vocal fold medialization thyroplasty with a hydroxyapatite implant. *Laryngoscope*117: 1118–1122, 2007.

Sulica L, Blitzer A: Vocal fold paresis: evidence and controversies. *Curr Opinion Otolaryngol Head Neck Surg*15: 159–162, 2007.

第11章

杓状软骨内移和外展
Arytenoid Adduction and Abduction

Gayle Ellen Woodson 著

张海燕 任 懿 译

要点

1. 杓状软骨内移术是模仿环杓侧肌的作用，向内旋转杓状软骨关闭声门。
2. 杓状软骨内移是治疗声门关闭不全的方法之一。
3. 杓状软骨内移术通常与甲状软骨成形术同时进行。
4. 杓状软骨外展是环杓后肌的作用；它向外旋转杓状软骨肌突，开大声门。
5. 杓状软骨外展治疗声带麻痹所致气道阻塞。

声带麻痹患者可通过手术改变杓状软骨的位置来控制声门大小 [1]。杓状软骨内收是环杓侧肌控制的（LCA）可将声带靠近中线，改善单侧声带麻痹患者的嗓音和吞咽功能。杓状软骨外展术是模仿环杓后肌（PCA）的活动，将声带向两侧外展，开大双侧声带麻痹患者的声门 [2]。在一些单侧声带麻痹患者中，杓状软骨内倾进入气道，声带的最佳位置需要内收和外展结合。外展肌提供后牵引，将杓状软骨向上拉出气道 [3]。

环杓侧肌附着于杓状软骨肌突，向前穿过声门旁间隙并固定环状软骨弓上缘（图 11-1）。牵引肌突向前，并在内部旋转杓状软骨肌突。与肌突垂直的声带突向中间移位，同时带动膜性声带。杓状软骨内收术可与 I 型甲状软骨成形术同时进行。对动物模型的研究表明，两种方法结合使用比单独使用更有效 [4]。

杓状肌外展是 PCA 支配的 [5]。它也在杓状软骨的肌突中缝合，牵引的方向是不同的，是向后拉和向下拉。PCA 插入环状肌的后表面，这是一个很难进入的部位。然而，对尸体喉的研究表明，在甲状软骨下角附近进行外展缝合可获得非常相

似的结果。环杓关节为多轴球窝关节 [6]，因此，PCA 的力矢量也包含内收肌对声带的牵拉。这有两个含义：第一，外展缝合的后支撑对杓状软骨内收缝合在声带突上起中介作用；第二，对于双侧外展性声带麻痹患者，外展缝合不能消除发音过程中残留的内收肌活动。事实上，外展缝合可以揭示潜在的内收肌活动。

杓状软骨内收不是单侧喉麻痹患者的首选手术方式。喉注射成形术是一种较简单的手术方法，当麻痹侧的声带位于中线附近时非常有效。据报道，杓状软骨内收术比甲状软骨成形术手术风险大 [7-9]。然而，当声门缝隙较大，甲状软骨成形术或喉注射成形术是不足以使声门关闭。动物模型研究表明，在弛缓性声带麻痹中，杓状软骨内收术加甲状软骨成形术的声学和气动效果优于单纯甲状软骨成形术 [10, 11]。因此，杓状软骨内收是声带麻痹患者，尤其是声门闭合不全患者治疗的一部分。

声带麻痹的临床表现各不相同 [12]。有些单侧麻痹的患者完全没有症状。另外，一些患者有失语，吞咽时严重的误吸。这些严重的症状是由于

声门闭合不全导致的。影响声带麻痹患者声门闭合的两个关键因素是麻痹声带的形态和对侧声带的代偿功能。

　　一些理论提出声带麻痹患者症状和声带位置的变化。Semon 假说认为渐进性的神经损伤会选择性地损伤外展肌的神经纤维，因此在部分损伤中，声带会位于中线附近，外展无力。并预测，随着时间的推移，神经损伤的进展，内收肌会变弱，声带会向两侧移动[13]。Wagner–Grossman 假说认为，环甲肌是由喉上神经支配的，它的作用是使声带紧张。这个理论解释了喉返神经损伤后保留喉上神经，声带通过环甲肌的收缩保持在中线位置[14, 15]。因此，环甲肌对声带不产生内收肌力，现在普遍认为声带内收化是喉部肌肉残留[16-18]或神经再生支配的结果[19, 20]。当内收神经支配明显时，麻痹声带位于中线附近，喉正常侧的代偿活动常可在发声时关闭声门。在这种情况下，不易出现误吸，呼吸良好时可行外科手术治疗，如声带注射或甲状软骨成形术治疗声带嘶哑。另一方面，完全的弛缓性麻痹会使声带位于尸状位以及声带的侧向移位。这种位置导致严重的声门闭合不全，常称为后部缝隙。

　　长期以来，声门间隙较大时，声带注射不能恢复声门功能。在喉部注射成形术的早期，人们就知道。当时的注射选择是聚四氟乙烯

（Teflon）[21]。Isshiki 认为甲状软骨成形术治疗声门后部缝隙的闭合效果存在争议，根据临床观察认为，甲状软骨成形术植入物可以闭合声门后部缝隙[22]。然而，环杓关节的生物力学特性表明，杓肌在向内的力作用下不会向内滑动。相反，对杓状软骨外侧表面的压力会导致软骨的外旋，声带突被固定。杓状软骨内收术在闭合声门后部缝隙方面比甲状软骨成形术更有效[10, 11]。

　　"声门后部缝隙"一词并不完全准确，因为声门最大开口位于声带突之间，而不是声门后部或声门的最大部分。声带突的侧向移位涉及杓状软骨的外旋，而不是杓状软骨体的侧移[6, 23]。换句话说，当声带外展时，膜性声带与其后软骨部分之间的夹角减小（图 11-2）[24]。因此，声带软骨后段位于声带外展的内侧，即使在正常声带大力内收的情况下，也会阻碍声门闭合（图 11-3）。将膜性声带居中的手术可能会导致声带的中部移位；然而，这种方法产生的力矢量不足以影响杓状软骨内旋。

　　声带注射和甲状软骨成形术不能解决声带水平差异。麻痹的声带与活动的声带不同的平面上。虽然两个声带都与前连合紧密相连，但麻痹侧声带会下移，也可能上移，就像生理性外展一样。因此，声带边缘之间的垂直间隙可能是显著的，即使它们在二维图像中从上方看起来是相互接触的。麻痹的声带可以位于声门平面的上方或

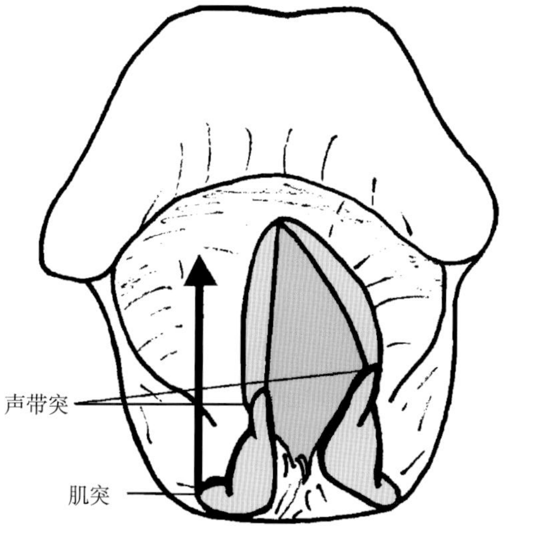

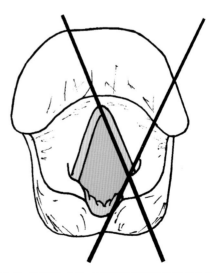

▲ 图 11-1　杓状软骨内收过程。肌突向前牵拉（箭）使得声带突向中位移动

声带突

肌突

▲ 图 11-2　声带角（X）由声带的膜部和软骨部分构成

下方。患有慢性声带麻痹研究对象的尸体标本中，有报道称，声带有轻微的移位，并伴有喉室增宽和弹性圆锥水平移动 [25, 26]。其他报道描述了麻痹侧声带向上方移位，本质上与外展声带所处的位置相同 [27, 28]。

声带水平的差异通常可以通过间接喉镜观察，通过视觉观察。1932 年，New 和 Childrey [29] 通过喉镜观察到的结果表明，在没有任何神经支配的情况下，声带可以松弛或呈弓形改变；因此，它会变短，变窄，低于正常水平。在二维视频图像中，差别不明显；然而，能感觉到声带长度上的差异。Brewer 和同事们 [30] 注意到，麻痹的声带比活动的声带要短。对于声门闭合不全的患者，吸气时麻痹侧声带的长度约为活动侧的 2/3。在发声过程中，活动的声带缩短到几乎和麻痹侧一样长（图 11-3）。当麻痹侧声带位于外展和抬高的位置时，杓状软骨内收使声带向尾部和中部移动，这就增加了从上往下看麻痹侧声带的可见长度 [31]。

尸体喉三维运动分析表明，杓状软骨内收法实际上并没有延长声带的长度，而是将声带突向后部移动。这是垂直方向的运动，而内镜下看成是长度的变化 [31]。视觉上由于声带旋转在光学平面看起来像缩短。杓肌内收，绕斜螺旋轴旋转；当声带突向中间移动时，它也向后部移动（图 11-4）[2]。相反地，当 PCA 外展声带时，声带突会向两侧及尾部移动（图 11-5）[6]。从上往下看，外展的声带显得更短，因为声带突是向边缘移动

的；声带向上倾斜，高于声带的平面。在生理上的声带内收和手术中杓状软骨内收，声带突向尾部移动，向前连合水平移动，使声带平行于声带水平面，视觉上增长 [32]。

为多轴球关节，因此它是多轴的，也就是说，声带不会沿着固定的"轨迹"开闭，声带突的位置也不是完全由内旋和外旋决定的。尸体模拟肌肉收缩的研究表明，PCA 的旋转轴与 LCA 的旋转轴存在较大差异（图 11-5）[6]。这意味着改变单个肌肉的力量可以使发声时后部位置的变化独立于它的位置。单侧声带麻痹患者在发声过程中出现活动侧声带缩短的现象，这可能是由于主动发声过程受到抑制，与移位的麻痹侧声带发声过程相反。

由于环杓关节的多轴性，麻痹声带的声突并不一定位于生理运动路径上。在正常喉中，声带在内收时向上运动。这个运动是由肌肉作用于环杓关节的力矢量决定的。但在弛缓性麻痹中，PCA 的牵引力消失，杓肌可能会"向前倾"（图 11-3A）[33]。杓肌内收过程中的牵引力矢量与 LCA 的相似，在前方和偏下方。因此，这一过程不纠正，可加剧杓肌的前倾，而杓肌将声带突置于发音位置。纠正"下垂"的杓肌的方法是用杓肌外展缝合法进行后悬吊，将其向后和向下拉，使杓肌"摇摆"到更有利于发音的位置（图 11-6）[3]。另一种治疗下垂杓肌的方法是内收杓肌固定术，将杓肌固定在环状肌后方 [34]。然而，这一过程只提供一点固定，不为声带突提供一个

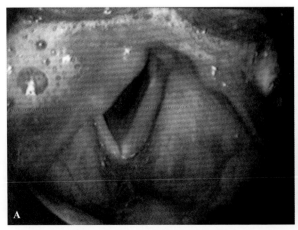
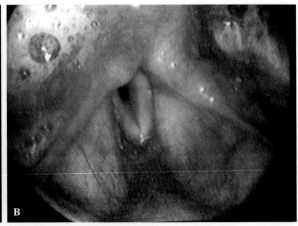

▲ 图 11-3　A. 麻痹侧明显缩短；B. 运动时正常声带的补偿性缩短

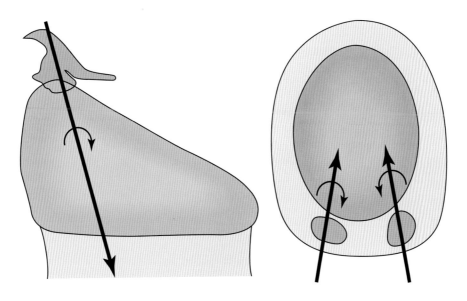

▲ 图 11-4　在尸体喉标本的三维运动分析中确定的杓状软骨内收的旋转轴（箭）

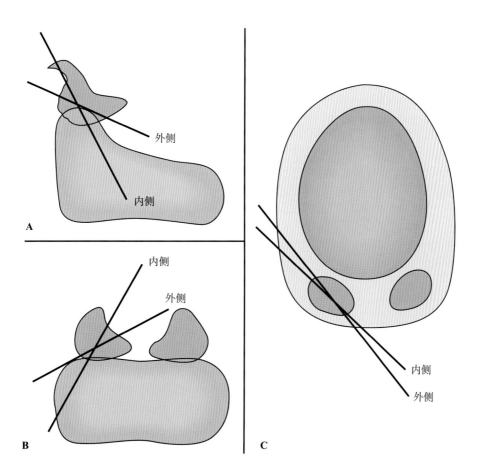

▲ 图 11-5　旋转轴（X）与模拟的尸体标本喉部独自收缩的环杓后肌的两个腹部

A. 矢状图；B. 后冠状图；C. 轴向视图。这些及图 11-4 中的描述说明了环杓关节的多轴性质

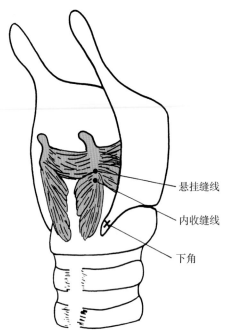

▲ 图 11-6　喉后视图显示杓状内收缝线和悬挂缝线的肌突附着，锚定于甲状软骨下角

悬挂缝线

内收缝线

下角

中间矢量的力；在发声过程中，正常声带的内收力可以向侧面推动声带突。

膜性声带由内收肌向中间移动。然而，如果甲状肌萎缩，发生于声带麻痹的情况下，声门隙仍然很明显。这是因为声带的大部分是由肌肉组成的；随着肌肉萎缩，声带萎缩，变得薄而呈弓形。这种体积损失可以通过同时或随后注射或 I 型甲状软骨成形术来解决。

对于长期声带麻痹的患者，重定位杓肌的手术效果较差。这种限制似乎由于关节固定造成的。对于长期单侧声带麻痹行杓肌内收的患者，大部分可成功旋转环杓侧肌和杓肌。但杓肌的长度和位置并没有得到改善，因此发声时仍需要代偿[31]。软组织如肌肉和黏膜的挛缩和纤维化可能会阻止声带垂直位置的矫正。中枢神经损伤（如肿瘤或中风）导致声带麻痹的患者由于认知缺陷而导致感觉、反射障碍，杓肌内收术的效果也不理想。

当声带麻痹是由迷走神经损伤造成时，吞咽困难是一个严重的问题。咽喉的推进功能因收缩肌的同侧瘫痪而受损，但环咽肌保持张力，因为

它接受双侧神经支配。咽部压力不足以将物体推入食管，导致分泌物和食物在下咽部位置潴留。在这种情况下，环咽肌切开术可以有效地改善吞咽和减少误吸[22]。环咽肌切开术常与杓肌内收术联合使用[35]。

双侧声带麻痹患者改善气道时可选择杓状软骨外展术[5]。当声音接近正常但主要症状是气道阻塞时，喉部并没有完全瘫痪。有内收肌活动，但外展肌功能不足以打开声门。杓肌外展使软骨旋转以改善气道。这样做不会在喉部造成任何开放性的伤口。此外，由于环杓关节的生物力学，杓肌外展并不会消除残留的内收肌功能；因此，杓肌外展可以显著改善气道阻塞而不影响声音。

有时声带麻痹患者吸气时内收肌活动不正常，是由于内收肌的再支配所致。这种活动与杓肌外展缝合的作用相反，限制了手术的效果[36]。

一、杓状软骨内收的手术技巧

（一）麻醉

杓肌内收首选是局麻醉，方便在手术中监测语音的变化。经喉镜检查来确保杓状软骨内收的正确度，同时也可评估是否需同时行甲状软骨成形术。此外，声门结构可以在不气管内插管的情况下进行调整。最后，避免了全麻的风险。尽管在手术过程中喉旋转 90° 或以上，但气道不会受损。患者在手术过程中必须足够的配合。过度使用镇静药的患者在手术中可能会变得焦躁不安。因此，建议仅在注射局麻时使用镇静，局部阻滞在开始时提供足够的麻醉，必要时可以补充麻醉，因为解剖在后面进行。喉上神经阻滞可减少喉内解剖时的咳嗽。

对于不配合或非常焦虑的患者或预计解剖困难的患者，如非常肥胖或瘢痕体质的患者，建议全麻手术。全麻也是已行气管切开患者的良好选择。当患者在全麻和气管插管下手术时，采用直达喉镜进行术中评估。显然，当气管插管时，操作不精确。另一种方法是使用喉部面罩和纤维喉镜观察喉部。

（二）外科手术入路

沿甲状软骨下缘水平切开皮肤，向同侧胸锁乳突肌延伸约 1cm。在手术开始就做甲状软骨成形术是最有效。这为手术后期的杓状软骨内收缝合提供了一条路径，也为必要时的甲状软骨成形术奠定了基础。

甲状软骨成形术窗口建立后，下一步暴露杓肌的肌突。描述了几种方法，但作者更喜欢解剖颈带状肌外侧，将喉部向另一侧旋转；这种旋转使喉部远离颈动脉鞘，从而使危险降到最低。解剖应"紧贴"带状肌，向后向下分离，向上至甲状软骨上角。然后在甲状软骨的上角上放置一个坚固的环状钩，使喉部旋转（图 11-7）。继续向下解剖，在甲状腺的内侧，直到环状软骨的水平。

然后，在甲状软骨的后缘切开咽下缩肌。下面是环咽肌，如果需要可以切除。在与环状软骨连接处钝性分离，然后切除 1～2cm 的肌肉。

该过程中的关键一步是确定和分离梨状窝黏膜，暴露杓状软骨，避免进入下咽。梨状窝通过钝性分离与甲状软骨的内表面分离。梨状窝的后部和下部界限的区分是通过让患者说出像"puppy"这样的爆破词来确定的，从而产生轻微的咽内正压扩大了梨状窝，使其边缘明显。然后向上和向前翻转以暴露 PCA。然后这些肌肉的

纤维汇合进入杓状软骨的肌突。对于甲状软骨较大的男性，可能需要切除甲状舌骨韧带，以使喉部有更大的旋转。Netterville 和他的同事[37] 说，另一种选择是切除甲状软骨的后部。Maragos[38] 报道通过甲状软骨成形术窗口后行杓状软骨内收。

Isshiki 和他的同事[1] 在最初对杓状软骨内收收术的描述中，建议切除环甲关节，同时打开关节，以定位肌突。这些步骤可能会使喉不稳定，后来的大多数作者不主张破坏环甲关节。

杓状软骨的肌突是为 PCA 前后腹部附着形成的白色突起（图 11-8）。这是确定内收缝线的最佳方法，使用 4-0 丝线缝线及一根坚固但半径小的弯曲针（作者更喜欢心脏瓣膜针）缝合。在其插入处附近抓住肌肉肌腱，将针从后向前穿过软骨突，注意不要损伤梨状窝黏膜。然后，外科医生在触诊杓状软骨时，应拉动缝线，以评估手术情况；如果整个杓状软骨在缝线上不随牵引力移动，针通过的是软组织而不是软骨。在确保缝合软骨后，缝线可提供牵引力并稳定杓状软骨。缝合线打结，留下两个长的末端。

杓状软骨内收术的下一步是创建一个声门旁间隙，深至软骨，外侧至肌肉，从缝合处一直延伸到之前在甲状软骨上形成的窗口。一条缝合线穿过这个间隙。此时，在内镜下观察喉，观察内收缝合前后端交替牵拉时杓状肌的运动。如果

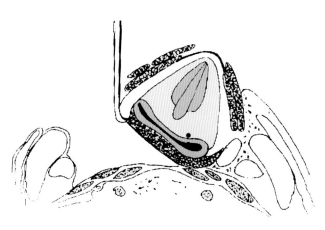

▲ 图 11-7　手术入路为杓状软骨，外侧为颈带肌。通过对甲状软骨上角的牵拉将喉转至另一侧

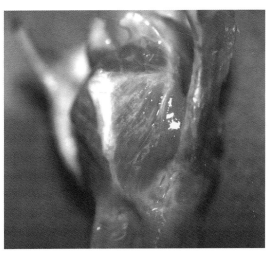

▲ 图 11-8　杓状软骨的肌突，位于环杓肌纤维的汇聚处

未观察到杓状肌的适当旋转，则重新评估缝合位置。

一旦确保了适当的旋转，内收线的第二条线自后端向前穿过间隙，将其从甲状软骨下取下，而不是从窗口取下。这样就可以通过将缝线系在窗口后下角的甲状软骨下支柱，上来固定缝线（图11-9）。这种体位的缝合线不受甲状软骨成形术的影响。

接下来，要求患者在声带内收时发声，以便评估行甲状软骨成形术的必要性。甲状软骨成形术有多种方法，如第10章所述。

与柔性假体相比，硬性假体更合适，因为用于内收缝合创设的间隙空间要比容纳中间假体所需的空间大得多。如果使用硬性植入物，周围的软组织会收缩。如果使用柔性植入物塞进间隙内，需要更大的音量来调节声带，调节可能过度或位置不当。

如果杓肌前倾，声带低于正常平面的位置，则应考虑后悬吊缝合。这是第二次缝合，通过肌肉的缝合产生后牵引力。悬吊缝线位于杓状软骨肌突上方几毫米处，位于肌突至软骨顶端的脊上（图11-6），然后缝合。通过或围绕甲状软骨的下角，提供较低的牵引力。内镜下观察喉部，调节张力使喉部向后运动，而不抵消杓状软骨内收缝合线实现的内收力。

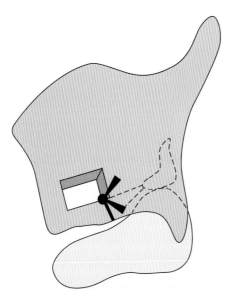

▲ 图11-9 将杓状核内收缝线置于甲状软骨成形术窗口的后下角，以允许同时进行甲状软骨成形术

（三）手术后护理

一般情况下，术后1～2h可恢复经口进食。建议术后往院观察，观察有无气道阻塞。出血是术后气道梗阻的主要原因；因此，必须使用引流管，抑制咳嗽，并控制血压。Maragos[39] 描述了由于梨状窝黏膜疝入气道而导致的术后气道阻塞。他报道说，在手术结束时缝合梨状窝黏膜可以防止此并发症。

（四）因气道阻塞而行杓状软骨外展

杓状软骨外展的手术入路与杓状软骨内收术起初是相同的。没有必要建立甲状软骨成形术窗口或声门间隙；缝合线是向下和向后拉的，这个力的矢量使声带向外展开。内镜下观察喉部以确定杓状软骨的移位是否恰当，然后在甲状软骨下角附近或周围缝合。

杓状软骨外展术可改善双侧喉麻痹患者声门。当杓状软骨向后牵拉扩大声门时，对一些因单侧声带麻痹而导致气道阻塞的患者有效。在气道梗阻的患者中，杓状软骨外展可以代替紧急气管切开术。大多数患者在术后能立即缓解喘鸣；也可在已有气管切开术的患者中进行，以方便拔管。与内收不同，杓状软骨外展术在全身麻醉下效果最好。对于未行气管切开的患者，气管内插管可提供稳定的气道条件；当气管切开后，解剖更加困难，使用全身麻醉的手术耐受性更好。

与其他扩大声门的手术不同，杓状软骨外展对外展肌麻痹并在发声过程中主动内收的患者有保留发声功能的潜力。这是因为环杓关节三维结构的特性。如本章前文所述，甲状肌和PCA活动的旋转轴不同；因此，在吸气时，声带突向后牵拉使声带向外侧移动，用来打开气道，但并不会消除甲杓肌在轴上的旋转。杓状软骨外展对那些有明显的神经再支配的患者效果较差，内收肌的神经再支配是通过神经纤维进行的，这些神经纤维在吸气时发出信号支配PCA。在这种情况下，缝合后产生的牵引力被相反的吸气内收抵消[36]。

二、未来的发展方向

杓状软骨内收是改变杓状软骨位置的一种有效方法。然而，杓状软骨的理想位置尚未确定。此外，目前还没有精确测量杓状软骨空间位移的方法。很可能"理想"的体位不仅在患者之间不同，也随着音高、振幅和音质的变化而变化。三维成像技术的进步，提供有关喉部运动的重要信息，可开发出恢复喉部动态功能的更好方法。

推荐阅读

Isshiki N, Tanabe M, Masaki S: Arytenoid adduction for unilateral vocal cord paralysis. *Arch Otolaryngol Head Neck Surg*14: 555–558, 1978.

Woodson GE: Cricopharyngeal myotomy and arytenoid adduction in the management of combined laryngeal and pharyngeal paralysis. *Otolaryngol Head Neck Surg*117: 339–343, 1997.

Woodson GE: Arytenoid abduction: indications and limitations. *Ann Otol Rhinol Laryngol*119: 742–748, 2010.

喉神经移植术
Laryngeal Reinnervation

George S. Goding Jr　著

张海燕　译

要点

1. 单侧声带麻痹的理想修复包括声带的运动、位置、形态和音调的恢复。
2. 只有通过喉返神经（RLN）自发和恰当的神经移植术，单侧麻痹才能完全恢复。
3. 单侧喉麻痹的神经移植术选择包括以下几种。
   - 神经肌肉蒂
   - 以颈襻或舌下神经为供体的 RLN 神经移植
   - 直接将神经（舌下神经束）植入失神经支配的肌肉
   - RLN 的再吻合
4. 单侧声带麻痹非选择性喉神经移植不能恢复声带的协调运动。临床初步结果显示选择性神经移植可恢复声带运动。

通过喉返神经（RLN）自发和恰当的神经移植术可使喉失神经支配完全恢复。声带内移术和注射填充术可改善麻痹侧声带的位置。然而，RLN 同时支配外展肌和内收肌。旨在恢复肌肉运动的神经移植术必须绕过神经主干，直接或于 RLN 的最末端分支处进行神经再支配。在喉返神经干水平进行神经移植可以改善喉肌张力和体积。

1909 年，Horsley[1] 报道了首次成功进行声带神经移植术。他对一名颈部中枪的患者进行了 RLN 神经修补，患者喉部功能几乎完全恢复。许多作者分别报道了神经修复后功能得到恢复[2-5]。

大多数情况下，在 RLN 吻合后声带不会恢复运动，而是喉的联合运动，内收和外展神经纤维非选择性地支配喉部肌肉[6-9]。这种神经肌肉不匹配的原因是 RLN 支配的所有肌肉都对杓状软骨施加反作用力，几乎不能或很少能够发生功能性运动[10]。吸气时的声带内收运动，是由不恰当的激活了外层神经纤维支配的甲杓肌所致。然而，大多数情况下，RLN 修复不能使外展和内收功能与呼吸周期协调匹配。

由于声带周期性运动难以与呼吸协调，神经干水平的神经再支配用于处理双侧声带麻痹在临床上尚未得到广泛的认可[11]。需要对个别喉部肌肉，特别是环杓后肌（PCA），进行选择性神经支配，这需要通过神经肌肉移植技术[2]，选择性吻合术[13, 14]，或直接神经植入来实现的[15, 16]。

膈神经的功能和解剖结构使其成为 PCA 神经移植的理想选择供体[17]，膈肌和 PCA 存在类似的肌纤维[18]。多个动物实验均使声带外展获得了外展运动[19-23]。麻痹 9 个月后，实验性采用膈神经移植获得了成功，但功能恢复程度降低[24]。尝试人体膈神经移植手术使声带运动恢复最初是

不成功的 [25]。然而，最近一些选择性神经移植的尝试已经显示出声带运动恢复的希望 [26]。

恢复周期性声带运动虽然可取最理想，但对于单侧声带麻痹的成功功能康复并非必须。这就促进了声带内移术的诞生，改善了喉功能。目前使用的声带内移术包括甲状软骨成形术、杓状软骨内收术和声带注射术。也可以通过 RLN 水平上的喉神经移植所产生的联合运动来改善声带位置、体积和音调。

神经肌肉蒂（NMP）和颈襻 - RLN（ansa-RLN）吻合 / 移植是目前最常应用于声带麻痹患者的两种神经移植技术。两者都利用相同的供体神经 - 颈襻，与之后的技术不同。

NMP 手术是 20 世纪 70 年代发展起来的，包括将颈襻分支的远端与肩胛舌骨肌以及小块肌肉一起置入失神经支配肌肉内。该手术适用于单侧或双侧声带麻痹患者，但针对的肌肉不同。依靠成功的神经移植和刺激的性质，声带运动是有可能恢复的。针对单侧声带麻痹患者，该技术可与甲状软骨成形术结合使用 [27]。

1924 年 Frazier [28] 首次报道和 1926 年 Frazier 及其同事 [29] 再次报道了 RLN 吻合术使声带恢复运动；目前使用的技术报道于 1986 年 [30]。颈襻近端神经与 RLN 远端进行端 - 端吻合。由于声带运动度无法恢复，此术式适用于单侧麻痹。虽然动度无法恢复，但患侧的肌肉张力得到恢复，从而使声带的位置、体积和音调得到了一定的保持，有使发声能力恢复至正常的潜力。

神经移植的其他技术包括 RLN 吻合、直接神经植入、舌下神经 - RLN 移植和肌肉 - 神经 - 肌肉移植。

一、喉神经移植的生理学和解剖学问题

大量证据表明，神经移植的肌肉具有供体神经的特征 [31]。移植神经施加活动刺激给与之连接的肌纤维；因此，理想情况下，供体神经的选择应考虑要神经再支配肌肉的纤维类型和收缩特征。

（一）神经特点

RLN 包含 1000～4000 个运动轴突，传出

轴突，交感神经和副交感神经促分泌运动纤维。RLN 向环咽肌和食管上括约肌发出分支 [32]，也发出感觉分支，在入喉之前与喉上神经（SLN）有交通支。RLN 的运动分中有 500～1000 根纤维 [33]，在入喉之前，支配肌肉的各种运动纤维在 RLN 神经干中混合在一起，所以在这个水平上选择性神经移植是不切实际的 [34]。RLN 的前支自环状关节后方入喉，第一个分支支配 PCA 肌，通常与杓肌相连，它具有慢收缩运动神经的特征，其轴突在每个运动单元中包含 200～250 条肌肉纤维 [35]。杓间肌也接受双侧 RLN 一个单独分支，受双侧神经支配。RLN 的末端分支支配环杓侧肌（LCA）和甲杓肌。该分支的轴突更具有快速肌纤维的特征，其运动单位为 2～20 条肌纤维 [36]。有时可以看到 SLN 和 RLN 末端纤维之间的连接 [37]。

除了神经内的本体感觉纤维外，颈襻是颈丛腹侧支的纯运动纤维衍生物。第 1 颈椎神经（C1）纤维连接舌下神经并向内弯曲。当 C1 纤维离开舌下神经形成颈襻上根。颏舌骨和甲舌骨完全由 C1 纤维支配。舌骨肌上腹的分支通常起源于颈襻上环。由于它靠近甲状软骨板和舌骨下，因此该分支常用于 NMP 神经再支配供体。其余带状肌通过颈襻下根接收来自第 2 和第 3 颈椎神经的运动纤维。胸骨甲状肌和胸骨舌骨肌下部接收颈襻末梢神经的支配，然后神经末梢穿入肩胛舌骨肌 [38]。

（二）肌纤维概述

特定肌肉的表现取决于它所包含的肌纤维特性。骨骼肌纤维根据其组化和收缩特性可分为耐疲劳慢肌（1 型）、耐疲劳快肌（2A 型）或不耐疲劳快肌（2B 型）。还存在其他一些分类和子类（请参阅 Staron [39] 查看）。1 型纤维的特点是峰张力低，牵引力慢，吸收阈值低，抗疲劳，依赖有氧代谢。需要长时间产生低张力的肌肉通常含有大量的 1 型纤维。2 型纤维在短时间内需要产生高肌力的肌肉中发挥着突出的作用：2B 型纤维收缩速度快，可以产生更高的张力，但他们依赖于厌氧代谢更容易疲劳，有更高的激活阈值；2A 型纤维在张力、疲劳和阈值方面位于中等水平，同时利用有氧代谢和无氧代谢。喉部肌肉也有高

速、低张力纤维类型（2L 或混合纤维类型），类似于眼外肌[40-43]。

大多数哺乳动物的骨骼肌是由多种纤维组成的。由于这些组合，整体内的多种纤维使肌肉有收缩和放松特征。眼外肌的收缩时间峰值最快，比目鱼肌的收缩峰值最慢。

（三）喉部肌肉

PCA 肌肉的激活与吸气同步，发生在膈肌激活 40～100ms 之前[44]。活动量与通气阻力直接相关。PCA 的活动使杓状软骨向外侧转动，使声带外展。PCA 张力丧失导致杓状软骨运动不稳定。根据人体的大体解剖[45]和神经支配[46]，PCA 可分为水平运动肌肉区域和垂直/斜向运动肌肉区域[46]。喉切除标本的 PCA 研究显示，1 型和 2 型纤维的比例几乎相同[47]，灵长类动物的 PCA 也有类似的比例[48]。其他研究者发现 PCA 中 1 型纤维的比例更高[18]。其余的似乎以中间型 2A 型为主。这些特征与 PCA 收缩峰值出现时间 40ms 一致。

神经再生最容易发生在原运动终板位置。在运动终板大量聚集的位置附近放置 NMP 神经再支配能够提高疗效[49]。人类 PCA 的运动终板在肌肉中部呈松散的弧形排列分布。运动终板的密度在 PCA 深部肌肉部增加。

甲杓肌（TA）的活跃性随着发声和气道反射保护而增加。TA 的收缩对精细控制声带发声边缘的质量和张力至关重要。TA 萎缩导致声带体积减小和声门闭合不全。LCA 和杓间肌麻痹严重损害杓状软骨活动和稳定声带的能力。杓间肌的双侧神经支配不足以弥补这种损失。

TA 和 LCA 是快收缩肌；它们的收缩峰值时间分别为 14ms 和 19ms，是人体中收缩速度快的肌肉[48, 50]。TA 中肌纤维的组成 40% 为 1 型，55% 为 2A 型和 5% 为 2B 型。高的氧化频率的纤维使肌肉具有有氧代谢、抗疲劳和快速收缩的特点[51]。这些快速反应特征使它们适于发挥发声和保护功能。

运动终板在 TA 和环甲肌（CT）中的分布模式较 PCA 更为广泛。在 CT 中，大部分运动终板位于肌肉中 2/3 的范围[52]，而在 TA 中，运动终板分布在整个肌肉中[53]。因此，在某一精确位置植入 NMP 或直接神经植入，对 PCA 和 CT 神经再支配的作用优势有限。这些广泛分布的模式不同于身体其他部位的骨骼肌，其他部位的骨骼肌终板分布在肌肉的中点形成一条窄带[52]。

喉内收肌和喉外展肌均有助于维持杓状软骨的位置和稳定性[54]。内收肌和外展肌张力的恢复杓状软骨的位置和稳定性。

CT 参与深吸气、呼气和发声。CT 是由 SLN 支配的，而不是由 RLN 神经吻合后的再支配。环甲肌收缩将声带突拉向前方和轻度内移，这种前拉作用被 PCA 和 LCA 收缩后的稳定作用抵消。

（四）舌骨下肌群

颈襻支配舌骨下肌群运动，是喉神经移植中最常用的供体神经。甲状舌骨肌和胸骨甲状肌的收缩峰值时间约为 50ms[55]，约 2/3 的肌纤维为 1 型[56]。舌骨下肌群与四肢肌相似，但缺乏存在于喉部肌肉的快速运动混合纤维[57]。

为了了解声带的运动，对舌下肌群的活动进行了研究。喉下伸展的带状肌在不同程度上起着吸气肌的作用。胸骨舌骨肌很少或不参与呼吸运动。在犬类中，平静呼吸时胸骨甲状肌有规律地收缩，但在灵长类动物中，所有的带状肌都缺乏阶段性运动。随着气道阻力和缺氧的增加，灵长类动物的肩胛舌骨肌吸气时活性最大，其次是胸骨甲状肌[58]。呼吸困难时的胸骨甲状肌可导致声带外展，使喉部因骨骼肌的影响是麻痹的[59]。

甲状舌骨肌同样可以帮助声带内收。声带的内收通过甲状软骨向上移动来实现。根据呼吸周期，胸骨甲状肌和肩胛舌骨肌的支配神经可用于喉外展神经移植；胸骨舌骨肌的活动使颈襻分支成为声带内收的合适选择。由于特定的喉肌神经再支配不能通过单一的 RLN 吻合实现，通过该技术激活的舌骨下肌群运动模式意义不大。舌下肌的去神经支配确实会发生，术后会立即导致音质的改变。牺牲胸骨甲状肌可减少对甲状软骨的侧向拉力，牺牲甲状舌骨肌会产生相反的效果。

舌骨下肌群与受体喉肌的组化特性匹配不太理想。经颈襻神经移植治疗单侧声带麻痹后，可以预期喉部肌肉纤维型成分会发生改变。

（五）去神经支配效应

去神经支配后，对乙酰胆碱敏感的区域（仅限于完整肌肉的终板区）扩展到大部分外膜[60]。去神经支配后肌肉的营养和运动性消失相关的影响，导致肌肉萎缩。如果没有神经移植，尽管全身有足够的营养供应，但最终会逐渐导致肌肉的萎缩和破坏。

肌肉去神经支配的时间越长，神经再支配的效果就越差。不同的喉部肌肉以不同的速率萎缩，萎缩的速率随纤维组成的不同而不同。在一项对灵长类喉部的研究中，TA 运动速度快，纤维尺寸的缩小幅度就大，而 CT 或 PCA 运动速度慢。然而，8 周后，所有喉部肌肉都将纤维化[61]。人类骨骼肌萎缩的速度较慢，肌肉在去神经支配后至少存活 3 年。有报道证实对喉麻痹病史 50 年者进行神经移植获得了成功[62]。在麻痹病史长者神经再支配的恢复程度处于低水平并且无功能。在 29 例患者中，受损 / 分裂的 RLN 中再生轴突的百分比为正常平均 RLN 纤维计数的 2.9%～39.4%[63]。有限的神经再支配可使喉部肌肉在无明显运动功能的情况下存活更长时间。喉部肌肉的神经再支配也可以来自自主神经错向再生的神经再支配[64]。

（六）功能恢复

损伤神经的成功再生需要以下条件：①神经元对损伤作出反应，产生轴突再生所必需的代谢变化；②受损轴突的周围环境允许轴突再生；③功能恢复的指导。

当再生的轴突重新生长能够重新支配原肌肉时，再生是最有效的。运动轴突优先对切断的神经远端运动分支进行神经再支配，主要通过切断定向错误的纤维获得特异性[65]。有证据表明定向再生神经的营养作用是存在的[66]，但神经特异性较低。神经分离后，运动神经元不存在再生后支配原肌肉的功能特异性[67-69]。再生的一支神经同时支配多个肌肉，结果是产生联带运动。

一种激活模式[70]和非原神经再支配[71]的影响下，肌纤维类型会发生变化。神经再支配后的肌肉变化与新的供体神经赋予的不同运动模式有关。这一过程就是纤维类型改变的原因[72]。移植运动轴突诱导单一肌肉类型向适合功能的快速或慢运动纤维转变得机制，一定程度影响神经再支配的效果[73]。然而，这种影响作用不足以阻止肌纤维类型的改变。新的供体神经移植有望改变再支配肌肉纤维型的组成，从而改变其收缩特性。

二、神经肌肉蒂

神经肌肉蒂（NMP）技术是试图将部分运动单元完好无损的神经转移到去神经支配的肌肉。运动单位的保存是通过保留供体神经的远端的支配肌肉来实现的。该技术与神经吻合、神经残端植入和直接电刺激肌纤维不同。

（一）神经肌肉蒂神经移植

NMP 神经移植是否成功一部分取决于移植的轴突能否到达受体肌纤维的接受区，另外一部分取决于肌纤维接收外来神经再支配的能力。移植神经部分会失去功能，其余完整的运动神经元优先在失神经支配肌纤维的原终板位置上，发育出能够再支配的神经纤维[74, 75]。这种现象对于 NMP 神经移植的成功很重要，因为 NMP 中的部分神经纤维存在完整的运动单元[76]。轴突的萌发使每个神经支配更多的运动纤维。成熟的神经末梢在功能上的扩展是正常末梢区域的 3～5 倍[77]。

（二）实验室研究

在早期的实验中，获取包含 RLN 末端分支的肌肉并重新植入喉部[76, 78]。移植神经的远端同时获取与其连接的一小部分肌肉，这样得以移植完整的神经纤维。短时间的功能恢复（2～6 周）是次要的，避免退化和有效神经再支配之前的再生是主要的。

1973 年的一份报道描述了采用颈襻 NMP 神经移植至犬喉的胸骨舌骨肌[79]。这项技术的改进是由于在大多数喉麻痹以及喉癌术后残喉功能不佳的病例中，RLN 无功能[80]。约术后 6 周，神

第12章 喉神经移植术

经功能恢复，去神经支配 6 个月以内者，神经再支配可以获得成功[81]。

NMP 神经再支配的证据包括椎弓根刺激后肌肉出现反应，供体神经中央运动核可见神经示踪剂显示[82]，神经再支配肌肉纤维出现糖原的消耗[83]。NMP 技术在动物模型中的成功应用已被多位作者报道[12, 84-88]。在这些研究中，需要电刺激转移的神经或诱导增加呼吸力来产生大体运动。在其他研究中，高碳酸血症条件下的声带运动与直接刺激[89-91]或组织学[91]证实神经再支配的证据无关。其他运动，如咽下缩肌的分离[89]或 SLN 或带状肌的分离[90]，都能有效地消除观察到的声带运动。术后瘢痕可增加杓状软骨的稳定性，并将杓状软骨外侧附着于甲状软骨，这是声带运动与再神经支配无关的一个潜在解释[92]。

NMP 技术的改进涉及使用转移 NMP 方法，为去神经支配的肌肉提供长期电刺激通路[93-95]。可以在植入的 NMP 的神经组件周围放置一个环状电极，这样可以避免电极 - 肌肉接头的恶化。以呼吸为触发信号的气管运动，完成胸骨甲状肌[93]和 PCA[94]的收缩。

（三）适应证

1. 双侧麻痹

NMP 适用于持续 6 个月[62]至 1 年[96]的双侧声带麻痹患者。这项技术必须将颈襻神经植入适当的带状肌[96]。实际上，只有一半的患者适于本手术[97]。环杓关节固定是最常见的禁忌证，约占患者的 1/3[96]。建议在进行 NMP 术前进行直接喉镜检查并触诊杓状软骨。

中枢神经系统疾病导致的声带麻痹是相对禁忌证。Tucker[96]报道成功率只有 40%～50%。这些疾病会影响颈襻神经的功能。

喉部肌肉必须能够接受神经再支配。有研究报道去神经支配 22 年和 50 年，神经移植治疗也可成功。肌肉萎缩可能是影响神经移植效果的一个因素。环杓关节固定的发生率可能随病史时间的延长而增加[98]，但这一发现尚未得到组织学上的证实[99]。

2. 单侧麻痹

在这些患者中，通常要推迟再神经支配手术的时间，直到确定无法自行恢复。对于有严重误吸的患者，建议进行声带注射术。然而，以往声带注射特氟隆会产生较差的效果[100]。该手术也仅限于要求嗓音质量高于平均水平的患者。

对于双侧声带麻痹，患者必须能够耐受手术，颈襻神经完好，选择合适的内收肌进行神经再支配，麻痹侧杓状软骨活动度正常。无法通过常规的内镜显露喉部而不能经口注射是 NMP 神经移植的另一个适应证[100]。

（四）技术

Tucker[62, 80, 96, 98, 101]描述了 NMP，其他作者对此进行了修订（图 12-1）。

1. 双侧麻痹

NMP 在全麻直达喉镜下行杓状软骨触诊。备好气管插管。在气管切开前一旦确认杓状软骨可自由移动，患者就行气管插管。

于甲状软骨下缘做水平切口。显露胸锁乳突肌的前缘并向外拉开。支配的肩胛舌骨肌前腹的颈襻分支可以通过两种方式找到：第一，于颈襻穿过颈内静脉时找到颈襻的主干，并追踪其近端和远端，直到找到合适的分支；第二，在舌骨附着处附近牵拉肩胛舌骨肌内侧缘，自内侧到外侧沿肌肉解剖。如果神经受损，也可以使用胸骨甲状肌的分支[92, 102]。

确定其进入肌肉的位置之后，继续分离解剖至神经远端，直到末端分支。切取小块肌肉，足以包含其终末分支（通常一侧 2～3mm），因为肌肉为游离移植物，所以组织块要尽量小。颈襻肩胛舌骨支的近端部分被调用，注意保护伴行血管。

通过甲状软骨的外缘将喉部向健侧旋转。继续解剖至梨状窝或 PCA。必要时，将梨状窝黏膜向上移位。PCA 可以通过纤维辨认，纤维走向与咽下缩肌成直角。

然后用 2～3 条 5-0 丝线将 NMP 缝合到 PCA 上。PCA 表面的平整对于神经再支配不是必要的。不需要封闭咽下收缩肌；放置引流管，

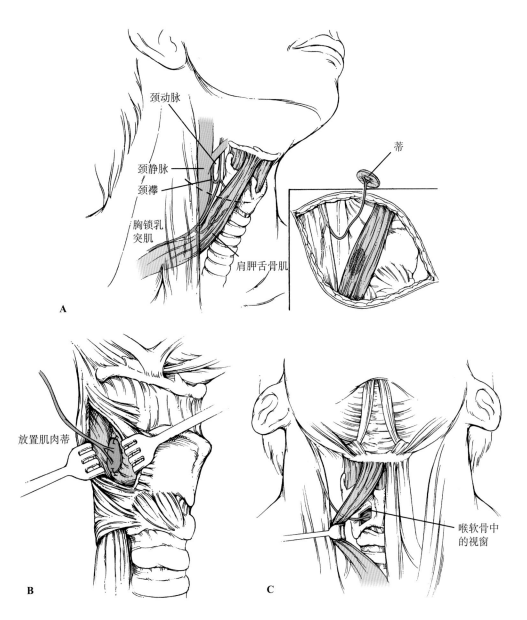

▲ 图 12-1　神经肌肉蒂（NMP）

A. 从肩胛舌骨肌获取 NMP，用 2～3mm 的肌肉替换与肩胛舌骨肌相连的颈神经的分支；B. 旋转喉部并分离咽下缩肌的纤维后，将 NMP 置于环杓后肌中，以治疗双侧麻痹；C. NMP 通过甲状软骨中的一个窗口放置于环杓侧肌中，用于治疗单侧麻痹

将伤口逐层缝合。术后不需使用抗生素。

　　2. 单侧麻痹

　　治疗单侧声带麻痹时与双侧麻痹一样，需要直达喉镜探查，获取 NMP 供体的方法也与之相同。不需要行气管切开术。单侧麻痹受体肌肉为 LCA，手术的第二部分相应发生变化。

　　显露失神经支配侧的甲状软骨，甲状软骨软骨膜自下半部分中线处切开。形成向后的软骨膜瓣，显露甲状软骨的下半部分。切除此区域的部分甲状软骨，保留下方的软骨膜和甲状软骨的下

缘。切开软骨膜，显露失神经支配的 LCA，用 2～3 根 5-0 丝线将 NMP 缝合到位。将外软骨膜瓣缝合回原位，逐层缝合切口并放置引流。改良点是将分别来源于两个单独的带状肌的神经肌肉蒂植入受体肌肉 [103]。

　　静脉注射地塞米松可减轻术后喉的早期水肿 [102]。不需要声休和使用抗生素。

　　（五）结果

　　1976 年，Tucker [80] 报道了用 NMP 治疗人双侧

声带麻痹。5 例患者均在手术后 6～8 周内出现吸气时声带外展。在两名术后运动耐力明显改善，加大呼吸力度，就会出现声带运动。1978 年，据报道 NMP 喉神经移植治疗双侧声带麻痹的成功率为 89%（45 例中 40 例成功）[62]。

Tucker[96] 将 NMP 神经移植治疗双侧声带麻痹的结果分为三类。近 40% 的病例气道有明显的改善用力吸气时可见声带运动；20% 气道无改善，其余患者仅在呼吸需求增加的情况下出现声带运动的改善。二次 NMP 手术用于再支配对侧 PCA，已成功应用于首次治疗效果不佳的患者[96]。

对 214 例双侧声带麻痹患者的回顾性分析显示，远期成功率为 74%[97]，其中 48% 的患者在神经移植时进行了气管切开术。成功的标准是指日常活动不受限或急性上呼吸道疾病的情况下保持气道通畅。

1977 年，Tucker[101] 报道了 9 例单侧声带麻痹患者使用 NMP 手术。9 例患者手术后 2～12 周内收功能恢复。但只有 6 例患者的嗓音质量获得令人满意的改善，另外 3 例患者需要注射特氟隆。在随后的一份关于使用 NMP 治疗单侧声带麻痹的报道中，接受 LCA NMP 治疗的 27 例患者中有 25 例得到了改善[102]。

在 1989 年的一份报道中[97]，NMP 治疗单侧麻痹的成功率为 88%。成功的表现为音质改善，声带内收，高音时的声带张力改善。在 May 和 Beery 报道的 NMP 植入 LCA 的 20 例患者中，有 19 例（95%）声音有不同程度的改善[100]。

May 和同事们[104] 在 1980 年报道了 NMP 的研究结果。8 例因气道梗阻行 PCA 神经移植的患者中，仅有 3 例好转，15 例发音和（或）吞咽障碍患者中有 13 例经 LCA 神经移植后发音和（或）吞咽障碍得到改善。Applebaum 和他的同事[103] 报道了 NMP 技术在 6 例患者中 6 例获得了成功；其中 4 例患者双侧声带麻痹，1 例需要气管切开。4 例患者呼吸困难和喘鸣均得到缓解，在进行体力活动后可观察到声带运动。

（六）并发症

NMP 的手术并发症的描述。214 例双侧声带麻痹行 NMP 治疗的患者中，Tucker 和 Rusnov[102] 发现 4 例并发症。其中 3 例为伤口感染，另 1 例为气管切开并发症。73 例因单侧麻痹接受 NMP 治疗的患者均未出现并发症，其他报道也未提出[100, 103]。

（七）NMP 的前景

尽管在一些作者成功地使用了 NMP，但 NMP 的广泛使用尚未实现。NMP 植入去神经的肌肉内实现神经再支配，颈襻仍是一个不完善的神经源。即使在没有呼吸运动的情况下，NMP 也能维持肌张力。此外，NMP 可提供一种机制，以刺激去神经化的肌肉产生长期起搏[93, 94]。电起搏增加了潜在触发源的选择和肌肉收缩刺激，为双侧声带麻痹继发气道损伤提供了一种可能更有效的治疗。

三、颈襻 – 喉返神经吻合

目前在单侧声带麻痹患者中使用的 ansa-RLN 应用的治疗，神经再支配的声带在呼吸及发声时并无运动。与该技术类似的还有舌下神经 – RLN 吻合术[105, 106]。因为该神经的缺失对机体影响小，所以使用颈襻作为供体神经已经得到了最广泛地接受。

（一）喉返神经吻合术的优点

对于熟悉头颈解剖的外科医生来说，在未做过手术的颈部进行该手术相对容易。在瘢痕较多时，不易于识别神经。对于最终术后效果来说，学习难度小，因为无需对声带位置进行微调。这与声带注射和甲状软骨成形术相反，后者的最终效果在手术时就确定了，取决于外科医生的专业水平。

RLN 吻合术可使失神经支配的肌肉保持一定的张力、位置和体积，并降低正常声带和神经再支配声带之间的不对称性。这为单侧声带麻痹将来的良好恢复奠定了基础。术后第一年出现初步改善后，声音质量在日后也可继续改善。胸骨甲状肌的缺失临床意义不大，但它可以改善声带功能。

RLN 吻合术是在喉外操作将来也可以通过切断吻合口恢复至术前状态。由于甲状软骨板和喉内肌不相互干扰，因此，接下来的声带注射或甲状软骨成形术的使用并不受限制。此外，手术时同时采用暂时性可吸收材料进行声带注射可降低神经再支配前由于失神经支配造成的影响。不采用永久性注射材料，因此消除了植入物在声带内造成的异物反应可能。

（二）颈襻 – 喉返神经吻合的缺点

RLN 吻合术需要进行更深层的颈部解剖，手术时间通常比甲状软骨成形术或声带注射术长。RLN 吻合术所需的时间约为 2h [107]。甲状软骨成形术需麻醉下进行，声带注射术可在门诊进行，而 RLN 吻合术需在全麻下进行。在 RLN 吻合术前，要排除声带功能自行恢复的可能性。

音质通常在几个月后才会有实质性改善。由于需要一段观察期来等待自行恢复的可能，这对吻合术的实施造成显著的延迟。一般在术后 3 ～ 4 个月可看到初步的音质改善 [108]。然而，整个改善过程可能会持续数年。

该手术需要一个完整的颈襻和一个完整的 RLN 远端残端。在甲状腺手术或双侧颈部手术后，如颈襻被破坏，操作难度增高。既往为单侧颈部手术时，可以使用对侧颈襻。与甲状软骨成形术不同，在错误（非麻痹）侧进行手术的后果是严重的。仅存的完整的喉返神经遭到切断，可能导致双侧声带麻痹和气道阻塞。

（三）手术适应证及禁忌证

颈襻神经 –RLN 吻合术用于治疗单侧声带麻痹自行恢复机率极小的患者最常用的观察期是 12 个月，之后才考虑神经移植术。RLN 远端残端与供体神经必须适于进行吻合；颈襻可以从同侧或对侧取得。患者必须能够耐受全麻和接受神经移植后需要较长的时间等待发音改善。

绝对禁忌证包括声门气道不耐受、双侧声带麻痹、RLN 远端缺失、双侧颈襻缺失及一般健康状况不佳。颈襻神经 –RLN 吻合术的相对禁忌证包括时间、音质和手术的限制。时间的限制与自发恢复所必需的时间及术后音质改善的时间有关。时间也受限社会或工作因素的影响，患者的预期寿命时长也是制约因素；如果生存期少于 5 年，神经再支配长时间的等待恢复期不值得。该手术对老年患者 [109] 和几十年的患者身上似乎效果也不太理想。音质限制是指颈襻神经 –RLN 吻合术仅改善麻痹侧声带的位置、体积和音调。相对禁忌证是存在限制音质的其他病理指征，如声带瘢痕、纤维化或息肉，这些术前必须加以考虑。如果预期的结果音质欠佳，应该慎重考虑使用颈襻神经 –RLN 移植。杓状软骨固定也会对预期疗效产生不利影响。

当 RLN 区域曾做过手术，术前也需仔细考虑。必须考虑到可能无法找到足够的神经进行吻合，并应与患者沟通商讨术中能够采用的替代方案。

（四）颈襻 – 喉返神经吻合术的方法

环状软骨下缘水平，沿颈部皮纹切口与甲状腺切除术切口相同（图 12-2）。切口不必越过中线；自中线垂直分离带状肌，在气管食管沟处找到 RLN，在入喉处被解剖神经。如存在局部瘢痕，可在环甲关节后方找到 RLN。神经周围有血管网，颈襻可在肩胛舌骨肌水平的胸骨甲状肌外侧缘找到，或沿颈内静脉进行识别。

两个神经都被找到后，并确认 RLN 远端完好，横切颈襻和 RLN。每根神经都应向下分离充分，以便无张力吻合。另一种方法强调尽可能在 RLN 远端进行吻合，以绕过可能受损的神经。吻合点在胸锁乳突肌和胸骨甲状肌深部可促进吻合，使用 9-0 或 10-0 丝线缝合。2 ～ 3 根神经外膜缝合线就足够，逐层缝合切口并放置引流管。

可以在手术时注射可吸收材料，早期改善音质。但 2 ～ 3 个月后，音质可能反复至术前水平；经颈襻神经 –RLN 吻合术后神经再支配侧声带不活动或只显示微小运动。手术会产生联带运动，健侧声带的运动会带动神经再支配侧声带向中线接近。

（五）临床结果

在大多数报道中，颈襻神经 –RLN 吻合术

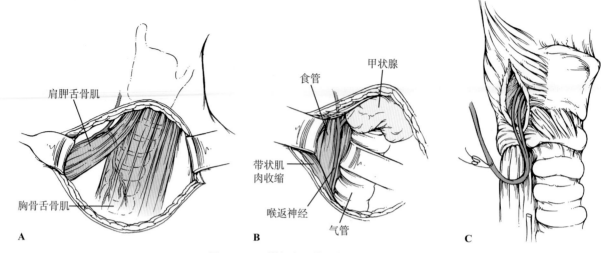

▲ 图 12-2 颈襻与喉返神经吻合（ansa-RLN）
A. 显露胸骨舌骨肌的分支；B. 在气管食管沟中显露 RLN；C. ansa-RLN 吻合术

图中标注：肩胛舌骨肌、胸骨舌骨肌、食管、甲状腺、带状肌肉收缩、喉返神经、气管

可使音质恢复至接近正常水平。早期 Crumley 和 Izdebski [30, 110] 的两份报告分别有 2 例和 4 例患者手术成功。其中 1 例患者以对侧颈襻神经为供体神经，术后声带未见运动；神经再支配声带的正确位置是使音质改善的原因。PCA、LCA 和 TA 的神经再支配提供了稳定杓状软骨位置所需的张力。

Crumley [111] 在 1991 年回顾了 20 例接受颈襻神经 -RLN 吻合的患者。20 例中有 18 例音质正常或接近正常。其中一例失败患者是因既往多次手术所致局部瘢痕而难以识别 RLN。另外一例显示有所改善，但改善程度较轻。杓状软骨的偏斜和患者的年龄（65 岁）是导致疗效欠佳的原因。一些损伤病程超过 8 年的患者经过神经吻合后取得了良好的疗效。2 名年龄分别为 66 岁和 71 岁的老年患者切除纵隔肿瘤后早期进行颈襻神经 -RLN 吻合获得了成功 [112]。

Zheng 及其同事 [108] 报道了 8 例，其中 1 例失败。采用 RLN 前支，术后早期有轻微改善，术后 2～3 个月有进一步的改善。5 例患者进行了肌电图（EMG）检查的证实。杓状软骨的可动性是获得良好结果的重要因素，其中 1 例结果欠佳正是与杓状软骨的运动度有关。

在手术中即可吻合 RLN、游离神经移植重建 RLN、迷走神经与 RLN 吻合或颈襻神经 -RLN

吻合后，平均发声时间和声带位置均有相似结果 [113]。在甲状腺或其他颈部手术中，颈襻神经 -RLN 吻合术相比其他重建断裂 RLN 的方法有许多优点。优点包括只需要在颈部一个相对方便操作的水平上进行一次吻合；因为吻合口靠近喉部，因此恢复时间较短 RLN 在纵隔内受损时该手术方法依然可行。采用对侧颈襻作为供体神经 [114, 115] 于甲状软骨后方进行吻合 [113]，能够提高重建成功率。

Olso 及其同事 [116] 对 12 例单侧声带麻痹患者进行了颈襻神经 -RLN 吻合术的定量分析。与术前相比，术后音质有明显改善，与正常对照组相似，单侧声带麻痹患者效果最好。在移植 6 个月后，患者声音的总体嘶哑程度、粗糙度和气息声均有改善 [117]。改善最大的是气息声。术后肌电图研究显示，经颈襻神经 -RLN 吻合术和 NMP 植入 TA 后，神经再支配的肌肉在发声和头部抬高时被激活 [118]。

杓状软骨内收术联合颈襻神经 -RLN 吻合术并没有改善声学的效果 [119]。所有患者嗓音感知评估均有显著改善，但杓状软骨内移联合神经再支配手术治疗单侧声带麻痹受到质疑。

Wang 和他的同事 [120] 发现，甲状腺手术相关声带麻痹患者，颈襻神经 -RLN 吻合术是有效的。在 237 例患者中，235 例患者的同侧神经再支配有效。尽管恢复时间稍长，56 例经对侧神经束进行神经移植的患者也是有效的[115]。

颈襻神经 –RLN 吻合术对青少年[121]和幼儿[122, 123]也有效。需要全身麻醉，处于发音阶段的喉其移植材料缺乏，以及越年轻神经再支配[109]越有效，这些都是神经移植的优势。

（六）并发症

与喉框架手术相比，喉神经移植的围术期并发症无增加[124]。Wang 和同事[120]报道了 237 例中 11 例轻微并发症和 2 例严重并发症（包括气道血肿和阻塞）。在 Wang 等[115]报道的 56 例对侧神经移植病例中，2 例出现轻微并发症。

（七）直接神经植入

在 20 世纪早期，在实验模型中直接将神经植入去神经支配的肌肉，证明可以使神经再生[125-127]。将神经末梢植入骨骼肌可以建立神经肌肉连接[128, 129]。采用大范围的多点植体可提高直接神经植入神经再支配的有效性[130]。直接神经移植已成功地应用于活跃肌肉的活动[131]。去神经支配病史短、健康的供体神经以及供体神经纤维广泛分布于肌肉内将对结果有积极的作用。

早期研究直接神经植入的实验也检验了这项技术在喉神经移植中的价值[132, 133]。在犬身上成功地将 RLN 直接植入 PCA，预示该方法将是一种很有前景的神经再支配方法[4, 134]。

比较 NMP 和颈襻神经直接植入去神经支配的肌肉，各研究得到的结果不尽相同。Meikle 和他的同事们[85]认为并没有显示出一种方法优于另一种方法，然而 Hall 和他的同事们[86]发现 NMP 可诱发产生更强的收缩，并且恢复功能的时间更短。两位作者都认为他们的结果是一致的，即 NMP 的角色是其作为多点神经直接植入的神经供体，而不是主要依赖其完整的运动单元[87]。当神经再支配手术被一段神经移植延迟时，由于需要支持远端肌肉蒂，此时 NMP 不如神经直接植入。10 例单侧麻痹患者行神经直接移入甲杓肌[135]。其中 8 例患者的嗓音得到改善，6 例患者的嗓音恢复正常或"显著的改善"。其中 4 例患者的神经再支配均得到了肌电图的验证。

以该技术为基础的另外一种手术技术，即神经作为健侧有神经支配的肌肉和肌肉到对侧去神经支配的肌肉（肌肉 – 神经 – 肌肉）之间的接头，已经被成功实施[136]。3 例患者采用健侧环甲肌 – 神经 – 去神经再支配肌肉技术行选择性环甲神经再支配，同时联合颈襻神经 –RLN 吻合术（图 12-3）。所有患者的声音和环甲肌神经再支配的肌电图均有改善。

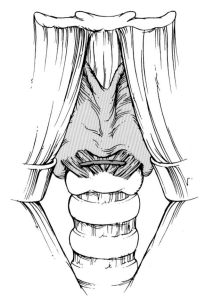

▲ 图 12-3 经神经支配的环甲肌和去神经支配的环甲肌之间的肌肉 – 神经 – 肌肉移植物

推 荐 阅 读

Chhetri DK, Gerratt BR, Kreiman J, et al: Combined arytenoid adduction and laryngeal reinnervation in the treatment of vocal fold paralysis. *Laryngoscope*109: 1928–1936, 1999.

Crumley RL: Update: ansa cervicalis to recurrent laryngeal nerve anastomosis for unilateral laryngeal paralysis. *Laryngoscope*101: 384–388, 1991.

Crumley RL, Izdebski K: Voice quality following laryngeal reinnervation by ansa hypoglossi transfer. *Laryngoscope*96: 611–616, 1986.

Crumley RL, Izdebski K, McMicken B: Nerve transfer versus Teflon injection for vocal cord paralysis: a comparison. *Laryngoscope*98: 1200–1204, 1988.

El-Kashlan HK, Carroll WR, Hogikyan ND, et al: Selective cricothyroid muscle reinnervation by muscle–nerve–muscle neurotization. *Arch Otolaryngol Head Neck Surg*127: 1211–1215, 2001.

Lee WT, Milstein C, Hicks D, et al: Results of ansa to recurrent laryngeal nerve reinnervation. *Otolaryngol Head Neck Surg*136: 450–454, 2007.

Marina MB, Marie JP, Birchall MA: Laryngeal reinnervation for bilateral vocal fold paralysis. *Curr Opin Otolaryngol Head Neck Surg*19 (6): 434–438, 2011.

Maronian N, Waugh P, Robinson L, et al: Electromyographic findings in recurrent laryngeal nerve reinnervation. *Ann Otol Rhinol Laryngol*112: 314–323, 2003.

Miyauchi A, Matsusaka K, Kawaguchi H, et al: Ansa–recurrent nerve anastomosis for vocal cord paralysis due to mediastinal lesions. *Ann Thorac Surg*57: 1020–1021, 1994.

Miyauchi A, Matsusaka K, Kihara M, et al: The role of ansa–to–recurrentlaryngeal nerve anastomosis in operations for thyroid cancer. *Eur J Surg*164: 927–933, 1998.

Miyauchi A, Yokozawa T, Kobayashi K, et al: Opposite ansa cervicalis to recurrent laryngeal nerve anastomosis to restore phonation in patients with advanced thyroid cancer. *Eur J Surg*167: 540–541, 2001.

Olson DE, Goding GS, Michael DD: Acoustic and perceptual evaluation of laryngeal reinnervation by ansa cervicalis transfer. *Laryngoscope*108: 1767–1772, 1998.

Paniello RC, Edgar JD, Kallogjeri D, et al: Medialization versus reinnervation for unilateral vocal fold paralysis: a multicenter randomized clinical trial. *Laryngoscope*121 (10): 2172–2179, 2011.

Smith ME, Roy N, Houtz D: Laryngeal reinnervation for paralytic dysphonia in children younger than 10 years. *Arch Otolaryngol Head Neck Surg*138 (12): 1161–1166, 2012.

Su WF, Hsu YD, Chen HC, et al: Laryngeal reinnervation by ansa cervicalis nerve implantation for unilateral vocal cord paralysis in humans. *J Am Coll Surg*204: 64–72, 2007.

Tucker HM: Reinnervation of the paralyzed larynx: a review. *Head Neck Surg*1: 235–242, 1979.

Tucker HM: Long–term results of nerve–muscle pedicle reinnervation for laryngeal paralysis. *Ann Otol Rhinol Laryngol*98: 674–676, 1989.

Wang W, Chen D, Chen S, et al: Laryngeal reinnervation using ansa cervicalis for thyroid surgery–related unilateral vocal fold paralysis: a long–term outcome analysis of 237 cases. *PLoS One*6 (4): e19128, 2011.

Wang W, Chen S, Chen D, et al: Contralateral ansa cervicalis–torecurrent laryngeal nerve anastomosis for unilateral vocal fold paralysis: a long–term outcome analysis of 56 cases. *Laryngoscope*121 (5): 1027–1034, 2011.

Zheng H, Li Z, Zhou S, et al: Update: laryngeal reinnervation for unilateral vocal cord paralysis with the ansa cervicalis . *Laryngoscope*106: 1522–1527, 1996 .

慧性误吸
Chronic Aspiration

David W. Eisele　Steven D. Pletcher　著

张海燕　任　懿　译

1. 顽固性误吸会导致下呼吸道慢性感染和危及生命的肺部感染。
2. 成年患者中，脑血管意外并发后组颅神经麻痹是导致顽固性误吸的最常见原因；其他原因还包括神经肌肉疾病、肿瘤（脑干或喉肿瘤）、吞咽功能障碍、创伤或缺氧性脑损伤。
3. 儿科患者顽固性误吸的常见原因包括脑瘫、缺氧性脑病、神经创伤或手术后遗症、气管食管瘘和其他严重的先天性或后天性神经系统疾病。
4. 慢性误吸的早期保守治疗包括不经口进食、抬高床头和积极的清肺。
5. 尽管采取了这些措施，但仍有患者存在顽固性误吸；这些患者应该考虑进行手术治疗。
6. 在选择手术入路时，应考虑发音、吞咽、误吸性疾病的发生率以及神经功能的预后。
7. 气管食管分流术和喉气管分离术成功率高，技术简单而广受欢迎。

喉的三大功能——呼吸、发声和气道保护，三者密切相关。喉的保护功能受损可能使唾液、摄入的液体、固体等或者胃内容物反流至咽喉而导致误吸。

误吸是普遍存在的。健康人睡眠期间有近50%的人有误吸现象[1]。只要气管、气道间隙正常，防御机制完整，少量的误吸并无大碍，也不存在并发症。与误吸相关的呼吸道感染可能会导致肺部并发症。并发症的严重程度取决于误吸物体积和性质（例如，误吸物的 pH 值）。误吸的并发症包括气管痉挛、气道阻塞、气管炎、支气管炎、肺炎、肺脓肿、败血症和死亡[2-4]。严重误吸导致高死亡率[5]。

误吸与正常吞咽和气道保护机制的暂时损害，相关的独立事件。通常，误吸继发于神经功能障碍。也可能继发于与药物、酒精或代谢紊乱相关的意识抑郁状态。此外，癫痫发作、受伤或感染也可能会导致误吸的发生。老年患者更有可能出现误吸，这可能与年龄相关的生理和神经变化有关[6-8]。佩戴假牙的患者吞咽受损，口腔感觉和口腔控制能力下降，会导致误吸。

患有慢性误吸的患者需要进行评估和有效的管理，以预防危及生命的并发症。本章讨论了慢性误吸患者的评估和治疗，并强调了手术治疗。

一、病因

慢性误吸的原因通常包括：运动活动受损或感觉丧失而导致喉保护功能严重丧失。即使喉功能正常，若吞咽功能严重受损也可能导致慢性误吸。

第13章　慢性误吸

框 13-1 列举了成人慢性误吸的原因。最常见的诱发事件是脑血管意外（CVA），特别是涉及双侧颅神经缺陷的脑干损伤[9]。此外，神经系统退化疾病通常与慢性误吸有关。神经肌肉疾病、肌肉疾病和周围神经疾病，特别是涉及颅神经的疾病，会导致反复误吸。脑损伤、缺氧性脑损伤、感染或药物毒性引起的弥漫性神经功能障碍会导致严重的功能障碍和慢性误吸[10-12]。咽和食管疾病也会导致慢性误吸，包括肿瘤、术后及放射后功能障碍、Zenker 憩室、狭窄和严重的胃食管反流[13]。

在儿童患者中，慢性误吸最常见的原因是脑瘫、缺氧性脑病、神经创伤或手术后遗症、气管食管瘘，或其他严重的先天性或后天性神经系统疾病[14]。

框 13-1　慢性误吸的原因

心脑血管意外
动脉粥样硬化
栓塞
脑出血
神经系统疾病
帕金森病
侧索硬化性肌萎缩
进行性核上性麻痹
多发性硬化症
神经肌肉疾病
脊髓灰质炎
重症肌无力
肌肉萎缩症
皮肤病
周围神经疾病
颅神经麻痹
格林 - 巴雷综合征
颅内肿瘤
与肿瘤相关的原发性功能障碍
术后功能障碍
创伤
头部闭合损伤血肿
缺氧性脑损伤
颅内感染
咽部疾病
肿瘤
术后功能障碍
放射后功能障碍
Zenker 憩室
环咽肌功能障碍
狭窄
食管疾病
咽喉反流
食管失弛缓症
碱灼伤
其他病因
严重疾病
多系统疾病
药物中毒

二、症状

患者可能意识到反流性误吸，描述为吞咽过程中发生的咳嗽或窒息。然而，一些患者可能会有无声的误吸，不会出现咳嗽[15-17]。发热和呼吸系统症状，如伴有脓痰的咳嗽，可能表明有感染性并发症。根据潜在疾病的病因，患者可能会出现体重减轻、发音障碍、疼痛、吞咽困难、吞咽疼痛或其他症状[9]。通常情况下，患者会因为并发症和继发性感染而病情加重。

三、评估

在评估慢性误吸时，详细的病史很重要。误吸的原因从病史中可以被发现，因此应该彻底调查既往史和手术或外伤史。

对慢性误吸患者采取多学科诊疗方法[18]。通常，在慢性误吸的并发症发生后，患者会咨询耳鼻咽喉头颈外科医生。一旦确诊了慢性误吸，综合言语病理科、神经病科、内科、康复医学科、放射科、胸外科、肠胃科、精神病科的会诊意见，对患者的治疗很有帮助。确保为患者提供最佳治疗方案。

进行彻底的体格检查，仔细检查头颈部，并评估颅神经。下咽和喉的检查是通过间接镜检查或纤维喉镜检查来进行的。如果这些方法不能充分显示这些结构，例如气管内插管患者，建议使用直达喉镜检查。如果怀疑食管异常，则进行食管镜检查。肺功能检查有助于评估肺功能和呼吸储备能力。放射检查包括胸部成像和吞咽评估。一项视频荧光镜吞咽研究提供了关于误吸和吞咽障碍可靠的确切生理特征，以及误吸严重程度的信息[19, 20]。Logemann[21]描述了一项改进的吞咽检查，在这项研究中，由于存在误吸的风险，使用了少量的钡剂。不同黏稠度的对比材料用于评估黏稠度的改变是否对减少误吸产生任何影响。通过与语言病理学家一起进行的透视吞咽研究，可以通过放射下对吞咽治疗和对误吸治疗的影响进行评估[22, 23]。

Langmore和同事们[24]于1988年提出用吞咽功能内镜评估（FEES），作为评估吞咽困难的反复。在这项研究中，患者在鼻咽纤维镜检查前吞下了染色的布丁和液体。记录并检查吞咽是否有口腔渗漏、咽部梗阻、喉渗透和误吸。对FEES的评估表明，它的敏感性和特异性与钡餐透视检查相似，优点是成本更低、辐射暴露少和可行床旁检查[25-29]。一般来说，钡餐透视检查和FEES之间的选择取决医生和语言病理学家的偏好和医院的设备器材可用性。

频闪扫描可量化误吸的程度[30, 31]，但总的来说，除了从FEES或钡餐透视检查中获得的信息之外，它几乎没有增加任何信息。在头部和颈部解剖改变时，计算机断层扫描或磁共振成像。这些研究对上气道肿瘤患者或上气道手术前评估有帮助。

误吸患者的综合评估，应该确定导致误吸的潜在病因。彻底寻找任何可导致误吸的病因——例如阻塞性病变、Zenker憩室、环咽肌功能障碍或食管动力障碍——这些对患者治疗非常重要。

对于某些神经系统退行性病变和恶性肿瘤可以预测功能的恶化。然而，脑血管意外、头部损伤、缺氧性脑损伤、术后功能障碍和其他疾病的恢复时间很难预测。多专业的综合治疗有助于制订这些困难案例的治疗方案。

四、非手术治疗

慢性误吸患者的早期治疗包括针对感染性并发症针对性的抗生素治疗、积极的肺治疗、停止所有口服药物并改为替代营养途径。肠内营养途径包括鼻胃管、胃造口术和空肠造口术。有严重反流的患者可以通过胃造瘘口进入小肠或空肠造瘘进行营养支持。

鼻胃管进食可减少但不能消除误吸的风险[32]。一些研究人员认为鼻饲管可能损害喉的保护机制，并加重误吸[33, 34]。此外，鼻胃管长时间使用会使人感到不舒服、不美观。胃造瘘术已证明不会减少神经受损患者的误吸[35, 36]。如果胃肠功能受损，需要进行肠外营养，如急性重型脑损伤患者[37]。

通过调整患者的姿势，如适当抬高床头等护理。也有研究显示气管插管患者不同体位的误吸率无显著差异[34]。经常吸除口腔分泌物也很重要。

五、气管切开

带气囊套管为呼吸困难的患者提供气道保障，方便吸痰。气管切开同时有效地减少了肺无效腔。但气管切开术不能用来消除误吸[38, 39]，也可能是误吸的病因之一。可能的机制有：充气的气管套管压迫食管[40]、气管切开分流降低了喉部敏感性[41]、气管套管束缚喉，影响喉抬高[42]、呼吸消化系统不能正常关闭[43]、由于慢性上气道旁路通气导致喉反射降低[1, 44, 45]、咳嗽清除上气道分泌物的有效性降低[43, 46]并且无法产生声门下压[47, 48]。尽管提出了这些可能的机制，但气管切开术和误吸之间没有明确的因果关系。一项对20名气管切开（1个月内）患者前后的FEES检查研究表明，气管切开和误吸之间没有因果关系[49]。

特别是对于虚弱的患者，气管切开用于控制误吸需要密切的关注和护理。一些研究验证了气管套管的气囊对预防误吸的作用。尽管低压、高度合规的气囊在最大限度地减少套管漏气方面有明显效果，但并不能防止误吸[50-52]。

六、声带内移

声带麻痹，特别是合并喉感觉缺陷（例如，高位迷走神经病变）时可导致慢性误吸。用胶原蛋白衍生物或羟基磷灰石等材料通过内镜或经颈入路进行声带注射，使声带内移，可防止与声带麻痹相关的误吸[53-55]。然而，使用聚四氟乙烯等永久性材料进行双侧声带注射来预防慢性误吸是一种不可靠的方法[56]。

使用植入物进行喉框架术是声带塑型术的另一种技术[57]。Carrau及其同事[59]的研究报告称，94%的高位神经病变患者在伴或不伴杓状软骨内移术的甲状软骨成形术后吞咽有好转。在同一项研究中，79%的气管切开术患者在喉框架术后成功拔管。

七、手术

有无法确定慢性误吸的原因，保守治疗或手术治疗，如气管切开或声带内移，并不能减少慢性误吸。此时，通过手术将上消化道与上呼吸道分开，以降低反复呼吸道感染的发病率和死亡率。确保生存和生存时间是进行手术的必要前提。

通过临床判断来确定喉保护功能是否能恢复。对于需要将上消化道和呼吸道隔开的患者，需要及时进行手术以防止死亡。应该注意患者的身体和精神状况、疾病的严重程度和生活质量[60]。患者可能需要牺牲正常的发音和喉部呼吸，以确保气道保护。需要与患者和家属详细讨论治疗方案和后遗症出现的治疗。

（一）慢性误吸的理想外科手术

对于慢性误吸，理想的手术方法要求有效并且简单实现，并发症少且并发症发病率低。对于虚弱的患者，这类手术可以在局麻下进行。此外，如果误吸的根本原因得到改善，手术将是可逆的，保留呼吸和吞咽功能。框13-2描述了多种治疗慢性误吸的手术选择。

（二）喉切除术

在1970年之前，喉切除术被认为是治疗慢性误吸的首选手术，使得上消化道和呼吸道分离。相较于对恶性肿瘤进行的全喉切除术，窄野喉切除术（图13-1）因其保留了舌骨、带状肌和尽可能多的下咽黏膜。无张力的闭合和带状肌肌肉力量最大限度地减少了术后潜在的咽腔狭窄和咽瘘的发生[61]。一种专为治疗误吸而设计的吻合器辅助喉切除术，减少术后瘘的发生率[62]。

因为大多数慢性误吸患者恢复的可能性很

框 13-2 慢性误吸的外科处理

> **可逆性手术**
> - 喉气管分离
> - 气管食管分流术
> - 会厌瓣喉闭合术
> - 喉内支架
> - 双腔气管造口术
> - 环状软骨部分切除术
> - 垂直喉成形术
>
> **不可逆手术**
> - 软骨膜下环状软骨切除术
> - 窄野喉切除术
> - 声门关闭术

小，因此喉切除术较为实用[63,64]。然而，由于喉切除术对心理造成消极的影响，大多数慢性误吸患者和家属拒绝喉切除术，部分患者可选择局麻下可行窄野喉切除手术。气管食管穿刺放置语音假体可以用于喉切除术后的发声康复。由于喉切除术不可逆的缺点和对于一些慢性误吸患者康复的观察，自20世纪70年代以来，已经发展了其他外科手术来治疗慢性误吸。

（三）软骨膜下环状软骨切除术

当不能恢复预期功能时，软骨膜下环状软骨切除术是上呼吸道和消化道分离的一种选择（图13-2）[65]。在该术式中，环状软骨前的软骨膜在中线处垂直分开以暴露环状软骨。将环状软骨外骨膜拉到环状软骨板后方，环状软骨内骨膜自环状软骨整体提高。然后用咬骨钳将软骨弓部分切除，保留后方的环状软骨板。将软骨内黏膜和声门下黏膜水平横切，倒置并闭合形成声门下袋状结构。封闭后通过带状肌肉来支撑，逐层关闭切口，放置引流。必须行气管切开术。

这一术式的优点是成功率高、简单及发病率低。因此，当喉保护功能不能恢复时，软骨膜下环状软骨切除可能比窄视野喉切除和其他治疗慢性误吸的手术更好。使用局部麻醉即可进行这种手术。

缺点是需要进行气管切开术和有可能发生上气道内瘘。该术式设计不是可逆的，也没有逆转病案的报道。

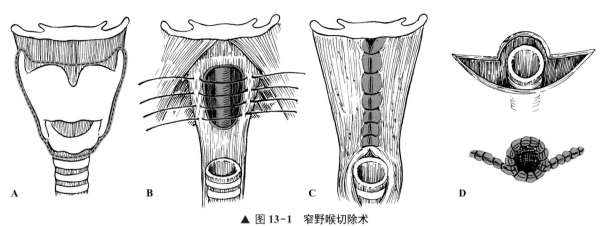

▲ 图 13-1　窄野喉切除术

A. 切除喉的轮廓；完整保留舌骨；B. 关闭咽腔；C. 用舌骨肌加强闭合；D. 形成气管造瘘口

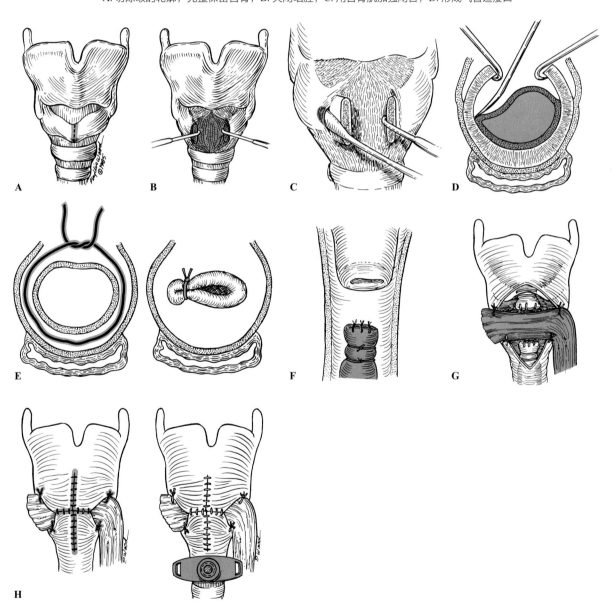

▲ 图 13-2　软骨膜下环状软骨切除术

A. 环状软骨切口；B. 环状软骨拉开；C. 外侧环状软骨周缘解剖；D. 内环状软骨周缘解剖；E. 内软骨膜和黏膜分离和封闭；F. 内黏膜管的近、远切端折叠，缝合；G. 舌骨肌的空间位置；H. 外侧软骨膜在肌肉上闭合

（四）环状软骨部分切除术

Krespi 及其同事[66]描述了咽和舌根肿瘤根治手术后，特别是接受肌皮瓣重建的患者，为了控制慢性误吸，进行了黏膜下环状软骨部分切除术。拉高环状软骨后黏膜，在不破坏黏膜的情况下切除环状软骨板。同时行环咽肌切开术和气管切开术。环状软骨部分切除扩大了咽入口，促进吞咽，缩小了喉口，减少了误吸并保留了声音。

Biller 和 Urken[67]描述了扩大水平喉部分切除术后预防误吸的环状软骨部分切除术。去除半圆形的垂直段，然后将其折叠到中线位置，从而缩小喉开口并纠正声门闭合不全。

（五）喉内支架

已经有数种类型的喉内支架用于预防慢性误吸。Weisberger 和 Huebsch[68]报道说，使用了一种固体硅胶喉支架，在内镜下放置，并经颈部入路以缝线进行固定（图 13-3），来预防误吸，但需要进行气管切开。在 7 名慢性误吸患者中有 3 名患者耐受经口进食。这一术式围术期死亡率很高，这可能与气管套管阻塞有关。有两名患者报告了支架手术的内镜逆转；然而，这两名患者都需要支架替换来控制误吸。

Eliachar 及其同事[69, 70]报道了两种用于控制误吸的硅胶喉支架（图 13-4）。其中新型的是通过气管切开处插入，并从气管切开口上方延伸出硅胶带子进行固定。

Eliachar 和 Nguyen[69]报道了 12 名使用新型支架的慢性误吸患者中，11 名患者的误吸得到了控制。对于手术失败的这名患者，放置了更大的支架来控制误吸。据报道，这枚支架使用长达 9 个月。在 3 名存活并成功取出支架的患者中，1 名患者曾行激光切除的喉管内的肉芽组织，另一名患者声门下前方可见喉蹼形成。

对患者来说如果支架尺寸合适，用于防止误吸，接受度较高[69, 71]。然而，这种支架的缺点是由于支架周围的泄漏或挤压可造成手术失败。由于支架或气管套管移位以及支架阻塞气道可能会导致喉内损伤，建议短期使用。支架的其他缺点是患者的不适感、支架的尺寸不同以及可能导致

危及生命的并发症，例如支架移位。由于这些原因，对于慢性误吸的控制，咽内支架未能获得广泛使用。

（六）会厌瓣喉闭合术

Habal 和 Murray[72]描述了一种用于闭合声门上的喉会厌瓣关闭术。利用这项技术，通过舌骨下咽切开术进入声门上喉。杓会厌皱襞和杓状软骨被剥离后，在会厌边缘，行声门上喉闭合（图

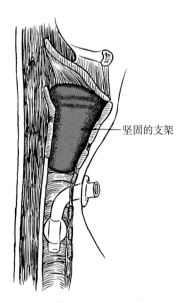

坚固的支架

▲ 图 13-3 喉内支架

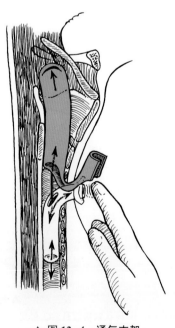

▲ 图 13-4 通气支架

13-5）。这一术式需要气管切开术。

现在，对该术式已经有了一些修改和完善。Strome 和 Fried[73] 描述了通过楔形和切断舌会厌韧带和甲会厌韧带来降低会厌软骨的拉伸强度和弹性。这一手术避免了喉裂开[72, 74, 75]，保留患者讲话功能。

喉会厌瓣关闭术的目的是使喉的喉部入口打开，以便发声[74, 76]。对这一过程的另一种改进方法是将喉悬吊至下腭，以提供额外的喉保护[75]。去除室带黏膜，在并接近室带处为封闭喉入口加固一层[77]。

尽管如果第一次手术失败，可行二次补救手术。在报道的手术中，仅有大约 50% 会厌瓣封闭喉可以防止慢性误吸[78]。虽然可以在内镜下成功逆转，但相关报道很少见[73]。

会厌瓣封闭喉入口的优点包括：可逆性、保留吞咽能力和喉后部入口保持开放，可保留发音功能。此外，该手术对声带没有损伤。喉会厌瓣关闭术的缺点包括会厌瓣裂开和手术失败的比例很高，并且需要经颈入路和气管切开术。声门上型狭窄是一种逆转后潜在的并发症[74]。

（七）垂直喉成形术

Biller 和同事们[5] 描述了预防晚期舌癌患者误吸的垂直喉成形术（图 13-6）。在这项技术中，沿着会厌的外界，沿着杓会厌皱襞向下和向后延伸，进入杓间区。然后，形成一个管状物，将会厌和声门上喉垂直封闭成两部分，顶部有一个小开口。术后结果令人满意，患者能够保留吞咽和说话的功能[60]。如后部裂开失败可能会限制该手术的效果。内镜操作时也受后部裂开及持续性误吸的限制。

有人提议对该术式进行改进。Miller 和 Eliachar[71] 提出进行会厌软骨评分，评估软骨弹性，减少缝合口裂开。Biller 垂直喉成形术改良术式也与声门后部的部分闭合相结合，减少由于持续误吸而导致的手术失败。

这种改良术式需要进行永久性气管切开术仍然保留发声功能[79]。有文献称使用胫骨膜移植来加强，减少缝合部位的裂开[80]。部分儿科患者中误吸减少了，且声音保持不变。

（八）声门关闭

Montgomery[81] 提出了声门关闭术。在这个术式中，喉在声带和室带的水平上封闭（图 13-7）。首先经中线行甲状腺切除暴露喉腔；然后，用黏膜覆盖室带和声带、喉室和后连合接合处。丝线缝合近声门处以关闭声门。此外，可吸

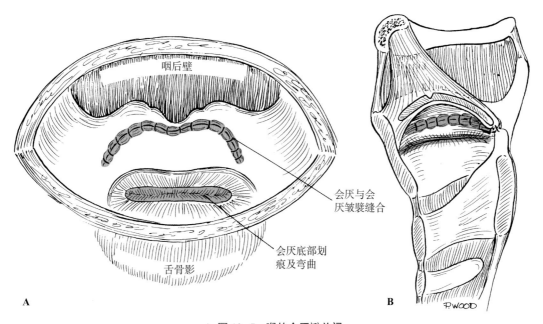

咽后壁

会厌与会厌皱襞缝合

会厌底部划痕及弯曲

舌骨影

A

B

R WOOD

▲ 图 13-5　喉的会厌瓣关闭
A. 上面观；B. 侧面观

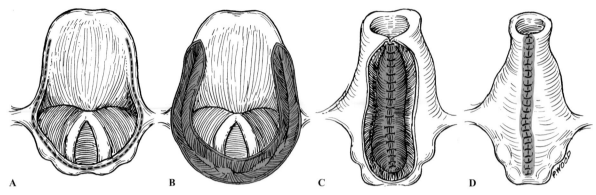

▲ 图 13-6 垂直喉整形术

A. 会厌切口，杓会厌皱襞，杓状软骨和杓间区；B. 制作黏膜下皮瓣；C. 内层封闭；D. 外层封闭

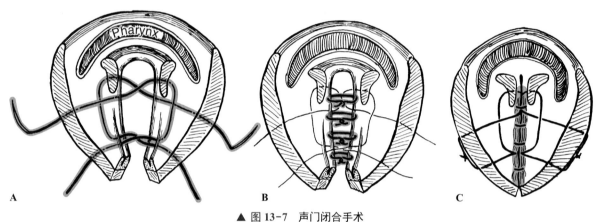

▲ 图 13-7 声门闭合手术

A. 沿中线切开甲状软骨、切除声门黏膜和放置跨声门缝合缝线；B. 室带也选用类似的方法；C. 声门闭合

收线缝合近室带处。必须行气管切开。Sasaki 和同事[45, 82]对声门关闭术进行了调整，增加了胸骨舌骨肌瓣，增加了喉关闭层，多病例研究其在减轻误吸方面具有出色的疗效，患者生活质量有改善[83-85]。该术式缺乏可逆性，仅有一篇文献报道了一个声门关闭逆转的案例[86]。

现已被开发出一种动态声门闭合技术，该技术利用植入电极在吞咽时刺激喉返神经，作为一种无需手术操作，预防误吸的新方法[87]。除了保留呼吸和发音功能，对两名脑卒中患者使用该方法的初步报告表明其在控制误吸方面的有效性。

（九）气管食管分流术与喉气管分离术

Lindeman[88] 在 1975 年描述了气管食管分流术（TED）。这种手术的目的是，在保持喉和喉返神经完整性的同时，永久性地控制误吸。如果喉保护功能恢复，该手术是可逆的。

TED 是通过第四和第五气管环水平进行分割气管（图 13-8）。气管近端段以端侧方式与食管前段开口吻合，气管远端段形成气管造瘘口。

1976 年，提出了一种类似的外科手术——喉气管分离术（LTS），用于预防慢性误吸[89]。LTS 是专为慢性误吸患者而设计的，这些患者曾接受过高位气管切开术，和 TED 手术类似。

LTS 是通过在第二和第三气管环之间水平切开气管，或者在现有气管切开口水平进行（图13-9）。近端气管以盲袋形式封闭在其前后。用旋转的胸骨甲状肌支撑封闭气管，远端气管形成气管口。

许多学者报道说，在成人和儿童患者中，TED 和 LTS 在控制慢性误吸方面取得了相同的成功[11, 14, 26, 88-97]。术后，如神经功能正常，许多患者可以正常的饮食。患者住院次数减少，生活质量提高，整体医疗消费减少[96]。

LTS 最常见的并发症是气管皮肤瘘。标准 LTS 瘘的发生率范围为 11%～38%[91, 96, 97]。气管造瘘在 TED 中不太常见，在 TED 中，常见的并发症是气管袋进入食管中[91]。气管切开术已被确定是形成气管皮肤瘘的危险因素[91]。尽管局部缝合和局部组织瓣也已用于瘘口闭合，但大多数瘘口仅通过保守治疗解决[97]。

为了防止术后瘘的形成，已经做出了一些修改。对于有或没有气管切开的患者，在几个案例系列中描述了使用皮瓣来加强上下气道的分离（图 13-10）[98-101]。也有人主张用带状肌来加固气管残端[102]。总的来说，应用了这些技术，气管皮瘘发生率明显降低。

已有多例报道了继发于 LTS 术后气管瘘口出血，导致死亡[103]。一些学者认为，患有胸部畸形或脊柱侧弯的儿童患者最有可能出现这种并发症。对于这些高危患者，建议行血管分流[103]、声门闭合[84]以及 LTS 皮瓣修复[100]。

在成功控制误吸的同时，操作的可逆性是其显著优势。在成人和儿童患者中均有报道，随着嗓音、吞咽和喉部呼吸的恢复，LTS 和 TED 可进行逆转[91-93, 97, 104, 105, 106]。TED 或 LTS 逆转的条件是根据神经系统的改善以及喉镜检查和视频荧光吞咽评估的结果来综合考虑的。行逆转手术的多为心脑血管意外及良性脑瘤切除术后恢复的患者。手术逆转可能需要部分切除瘢痕气管，调整喉和气管，实现无张力的闭合[104, 106]。逆转手术术后的患者证明了言语和吞咽能力的保留[104-106]。

Zocratto 和同事[97]描述了 LTS 与上呼吸道恶性肿瘤消融手术治疗相结合治疗，以防止术后误吸。在这些的患者中，38% 的患者进行了后续的逆转手术，尽管逆转过程中出现了显著的并发症，即 50% 以上的患者发生气管狭窄[97]。

TED 适用于没有行高位气管切开术的慢性误吸患者[107]，因其可以让喉腔分泌物和经口进食进入食管。然而，LTS 在技术上比 TED 更容易操作。这些操作在控制慢性误吸上效果相同。并发症不常见，术后道形成，可在局部换药和抗生素的使用下闭合。最终，决定进行分流或分离手术，取决于是否行气管切开术和外科医生的经验。

总的来说，TED 和 LTS 是可逆性手术中最可靠的。这类手术允许经口进食，并且由于不改变咽腔结构，手术是可逆的。TED 也比窄野喉切除术手术时间更短和术中失血量更少[108]。

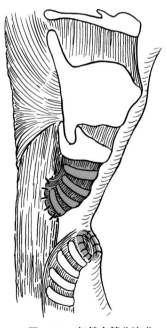

▲ 图 13-8　气管食管分流术

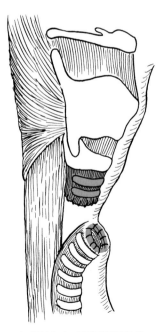

▲ 图 13-9　喉气管分离术

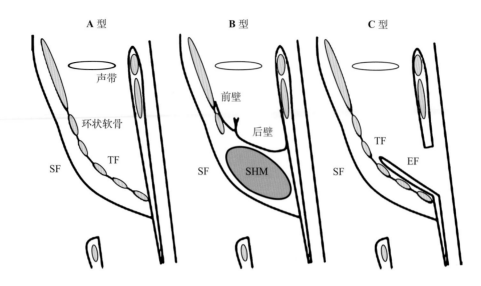

▲ 图 13-10　从矢状面观察气管食管分流和喉气管分离的三种皮瓣修饰

A 型手术：气管由包括气管瓣（TF）和皮瓣（SF）的双层封闭；B 型手术：三层包括黏膜肌瓣、舌骨肌瓣（SHM）和皮瓣；C 型手术：由食管瓣（EF）和气管瓣及皮瓣构成双层 [引自 Shino M, Yasuoka Y, Murata T, et al. Improvement of tracheal flap method for laryngotracheal separation. *Laryngoscope* 2013; 123(2): 440-445.]

除了造瘘率很高之外，LTS 和 TED 的缺点包括：需要经颈入路和语音能力的丧失。根据他们的神经功能，一些患者能够使用电子喉交流。据报道，在 LTS 手术后经气管食管穿刺，放置了 Blom-Singer 电子喉而使言语功能得到恢复 [109-112]。为了在 LTS 术后选择合适的康复治疗方案，必须严格遵循标准，包括足够的灵活性和视觉敏感度。

八、总结

慢性或难治性误吸常与严重神经功能障碍相关，需要对所有可纠正的原因进行评估和治疗。手术必须分离上呼吸道和上消化道，以防止呼吸系统反复感染和感染并发症的发生，避免死亡。

如果神经功能没有恢复的可能，控制慢性误吸的手术可选择软骨膜下环状软骨切除和窄视野喉切除术。如果有恢复的可能，气管食管分流术

和喉气管分离术有效并且可逆的治疗方式。

推　荐　阅　读

Cook SP: Candidate's thesis: laryngotracheal separation in neurologically impaired children: long-term results. *Laryngoscope* 119 (2): 390-305, 2009.

Eisele DW, Yarington CT, Jr, Lindeman RC, et al: The tracheoesophageal diversion and laryngotracheal separation procedures for treatment of intractable aspiration. *Am J Surg* 157: 230, 1989.

Lombard LE, Carrau RL: Tracheo-tracheal puncture for voice rehabilitation after laryngotracheal separation. *Am J Otolaryngol* 22(3): 176, 2001.

Martens L, Cameron T, Simonsen M: Effects of a multidisciplinary management program on neurologically impaired patients with dysphagia. *Dysphagia* 5: 147, 1990.

Sato K, Nakashima T: Surgical closure of the larynx for intractable aspiration: surgical technique using closure of the posterior glottis. *Laryngoscope* 113: 177, 2003.

喉与食管损伤
Laryngeal and Esophageal Trauma

Guri S. Sandhu   S.A. Reza Nouraei   著

刘旭良   译

第14章

要点

1. 喉外伤很少见 (1:137 000)，但严重威胁生命，如果没有及时发现和治疗，可导致严重的长期并发症。

2. 喉外伤可能是钝性伤或穿透性伤。喉内部创伤最常见于经喉气管插管，也可继发于摄入或吸入腐蚀物的烧灼。

3. 治疗喉部创伤的首要任务是建立安全的气道。必须在24h内进行有针对性的治疗。

4. 喉外伤应交由多学科创伤小组处理，并系统地查明和治疗相关的颈部和远处损伤。

5. 大约40%的患者可以进行保守治疗，那些需要手术治疗的患者中，其长期预后结果与原发性损伤的程度相关联。

6. 短时间经喉气管插管喉损伤的发生率为10%，而长期插管通气喉损伤发生率上升至90%。在重症监护室早期行气管切开术可以降低喉损伤的发生。

7. 约6%的烧伤患者和40%的严重腐蚀性物质摄入患者可发生吸入损伤。如果不及时发现和治疗，这两种损伤都可能导致严重的长期并发症。

8. 约有6%的颈部穿透性损伤患者和14%的喉气管损伤患者发生食管损伤。如果及早发现，可以对其进行保守治疗，但可能需要进行外科探查和引流。

9. 严重的食管损伤大部分发生在儿童和有自杀企图的成年人。在10%～35%的病例中，它们与食管狭窄形成有关，并且与明显升高的食管癌发病率有关。

喉部包含气道最狭窄的区域[1]，具有发音功能，并在吞咽时保护呼吸道。本章主要关注的是喉外伤[2-4]，它是一种严重危及生命的损伤，如果不能及时识别并给予适当的治疗，也会导致25%的患者出现严重的长期并发症，包括失声、误吸和气道狭窄[4-6]。喉外伤通常与颈部和颅内损伤伴随发生，并且常作为多系统多创伤的一部分发生[4]。因此，所有疑似喉部损伤的患者都要由一个多学科创伤团队根据高级创伤生命支持指南进行治疗，这是至关重要的。

一、喉部创伤的机制

喉和食管创伤可分为外源性和内源性创伤，外源性创伤可为钝伤或穿透伤，而内源性创伤可由医源性、热性、腐蚀性或异物损伤引起（图14-1）。

（一）喉外伤

1. 发生率

喉外伤很少见。它在成人中的发病率为1/13.7万[4]，占儿童创伤住院患者的0.5%[7]。其

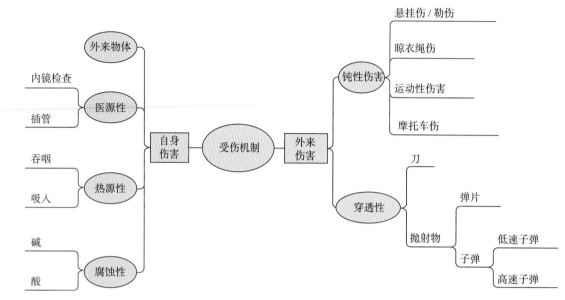

▲ 图 14-1 喉和食管损伤的机制一览表

他研究估计，这种损伤在急诊的发病率为
1/30 000 ～ 1/5000 [8, 9]。

2. 病因学

喉在结构上受周围组织保护，它的
上方有下颌骨，下方有胸骨，两侧有胸锁
乳突肌，后方有脊柱。而且喉自身的活动
也能起到保护作用。然而，喉受到外力与
脊柱的挤压，易被来自颈前方的外伤影响
（图 14-2）。喉外伤同样受人体钙化过程影
响，人类的钙化过程始于 20 岁左右，并且
男性比女性更易受影响 [10]。由于在甲状软骨
的内外表面和两侧的钙化程度经常是不对称
的 [11]，喉部的钙化增加了创伤后骨折的可
能性并导致应力上升，这可能导致喉骨性
框架的粉碎。

机动车辆事故历来是造成喉外伤的主
要原因 [12]。当不系安全带或只系安全腰带
的人受到快速减速时，通常会遭受伤害。
这种减速会导致伸展的颈部猛撞到仪表盘
或方向盘上 [13]。其他导致钝性喉外伤的原
因包括晒衣绳伤害，例如骑摩托车的人在
颈部碰到一个固定的水平物体；运动相关
伤害 [14]，还有自杀或勒颈。锐性的喉外伤

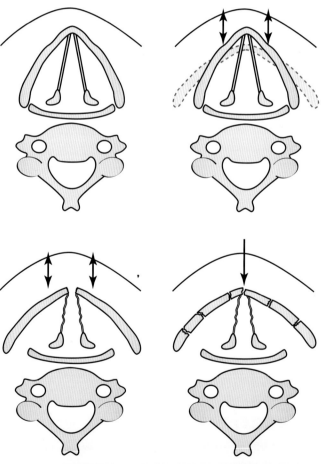

▲ 图 14-2 颈前部外伤对喉部影响。顶部：未钙化的甲状软骨板可能骨折，但更可能回弹。底部：钙化的软骨可能粉碎，喉头会变平

主要由人与人间的暴力事件所致，这也是战争中发生喉外伤的主要原因[15]。

在过去的 40 年内，美国的喉外伤构成发生了巨大变化。这一方面是因为通过限速、立法强制使用安全带、安全气囊的应用、公众受教育水平的提高使钝性喉外伤的发生率降低；但另一方面，枪支与刀穿透伤的发生率相应提高（图14-3）[2, 3, 6, 8, 9, 16-21]。

3. 诊断

损伤机制中的相关特征：损伤机制对喉外伤的可能类型和严重程度有重要影响。因此，应该对事故中涉及的车辆的速度和配置以及安全带的使用进行调查。晒衣绳伤害通常与颈部的严重创伤有关，因为它们在局部的作用力非常大[22, 23]。

自杀和他杀之间的损伤类型也有显著差异[24]，后者更可能导致喉气管分离并伴随神经血管损伤。勒喉损伤会在事件发生后的一段时间内导致喉部水肿造成气道不畅，尽管早期发现很少。穿透性创伤更有可能损伤额外的颈部结构，其损伤程度与穿透性弹丸的重量及速度（v）成正比（$E=0.5mv^2$，E 代表能量，m 代表质量）。因此，关于使用的武器类型和发射距离的信息是有用的。对于刀伤，有关进入深度和伤口大小的信息是有帮助的。

喉外伤的症状：喉外伤表现出一系列症状和体征，从因气道阻塞导致的心肺骤停到声音质量的细微变化。喉外伤最常见的症状是声音嘶哑，其次是吞咽困难和疼痛（表 14-1）[5]。

表 14-1　喉外伤的症状和体征

症状和体征	患者数（$N=33$）和发生率
嘶哑	28（85%）
吞咽困难	17（52%）
疼痛	14（42%）
呼吸困难	7（21%）
咯血	6（18%）

引 自 Juutilainen M, Vintturi J, Robinson S, Bäck L, Lehtonen H, Mäkitie AA. Laryngeal fractures: clinical findings and considerations on suboptimal outcome. *Acta Otolaryngol* 2008;128(2):213-218.

4. 喉外伤的检查及初步处理

根据高级创伤生命支持指南，检查和初步处理喉外伤应作为首要和次要的诊治任务，以确保不会遗漏伴随的损伤（表 14-2）[4]。首要任务是建立一个有颈椎保护的安全气道，这可能并且经常需要在局部麻醉下进行紧急气管切开术。气管插管在喉外伤中并不是首选的建立气道方法，因为气管插管会加重喉部损伤并诱发全气道阻塞[25]。气管插管在颈部无法活动的颌面损伤患者中尤为困难。如果已经进行气管插管，那么应该尽早将气管插管（在我们的经验中一般不超过24h）转为气管切开，以防止远期的喉损伤。在某些病例中，经环甲膜穿刺或环甲膜切开术可能是有益的

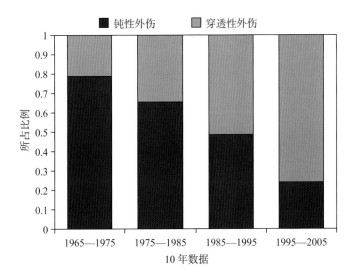

◀ 图 14-3　文献报道的颈部穿透性外伤和钝性伤近年来的趋势变化

第14章　喉与食管损伤

暂时性措施。在颈椎受到得当的保护前，不允许对颈部进行任何操作。

表14-2　伴随外伤的原发诊断

损　　伤	发生率（%）
开放性颈部受伤	18
上颌部骨折	18
颅内受伤	17
颈椎骨折	13
胸部受伤	13
其他的面部伤害	10
颅骨骨折	7
开放性咽部损伤	4

引自 Jewett BS, Shockley WW, Rutledge R. External laryngeal trauma analysis of 392 patients. *Arch Otolaryngol Head Neck Surg* 1999；125: 877–880.

　　检查颈部是否有受伤迹象，例如皮肤擦伤、瘀伤、穿透性伤口的出入口，触诊是否有捻发音，喉部压痛和喉部解剖结构的任何明显变化，例如喉结消失。在这个阶段不应该探查开放性伤口，因为伤处可能会再次出血。可进行鼻咽纤维内镜检查，检查口咽和下咽部是否有损伤。检查喉黏膜的撕裂和血肿（图14-4），并特别注意评估声带和前联合的振动。在发声期间检查杓状软骨内收情况，并通过要求患者用鼻吸气来评估外展功能。杓状软骨活动性的损害可能继发于解剖结构损伤或喉返神经损伤。需注意骨性框架内的任何暴露或突出的软骨或黏膜下的变形。软骨损伤的标志是声带不在同一水平面上。

　　① 使用计算机断层扫描：在我们的实践中，具有气道阻塞可能性的患者来就医时均需行多层螺旋计算机断层扫描检查（图14-5）。为患者建立了稳定通畅的气道后，对于经鼻内镜检查发现咽喉有异常者，应行CT检查。因为CT检查可能发现内镜不易辨别的损伤。仅对于下述情况的患者CT可推迟进行，例如颈部轻伤、无喉部压痛、无外科肺气肿、气道稳定、喉镜检查喉部损伤轻微。重要的是要意识到喉部创伤中约10%会伴发颈椎骨折的发生[4]。与此同时，发生在颈

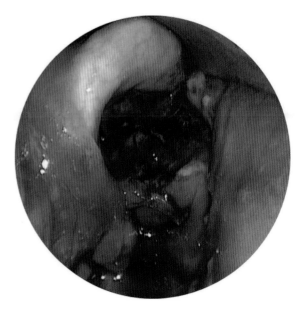

▲ 图14-4　由于钝性喉部创伤导致的喉黏膜的损伤

椎附近而不是远处的损伤更有可能掩盖脊柱损伤[26]。因此，我们认为，除最轻微的喉部损伤外，所有的损伤都伴随着牵拉损伤，并要求在国家紧急X线造影应用研究标椎（NEXUS）下进行颈椎造影（框14-1）[27]。越来越多的证据表明，CT对脊柱损伤的诊断敏感性远远高于平片，这为我们在优先使用CT检查来诊断颈椎损伤提供了依据[28, 29]。总体而言，大多数因喉部症状就诊的喉部损伤的患者，以及因外伤行颈椎影像学检查的患者，都应行喉部影像学检查。

框14-1　国家紧急X线造影应用研究（NEXUS）标准创伤患者的颈椎成像 *

- 无后中线颈部压痛
- 没有中毒的证据
- 正常的警觉水平
- 没有局灶性神经功能缺损
- 没有痛苦的分散性伤害

*. 根据NEXUS低风险标准，颈椎X线片用于外伤患者，除非他们符合所有列出的标准（灵敏度99%）

　　② 喉部创伤的分类：喉部创伤可根据Schaefer-Fuhrman分型（框14-2）[25, 30]或Lee-Eliashar分型进行分类[31]。我们使用后一种分型，并单独记录喉黏膜和框架、振动机制和喉气管复

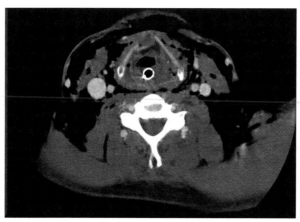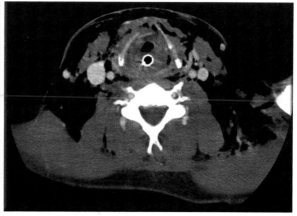

▲ 图 14-5　急性外部喉外伤患者的计算机断层扫描外观显示甲状软骨移位骨折伴皮下和喉内气肿，黏膜下血肿和喉内肿胀。该患者于机动车事故现场被紧急插管
（由 G. Morrison 提供）

框 14-2　喉部创伤的 Schaefer-Fuhrman 分类

- 第 1 组：轻微的喉内血肿或撕裂伤；没有检测到骨折
- 第 2 组：水肿，血肿，轻度黏膜破坏，无暴露的软骨；无移位骨折；不同程度的气道受损
- 第 3 组：大量水肿，大黏膜撕裂，暴露的软骨；移位骨折；声带不动
- 第 4 组：与第 3 组相同，但更严重的是黏膜破坏严重，前连合破坏，存在两条或多条骨折线的不稳定骨折，两条或更多条骨折线
- 第 5 组：完全喉气管分离

框 14-3　确定需要手术干预的因素和性质

喉部框架
- 稳定
  - 没有骨折
  - 单个未移位的骨折
- 不稳定
  - 单个移位骨折
  - 多个骨折线
  - 环状骨折
- 潜在的不可行
  - 框架粉碎与失活的软骨碎片

喉黏膜
- 完整 / 轻微受伤
  - 无黏膜损伤
  - 小黏膜下血肿
  - 线性撕裂，没有暴露的软骨
- 受伤
  - 锯齿状 / 多线性撕裂伤
  - 大血肿

外露软骨
- 大量损伤
  - 黏膜损伤严重
  - 黏膜组织失活

声带
- 完整
- 受伤
  - 前连合
  - 声带的振动边缘
  - 杓状骨脱位

喉气管连接处
- 完整
- 任何程度的喉气管分离

合体的损伤程度（框 14-3）。

③ 气道管理：处理喉部创伤的首要任务是评估和保护气道，同时保护颈椎。根据不同的临床评估阶段，我们逐步进行气道安全的保护（图 14-6）。一名患有呼吸窘迫症的患者应立即在局部麻醉下进行气管切开术。如果在初始病史和检查后判断气道稳定，则患者应进行经鼻内镜检查。少数情况下，在此阶段发现意外的气道损伤，应及时对患者行气管切开术。用 CT 进一步评估更微妙的喉内损伤，并且如果发现气道损伤，患者再进行气管切开术。

④ 手术与非手术治疗：关于最适合喉部创伤治疗的决定取决于：喉部框架的稳定性和损伤程度的评估；黏膜损伤的程度；振动结构损伤程度；喉气管连接处的完整性。Jewett 及其同事[4]

表明，37% 的喉部创伤患者可以在没有气道干预的情况下进行治疗，还有 17% 的患者只需进行气管切开术。

对于经鼻内镜检查中鼻咽正常及经 CT 检查仅存在鼻咽内微小损伤且喉框架稳定的患者，可进行保守治疗（图 14-6）。保守治疗的策略包括：至少 24h 的重症监护，定期观察，反复的经鼻内镜检查和使用加湿氧气。如果患者出现呼吸窘迫，应备用氧气与氦气的混合气体。将患者头部升高以减少进一步的水肿，如果患者在受伤后 24h 内就诊，则给予糖皮质激素。所有患者都应服用质子泵抑制药，如果患者喉黏膜受损，可接受预防性广谱抗生素治疗。

⑤ 外科管理：伤势较重的患者需要手术治疗。最佳修复时机是一个有争议的话题，在多发伤患者中，喉部手术可能需要与其他手术协调。我们的目标是 12h 内修复所有喉部损伤，并且最好不超过 24h。治疗延迟可导致肉芽组织和瘢痕

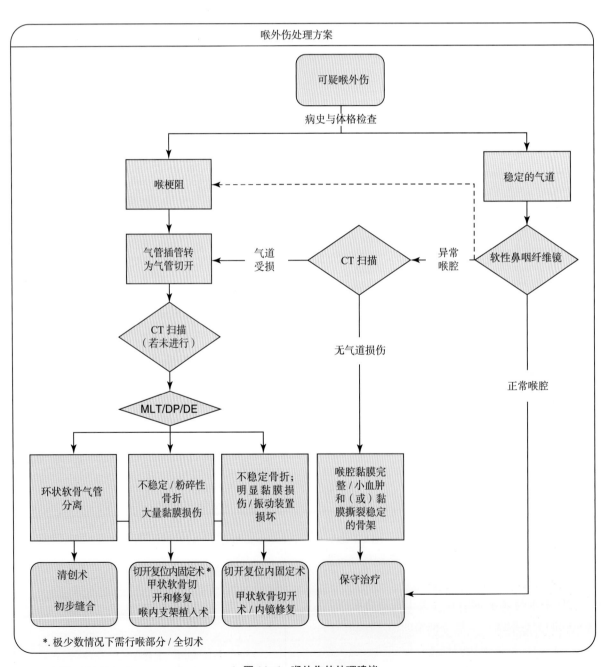

▲ 图 14-6 喉外伤的处理建议

组织形成，导致喉狭窄（图 14-7），这是一个手术难以解决的问题。

⑥ 诊断 / 治疗性内镜检查：所有未保守治疗的患者应进行显微喉镜检查和气管镜检查，直接咽喉镜检查和直接食管镜检查。在一定比例的患者中，可以通过内镜进行明确的喉内治疗。清除血肿，修复黏膜及声带的撕裂，并且可以减少环杓关节脱臼。如果对侧的喉黏膜表面的损伤很大，则可以通过进行内镜下放置支架或骨瓣来防止粘连[32]。

⑦ 开放性喉部修复：开放性修复的主要适应证是移位、不稳定或粉碎的喉部骨折，环气管分离、前联合脱离或广泛的黏膜破坏。对于开放式探查，在环状软骨上方做颈部横向切口，颈阔肌深面分离皮瓣。将带状肌在中线处分离并拉开。在一部分患有不稳定喉部骨折但具有内镜可治疗的喉内损伤的患者中，可以避免行甲状软骨切开术。前联合的修复通过前垂直喉裂开实现，但可能导致显著的喉内损伤。靠近中线的旁正中骨折也可以使用这种修复方法。将血肿抽空并用 5-0 或 6-0 可吸收缝线修复黏膜撕裂。黏膜损伤通常可以用局部黏膜皮瓣重建，特别是后联合损伤应选用梨状窝重建、声门上瓣或环后黏膜重建。使用缓慢吸收的单丝缝线将声带的前缘连接到甲状软骨的前缘或其外软骨膜。重建适当的声带高度对于优化语音结果非常重要。使用永久性或可再吸收的缝合线和（或）微型板修复甲状软骨骨折（图 14-8）。即使在老年患者中，环状软骨弓也不会完全钙化，并且可以仅使用 BC 缝合材料进行修复。

⑧支气管内支架置入术：支架植入的适应证是有争议的，因为必须权衡支持咽部的必要性及黏膜损伤的风险。我们对支架术的主要指征是严重的框架粉碎。在双侧声带上皮损失的情况下，支架也可用于防止前联合蹼。为此，我们更倾向于使用软质硅胶支架（图 14-9），以最大限度地减少与使用气管插管，以避免进一步黏膜损伤和异物反应。喉内支架是可购买的，也可以使用 T 管的垂直臂制作。用 2-0 Prolene 缝合线通过前支架和喉部框架将支架固定在适当位置，并在喉部闭合后在喉部打结。10～14d 后通过内镜取出支架。由于黏膜严重脱落，我们使用覆盖有浅表皮肤移植物的 Silastic 喉支架，真皮表面朝外，以最大限度地减少未来的瘢痕形成和挛缩（图 14-10）。作为固定用的缝合线可以通过内镜拆除，或通过小的颈部切口移除。

5. 特别注意事项

① 声带麻痹：通常可以在术前的喉镜检查中确定声带活动性。也可以在术前评估环杓关节活动度，但对关节活动性的明确评估需要显微喉镜和仪器。由于环杓关节脱位导致的声带固定通常可以通过内镜操作来控制。喉返神经在环气管分离及穿透性损伤时可能被切断，也可能在喉外伤时被压碎。只有确认声带完全麻痹才能考虑对受累神经的探查。解剖学上完整的神经再生是有可能的，就应该以无张力的方式修复切断的神经。如果无法做到这一点，应考虑使用耳大神经或腓肠神经移植。另一种选择是使用颈襻修复喉返神经。神经修复不能恢复喉部复杂的运动功能，但可以提供足够的肌肉张力来改善发声。

② 杓状软骨脱位：环杓关节是复杂的滑膜关节，允许旋转、外展、内收和滑动运动。声带的移动性受损可能是由于麻痹或瘫痪，但也可能是继发于创伤。半脱位基本上是环杓关节的不完全

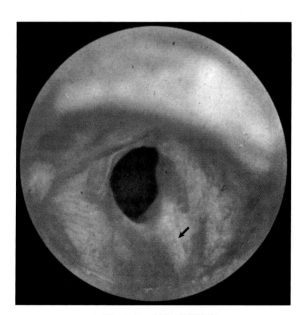

▲ 图 14-7　创伤后喉狭窄
箭指向右杓状软骨的残余物

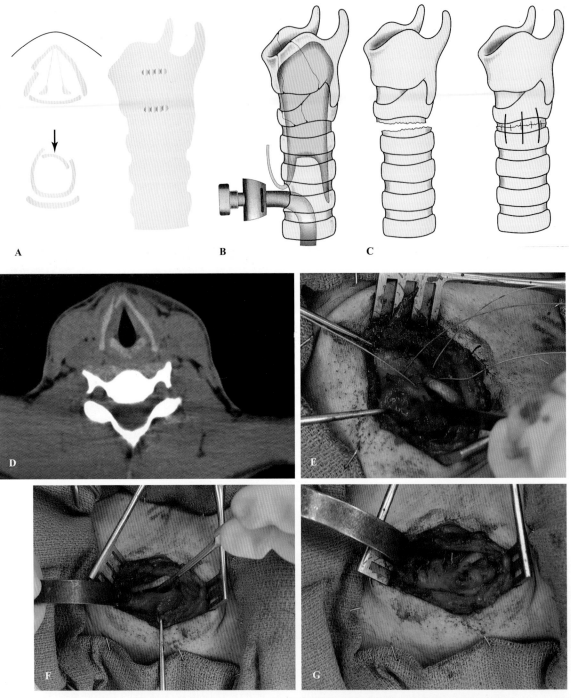

▲ 图 14-8　**A.** 甲状软骨和环状软骨弓缝合修复；**B.** 广泛的喉部骨折损伤需要在骨折固定前进行喉内支架置入术；**C.** 气管内分离需要清创和原位吻合；**D.** 患有钝性创伤的患者（长曲棍球砸伤颈部），计算机断层扫描显示甲状软骨移位骨折；**E.** 线形骨折移位的术中观察；**F 和 G.** 使用 8 字形闭合技术修复软骨，以保持软骨的线性结构

脱位，因为在关节面之间存在一些连接。大多数专家使用错位来概括半脱位和真正的脱位。

杓状软骨脱位非常罕见[33]，可以是前部或后部。后脱位通常由拔管引起，受累的一侧声带会向高处倾斜。前脱位通常是由于插管时麻醉喉镜尖端的损伤。受伤侧的声带通常会下移。

可以根据病史和频闪喉镜检查进行诊断。CT扫描可以证明环杓关节间隙的减少或消失。如果对诊断仍存在一些不确定性，肌电图（EMG）研究可能会有所帮助。

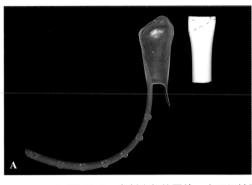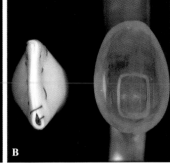

▲ 图 14-9　定制支架的图片，由已经被雕刻过的 Silastic T 管制成，以及市售的喉内支架（Eliashar）

一些脱位会自发恢复，但麻醉下的手术通常是必要的。可以使用直刃式麻醉喉镜向前上方提拉杓状软骨的方法，来完成环杓关节后脱位的复位。另一方面可能需要相当大的力。使用声门镜喉镜可以减少前部脱位。一旦缓解，杓状软骨往往由剩余的肌肉和韧带保持在适当的位置，但也由于环状软骨有一定深度，杓状软骨就位于环状软骨中[34]。

尽管很少有描述，如同任何滑膜关节一样，环杓关节易发生于可能损伤这种关节的所有病变。最常见的病症是类风湿关节炎或感染，但关节积血和关节强直可能由外部创伤引起。

③ 环气管分离处理：在手术暴露之后，在再吻合术之前行气管切开术或移动到下气管的健康部分。在手术过程中，通过气管切开放置一个小的气管内导管进行通气，并在手术结束时用小气管切开管替换。使用 3-0 可吸收和不可吸收的缝线组合进行后端吻合，向气管前壁推进（图 14-8）。所有结都是腔外的，缝合线穿过黏膜下层；切除无血管和受损组织（图 14-11）。如果对气管造成相关的挤压伤，则可能需要在吻合前将临时软硅橡胶支架置于管腔内。很少需要探索喉返神经以评估损伤，因为在最初的几个月内，至少有一个声带几乎总会有一些功能恢复。这可能意味着患者将保留气管切开术直到此时。

④ 部分 / 全喉切除术：如果发生严重的喉损伤并伴有严重的组织损失（图 14-12），可能需要进行部分或全部喉切除术，尽管这很少见[9]。

⑤ 术后护理：对声带进行任何修复后，应进行严格的声音休息 48～72h。在手术时应插入

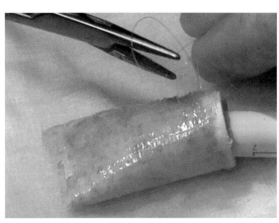

▲ 图 14-10　使用由 Montgomery T 形管的侧支制成的覆盖皮肤移植物的支架来支撑咽喉框架

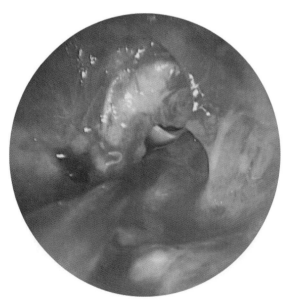

▲ 图 14-11　创伤性环状软骨气管分离的术中内镜视图

Cummings

耳鼻咽喉头颈外科学（原书第 6 版）

鼻胃管，并应保持原位直至确认吞咽安全。所有黏膜撕裂患者均应接受抗反流治疗和预防性抗生素治疗。患者在头高位进行护理，以尽量减轻水肿，并提供标准的气管切开护理。鼓励早期走动。在 10~14d 取出支架，并对患者进行拔管。进行定期内镜检查，取出肉芽组织或注射类固醇以防止长期瘢痕形成。环状软骨与气管分离患者的吻合口通常是无张力的，手术后患者应至少保持颈部屈曲 7d 以上，以减少吻合口处的张力。甚至有观点认为，手术后的前几天将颏下至前胸部处皮肤用缝线固定是完全有必要的。气管切开处的气管套管可在第 7 天取出，气道支架可在 10~14d 于内镜下取出。

⑥喉部创伤的后遗症：所有喉部创伤患者应定期随访至少 12 个月。长期并发症可能是由于结构性和神经血管损伤导致的喉狭窄、发音困难和误吸。应仔细观察声带麻痹患者的康复情况，肌电图研究可能有助于判断病情。对于具有正常振动结构和单侧声带麻痹的患者，只能在观察功能恢复 6 个月后尝试根治性的内移手术。在此期间，可通过胶原蛋白或脂肪注射暂时改善声音。如果双侧声带麻痹引起喉入口梗阻，应考虑保留气管切开，优先进行早期激光杓状切除术。后联合或气管肉芽组织导致的喉狭窄应及时进行病灶内类固醇注射和肉芽组织切除。不应让肉芽组

织成熟为瘢痕组织，因为这是一个难以处理的问题[35]。根据我们的经验，最难治疗的是喉入口闭塞（图 14-13），主要是杓间黏膜瘢痕化或粘连成蹼状（图 14-14）和气管狭窄（图 14-15）。已确定的声门狭窄的治疗几乎总是在声音、呼吸道和吞咽之间进行折中，并且在一个区域的获益通常以另一个区域的损失为代价。

⑦外部喉部创伤的结果：结果取决于原始损伤的性质和严重程度，以及伤害是否得到及时诊断和充分治疗。Schaefer[9] 及最近的 Juutilainen 及其同事[5] 发现声音结果与 Schaefer 分类系统确定的初始损伤的严重程度相关（表 14-3），而不

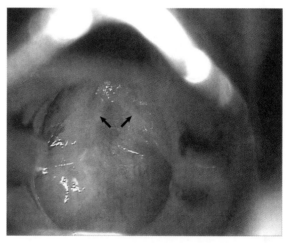

▲ 图 14-13　创伤后喉部入口闭塞形成瘢痕环（箭表示残余声带）

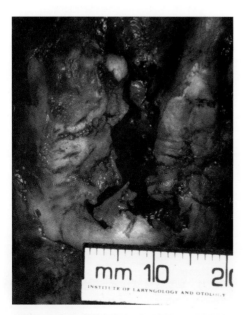

▲ 图 14-12　由高速军用子弹引起的严重喉部损伤

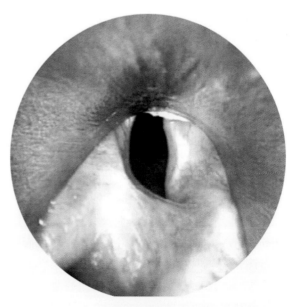

▲ 图 14-14　气管插管后狭窄的原因是杓间瘢痕

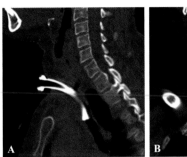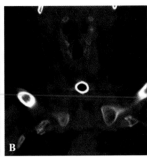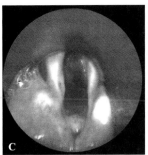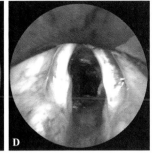

▲ 图 14-15　喉气管分离初期处理不当的后遗症。患者喉气管分离继发于穿透性颈部外伤，并通过气管伤口进行气管切开

A 和 B. 气道的计算机断层扫描视图显示完全气道狭窄；C. 气管切除前气道的内镜外观；D. 气管切除后 6 周内镜气道观察

是气道结果，而 Bent 及其同事 [8] 发现 48h 内的干预与改善结果有关。干预延迟可导致完全喉气管狭窄（图 14-14）。

表 14-3　治疗喉外伤的结果

组　别	声音结果人数（好 / 一般 / 不好）	气道结果人数（好 / 一般 / 不好）
引自 Schaefer		
1（n=20）	20/0/0	20/0/0
2（n=41）	38/3/0	40/1/0
3（n=21）	18/3/0	21/0/0
4（n=33）	22/10/0	31/0/2
引自 Juutilainen 等		
1（n=16）	12/4/0	16/0/0
2（n=13）	7/6/0	13/0/0
3（n=4）	1/3/0	4/0/0

引 自 Juutilainen M, Vintturi J, Robinson S, Bäck L, Lehtonen H, Mäkitie AA. Laryngeal fractures: clinical findings and considerations on suboptimal outcome. *Acta Otolaryngol* 2008; 128(2):213-218; and Schaefer SD. The acute management of external laryngeal trauma:a 27-year experience. *Arch Otolaryngol Head Neck Surg* 1992；118:598-604.

⑧小儿外部喉部创伤的特殊考虑因素：新生儿喉部处于 C_3 水平，并在 3 岁内下降到 C_6 水平的成人位置。与成人喉部相比，儿科喉部的绝对和相对尺寸较小。此外，与成人相比，婴儿和儿童的喉黏膜不太牢固地黏附于软骨框架。这些因素的组合意味着虽然小儿喉部受到更好的屏蔽，

因此不易受伤，但如果发生损伤，由于黏膜水肿和血肿形成，更易导致气道阻塞 [7, 36]。此外，通常不可能在儿童局部麻醉下进行气管切开术。因此，儿童与急性会厌炎患者的处理方式相同。外科医生准备进行紧急气管切开术，但在大多数情况下，气道可以用气管导管或通气支气管镜固定，然后在全身麻醉下迅速进行气管切开术。然后可以在气道重建之前考虑行 CT 扫描。更局限的损伤可以通过内镜处理，同成人患者一样无须进行气管切开术 [37]。

（二）医源性喉外伤

1. 发生率

尽管气管插管的设计取得了重大进展，但气管插管仍然是导致喉部创伤的最常见原因。大约 10% 的患者在短期插管手术后 1d 有明显的喉部病变 [38]。对于严重疾病的长期插管和机械通气，喉气管损伤的发生率接近 90%，11% 的患者发生长期后遗症 [39]。每年需要手术矫正的插管后喉气管狭窄的成人发生率为 1/204 000 [40] 和儿童发生率为 4.9/100 000 [41]。

2. 病因

气管内插管可引起咽或喉裂伤，环杓关节脱位，舌神经、舌下神经和喉神经的神经失能。在没有气管插管的期间是不会发生损伤的，一旦行气管插管，损伤是不可避免的。声门下区是儿童气道中最狭窄的部分，该年龄组的大多数插管后损伤也发生在该位置。在成人中，经喉插管可导致压力性坏死，最常见的是后连合的内侧表面，

插管位于其上[42]。这可能导致软骨膜炎、肉芽组织形成[43]和一部分患者由于双侧声带不动而导致瘢痕形成和气道受损（图14-14）。气管插管创伤也可引起双侧插管肉芽肿，这种肉芽肿能够在内收时合并导致声带固定（图14-16）。位于环状软骨或邻近环状软骨的位置不良的气管切开也可能损伤喉部，导致声门下气道狭窄。另一种引起喉部损伤的医源性原因是激进性的良性喉部疾病的治疗方式，如呼吸道乳头状瘤病。对上皮的过度损伤可导致喉瘢痕形成，并可能对声音或气道产生影响。

3. 治疗

其他章节给出了喉气管狭窄管理的详细说明。喉部狭窄，特别是由于杓间瘢痕形成导致的后连合狭窄（图14-14）预后较差。与气管狭窄不同，气管狭窄主要影响气道并且易于治疗，即使是更严重的形式，长期后遗症也少[44]，治疗喉狭窄是声音、呼吸道和吞咽功能之间的妥协，并通常以牺牲另一个区域的功能为代价去改善另一个区域的功能。因此，预防是解决与此伤害相关问题的最佳方法；后连合狭窄几乎全部发生在经喉插管，通过在重症监护中进行早期气管切开术可以显著降低其发生的可能性。尽管气管切开术本身并非没有并发症，并且可以造成气道狭窄，

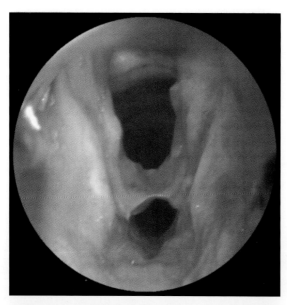

▲ 图 14-16　插管导致肉芽肿的形成，如在图中所见，由于双侧声带固定而导致急性气道窘迫

但气管切开术相关的气道狭窄比喉狭窄具有更好的治疗结果[45]，从喉科角度来看，患者接受普遍的早期气管切开术机械通气持续一段时间足以证明可以预防进一步的损伤。最近一项随机对照试验的研究结果也证实了这一建议，该试验发现接受早期气管切开术（＜48h）的通气患者死亡率降低了30%，肺炎降低了50%[46]。

（三）腐蚀性／热性喉部创伤

1. 发生率

在美国每年有5000～15 000人中发生摄入腐蚀性物质引起的上呼吸消化道损伤，并且大部分损伤是由摄入碱性物质引起的[47]。大约有40%的病例涉及喉部[48]。喉部热损伤是吸入过热空气引发的后遗症。所有烧伤患者中有30%发生吸入性烧伤，20%的吸入性损伤患者存在广泛的喉部损伤。另有7%的吸入性损伤患者同时发生喉部和气管支气管损伤[49]。

2. 病因

摄入碱会导致肌肉、胶原蛋白和脂质的液化坏死，并造成随时间恶化的伤害。相反，酸会引起浅表组织的凝固性坏死。对于儿童来说，摄入腐蚀性物质实际上是偶然饮用少量液体造成的，但在成人中，几乎都是来自于企图自杀的饮用大量腐蚀性液体有关[48]。饮用的液体类型因地理位置而异，在发达国家和发展中国家，碱性和酸性物质摄入分别更为常见[47, 50]。吸入性损伤通常是封闭空间火灾的结果，这导致烧伤的死亡率增加6倍[49]。

3. 治疗

所有患有腐蚀性或热喉损伤的患者应至少行24h的气道观察。首要任务是建立安全气道，然后按照标准烧伤护理方案进行心血管复苏。面部或身体烧伤、口腔烟灰，以及内镜下发现的喉部水肿都预示着需要气道干预[51]。与外部喉外伤患者相比，气管插管在管理这些患者中的作用更小。Arevalo-Silva及其同事[48]发现在摄入腐蚀性物质的患者中，气管内插管与随后进行的气管切开术治疗气道狭窄之间存在100%的关联。热损伤气道管理的情况不太清楚，据报道，吸入性

损伤患者气管切开术与插管相比，狭窄率有所增加[52]。然而，除非存在明显的气管切开术禁忌证（例如广泛的颈部烧伤），否则我们认为声门狭窄的预后远不如气管狭窄，气管切开瘘口狭窄是可接受的。

如果患者要进行显微喉镜检查、气管支气管镜检查或食管镜检查，则应在受伤后24h内进行。超过此时间，水肿和溃疡会更加明显，仪器可能会加剧后续问题。在腐蚀性损伤的情况下，应对上部呼吸消化道进行冲洗以去除任何残留物质。是否进行进一步治疗取决于发现的损伤性质和程度及愈合和瘢痕形成的后果。

4. 腐蚀性和热喉部损伤的后遗症

腐蚀性和热损伤可引起喉和气管气道狭窄，据报道其严重程度大于与插管后喉气管狭窄相关的严重程度[53]。在初始损伤后16～25年，多达70%的吸入性损伤患者会出现呼吸困难[54]。

二、食管创伤

（一）创伤性损伤

14%的喉气管创伤患者[8]和6.5%的颈部穿透性创伤患者报告有食管损伤[55]。由于颈部外部创伤导致的孤立性食管损伤并不常见，但可能由于气压性创伤和甲状软骨引起的损伤而发生。也可能继发于气管插管和食管镜检查引起的医源性损伤。

颈部触诊捻发音或外科提示气肿常伴有食管损伤，尽管它们更常见于下咽和喉部损伤患者[56]。其他呈现的特征包括疼痛、吞咽困难和误吸，也可能出现败血症的症状和体征。颈部和胸部的平片和CT扫描可能显示外科肺气肿、纵隔气肿或气胸，这些都是诊断的依据；虽然在许多情况下，食管损伤是在内镜检查或对比剂吞咽研究中发现的。

保守治疗包括保持口腔清洁状态、广谱抗生素和外周营养，是管理食管损伤的基石，前提是提早发现。当患者表现出感染迹象时，应紧急进行脓肿的探查和引流。经口禁食状态通常维持8～10d，并且使用水基造影剂通过对比吞咽研究评估愈合。创伤性颈部食管损伤的预后是比较好

的，已经报道了存活率为90%～100%[56]。

（二）腐蚀性伤害

关于腐蚀性/烧伤性喉损伤的部分提供了关于烧伤性上呼吸消化道损伤的发病率和病因学的详细信息。腐蚀性摄入的管理取决于受伤程度。食管损伤内镜检查可能显示正常；一级损伤，由黏膜红斑组成；二级损伤，非环周性渗出性红斑；三级损伤，环周渗出；四级损伤，食管壁穿孔周围渗出[48]。多达30%的腐蚀性食管损伤患者未出现任何口咽损伤迹象[50]；因此，没有口咽损伤并不能排除食管损伤。麻醉下的评估应推迟，除非是在受伤后的24h内[50]，并且内镜的探查范围不应超出黏膜损伤区域。应尽早采取措施清洗上部呼吸消化道，以清除任何残留的腐蚀性物质。成人患者的伤害程度与儿童相比更大，因为成人的腐蚀性摄入几乎全部发生在自杀未遂的情况下，其摄取了大量的腐蚀性物质。治疗措施包括插入大口径鼻胃管以维持食管通畅；类固醇、广谱抗生素和抗酸治疗[48]。在最严重的情况下，可能需要采用胃上拉或旁路手术进行食管切除。继续进行外周营养直至确认吞咽安全。

食管后狭窄的发生率为10%～35%[48]，在许多情况下可以通过内镜扩张来控制。然而，值得注意的是，多达1/7的腐蚀性食管狭窄患者将继续发展为食管癌。因此，许多专家主张在腐蚀性物质摄入后定期进行食管监测，尽管癌症发展的潜伏期可能长达50年。

推 荐 阅 读

Arevalo-Silva C, Eliashar R, Wohlgelernter J, et al: Ingestion of caustic substances: a 15-year experience. *Laryngoscope* 116: 1422–1426, 2006.

Benjamin B: Prolonged intubation injuries of the larynx: endoscopic diagnosis, classification and treatment. *Ann Otol Rhinol Laryngol Suppl* 160: 1–15, 1993.

Bent JP, Silver JR, Porubsky ES: Acute laryngeal trauma: a review of 77 patients. *Arch Otolaryngol Head Neck Surg* 109: 441–449, 1993.

Bhojani RA, Rosenbaum DH, Dikmen E, et al: Contemporary assessment of laryngotracheal trauma. *J Thorac Cardiovasc Surg* 130: 426–432, 2005.

Casper JK, Clark WR, Kelley RT, et al: Laryngeal and phonatory status after burn/inhalation injury: a long-term follow-up study. *J Burn Care Rehabil* 23: 235–243, 2002.

Danic D, Prgomet D, Sekelj A, et al: External laryngotracheal trauma. *Eur Arch Otorhinolaryngol* 263: 228–232, 2006.

Erdoğan E, Eroğlu E, Tekant G, et al: Management of esophago-gastric corrosive injuries in children. *Eur J Pediatr Surg* 13: 289–293, 2003.

Esteller-Moré E, Ibañez J, Matiñó E, et al: Prognostic factors in laryngotracheal injury following intubation and/or tracheotomy in ICU patients. *Eur Arch Otorhinolaryngol* 262: 880–883, 2005.

Fuhrman GM, Stieg FH, Buerk CA: Blunt laryngeal trauma: classification and management protocol. *J Trauma* 30: 87–92, 1990.

Goudy SL, Miller FB, Bumpous JM: Neck crepitance: evaluation and management of suspected upper aerodigestive tract injury. *Laryngoscope* 112: 791–795, 2002.

Gussack GS, Jurkovich GJ, Luterman A: Laryngotracheal trauma: a protocol approach to a rare injury. *Laryngoscope* 96: 660–665, 1986.

Harris HH, Ainsworth JZ: Immediate management of laryngeal and tracheal injuries. *Laryngoscope* 75: 1103–1115, 1965.

Harris HH, Tobin HA: Acute injuries of the larynx and trachea in 49 patients (observations over a 15-year period). *Laryngoscope* 80: 1376–1384, 1970.

Heidegger T, Starzyk L, Villiger CR, et al: Fiberoptic intubation and laryngeal morbidity: a randomized controlled trial. *Anesthesiology* 107: 585–590, 2007.

Jewett BS, Shockley WW, Rutledge R: External laryngeal trauma analysis of 392 patients. *Arch Otolaryngol Head Neck Surg* 125: 877–880, 1999.

Minrad G, Kudsk KA, Croce MA, et al: Laryngotracheal trauma. *Ann Surg* 58: 181–187, 1992.

Nouraei SAR, Ghufoor K, Patel A, et al: Outcome of endoscopic treatment of adult postintubation tracheal stenosis. *Laryngoscope* 117: 1073–1079, 2007.

Nouraei SAR, Singh A, Patel A, et al: Early endoscopic treatment of acute inflammatory airway lesions improves the outcome postintubation airway stenosis. *Laryngoscope* 116: 1417–1421, 2006.

Pennington CL: External trauma of the larynx and trachea: immediate treatment and management. *Ann Otol Rhinol Laryngol* 81: 546–554, 1972.

Ramasamy K, Gumaste VV: Corrosive ingestion in adults. *J Clin Gastroenterol* 37: 119–124, 2003.

Rumbak MJ, Newton M, Truncale T, et al: A prospective, randomized study comparing early percutaneous dilational tracheotomy to prolonged translaryngeal intubation (delayed tracheotomy) in critically ill medical patients. *Crit Care Med* 32: 1689–1694, 2004.

Saletta JD, Lowe RJ, Lim LT, et al: Penetrating trauma of the neck. *J Trauma* 16: 579–587, 1976.

Schaefer SD: The acute management of external laryngeal trauma. A 27-year experience. *Arch Otolaryngol Head Neck Surg* 118: 598–604, 1992.

Shaia FT, Cassady CL: Laryngeal trauma. *Arch Otolaryngol* 95: 104–108, 1972.

Vila J, Bosque MD, García M, et al: Endoscopic evolution of laryngeal injuries caused by translaryngeal intubation. *Eur Arch Otorhinolaryngol Suppl* 254: 97–100, 1997.

上气道狭窄的外科治疗

Surgical Management of Upper Airway Stenosis

Hetal H. Patel   David Goldenberg   Johnathan D. McGinn   著

刘旭良   译

第 15 章

要点

1. 准确的术前评估喉气管狭窄是成功修复的关键；它包括使用多个分级系统来评估气道狭窄的直径和水平。

2. 外科干预的主要目标是建立一个适当的气道，并最终使拔管成为可能。

3. 手术干预的时机很重要；对特发性狭窄病例中可能导致炎症和自身免疫病因进行术前评估后，慢性气道狭窄可选择性修复。

4. 接受内镜和开放式修复方法。显微喉内镜的出现能保证成像并且降低了颈部切口的发病率，但可能需要进行更频繁的手术。

5. 内镜治疗的选择包括显微手术清创或激光治疗，可局部应用药物，如丝裂霉素 C 等。

6. 成功的外科修复取决于提供足够的骨骼框架作为支架，然后需要移植材料以避免瘢痕组织的形成。

7. 软骨移植的来源包括带血管的甲状软骨和舌骨、耳和鼻软骨，以及邻近的气管的同种异体移植。

8. 支架在有限的情况下是有用的，但是需要权衡维持管腔通畅的必要性及黏膜缺血损伤及感染的风险。

9. 关于气管插管导致气道狭窄的争论使得气管插管设计得以改进；最大的影响是导管的尺寸和其套囊对声门区后部的压力和体积。

10. 外伤性喉气管损伤可导致气道狭窄，手术干预范围从气管造口术到气管切除术及术后支架置入术。

一、病理生理学

成人喉气管狭窄有许多潜在的病因（框15-1）。特定原因的病理生理学在确定恰当的外科治疗方案中起着重要作用。喉气管狭窄最常见的原因是气管插管时间延长。

喉气管狭窄最常见的原因是气管插管时间过长[1]。气管插管引起的损伤通常是由气管插管的套囊压力或气管插管本身引起的黏膜缺血坏死引起的[2]。有细菌感染的黏膜溃疡可导致软骨膜炎和软骨炎，随后软骨再吸收。在这一过程中，患者可能会出现继发于肉芽组织和急性炎症的急性狭窄[3]。慢性狭窄的发生是由于继发性愈合导致黏膜下纤维化和瘢痕收缩。插管造成的损伤主要发生在声门后部，这是由于管壁施加的压力和管端套囊的压力造成的。由于低压高容套囊的出

框 15-1 成人喉和上气管狭窄的原因

外伤
- 内部喉气管损伤
- 延期气管内插管
- 气管切开术
- 外科手术
- 外部喉气管损伤
- 钝性颈部创伤
- 喉部穿透性损伤
- 放射治疗
- 气管内烧伤
  - 热
  - 化学

特发性
- 慢性炎性疾病
- 自身免疫性
  - 肉芽肿伴多血管炎
  - 结节病
  - 复发性多软骨炎
- 肉芽肿感染
  - 结核

肿瘤
- 良性
  - 乳头状瘤
  - 软骨瘤
  - 小的唾液腺肿瘤
  - 神经肿瘤
- 恶性
  - 鳞状细胞癌
  - 小唾液腺肿瘤
  - 肉瘤
  - 淋巴瘤

引自参考文献 [1]、[15] 和 [61]

现，气管插管本身造成的损失已显著减少。其他因素包括套管尺寸和材质、插管时间和喉部运动促进喉气管狭窄的发展。随着对提供通气与气道支持的气管插管的广泛接受和使用，人们致力于改进插管的设计 [4]。

当喉气管复合体受到外部损伤时，其结果通常是软骨组织的破坏、喉间隙的血肿和黏膜的破坏。这些都可能导致急性气道狭窄。血肿的再吸收可导致软骨损失和胶原大量沉积，随后的瘢痕挛缩可导致慢性狭窄和活动性受损。外伤所致的喉损伤的部位、机制和严重程度各不相同 [5]。

患者本身的疾病也被证明与声门下和气管狭窄的发展有关。有糖尿病、充血性心力衰竭和脑卒中史患者已被证明与插管引起的严重急性喉部损伤的发生率更高有关。在某些情况下，这种情况会促使医生尽早行气管切开术 [6]。在胃食管疾病的背景下，喉咽反流也与喉气管狭窄有关，这是一个潜在的致病因素 [7]。在围术期和急性损伤期用 H_2 受体阻断药和质子泵抑制药治疗已被证明可以防止瘢痕组织形成和随后可能发生的挛缩 [8]。

二、狭窄的分类

气道狭窄有多个分级系统，这些分级系统基于狭窄段的功能或位置。最初为声门下狭窄而开发的 Myer-Cotton 分级已经成为最广泛使用的分级系统。它基于表 15-1 中所述的管腔通畅性进行分级。McCaffrey 系统根据所涉及部位的位置和范围增加了诊断和治疗计划。如表 15-1 所示，这些附加信息有助于预测术后预后情况 [1]。Bogdasarian 和 Olson 激光分类指导声门后部狭窄的治疗 [9, 10]。

表 15-1 气道狭窄的等级和分类

Myer-Cotton 分类：周围狭窄局限于声门下区域	
一级	阻塞 0%～50% 的管腔
二级	阻塞 51%～70% 的管腔
三级	阻塞 71%～99% 的管腔
四级	无气体流动，阻塞 100%
McCaffrey 分类：基于狭窄的部位和长度的喉气管狭窄	
第一阶段	声门下或气管损伤 < 1cm
第二阶段	声门下或气管损伤 > 1cm
第三阶段	声门下及气管损伤不涉及声门区
第四阶段	声门区损伤
第四类	双侧环杓关节固定

三、外科治疗原则

（一）目标和评估

成功修复上气道狭窄需要足够稳定的气道，它必须在保留气道保护、发声和持续声门关闭的喉部功能的同时允许拔管，以增加胸膜腔内压。选择合适的外科修复应同时考虑患者伤情、功能状态和医疗稳定性的所有这些因素。为改善气道而设计的外科手术通常会损害其他喉功能。应与患者仔细讨论喉部预期的整体功能，以使预期合理。

应考虑几个因素，包括狭窄的位置、尺寸和性质（软质与纤维质）；相关的声带运动损伤；以及功能损伤的程度[11]。初步评估应包括一个完整的病史，其中包括主观的损伤程度细节，以及客观的检查，如运动耐力和肺功能测试，后者可能有助于描述阻塞的位置和气道受损的严重程度（图 15-1）。

身体检查包括间接喉镜检查，直接喉镜检查和支气管镜检查也是必要的。喉部和气管的高分辨率 CT 可能有助于评估狭窄程度和程度。三维重建（图 15-2）或虚拟内镜可用于评估狭窄的长度和严重程度[12, 13]。

术前评估的目的是确定合适的手术方法来治疗气道狭窄。决定使用内镜与开放式修复的因素有几个。开放性治疗通常涉及更广泛的手术范围，并且有更多的种类，有时有更严重的并发症。然而，当内镜治疗失败或不太可能提供永久性的解决方案时，开放式修复可以提供明确的

治疗效果[1]。当出现"瘢痕挛缩、垂直尺寸大于 1cm 的瘢痕、气管软化和软骨缺失、既往有与气管造口术相关的严重细菌感染史及带有杓状软骨固定的喉后入口瘢痕"时，内镜手术治疗效果往往不佳[14]。此外，对于特发性气道狭窄患者，应进行彻底的自身免疫评估。声门下狭窄的患者

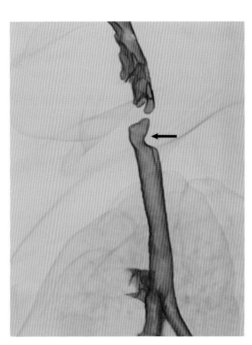

▲ 图 15-2　气道重建

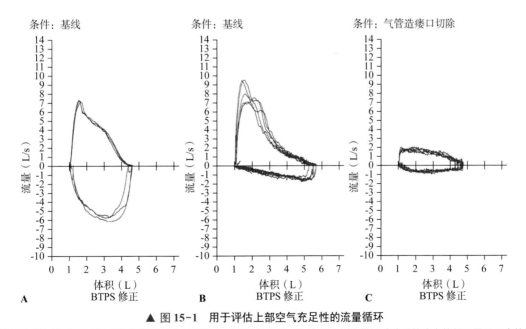

▲ 图 15-1　用于评估上部空气充足性的流量循环

A. 正常结果显示由正偏转指示的呼气流量和由负偏转指示的吸气流量；B. 患有双侧声带运动障碍的患者的循环显示可变的胸外阻塞，中肺活量吸气流速（Vi_{50}）< 1.5L/s；C. 来自患有浸润性肿瘤和固定阻塞的患者通路

中，有相当大比例的患者可诊断为肉芽肿伴多血管炎（韦格纳肉芽肿）。这对于了解预后和咨询很重要，因为韦格纳肉芽肿患者通常需要多次手术、更长的随访时间和潜在的系统治疗[15]。

（二）修复时间

慢性喉气管狭窄一般是在适当的检查完成后进行选择性修复的。根据瘢痕形成和挛缩的程度，症状的发作可能是隐匿性的，或在拔管时出现急性呼吸衰竭。一些插管患者可能会多次拔管失败，这需要进行气管造口术[16]。这些患者之后不能拔管，或者在短暂拔管后，逐渐出现上呼吸道症状。此时通常诊断为不可逆性狭窄，经彻底评估后可选择修复。关键性问题是，患有炎症性或自身免疫性疾病的患者需要其潜在的疾病稳定后才能进行手术治疗。

四、内镜修复

内镜修补术伴随着 CO_2 激光在 20 世纪 70 年代末开始流行[17]。动力器械的发展，例如更好的微喉部器械和喉镜的改进，增强了视觉和操作能力，并导致通过内镜技术治疗的喉部病变数量增加，这些病变以前需要开放性手术。经内镜手术使住院时间和术后并发症均有所下降。目前的建议包括使用内镜技术治疗轻度狭窄（Myer-Cotton分类一级和二级）。在谨慎选择受试者和细心的术后护理和监测下，狭窄的内镜手术后 1 年的拔管成功率从 60% 上升到 85%。术后治疗应包括抗生素治疗 1~3 周、抗反流治疗，以及通过内镜检查在 6 周内对术区进行评估。

（一）激光器

二氧化碳和 Nd:YAG 激光器已被广泛用于上气道狭窄。其优点包括延迟伤口胶原的形成和成熟，可在瘢痕形成前完成上皮化，并使深部组织损伤最小化。激光能够精确控制切除的区域，并可以止血，目的是保护现有黏膜，这些黏膜可用于修复[18]。激光使用的局限性包括气道着火的风险以及外科医生和医院工作人员在处理感染性病变时激光烟雾的危险[19]。此外，往往很难控制热损伤，这可能导致围术期水肿和术后声带瘢痕化[20]。

（二）显微外科清创术

显微手术清创结合使用灵活的镊子和显微手术清创器与视频内镜控制[21]。清创器有一个动力旋转刀片和抽吸装置，以便损伤的软组织被吸入刀片尖端并被清洁地切割。20 世纪 90 年代开发了一种喉显微手术刀，可用于切除体积较大的复发性喉乳头状瘤、阻塞性肿瘤、Reinke 水肿[22-24]。与激光相比，喉显微外科清创器消除了气道着火的风险，降低了手术室工作人员的疾病传播风险，因为没有激光烟雾。手术时间也有所减少，这既降低了患者全身麻醉的暴露量，也降低了整个手术室的成本[25]。

声门下和气管狭窄病变可以用外科微清创器（4mm）声门下刀片切除纤维瘢痕。用 4.0mm 圆窗（撮沫器）刀片可以迅速清除软而大的病变，如喉和气管乳头状瘤。乳头状瘤和其他涉及真声带的病变用 3.5mm 撮沫器喉片切除；适应证和禁忌证见框 15-2。

框 15-2　使用喉部显微清创的适应证和禁忌证

适应证
· 喉内囊肿
· 声门上型、声门型、声门下和气管损伤
· 聚四氟乙烯（PTFE）造成的肉芽肿
· 声门下和气管狭窄病变
· 切除气管造口肉芽组织
· 呼吸道乳头状瘤病
· 喉囊肿
· 前连合病变（仅与二氧化碳激光或单极吸引联合用于止血）
相对禁忌证
· 血管病变

（三）丝裂霉素 C 的局部应用

丝裂霉素 C 是一种抗肿瘤的抗生素，通过烷基化作用抑制 DNA 和蛋白质合成。2000 年，在动物研究显示其降低纤维化发展的潜力后，首次描述了在上呼吸道使用丝裂霉素 C[26]。

局部丝裂霉素 C 的使用仍然存在争议；一项研究表明，在使用 15 个月后，所有患者的症状都有临床改善，无复发迹象[26]。另一项针对儿童气道的研究发现，喉气管重建术后单一局部剂量的丝裂霉素 C 和等张氯化钠之间没有统计差异[27]。

五、外科规划

（一）开放修复

选择上气道狭窄开放式入路的原因有很多，其中一个原因是内镜扩张治疗通常需要多个步骤，而气道重建有可能提供明确的治疗[1]。上呼吸道狭窄外科治疗的最重要的最新进展是在开放治疗领域。

（二）骨骼构架

成功修复急性或慢性喉气管狭窄的首要考虑因素是建立一个完整、形状合理的骨骼框架，为气道提供支撑。对喉部的急性钝性损伤（软骨断裂并移位）通常最好采用开放式复位和固定碎片的方法进行处理。使用天然喉气管组织进行复位可以辅加移植材料，但这是不常见的。相反，由于气管失活节段的再吸收或软骨炎以及随后的软骨软化或坏死，慢性损伤通常导致软骨缺失。软骨常被瘢痕组织所取代，因此软骨或骨移植对于重建结构支撑和提供管腔增强是必要的。关于理想的移植材料还没有达成共识，文献中描述的移植使用肋骨、髂嵴、舌骨、会厌、甲状软骨、复合耳廓软骨和鼻中隔软骨。每一种移植材料都可能受到大小、缺乏柔韧性和缺乏血供而引起的可变的再吸收限制。肋骨或肋软骨移植是最常用的，因为它的大小、强度和相对容易获取[28, 29]。复合耳郭和鼻中隔软骨有同时提供上皮修复的优点，但当需要大的移植时，它们通常缺乏足够的大小和硬度。血管化软骨膜移植物和骨膜移植物的软骨生成或成骨能力已被评估，并显示有潜力提供一个柔韧、血管化的移植物，产生可行的硬性骨或软骨。在兔模型中，当置于声门下缺损时，带血管的软骨膜明显形成更多的软骨，并且它能耐受 2h 的缺血时间[30]；它也成功地被移植成管状，用于重建节段性气管缺损[31]。胸锁乳突肌骨膜瓣已成功应用于声门下和气管重建，长期随访发现骨生长过度的发生率较低[32]。

（三）皮肤和黏膜移植的使用

急性和慢性喉气管狭窄成功修复的第二个考虑因素是建立一个大小和形状合理的完全上皮化的管腔。在急性损伤中，理想的方法是在对不可存活组织进行最低程度的清创后，对黏膜裂伤进行一次闭合。对于慢性狭窄，应切除瘢痕组织，尽可能保留其上黏膜。小的黏膜缺损可以留下再黏膜化，其结果预后较好[33]。争议出现在使用上皮移植修复急性和慢性狭窄。继发性愈合的伤口形成肉芽组织，并沉积胶原，胶原可能收缩，直到后来被上皮覆盖[33]。当剥脱区继发感染时，尤其是气管切开术后，上皮化可延长，导致肉芽组织过多，瘢痕形成[34]。

表皮移植使创面愈合时胶原沉积最少，被认为会减少肉芽、瘢痕的形成。当有稳定的软骨支架存在时，表皮移植的收缩趋势较小，因为喉部骨骼起到了外部夹板的作用[35]。皮肤移植技术作为喉气管重建的一个重要辅助手段已经得到了很好的应用[36]。

在喉气管重建中，表皮移植的缺点是，喉不是接受游离表皮移植的理想位置。喉部持续运动、吞咽和颈部运动、气管切开时伤口区可能受到污染。气道中的非血管化表皮移植可能会被感染，从而加剧继发性的愈合不良。表皮移植的必要性必须权衡感染的可能性，特别是在潜在的骨骼重建的情况下。

（四）支架置入术

软质或硬质材料的内支架为愈合框架和（或）黏膜表面提供支持，从而减少随后的狭窄。然而，它也可能增加局部感染、黏膜溃疡和肉芽组织形成的风险，所有这些都与支架置入时间直接相关。在紧贴软骨的黏膜中，毛细血管血流量在 20～40mmHg 的压力下停止，这可能导致缺血黏膜损伤[37]。为此，一些作者主张避免内支架置入，除非绝对必要，并尽量缩短支架置入时间。然而，内支架可用于：①为软骨和骨移植提供支持，或将移位的软骨碎片固定在所需位置；②使表皮移植接近并固定到接受者位置；③在愈合过程中分离相对的原始表面；④在缺乏足够软

第15章 上气道狭窄的外科治疗

骨支持且需要瘢痕形成的重建区域维持管腔。

最佳支架尚未确定，存在多种选择。钽[38]或伞形硅胶[39]可用于前声门蹼，但对于更严重的喉气管狭窄，可使用各种支架；这些支架包括 Montgomery 喉支架（图 15-3）、Aboulker支架、"瑞士卷"硅橡胶支架和手指套支架，每种支架都有支持者描述良好的效果[40,41]。一般情况下，当软骨支持满意时，支架术的适应证是固定表皮移植物或分离相对的黏膜表面，应使用软支架以减少对黏膜表面的压力。用聚维酮浸过碘的海绵做手指套是一种很好的软支架；另一种选择是 Montgomery 喉部支架，它坚固但符合喉内轮廓。当软骨支架或移植物需要夹板或软骨不足时，需要牢固的支架；在这种情况下，必须通过胶原沉积和瘢痕收缩来获得管腔支撑。实心支架比空心支架更能减少肺活量。然而，为了支持发声，使用了软的中空支架，如 Montgomery T 形管。T 管通常用于声门下和上气管狭窄；适当的患者选择和宣教是必要的，因为这是一个单腔管，气道阻塞的风险

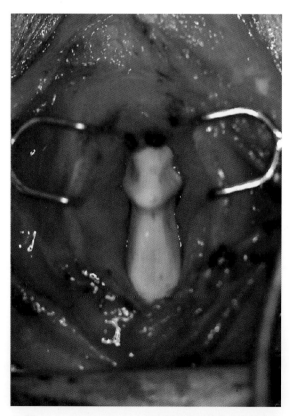

▲ 图 15-3 Montgomery 支架在喉部骨折的患者中的应用

更大[42]。Aboulker 支架可用于声门下或声门下和喉联合狭窄。该支架的优点是与双套管金属气管造瘘管一起使用，并固定在该管上，从而防止脱落。这项技术的改变，使得气管切开术的适应证有了改变[43]。

支架置入的最佳时间没有达成共识。大多数专家建议 6～8 周，但持续时间从 2 周至几个月[44]。如果只需要黏膜愈合或表皮移植，通常 1～3 周就足够了。如果喉部骨骼足够，但需要夹板固定以保持适当的位置，6～8 周是公认的时间范围。成熟的瘢痕对结构强度很重要，如果软骨支架存在缺陷则需要延长支架置入时间，以便在坚硬的惰性物体周围进行瘢痕收缩。据报道，成功延长支架置入时间间隔长达 14 个月。在这种情况下，问题出现在支架过早取出，通常在瘢痕充分收缩发生之前[44]。本文报道了一种表现为支架外壁与喉气管内壁之间线性空气密度的副管空气包层，它是喉气管结构完整性和功能稳定性的可靠指标，是确定支架取出最佳时机的有效措施[45]。

六、外科处理

（一）慢性狭窄

声门上狭窄

慢性下咽狭窄通常是由于舌骨和甲状软骨膜未被发现的急性钝性损伤所致。力的方向是后向上，造成一定的离散性损伤：①会厌可附着于咽后壁或咽侧壁；②舌骨可随会厌后折移位，造成喉入口狭窄；③会厌上侧可形成咽后壁水平蹼；④口环状狭窄可导致食管内翻狭窄环后区狭窄可导致食管入口狭窄[46]。

手术修复方法是通过经舌骨入路咽部切开术。气管切开术是必要的，如果它之前没有进行过。在舌骨上做一个水平的皮肤切口，然后探查。如果舌骨骨折，尝试复位并将其固定到正常的解剖位置。否则，舌骨体可以切除。进入梨状窝，必要时可将黏膜切口延伸至咽侧切开，同时小心保护上喉神经血管蒂和舌下神经。提供满意的暴露后，应注意修复狭窄。

会厌与下咽壁的粘连可通过沿其长轴的粘连

切开、黏膜下瘢痕组织切除和一期黏膜缝合来控制。当存在水平的蹼状结构时，行垂直切口，并切除瘢痕组织。将黏膜瓣在水平线上闭合。如有必要，可使用蒂在上方的黏膜瓣。如果下咽狭窄范围广泛，粘连带的分离和瘢痕组织的切除可能导致缩窄肌表面广泛的黏膜缺失，应考虑植皮。中空硅胶食管支架也被用来帮助皮肤移植的愈合[46]。如果瘢痕组织切除导致广泛的全厚度咽部缺损，前臂桡侧血供重建皮瓣可用于提供薄而柔韧的软组织；然而，这可能导致下咽部动力异常。

喉入口狭窄是由舌骨和会厌软骨的后移位引起的，可伴有甲状软骨切迹的骨折。这种损伤是通过喉裂开入路来解决的，包括环甲膜的分开和喉表面黏膜软骨膜的上提，来切除会厌根部、软骨膜、筋膜及瘢痕。将残余黏膜瓣缝合到会厌前软骨膜的游离边缘，闭合甲状软骨，不需要支架植入[46]。

（二）声门狭窄

1. 声门前狭窄

声门前端狭窄可能是由外部创伤引起的，导致甲状软骨骨折和黏膜破裂，或由 ET 管剥除黏膜后的环形瘢痕引起。沿声带向后延伸超过 3～4mm 的蹼可导致声音嘶哑，而较厚的蹼或向后延伸更远的蹼可导致严重的气道阻塞[47]。声音嘶哑或气道受损是外科手术的一个指征。声门前端瘢痕的切除重建可导致再次狭窄。成功的外科修复需要物理分离对侧边缘，直到再黏膜化完成。

当蹼不延伸至真声带下缘以下，且后联合正常时，可内镜检查修复[48]。与激光相比，喉纤微器械可以更好地发展和保存黏膜瓣。切除多余的瘢痕组织，放置支架并用金属丝或穿过甲状舌骨膜的粗线固定。或者，可以通过内镜可视下进行小的环状软骨切开术来放置支架。已经描述了不同的支架设计和组成。原则上，支架应由足够长的惰性材料组成，从环甲膜延伸至前联合面上方至少 2～3mm；如果支架在会厌叶柄上方延伸，支架的前边缘应形成 120°（即会厌角和气管前

壁），以减少会厌叶柄处的肉芽组织形成。值得注意的是，支架的后翼在发音过程中，不应接触后联合[47, 48]。支架通常在 2～4 周后连同附着的任何肉芽组织一起被移除。

如果声门下前部狭窄超过声门下 5mm，应采用喉裂开入路。瘢痕组织切除不应过多，应尽可能保留黏膜。当黏膜缺损时，Isshiki 等描述了用唇部黏膜修复声带，而不是用厚皮片移植和短期支架置入来获得更好的声音效果[57]。Montgomery 雨伞硅胶网使用 2～3 周或 McNaught 钽网已取得成功[39, 47]。

2. 声门后端狭窄

声门后端狭窄最常见的原因是气管插管，但环杓关节炎也会引起声带固定。声门后端狭窄在直接喉镜检查前常与双侧声带麻痹混淆。机械固定和神经源性麻痹可通过直接喉镜鉴别，而触诊杓状软骨以评估活动性是必要的。关节偏移应不受限制，当同侧杓状软骨横向移位时，对侧杓状软骨的被动内侧运动表明杓状软骨间瘢痕。声带肌肉的喉部肌电图结果对于记录神经完整性非常有用，特别是当直接观察声带运动的结果模糊不清时。存在这种症状的患者可能有一个前期的气管切开术，它降低了环杓后肌的活动，因此，除非气管切开术暂时堵塞，否则很难看到明显的侧声带偏移。主要的治疗挑战是重建一个令人满意的气道并保持声音。

如表 15-1 所示，声门后端狭窄分为四类。在最近的一项研究中，经内镜治疗的一级声门后狭窄，用 CO_2 激光切除瘢痕带，然后在病灶内注射类固醇，这使得大多数患者都可以得到治疗。大多数患者的声带活动度有所改善，其中一半达到正常运动[9, 50, 51]。声门后端狭窄伴杓状软骨固定传统上是通过颈外入路治疗的。历史上，当存在双侧杓状软骨固定时，为获得满意的气道，切除活动性较差的杓状软骨被认为是必要的。剥脱的黏膜表面覆盖黏膜瓣、皮肤或黏膜移植物。需要使用符合要求的硅胶喉支架或软手指支架进行 2～3 周的支架植入。

杓状软骨切除术的外部途径是通过喉裂或 Woodman 杓状软骨切除术。后一种方法通过喉

第15章 上气道狭窄的外科治疗

外后外侧入路暴露杓状软骨，除声带外，通过该入路切除整个杓状软骨。黏膜下缝合线穿过声带，固定在甲状软骨下角周围，使声带横向（男性6mm，女性5mm）[52]。有作者认为，将声带全长系在甲状软骨下角周围，可能会使下声带重新定位于对折处；他们建议在声带水平或上角周围缝合甲状软骨层。如果手术不成功，可以通过喉裂开入路完成杓状软骨切除术，缝合声带的侧面[54]。

1983年，Ossoff和同事[55]描述了通过内镜的杓状软骨切除术。当声门下受累较轻时，内镜下激光杓状软骨切除术也可用于治疗Ⅳ型后联合狭窄（图15-4）。内镜激光杓状软骨切除术需要切除除肌肉外的整个杓状软骨。杓状软骨周围炎是一种潜在的并发症，建议一如既往地给予围术期抗生素和抗反流治疗。术中声带侧翻程度是可变的，使用侧翻缝合线或指支架可通过控制侧翻程度来改善最终结果。

通过松解粘连固定的环杓关节，可以避免环杓关节切除术。环状软骨关节内侧的纤维带被分开，环状软骨被完全外展2～3周，随后移除支架并进行积极的言语治疗。90%以这种方式治疗的患者声带活动性恢复[56]。最近，Rovó和同事们描述了使用喉内切除和优势侧杓状软骨缝合的方法切除环杓关节处的瘢痕[10]。第四类声门后端狭窄的患者最终可拔管。

（三）完全性声门狭窄

完全性声门狭窄通常是由于严重喉外损伤造成的，这种损伤很少只局限在声门区，相关的声门下损伤也很常见。治疗的主要方法是开放性喉裂入路。狭窄在中线处分开，切除过多的瘢痕组织，保留黏膜，黏膜瓣由杓会厌襞获取并覆盖。如果广泛的区域没有黏膜，可使用颊黏膜或鼻中隔黏膜上皮移植或分层皮肤移植。将移植物缝合到位，并用形状合适的喉支架植入支架4～8周[57]。当移走支架时，将固定物置入前联合处2周。

另一种方法是用会厌瓣重建。这种方法适用于严重声门狭窄的病例，当声门前后径减小超过50%，或声门下或声门上受累影响会厌完整

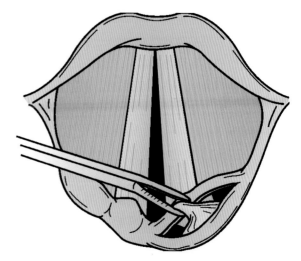

▲ 图15-4 内镜下的杓状软骨切除术

时[49, 58]。修复是通过中线甲状软骨切开术进行的，厚瘢痕在中线被横断。可以尝试黏膜下切除瘢痕组织，用可吸收线缝合重新定位和固定黏膜。会厌的基底部被游离出来，甲状会厌正中韧带被切断；会厌向下拉至环状软骨弓前，会厌瓣被缝合到甲状软骨外侧前边缘和环状软骨下。这一过程导致前连合上皮化、扩大。几个软骨分裂的切口可以用来让叶柄折叠到上面，以形成更尖锐的前连合[42]。

完全性声门狭窄的治疗前景可能涉及喉气管移植，这在一个完全性声门狭窄的患者中有报道。移植是在供体神经和血管、甲状腺和甲状旁腺完好无损的情况下进行的。接受手术的患者接受了窄野的喉切除术，并进行微血管吻合术和神经末梢微血管成形术来保存喉返神经。在18个月的随访期内，患者已拔管且声音正常。

（四）声门下狭窄

如前所述，内镜下治疗声门下狭窄需要谨慎的患者选择[14, 53, 60]。CO_2激光切除后用微型梯形瓣修复是治疗声门下环形狭窄较为可靠的方法；它需要激光切割瘢痕上表面和黏膜下瘢痕组织。两个侧刀切口形成一个位于下方的矩形黏膜瓣。保存的皮瓣不能完全覆盖激光区域，但它确实将原始凹面区域分为两个扁平的侧面原始区域，这两个区域愈合迅速。一个大的瓣片可能通过球囊效应阻塞气道，如果瓣片长度超过4mm，应该进

行气管切开术[17, 53]。

一家机构的大型回顾性分析研究报道了使用放射状切口，随后使用血管导管球囊扩张的术式。此外，研究者使用丝裂霉素C和术中类固醇注射，发现狭窄长度缩短，症状在不同程度上得到改善[61]。图15-5显示了一名接受该手术的Myer-Cotton三级狭窄患者的照片。在清醒患者中，使用灵活的支气管镜激光切除声门下病变是严重并发症患者的一种选择[18]。声门下和气管狭窄病变也可以使用显微清创器（4mm）进行显微手术清创。

当内镜技术失败或狭窄程度严重且不利于内镜入路时，需要进行外部修复。声门下狭窄，由于广泛的成熟瘢痕和足够的软骨支持，可以通过喉裂开入路修复。声门下瘢痕被切除到环状软骨膜上，并与颊黏膜或厚皮片重新连接。移植物最好缝在固定到位的支架周围。

当需要软骨支持或腔内增强时，可采用各种自体软骨移植。舌骨-胸骨舌骨肌移植已被广泛应用，在成人中成功率约为60%[62]。这项技术可应用于孤立的声门下狭窄或声门下狭窄与前声门或气管狭窄相结合。该手术使用来自于胸舌骨肌及其邻近骨膜上的带血管蒂的舌骨体段。骨的长度可以根据狭窄的长度进行调整；它垂直插入狭窄，并用四点固定。除非瘢痕切除后需要表皮移植，以尽量减少压力坏死引起的移植物再吸收，否则不使用支架。这项技术的优点包括在一个单一的手术领域内立即重建，理论上以最小的移植物重建更好的组织存活率，以及增强声门、声门下和上气管狭窄的多功能性。骨移植物的长期存

活率还没有得到确切的证明；由于其狭窄的宽度和凹形，骨移植物所提供的增强量是有限的，而且通常需要额外去除肉芽组织。

为了克服舌骨-胸骨舌骨肌移植物的局限性，研制了带蒂的甲状软骨-胸骨甲状肌移植物。获取胸骨甲状肌附着处的甲状软骨翼板，将对侧与同侧的甲状软骨膜作为内衬，需要支架植入1～6周。这项技术也提供了舌骨-胸骨舌骨肌移植物的优点，除了不能用于声门狭窄。然而，这种较大的软骨可以用来重建更广泛的缺损。软骨膜内移位允许再黏膜化和最小的肉芽组织形成[62a]。

各种游离自体软骨移植已用于扩大管腔。这些移植物有不同程度的再吸收，需要延长支架置入时间，以使再吸收的移植物被坚固、成熟的瘢痕组织所取代。肋软骨移植的优点是提供易于雕刻的大面积移植[60]。复合鼻中隔软骨移植已成功应用于喉狭窄和上气管狭窄患者[22, 62b]。呼吸道上皮为修复高度达3cm的狭窄提供了一个理论上的优势，因为它提供了匹配的表面上皮。对于儿童，为了防止对鼻腔生长中心的损伤，不使用支架和移植物。其他各种自体移植，包括耳软骨、锁骨和游离舌骨已被使用，但它们没有得到统一的认可。

当严重的声门下狭窄伴声门后狭窄或声门下和声门下完全狭窄时，应考虑切开环状软骨板。通过环气管裂开到达甲状软骨板，避免损伤前联合（图15-6）。中线切开环状软骨板直到环后区黏膜下。瘢痕组织切除是不必要的，杓间肌若已纤维化则需要切开。需要至少3个月的长期刚性

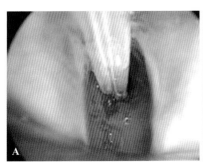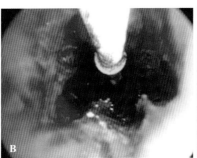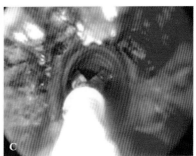

▲ 图 15-5　**A.** 内镜下三级声门下狭窄的示意图；**B. CO_2** 激光切除术后表现及用直径 **10mm** 的球囊插管；**C.** 后来可用 **14mm** 的球囊插管

由 Johnathan D McGinn，MD 提供

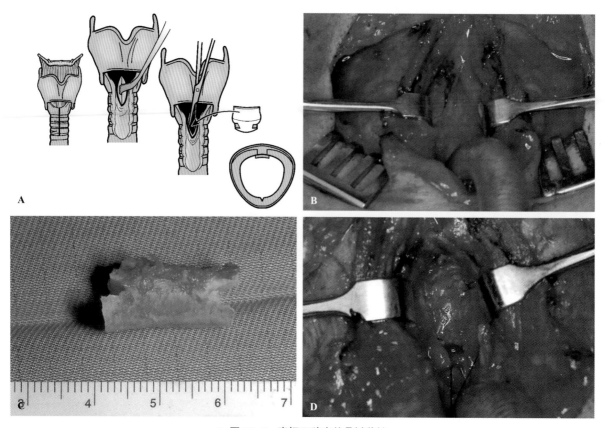

▲ 图 15-6 声门下狭窄的骨瓣移植
A. 前壁缺损和移植物植入示意图；B. 前壁缺损（术中照片）；C. 移植骨瓣；D. 移植物的放置

内支架置入。可应用甲状软骨进行后方及前方的管腔支撑。

当其他方法失败时，考虑部分环状软骨切除加甲状软骨气管吻合术。一些调查人员报道了良好的结果和具体的技术细节。这项手术只能在成人身上进行，而且仅限于涉及环状和上气管的狭窄。声门下方约 1cm 处应该有正常的管腔。手术的主要风险是喉返神经损伤和吻合口裂开再狭窄。

手术包括暴露相关的喉气管部分，保留喉返神经。由于广泛的瘢痕，神经的识别通常是危险的，因此气管的解剖是在膜下平面进行的。下切除线位于狭窄处正下方，气管前壁呈斜面。上方切除的范围可包含环甲关节下方的环状软骨板，注意不要损伤直接从环甲关节后方通过的喉返神经。若吻合口和气管切开处之间有 3～4 个气管环，则可行低位气管切开；否则患者应插管，以 3-0 间断缝线经黏膜下完成吻合。喉松解术通常

是必要的，术后颈部应保持弯曲 7～10d，以尽量减少吻合口的张力。如果不使用气管切开术，患者将在 3～4d 内在手术室拔管。

Grillo 和其他人[63, 64]改进了这一程序，使用气管后壁膜瓣，以重新覆盖裸露的环状软骨。在一项 80 例声门下和上气管狭窄患者的研究中，这些研究人员报道 77 例患者中只有 2 例失败，至少随访 6 个月；一例发生围术期死亡。77 例患者中，66 例没有因为呼吸困难而日常活动受限，很少需要气管切开术。

本文介绍了一种滑动皮瓣气管成形术，它是环状切除术和甲状软骨气管吻合术的一种变异。手术包括切除前环状软骨和前两个气管环，并在第三个到第六个环形成基底较低的前气管壁瓣；向前与甲状软骨上部吻合，这是先进的。选择此手术的患者应患有声门下狭窄，仅涉及前环弓和第一环、完整的后壁、活动声带和声门下未受干扰的黏膜段[64b]。

（五）颈部气管狭窄

成人颈部气管狭窄最常见的原因是插管或气管切开术造成的创伤或颈部钝性外部创伤。其他原因包括良性和恶性肿瘤、炎症性疾病和系统性自身免疫性疾病。当考虑手术修复气管狭窄时（框 15-3），无论原因如何，都必须确定喉的位置、长度、成分、气道狭窄程度和神经完整性。在大多数情况下，颈部气管狭窄可分为瘢痕性膜性狭窄、前壁塌陷或完全狭窄。手术前应考虑气道管理，并与麻醉师讨论所有这些程序。如果不存在气管切开术或不计划进行气管切开术，最好让患者自主呼吸，直到气道固定。如果使用 Montgomery T 管作为重建的一部分，患者应在插入 T 管后自主呼吸。如果重建时气道 ≤ 5mm，则首先使用全身麻醉进行扩张；也可进行显微外科清创切除。如果管腔直径 > 6mm，在病变上方插管，仔细解剖以防止气道阻塞。如果计划进行术后气管切开术，应在重建手术开始时使用局部麻醉。

框 15-3　气道狭窄的外科治疗

- 开放式切除和修复
- 内镜扩张 / 激光切除
- 支架置入
  - 硅胶支架
  - 可扩展支架
  - 柔性硅胶支架

（六）瘢痕膜性狭窄

软骨最初可以通过内镜进行处理。CO_2 激光切除瘢痕性狭窄是有用的，因为可以避免气管切开术，瘢痕性狭窄可以准确切除，出血最少。如果狭窄是环向的，部分切除应间隔 2～4 周，以防止形成可发生再狭窄的环向气管剥脱区。纤维狭窄可以用微开窗技术切除[17]。

瘢痕性膜性狭窄的开放性修复需要通过垂直中线切口接近狭窄。气管前壁暴露狭窄的整个长度。注意防止侧方解剖，因为从甲状腺下动脉到颈气管的血管供应是侧向的。瘢痕组织的黏膜下切除是在直视下完成的，气管切开术可以移到狭窄处以下。表皮移植对覆盖剥脱区域很有用，通常固定在支架上。管腔增大通常是必需的，移植的类型取决于所需移植的大小及外科医生的经验和偏好。带蒂甲状软骨 - 胸骨甲状肌移植物或复合中隔软骨 - 黏骨膜移植物似乎相当成功。

（七）前壁塌陷

喉前壁塌陷可能是由钝性颈前损伤引起的，但更常见的是由气管切开术引起的。Montgomery[38] 将这些损伤分类为瘘口上、瘘口或瘘口下。在这类狭窄中，狭窄区域应该有黏膜化良好的后外侧壁和残余软骨[42]。

如瘢痕性膜性狭窄所述，可以接近并处理瘘口和瘘口上的狭窄。然而，修复前壁是必要的。外科医生可以通过用 T 形管或气管造口术管的牢固支架（如阿伯勒支架）将管腔撑开，用软骨移植修复前壁，或通过调动胸骨舌骨肌并将其固定在缺损处来完成这一修复。在这两种情况下，都需要延长支架置入时间[42]。

如果狭窄局限于两个或三个环，软骨明显丢失，从而妨碍支架置入；或者后壁黏膜完整；或者狭窄为瘘口或瘘口上，则可考虑对前气管壁狭窄进行楔形切除。手术需要充分暴露所涉及的气管，包括至少一个环以上和一个环以下的狭窄。在受累气管周围仔细进行软骨膜下解剖，以防止喉返神经损伤。切除狭窄，注意保留气管后壁黏膜。移除经口气管插管，黏膜下完成吻合，腔外打结。患者清醒时拔管，尽早内镜下切除肉芽组织[42]。

（八）完全气管狭窄

节段切除和一期吻合是完全气管狭窄的最佳治疗方案。成人气管的平均长度为 11cm（范围 10～13cm），有 14～20 个气管环。颈部过度伸展时，50% 的气管位于颈部。大约 50% 的气管（5～7cm）可以安全切除，并主要通过适当的移动技术进行吻合。在确定气管切除量时，还应考虑其他因素。年龄较大的气管环间钙化患者的气管弹性较低；颈部较短、较肥胖的患者可能有较深的气管，环状软骨位于胸骨切口的水平。气管活动受限于颈部伸展能力下降的患者。手术基本

第15章　上气道狭窄的外科治疗

上与楔形切除术相同，只是需要切除气管膜部。前环状软骨弓和后环状软骨板切除至环甲关节下方。气管远端到达吻合口，在气管环周围使用缝合线进行黏膜下吻合，腔外打结。需要充分注意喉部和气管的活动，以减轻吻合时的张力。颈部需要注意保持极度弯曲，可以将下颌向胸骨牵引固定起来。

一期吻合的节段性切除术是治疗近完全或完全气管狭窄最有效的方法（图15-7）。当狭窄局限于气管和声门下，声门正常时，几个大规模中心的成功率均在 90% 以上[64c, 64d]。当狭窄也涉及声门时，可同步进行喉裂开声门狭窄修复、狭窄切除及端端吻合，可以达到目的。大约 95% 的患者在这些情况下，Montgomery T 管和延长支架的使用是一致的。

广泛的颈、喉气管狭窄，不适于节段切除和吻合，可采用多阶段重建技术进行治疗。必要的步骤是将颈部皮肤缝合到残留的气管黏膜上，形成一个巨大的气管造瘘口。第二阶段需要通过在邻近颈部皮肤下插入 Marlex 网形成坚硬的前壁。最后，通过管壁皮和 Marlex 网预先闭合瘘口，然后将颈部皮肤作为第二层推进来实现闭合。

（九）喉松解术

当年轻患者气管连续性缺损 > 3cm 时，需要使用气管活动和喉松解术。老年患者会失去气管环形韧带的弹性，因此当切除超过 1～2cm 时需要进行松解手术。三种方法可以为端端吻合增加额外的长度。第一个是切开环间韧带，其总长度可达 2.5cm，但最适用于年轻患者；切口应放置在吻合口上方侧气管的一侧，以及吻合口下方的另一侧，以保持两个气管段的血液供应。第二种技术是胸腔远端气管较好的活动性，可实现 6cm 的活动性；这项技术需要横断左主支气管，并与右主支气管端侧吻合，并具有纵隔解剖的风险。第三种技术涉及喉松解术，可以获得 5cm 的气管活动。舌骨下松解包括在甲状软骨上缘水平切断胸骨舌骨肌、肩胛舌骨肌和甲状舌骨肌；甲状软骨大角被双侧分开，并剖切甲状舌骨膜。这种手术有损伤上喉神经的危险，并与长期吞咽困难有关。舌骨喉上松解术通常是首选。

这项技术需要断开下颌舌骨肌、颏舌骨肌和颏舌肌，以暴露会厌前间隙。茎突舌骨肌被切开，舌骨体被松解。该过程允许舌骨体，甲状软骨，环状软骨和近端气管下降。颈部弯曲可提供额外 1～2cm 的长度[38]。

（十）气管同种异体移植步骤

气管狭窄长度超过 6cm 是很难治疗的，因为需要进行重建，而且还没有临床上公认的最佳重建方法。气管重建考虑三个重要因素：①气管的硬度足以承受呼吸力；②合适的上皮细胞；③血管供应[65]。异种异体移植是治疗长段狭窄的一种有前途的方法。Macchiarini 和他的同事[66]

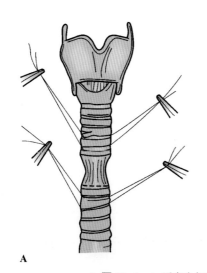
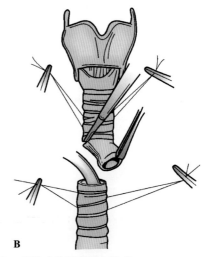

▲ 图 15-7　A. 近完全气管狭窄；B. 一期吻合的节段性切除术

报道了一个患者接受了组织工程气道移植，这使得严重虚弱的患者恢复了正常的功能。这项研究使用了一个没有抗原特性的尸体气管，并用受者黏膜进行再上皮化。无需免疫抑制，血供重建良好（图 15-8）。

同种异体移植面临的挑战之一是提供足够的血管供应；这是由于原本气管缺乏合适的血管来连接。避免这一挑战的一种方法是异位组织移植，允许在原位移植前进行血供重建。Delaere 和他的同事 [67] 报道了一例使用桡侧前臂血管的异位气管同种异体移植，随后进行了原位移植；他们发现即使在免疫抑制停止后移植仍然成功。

七、结论

对气道狭窄患者的管理需要一个全面的手术和围术期团队，以及足够的术前检查，以确定每个患者最合适的术式。无论是内镜手术还是开放式手术，只要外科医生和患者有合理的预估，并做好可能发生并发症的准备，任何手术的结果都可能非常令人满意。

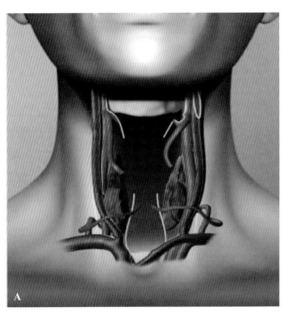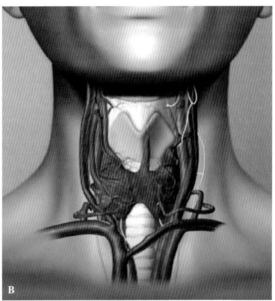

▲ 图 15-8　喉移植示意图

A. 喉切除的示意图；B. 喉移植后示意图 [引自 Farwell DG, Birchall MA,Macchiarini P, et al. Laryngotracheal transplantation: technical modifications and functional outcomes. *Laryngoscope* 2013; 123(10): 2502–2508.]

推 荐 阅 读

Blumin JH, Johnston N: Evidence of extraesophageal reflux in idiopathic subglottic stenosis. *Laryngoscope* 121 (6): 1266–1273, 2011.

Delaere P, Vrancks J, Verleden G, et al: Tracheal allotransplantation after withdrawal of immunosuppressive therapy. *Bull Acad Natl Med* 194, 2010.

Farwell DG, Birchall MA, Macchiarini P, et al: Laryngotracheal transplantation: technical modifications and functional outcomes. *Laryngoscope* 123 (10): 2502–2508, 2013.

Herrington HC, Weber SM, Andersen PE: Modern management of laryngotracheal stenosis. *Laryngoscope* 116 (9): 1553–1557, 2006.

Leventhal DD, Krebs E, Rosen MR: Flexible laser bronchoscopy for subglottic stenosis in the awake patient. *Arch Otolaryngol Head Neck Surg* 135 (5): 467–471, 2009.

Macchiarini P, Jungebluth P, Go T, et al: Clinical transplantation of a tissue–engineered airway. *Lancet* 372 (9655): 2023–2030, 2008.

Meyer TK, Wolf J: Lysis of interarytenoid synechia (type I posterior glottic stenosis): vocal fold mobility and airway results. *Laryngoscope* 121 (10): 2165–2171, 2011.

Parker NP, Bandyopadhyay D, Misono S, et al: Endoscopic cold incision, balloon dilation, mitomycin C application, and steroid injection for adult laryngotracheal stenosis. *Laryngoscope* 123 (1): 220–225, 2013.

Rich JT, Gullane PJ: Current concepts in tracheal reconstruction. *Curr Opin Otolaryngol Head Neck Surg* 20 (4): 246–253, 2012.

Rovó L, Venczel K, Torkos A, et al: Endoscopic arytenoids lateropexy for isolated posterior glottic stenosis. *Laryngoscope* 118 (9): 1550–1555, 2008.

Wester JL, Clayburgh DR, Stott WJ, et al: Airway reconstruction in Wegener's granulomatosis–associated laryngotracheal stenosis. *Laryngoscope* 121 (12): 2566–2571, 2011.

第16章

食管疾病
Diseases of the Esophagus

Robert T. Kavitt　Michael F. Vaezi　著

田家军　译

要点

1. 食管疾病的主要症状通常是由动力障碍引起的，包括胃灼热感、吞咽困难、吞咽疼痛和反流。

2. 内镜检查的适应证包括体重减轻、上消化道出血、吞咽困难、吞咽痛、胸痛、治疗效果差，以及对 Barrett 食管的评估。

3. 食管测压法可测量食管三个功能区域的腔内压力活动的协调，即食管下括约肌、食管体和食管上括约肌。它适用于食管运动紊乱，包括患有吞咽困难和非心源性胸痛的患者。

4. 24h pH 监测的适应证是无胃食管反流病（GERD）内镜检查证据的患者有过度酸反流，并评估药物或外科治疗的疗效。

5. 无线 pH 监测胶囊通过延长监测时间、改善患者的依从性、减少患者日常活动的损害及减少研究期间导管移动的可能性，从而提高了检测反流的敏感性。

6. 多通道腔内阻抗探针通过测量相邻电极之间的电流阻抗来测量液体或气体的酸性和非酸性反流。

7. 典型 GERD 推荐使用经验治疗。对无反应的患者和吞咽困难、体重减轻、胸痛或窒息的患者进行额外的研究。

8. 对于质子泵抑制药治疗无效且无食管酸暴露或非酸性反流证据的患者，不建议进行抗反流手术。

9. Barrett 食管患者需要进行持续性内镜检查以监测异常增生和腺癌的发展。

10. 感染性食管炎通常在免疫抑制患者中发现，感染性食管炎的主要症状是吞咽痛。

一、食管症状评估

食管是由肌肉组成的管状结构，连通咽部和胃，是转运食物的通道。提示存在潜在食管疾病的主要症状通常包括胃灼热、吞咽困难、吞咽疼痛和反流。胃灼热或烧灼通常被描述为胸骨后灼烧感，其通常在饭后 30min~2h 内发生，并且在平卧或弯腰时症状更严重。大餐，特别是那些含有脂肪、巧克力、咖啡或酒精的食物，更容易引起胃灼热。缓解因素通常包括喝牛奶和服用抗酸药。复发性胃灼热作为一种孤立症状强烈提示存在胃食管反流病（GERD）。

吞咽困难是指食物在从口到胃的正常通道中被延迟的感觉。患者经常抱怨食物有"黏"的感觉。它可以在解剖学上分类为两个独立的临床类型，口咽或食管吞咽困难。本章后面讨论的口咽性吞咽困难是难以开始吞咽。食管吞咽困难是由食管平滑肌部分的结构或神经肌肉缺陷引起的食物沿食管运输困难的症状。进一步的病史通常可以确定食管吞咽困难患者的诊断（图16-1）。主要是固体食物吞咽困难的患者通常具有结构性病变，如消化性狭窄、食管环病变或恶性肿瘤。食管环病变倾向于引起间歇性固体食物吞咽困难，而狭窄和癌症引起进行性吞咽困难。患有固体和液体吞咽困难的患者更可能患有运动障碍，如贲门失弛缓症或硬皮病。患者定位吞咽困难的部位价值有限；虽然胸骨后或上腹部区域的吞咽困难常常与阻塞部位相对应，但局限于颈部的吞咽困难可能起源于食管下部或下咽部区域的病变[1, 2]。

口咽性吞咽困难或转移性吞咽困难是食物从下咽部到食管的运动异常。口咽部吞咽困难起源于食管上段、咽部或上食管括约肌（UES）的疾病，食管吞咽困难指难以将食物转移到食管。食管吞咽困难由于动力障碍而在食管内产生。详细的病史可能足以区分这两种吞咽困难[3]。口咽性吞咽困难患者通常在开始吞咽时难以吞咽而就医，并且在尝试吞咽时会立即出现咳嗽、窒息、呕吐或鼻腔反流。虽然患有口咽性吞咽困难的患者可以准确地将问题定位到颈部或咽喉区域，但是高达30%的继发于远端食管阻塞的食管吞咽困难的患者可以将问题定位到同一区域[1, 2]。吞咽困难必须与咽异感症感觉区别开来。咽异感症是一种喉部有异物的感觉，食物运输不受限制。一个关键的区别是咽异感症与吞咽无关并且可以通过吞咽来改善。大多数患有咽异感症的患者没有食物吞咽困难史。

口咽性吞咽困难与食管性吞咽困难之间的区别是至关重要的，因为这些病症的原因明显不同（图16-1）。口咽性吞咽困难最常见的原因是继发于神经肌肉功能障碍的精细协调吞咽行为的中断。在这种情况下，吞咽液体时症状可能更严重。病史和体格检查应集中于神经系统症状和体征。感觉和运动神经损伤都可能导致无法完成将食物向食管的转移。任何影响神经或肌肉的疾病都会产生口咽性吞咽困难；更常见的病因是脑血管意外、肌萎缩侧索硬化症、帕金森病、重症肌无力和迟发性运动障碍。极少数情况下，颈椎骨

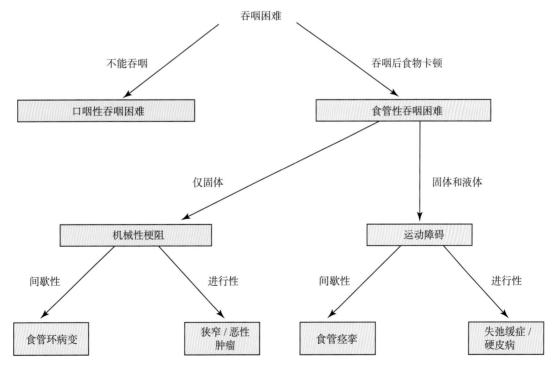

▲ 图16-1 吞咽困难评估流程

赘、下咽憩室（Zenker 憩室）、肿瘤和环后的结构异常可引起口咽性吞咽困难。受影响的患者通常注意到食物离开口腔进入食管时有困难。尽管这些结构异常很少发生，但鉴别它们很重要，因为它们可能适合于内镜或手术治疗。

口咽吞咽的最佳评估方法是可视荧光检查，也称为改进型钡餐检查。透视检查不仅可以确认口咽功能障碍的存在，还可以评估误吸的程度。在透视检查时让有经验的语言病理学家来识别这些异常并协助特定的吞咽疗法是对诊断有帮助的。评估误吸风险及其治疗对于患有这些问题的患者的管理是必不可少的，因为误吸具有比较高的并发症发生率和死亡率。

吞咽困难必须与吞咽疼痛区分开来，后者是由吞咽引起的疼痛。这一重要症状清楚地表明了咽部或食管问题。大多数情况下，它是食管炎症，如糜烂性食管炎、药物性食管炎或感染性食管炎。

反流表现为口腔中有酸或苦味。夜间反流可能较严重，可能会使患者从咳嗽和窒息中醒来。食管问题不会引起真正的呕吐，但患者在反流时可能会抱怨"恶心"。术语"反酸"是指口部突然充满透明、稍咸的液体。液体是唾液分泌物，而不是胃液的回流，其机制是迷走神经介导的。

其他一些次要的症状可能是由食管引起的。胸痛是食管疾病的常见非典型症状，可能是非心脏性胸痛的最常见原因。胸痛与心绞痛无法区分，但是食管起源的胸痛往往具有较长的持续时间、位置不同、与进餐有关、并且与其他胃肠（GI）症状相关。食管引起的胸痛原因包括 GERD 和动力异常。容易识别的呃逆可能与食管反流或阻塞有关。咽异感症定义为喉咙肿胀感、充盈感或"痒感"，是另一种经常遇到的症状。这种症状通常是心理上的，与内脏感觉增强有关，但应对咽、喉、颈和食管进行彻底调查。哮喘、咳嗽、声音嘶哑、喉咙痛和重复清嗓可能继发于非典型反流性疾病。

二、食管检查

（一）内镜检查

内镜是评价食管黏膜和发现结构异常的首选

技术。现代内镜采用光纤技术从内镜的远端采集和传输图像。使用两个控制旋钮，一个是上下移动的，另一个是左右运动的。内镜配有空气、水和吸力的内部通道。空气是用来注入食管和胃，而食管和胃通常是负压。存在独立的仪器通道，以允许活检钳、加热器探针、注射针，以及其他设备用于活检和治疗上消化道疾病。标准的上内镜直径为 9mm，但无论是小的还是大的范围都是可用的。"治疗性"内镜有一个更大的仪器通道，允许"大型"活检钳和更大的凝血设备通过。小到 4mm 的内镜也可以，不需要镇静药就可通过鼻或口腔内镜检查。

在美国，上消化道内镜检查通常在患者处于清醒镇静状态下进行。在局部麻醉药注射于咽腔后部，并进行静脉（IV）镇静后，检查开始时将内镜插入咽腔后部。检查咽和喉的异常情况。内镜在直视下推入至闭合的上食管括约肌。要求患者吞咽以放松食管括约肌，并且将内镜推入到近端食管中。食管黏膜通常呈光滑和浅粉红色，应彻底检查是否有异常，包括黏膜破裂、溃疡、狭窄和病变。必须仔细检查胃食管连接区域（GEJ）以确定是否有特定的迹象。鳞状柱状交界处可以从不规则的 Z 线识别，该线界定了浅粉红色食管鳞状上皮黏膜和红色柱状上皮胃黏膜之间的界线（图 16-2）[4]。GEJ 由胃皱襞的近端边缘为

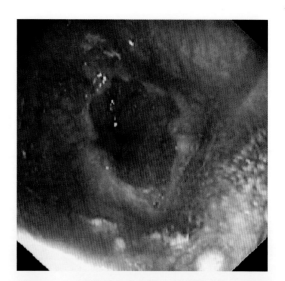

▲ 图 16-2　正常的鳞柱状交界，由不规则的 Z 线识别，标志着浅红色食管鳞状上皮黏膜和红色柱状上皮胃黏膜之间的交界处

界。虽然鳞柱状交界处和 GEJ 通常位于同一水平（图 16-3A），但这两者不是同义词。在 Barrett 食管（BE）患者中，鳞柱状交界处在食管中的位置比 GEJ 更近（图 16-3B）。内镜检查也可用于诊断食管裂孔疝的存在。在患有裂孔疝的患者中，GEJ 比膈肌压痕的位置更近（图 16-3C）。在患者呼吸期间可以注意到膈肌收缩。

目前用于内镜检查的适应证包括体重减轻、上消化道出血、吞咽困难、吞咽痛和胸痛、对经验治疗部分有效或无效果，以及对 BE 的评估。食管引起的出血原因包括严重的食管炎（图16-4）、食管黏膜撕裂症（图 16-5）和食管静脉曲张（图 16-6）。

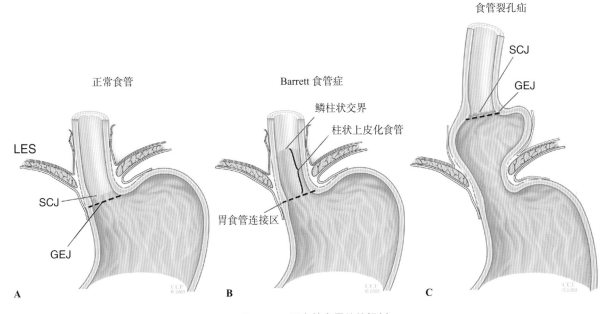

▲ 图 16-3　胃食管交界处的解剖

A. 正常胃食管交界处、鳞柱状交界处、膈肌裂孔均在同一水平；B. Barrett 食管，鳞柱状交界处位于胃食管交界处的近端；C. 裂孔疝，胃食管连接处在膈裂孔的近端。GEJ. 胃食管交界处；LES. 食管下括约肌；SCJ. 鳞柱状交界处（由 Cleveland 诊所基金会提供）

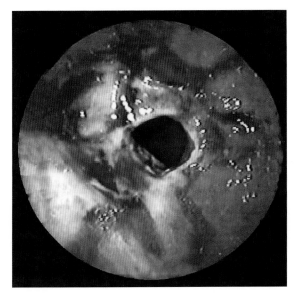

▲ 图 16-4　内镜下观察严重食管炎时的胃食管交界处，可见环状溃疡，周围红斑和中度狭窄

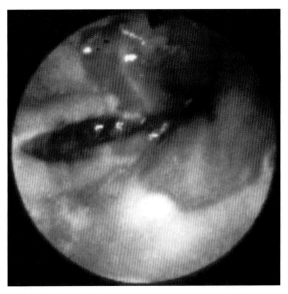

▲ 图 16-5　内镜下观察胃食管结合部的食管黏膜撕裂。撕裂是位于图形左侧的黏膜断裂。食管黏膜撕裂经常发生在呕吐或干呕后，是上消化道出血的常见原因

（二）食管测压法

食管测压法是一种诊断测试，用于测量食管内三个功能区域的腔内压力和压力活动的协调，即食管下括约肌（LES）、食管体和UES。测压法通常用于评估具有食管运动功能障碍症状的患者，如吞咽困难和非心源性胸痛。抗反流手术前食管蠕动的测压研究也是值得注意的。

测压是用水灌注导管或固态导管系统进行的。固态导管包含直接测量食管收缩的嵌入式微传感器。水灌注导管含有几个小口径管腔，从低顺应性灌注装置中灌入水。当导管口被食管收缩所堵塞时，水压在导管内积聚，并施加向外部换能器传递的力。在任何一个导管系统中，来自传感器的电信号被传送到产生图形记录的计算机。

食管测压需要通过鼻孔将导管插入食管，然后导管前进到近端胃。此时，患者仰卧。用来评估静息状态下LES压力和舒张、食管蠕动、UES压力和舒张（图16-7）。

测压法是诊断食管体运动障碍和LES的公认标准。对LES的测压评价可准确评估食管下括约肌的基础压力，以及吞咽时括约肌松弛情况。可以评估食管体收缩和蠕动的幅度和持续时间。蠕动是由一个协调的收缩序列来定义，并以蠕动吞咽的百分比来量化。通过使用LES和食管体的这些特征，可以诊断出一些食管测压障碍。（表16-1）。

对UES的测压评估通常只能得到有限的信息，部分原因是UES静止压力的正常值变化很大，这是不对称的，数值在前后两个方向都比横向大[5]。而且，测量技术可以刺激括约肌收缩。此外，UES松弛的持续时间取决于吞咽物体的体积。由于这些限制，UES的病症可以通过X线更好地诊断。目前，高分辨率食管测压技术得到了广泛的应用，可以在不需要水灌注的情况下监测食管功能。该固态测压探头有36个传感器，间隔1cm。36种压力传感元件中的每一种都包含12个隔离的扇区，它们检测到2.5mm长度以上的压力。该程序只需将导管放置在食管内，短暂的调整时间后，可记录10次

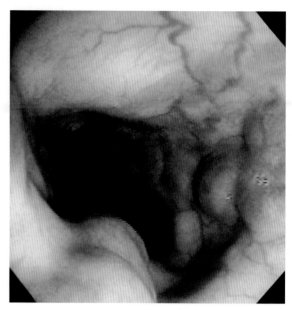

▲ 图 16-6 食管远端的内镜视图。存在三列食管静脉曲张（蓝色）

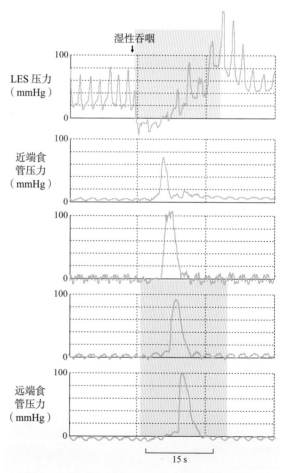

▲ 图 16-7 正常食管测压。吞咽动作在食管体内引起一种渐进的蠕动收缩，波幅为30～180mmHg。食管下括约肌（LES）在蠕动结束时与胃底完全松弛

表 16-1 正常人和运动障碍患者的食管测压表现

结 果	正 常	失弛缓	食管痉挛	食管狭窄	无效食管动力
基底 LES 压力	10~45mmHg	正常或高	正常	正常	低或正常
吞咽 LES 松弛	完全的	不完全	正常	正常	正常
波级数	蠕动	无蠕动	至少 20% 同时收缩的蠕动	正常	30% 或更多未传输收缩失败
远波振幅	30~180mmHg	通常低（可能是正常的或高的）	正常	高	30% 或以上，< 30mmHg

LES.下食管括约肌

吞咽，并取出探针。每个扇区检测到的压力被平均，以获得每个传感器的平均压力测量，这使得 36 个传感器中的每个都成为周向压力检测器。这些数据由一个计算机化的程序处理，以创建这些图形，这些图形可以被看作是传统的线迹，也可以转换成高分辨率的图形。该方法与传统方法相比，具有简单、快速、精确的优点；该软件简化了数据采集，在缩短操作时间的同时，提供了更准确的诊断信息；而且这种新技术还提供了一个完整的运动功能观察，从咽部、食管到胃，不需要导管重新定位。此外，对计算机程序进行定制，以便将数据处理成等高线压力图（图 16-8）。

（三）24h 动态食管 pH 监测

24h 动态 pH 监测是 GERD 诊断和治疗的重要工具。食管 pH 监测可以检测和量化胃食管反流，并将症状暂时与反流相关联。24h 食管 pH 监测的主要适应证是：①记录疑似 GERD 但无内镜检查依据的患者的过量胃酸反流；②评估医疗或手术治疗的疗效。

标准 pH 监测通过使用单个 pH 电极导管穿过鼻腔，定位于上方 5cm 的位置（经测压确定的 LES 的边缘）来测量远端食管酸的暴露程度。虽然存在其他用于电极放置的技术，例如 pH 递增式电极（从胃到食管的 pH 升高）及内

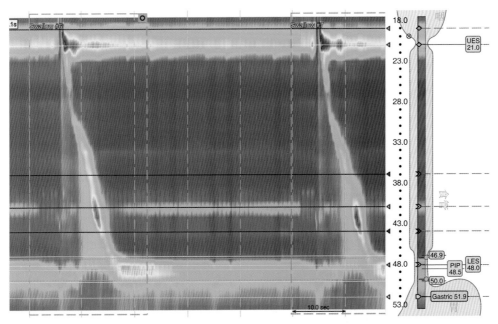

▲ 图 16-8 两次吞咽等高线图显示食管上括约肌（吞咽）松弛

镜和经食管镜放置，但他们是不准确和不标准化的 [6, 7]。放置导管后，鼓励患者在没有饮食或活动限制的情况下进行 1 天的检测。每 6～8 秒记录一次 pH，并将数据传输到移动数据记录器。典型的 pH 单位有一个事件标记，可以在研究期间由患者激活，以指示症状、进餐和仰卧的时间（图 16-9）。患者将这些事件记录在日记卡上，以便稍后可以将特定症状与 pH 探针记录的食管酸暴露相关联。在研究结束时，数据被下载到计算机，该计算机生成 pH 追踪和数据汇总（图 16-10 和图 16-11）。

当食管 pH 降至 4.0 以下时，即定义为反流发作。这个值是根据胃蛋白酶的蛋白水解活性来选择的，胃蛋白酶在这个 pH 及其以下是最活跃的。此外，pH 低于 4.0 最好区分有症状患者和无症状对照者 [8-11]。有些胃食管反流是生理性的，可以在正常人身上看到，特别是饭后。虽然已经对许多评分系统和参数进行了评估，但 pH < 4.0 的时间百分比是最重要的测量参数，这在大多数用于 pH 监测分析的软件程序中都得到了计算。当 pH < 4.0 的总时间超过研究周期的 4.2% 时，结果通常被认为是异常的，所有的软件程序也报告了仰卧时间和直立时间的分层 [12, 13]。

尽管 pH 软件可自动计算总反流时间、直立反流时间和仰卧反流时间，但人工检查 pH 追踪以排除人为因素对于精确解释至关重要。典型的反流事件涉及 pH 的突然下降（参见图 16-10 和

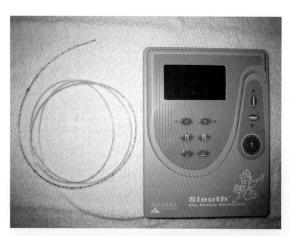

▲ 图 16-9　用于动态 pH 监测的典型 pH 单位。患者可以在研究期间激活按钮，以指示症状、饮食和仰卧情况

图 16-11）。这必须与缓慢漂移的 pH 区分开来，这可能是因探针与食管黏膜失去接触和干燥的原因。探针功能障碍或断开可能导致读数降至零。此外，一些患者可能会喝酸性碳酸饮料或柑橘类饮料，导致较长时间的 pH < 4.0。应该识别这些人为因素，并且应该从酸暴露时间的计算中排除它们的相应时间。

动态 pH 监测的一个潜在优势是能够将症状与反流发作联系起来。然而，即使在有详细记录的 GERD 患者中，只有不到 20% 的反流发作与症状相关，这一观察导致了几个评分系统的发展。症状指数定义为研究周期与反流事件相关的症状发作的百分比 [14]。良好的相关性可达 50%。症状关联概率是一种统计概率计算，将整个 pH 追踪分为 2min 间隔，并对每一段进行反流和症状发作的评估；采用改进的卡方检验来计算观察到的分布可能发生的概率 [15]。不幸的是，没有临床试验证明这两种症状评分中的任何一种可以预测因果关系；这种关系只能通过对适当的抗反流治疗的疗效来证实。

可以在有或没有药物治疗的情况下进行 pH 的监测。在不使用药物治疗的情况下，患者被要求停止质子泵抑制药（PPI）治疗至少 1 周，H$_2$ 受体阻断药治疗 48h，以及抗酸治疗 2h [16]。这项研究是否应该在酸抑制疗法上进行，取决于临床医生希望获得的信息：非治疗性 pH 研究，只是记录是否存在胃酸反流，例如考虑进行反流手术的患者或有非典型 GERD 症状的患者。对接受治疗的患者进行研究，则是为了明确，持续的胃酸反流是否是引起症状的原因，特别是对于那些对治疗反应差的患者。

多探头导管有额外的 pH 电极，位于食管或下咽附近。这些电极可以检测近端食管和咽酸反流事件，这可能有助于评估食管外 GERD 症状，特别是喉炎、慢性咳嗽和哮喘。食管近端 pH 探头的常规位置在 LES 上方 15～20cm，pH < 4.0 时的正常值小于 1% [17, 18]，下咽探头通常放置在经测压确定的 UES 上方 2cm 处。虽然正常值没有明确的定义，但超过 2～3 次下咽反流被认为是异常的。回顾 pH 追踪同样重要，以确保近端

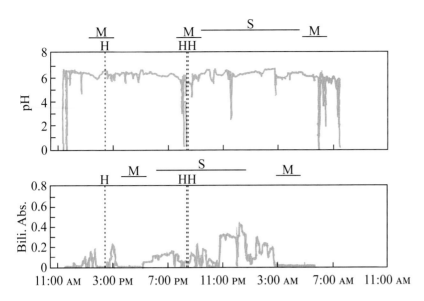

◀ 图 16-10 计算机软件生成的正常 pH 跟踪。追踪时会记录症状、饮食和仰卧情况。当基线 pH 值突然下降到小于 4.0 时，就会发生反流。几次短暂的反流与就餐有关，以及一个自发事件与仰卧有关。虽然有几个反流很明显，但 pH 值小于 4.0 的总时间是正常的，该患者不会被认为是胃食管反流病
Bili.Abs. 胆红素吸光度；H. 胃灼热；M. 就餐；S. 仰卧

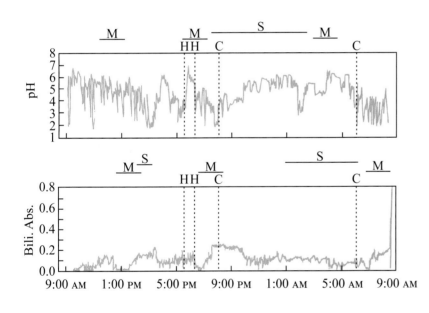

◀ 图 16-11 胃食管反流病（GERD）患者的 pH 追踪。虽然基线 pH 变化很大，但仍有几次 pH < 4.0 的长时间回流。这些事件发生在餐后，而不仅仅是与一顿饭有关，如图 16-10 所示。pH < 4.0 的总时间是异常的，因此患者有 GERD。患者的胸痛症状（C）与反流发作有关
Bili.Abs. 胆红素吸光度；H. 胃灼热；M. 就餐；S. 仰卧

食管或下咽反流事件伴随着远端食管反流，而不是继发于人为因素。这些多探针导管的临床应用，在下面的非典型反流的讨论中被涉及。

（四）24 小时动态胆汁监测

十二指肠胃食管反流（DGER）是指十二指肠内容物通过幽门进入胃，随后回流到食管。DGER 很重要，因为除酸性环境外，胆汁和胰酶等因素可能在 GERD 患者的黏膜损伤和症状中起作用[19-21]。最初，pH 监测期间食管 pH > 7.0 被认为是这种回流的标志，但碱性反流后来被证明是 DGER 的一个不良标记[22]。这一发现导致了一种光纤分光度计的研发（Bilitec 2000；Synectics，Stockholm），它在不依赖 pH（图 16-12）的动态环境中检测 DGER[23]。这个仪器使用胆红素的光学特性。胆红素是最常见的胆汁色素，在 450nm 处有一个特征性的分光度吸收带。该仪器的基本工作原理是，在这个波长附近的吸收意味着胆红素的存在，因此，代表发生了 DGER。

与 pH 监测一样，胆红素分光光度计的数据通常以胆红素吸光度 > 0.14 的时间百分比来衡量，这可以分别针对总体、直立和仰卧期进行分析（图 16-13）。通常选择胆红素吸光度超过

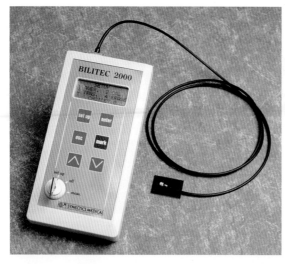

▲ 图 16-12　**Bilitec 2000 监测仪**（**Synectics, Stockholm**）用于检测十二指肠胃食管反流。该探针是一种用于检测食管远端胆红素的光纤分光度计

光度计测量胆红素而不是胆汁酸或胰酶的反流，因此它假定反流液中存在胆红素，并伴有其他十二指肠内容物。

该仪器的研制是 DGER 评估的一个重要进展，但其临床作用有限，不再可用。用该装置进行的食管研究有助于表明酸反流和胆汁反流同时发生，因此很难单独将十二指肠内容物作为食管损伤的原因。

（五）新技术

由于标准 24h pH 监测的局限性，目前已有几种新的 GERD 诊断模式。这些设备包括多通道腔内阻抗（MⅡ）、无线动态 pH 监测（Bravo；Given Imaging, Yoqneam, Israel）和 Restech pH 探头（Restech Respiratory Technology, San Diego, CA）。Bravo 设备是一种无导管监测系统，其 pH 监测探头的大小与药物胶囊的大小相当（图 16-14）。

标准的上消化道内镜检查是为了定位 GEJ。取下内镜，插入带有附加 pH 胶囊探针的引导器。推进引导器，胶囊探针放置在 GEJ 上方 6cm（图 16-15）；然后将 pH 数据传送到患者腰部上的记录装置。该无线系统除无导管外，还具有记录 48h pH 数据的优点。胶囊 pH 探针在 4～10d 后脱落，并在大便中排出。无线系统具有较好的耐受性，对日常活动的干扰较少，总体满意率较高，为 GERD 患者提供了更好的生活质量。无线 pH 测试的另一个优点是它对检测反流事件的敏感性更高，因为：①长期监测（48h vs. 24h）；②患者依从性提高；③减少患者日常活动障碍；④在研究期间导管移动的可能性降低。最新的 pH 监测系统是 Restech（Sam Diego, CA）

0.14 的时间百分比作为截止值，因为研究表明低于该数值表示由于胃内容物中存在悬浮颗粒和黏液而导致的散射[23]。在一项使用健康对照的研究中，胆红素超过 0.14 的总次数、直立和仰卧次数百分比的第 95 百分位值分别为 1.8%、2.2% 和 1.6%[24]。一些报道表明[23, 25-27]，Bilitec 光纤分光光度计读数与十二指肠胃吸入研究测得的胆汁酸浓度之间存在良好的相关性。验证研究发现，由于胆红素异构化和波长吸收的变化，该仪器在酸性介质中至少低估了 30% 胆汁回流[24]。

因此，在测量 DGER 的同时，还必须通过长时间的 pH 监测同时测量食管酸暴露量。此外，各种物质可能会导致该仪器出现假阳性读数，因为它会无差别地记录任何吸收带约为 470nm 的物质。这一事实需要使用改良饮食以避免干扰和错误读数[23, 27]。此外，重要的是要记住 Bilitec 分光

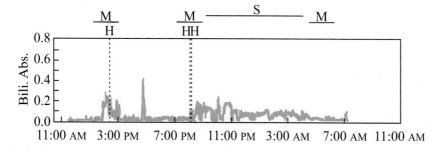

◀ 图 16-13　从 **Bilitec 2000** 监视器（**Synectics, Stockholm**）追踪一例十二指肠胃食管反流患者。反流被定义为胆红素吸光度（**Bili**）值＞ **0.14**。该患者有几次餐后反流与烧心（**H**）有关。同时注意患者仰卧位时十二指肠胃食管反流的发生时间延长

M. 就餐；S. 仰卧

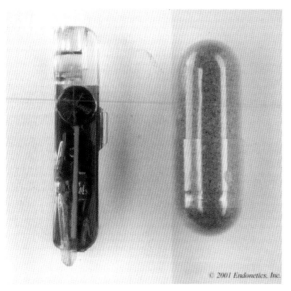

▲ 图 16-14 Bravo 无线 pH 胶囊（Given Imaging, Yoqneam，Israel）。在内镜协助下将胶囊放置在食管黏膜上，无需使用 pH 导管

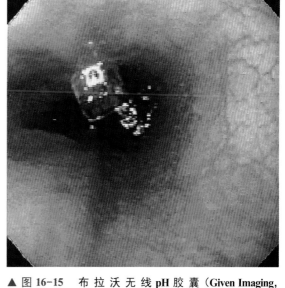

▲ 图 16-15 布拉沃无线 pH 胶囊（Given Imaging, Yoqneam，Israel）附着在远端食管黏膜部

Dx-pH 测量系统，这是一种高度敏感和微创的装置，用于检测后口咽部的酸反流。它使用鼻咽导管，可以测量液体或雾化液滴中的 pH。这个探头是一个 1.5mm 的口咽导管，带有一个无线数字 ZigBee 发射器（Texas Instruments，Dallas，TX）连接在衬衫领子上。导管有一个 3.2mm 的泪滴尖端，以帮助插入和确保传感器定位在气道。尖端有一个彩色发光二极管，用于口咽的可视化，以帮助正确地放置（图 16-16）。该传感元件由一个圆形的 1mm 锑表面和一个由 0.05mm 聚合物绝缘子隔开的参考电极组成（图 16-17）。呼出的空气中的水分凝结在传感器表面，形成一个流

体层，连接锑和参考传感器元素之间的间隙。该传感器每秒钟记录两次 pH（2Hz），并配备一个水化监视器，以消除尖端干燥时的数据。特殊电路监视每个读数，以确保足够的传感器水化；这个电路防止在数据中包含与干燥相关的"伪通量"事件。该装置的潜在临床用途是评估怀疑食管外反流病患者；然而，需要更多的临床数据来评估该装置未来的作用。

多通道腔内阻抗（MⅡ）是一种测量两种酸性的技术。MⅡ / pH 记录仪能够测量仅通过 pH 测试无法检测到的胃食管反流的特征[28]。阻抗是对相邻电极之间的电流流动的总阻力的量度，其

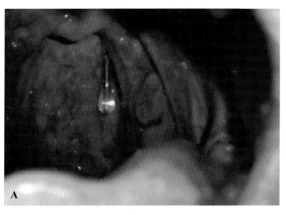

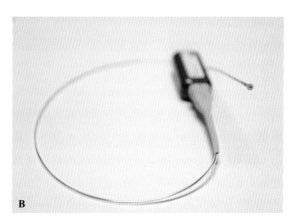

▲ 图 16-16 A. 咽部 pH 探头与发光二极管尖端在口腔后侧；B. 探头发射器

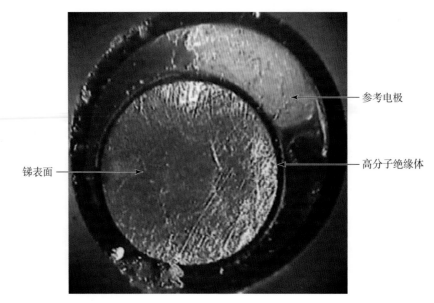

参考电极

高分子绝缘体

锑表面

▲ 图 16-17　Dx-pH 探针的放大横截面图（Restech 呼吸技术，San Diego, CA；×75）

能够基于其固有电流和电阻特性来区分液体和气体回流。联合 MⅡ-pH 测量具有优于标准 pH 监测的优势，其不检测非酸性反流。临床上，这种方法可用于进一步评估酸抑制疗法难以治愈的典型或非典型反流症状，评估非酸性和（或）非液体反流的作用。虽然毫无疑问 MⅡ-pH 测量目前是检测各种反流的最准确和最详细的方法，但其使用的临床适应证仍在不断发展，其在 GERD 患者管理中的作用有待进一步定义。主要原因如下：首先，必须进一步了解非特定临床环境中非酸性反流的相关性，其次，缺乏双盲、随机、对照研究，这些研究已经检验了治疗非酸性反流的益处。

（六）兴奋测试

食管内兴奋测试大多具有历史价值。由于难以评估患有非心源性胸痛的患者，因此进行了这种检测。由 Bernstein 和 Baker [29] 于 1958 年引入的 Bernstein 检验是一种酸灌注试验，用作复制酸相关损伤症状的客观方法。在食管内输注盐水的短暂控制期后，在食管中输注 0.1mol/L 盐酸。如果输液患者产生胸痛而输注生理盐水没有胸痛，则结果被认为是阳性。由于其灵敏度低，尤其是与 pH 监测相比，Bernstein 测试现在很少使用 [30, 31]。

腾喜龙测试是一项激惹性测试，旨在提示将食管运动障碍作为胸痛的原因。腾喜龙是一种模拟副交感神经药物，增加了食管收缩的幅度和持续时间。该试验包括静脉注射腾喜龙（80μg/kg），再现食管测压变化和 20%～30% 的非心源性胸痛患者的胸痛 [22, 32]。与 Bernstein 试验一样，腾喜龙试验的敏感性很低，并且在文献中的报道有很大差异。此外，研究表明，食管收缩的幅度和持续时间的增加与胸痛症状之间的相关性较差 [32-34]。

三、食管疾病状态导致吞咽困难和食管运动异常

（一）食管运动异常

框 16-1 强调了食管运动障碍的分类系统 [35]。该系统根据食管测压异常的四种主要模式对这些疾病进行分类：① LES 松弛不足；②不协调收缩；③超收缩；④低压缩 [35]。大多数食管运动异常主要归属于这四个主要类别中的一个，尽管可能发生相当大的重叠。

影响 LES 的抑制性神经支配的过程，如贲门失弛缓症，可以干扰 LES 松弛，从而延迟食管清除。在食管内，异常运动的特征是不协调的收缩、过度收缩和低收缩。不协调的食管收缩，即非蠕动并且指向胃的收缩，可以延迟食管清除。这种不协调的收缩是弥漫性食管痉挛的标志。超

收缩异常的特征在于具有高振幅、长持续时间或两者兼有的收缩。推定的超收缩性疾病（例如，"胡桃夹食管"、孤立的高压 LES）可能是异常食管运动模式中最具争议性的，因为尚不清楚食管过度收缩是否具有任何病理生理学意义。相反，由于弱（低幅度）肌肉收缩导致的低收缩异常可能导致食管运动无效，延迟食管清除，而 LES 低压可导致 GERD。

1. 贲门失弛缓症

贲门失弛缓症是一种病因不明的原发性食管运动障碍，其特征是 LES 松弛不足和食管蠕动丧失。现有数据表明遗传性、退行性、自身免疫性和感染性因素是可能的原因[36, 37]。肌间神经丛发生病理改变，包括 T 淋巴细胞、嗜酸性粒细胞和肥大细胞的斑片状炎性浸润；神经节细胞丢失[38]。这些变化导致神经节后抑制神经元的选择性丧失，抑制神经元含有一氧化氮和血管活性肠肽。肌间神经丛的后胆碱能神经元不受影响，导致无对抗的胆碱能刺激[39]。这种情况产生较高的基础 LES 压力，抑制性输入的丧失导致 LES 松弛不足。食管蠕动丧失与食管体的潜伏期梯度的丧失有关，这是由一氧化氮介导的过程。

贲门失弛缓症最常见的症状是固体和液体的吞咽困难、反流和胸痛。大多数患者在寻求医疗之前已有症状多年。贲门失弛缓症患者的吞咽困难倾向于局限在颈椎或剑突区域。最初，吞咽困难可能只适用于固体食物，但大多数患者在接受医疗护理时都会对固体和液体食物产生吞咽困

难[36]。患者倾向于通过各种动作来解决他们的问题，包括抬起颈部或喝碳酸饮料以帮助清空食管。75% 的贲门失弛缓症患者发生反流，随着食管疾病的进展，食管扩张成为一个更大的问题[40]。最常见于卧位，可能因窒息和咳嗽而使患者从睡眠中醒来。大约 40% 的贲门失弛缓症患者会出现胸痛[40]。

当怀疑贲门失弛缓症的诊断时，使用透视的钡餐检查是最好的初步诊断研究。该试验显示食管远端 2/3 处的原发性蠕动丧失。在直立位置排空很差，保留的食物和唾液通常会在钡柱的顶部产生异常的空气 – 液体水平。食管可能扩张（图 16-18）。在早期疾病中，扩张通常很小，但在慢性疾病中，可出现巨大扩张，具有类似 S 形的曲折（图 16-19）。食管下部的平滑肌逐渐变细导致闭合的 LES，类似于鸟喙。憩室的存在也可能提示贲门失弛缓症的诊断[41]。

食管测压法也可用于确定贲门失弛缓症的诊

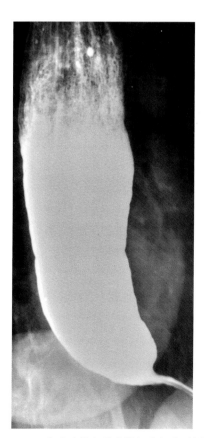

▲ 图 16-18　一名患者的经典食管与贲门失弛缓症。食管扩张，食管远端逐渐变细 "鸟喙"。保留的分泌物形成在钡柱顶部看到的异常的空气 – 液体平面

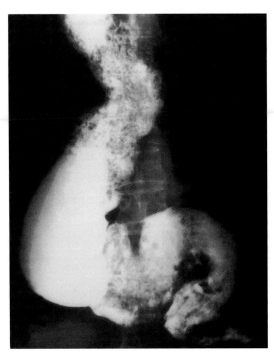

▲ 图 16-19　晚期贲门失弛缓症的食管。食管存在有一个类似 S 形的曲折，见大量残留的碎屑

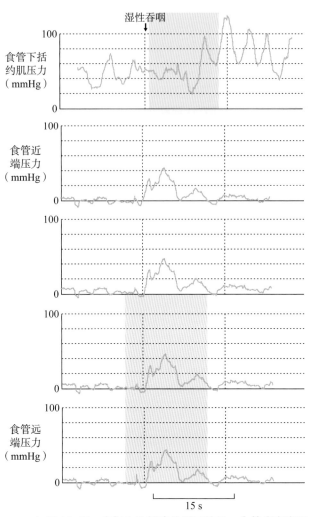

▲ 图 16-20　贲门失弛缓症的测压结果。食管痉挛表现为等速收缩而不扩散。食管下括约肌压力升高，吞咽松弛最小

断（图 16-20）[42]。在食管体内，始终存在蠕动停止。这意味着所有吞咽都会出现同时收缩，平均收缩幅度较低的情况。所有贲门失弛缓症患者均出现 LES 松弛异常。70%～80% 的患者因吞咽而松弛或不完全松弛 LES；在其余时间，松弛是完整的，但持续时间很短。基线 LES 压力通常升高，但在高达 45% 的患者中可能正常；然而，在未治疗的贲门失弛缓症患者中从未有过低 LES 压力。

所有贲门失弛缓症患者均应接受上消化道内镜检查，以排除 GEJ 肿瘤引起的假性贲门失弛缓症。假性贲门失弛缓症的临床症状类似经典贲门失弛缓症，对于年龄较大、症状持续时间短且体重减轻更明显的患者，应该怀疑此诊断[43]。在内镜检查中，经典贲门失弛缓症中的食管体经常出现扩张和弯曲。可能会遇到残留的分泌物和食物残渣（图 16-21）。LES 区域通常出现褶皱并且空气通过时依然保持关闭；然而，在轻微的压力下，内镜可以横穿该区域。必须仔细检查 GEJ 和胃贲门是否存在肿瘤以排除假性贲门失弛缓症。

贲门失弛缓症无法治愈，但大多数患者可以缓解症状并改善食管排空。两种最有效的治疗方法是分级气动扩张和外科肌切开术。所有考虑行气压扩张术的患者都应是手术候选者，因为该手术与 2%～5% 的食管穿孔风险相关[37, 44]。气动扩张、内镜检查都利用气压扩张并且破坏 LES 环形肌纤维。球囊扩张器有三种直径——3cm、3.5cm 和 4cm，并且这些扩张器在内镜检查时安装在导丝上。有效气动扩张的最重要方面是气囊在 LES 上的准确定位[45]。气动扩张后，所有患者均应进行二甲酸吞服试验，然后进行吞咽钡剂以排除食管穿孔[37]。迄今为止的研究表明，使用分级扩张器的患者中，随着球囊直径增大，临床反应以分级方式改善[44]，50%～93% 患者出现症状缓解。贲门失弛缓

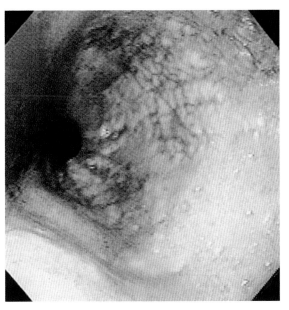

▲ 图 16-21 贲门失弛缓症患者远端食管的内镜观察。食管用保留的液体和碎屑扩张

症的外科手术是在 LES 前方行肌切开（Heller 肌切开术），通常与抗反流术相关。肌切开术已越来越多地通过腹腔镜进行，其有效率为 80%～94%[37]。肌切开术的潜在并发症是 GERD，其发生率为 10%～20%[46]。最近有随机试验将患有贲门失弛缓症的患者分为气动扩张术或腹腔镜肌切开术，并发现两种治疗方式之间的反应无显著差异[47]。

对于气道扩张或手术风险高的患者，用肉毒杆菌毒素 LES 内镜注射或用硝酸盐或钙通道阻断药进行药物治疗可能是可接受的替代方案。应用肉毒毒素注射抑制乙酰胆碱从神经末梢释放在约 85% 的患者中有效[37]。然而，在 6 个月时，超过 50% 的患者出现症状[48]；因此，注射肉毒杆菌毒素仅适用于手术风险高的老年患者。钙通道阻断药和长效硝酸盐可有效降低 LES 压力并暂时缓解吞咽困难，但不会改善 LES 松弛或蠕动[49, 50]。临床反应短效的药物，通常不能完全缓解症状，并且它们的功效随着时间而降低。鉴于这些局限性，建议仅对不适合气动扩张或外科肌切开术及肉毒杆菌毒素注射失败的患者进行药物治疗[51]。

2. 非弛缓性运动障碍

其他的原发性食管动力障碍也已报道。这些疾病是根据特定的测压标准来定义的（表 16-1 和框 16-1）[35]。但是对于大多数情况来说，这些测压结果的临床意义是值得怀疑的[52]。大多数情况下是在注意到胸痛或吞咽困难的患者中进行的检查时发现。

弥漫性食管痉挛是这些病症中最好辨认的。测压变化包括食管内存在同时和重复的收缩，但与贲门失弛缓症不同，它可以维持一些正常的蠕动。LES 松弛在弥漫性食管痉挛中也是正常的（图 16-22）。关于食管的经典特征是"螺旋形的"食管（图 16-23）。如果收缩幅度很大，患有这种疾病的患者可能会出现胸痛；如果收缩幅度很低，则会出现吞咽困难。弥漫性食管痉挛的治疗包括松弛食管的药物，如硝酸盐和钙通道阻断药，但这通常不是完全有效的。

胡桃夹食管是另一种常见的非心脏性胸痛患者的压力性诊断。它的特点是高振幅蠕动。这种情况似乎不太可能是真正的原发性运动障碍，而是内脏疼痛感知增加的标志。

无效的食管运动是一种具有临床相关性的低收缩性疾病。它的诊断标准是 30% 或更多的咽口水试验中，远端食管收缩幅度小于 30mmHg。并且研究表明 GERD 患者的发病率更高，特别是那些有呼吸系统症状的患者[53, 54]。鉴于收缩的无效性，食物可能无法有效运输，导致一些患者吞咽困难。继发性运动障碍通常是系统疾病的结果。影响食管运动的最常见病症是硬皮病或进行性系统性硬化症（PSS）。其他可能导致食管运动功能减退的全身性疾病是甲状腺功能减退、糖尿病和淀粉样变。本章稍后将更详细地讨论这些疾病。

（二）狭窄

食管狭窄定义为食管内任何管腔面积的减小。正常食管的直径为 20mm。狭窄的主要临床症状是吞咽困难，当管腔直径 < 15mm 时，吞咽困难通常是很常见的。即使是不太严重的狭窄也会导致肉类和面包等大型食物间歇性吞咽困难。食管狭窄的内在和外在原因是多方面的（框 16-2）。内源性狭窄是最常见的，酸性或消化性原因占大多数（60%～70%；图 16-24 和图 16-25）[55]。

Cummings

耳鼻咽喉头颈外科学（原书第6版）

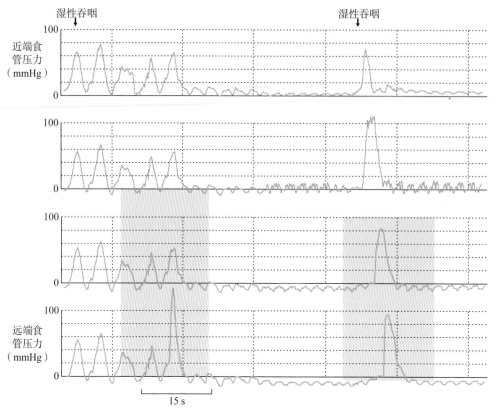

▲ 图 16-22　弥漫性食管痉挛的测压结果。食管体内发生重复性同时收缩，但维持一些正常的蠕动。食管下括约肌松弛正常且完整

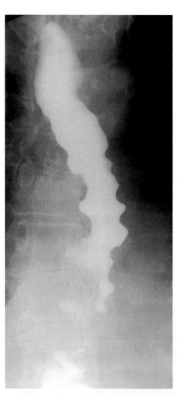

▲ 图 16-23　患有弥漫性食管痉挛的患者的食管图像，显示经典描述的"开瓶器"食管

框 16-2　食管狭窄的病因学

内部狭窄
- 酸消化诱导
- 药丸诱导
- 化学和（或）碱液诱导
- 鼻胃管插管后
- 传染性食管炎
- 硬化疗法诱导
- 辐照诱导
- 食管 / 胃恶性肿瘤
- 手术吻合术
- 先天性
- 全身性炎症性疾病
- 大疱性表皮松解症

外部狭窄
- 肺 / 纵隔恶性肿瘤
- 异常血管和动脉瘤
- 转移性黏膜下浸润（乳腺癌、间皮瘤、贲门腺癌）

环状狭窄、蹼状狭窄和恶性狭窄将在本章后面讨论。

无论病因如何，治疗良性狭窄病的基础是食

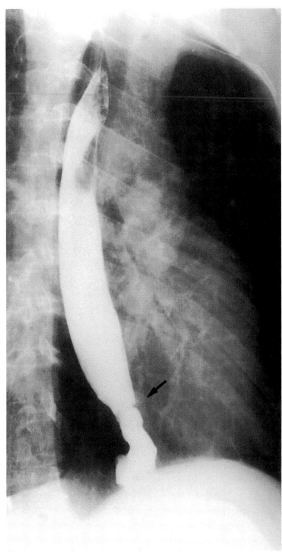

▲ 图 16-24　食管远端食管狭窄

远端食管的平滑锥度与良性消化道狭窄（箭）一致。还有一个微妙的 Schatzki 环

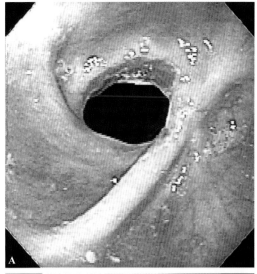

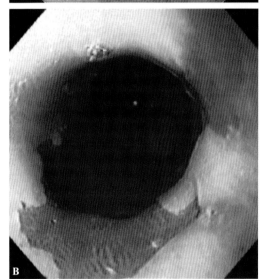

▲ 图 16-25　内镜下食管狭窄

A. 与正常光滑黏膜吻合口狭窄；B. 远端食管狭窄伴 Barrett 上皮化生（鲑鱼粉红色黏膜延伸到狭窄区域上方）

管扩张。不同类型的扩张器有充汞的 Maloney 橡皮球、钢丝导向刚性 Savary-Gilliard 扩张器、球囊扩张器（既可以是经镜扩张器，也可以是导丝扩张器）。扩张器的选择通常取决于狭窄的解剖结构和操作者的经验。一般来说，Maloney 橡皮球用于简单、短而直的狭窄。线控 Savary-Gilliard 扩张器和区域扩张的气球最适合长、紧或曲折的狭窄。食管扩张的并发症并不常见，但穿孔（0.5%）、出血（0.3%）和菌血症（20%～50%）并不罕见[56]。此外，放射性狭窄或恶性狭窄的患者穿孔的风险更高。为了将这种风险降到最低，

遵循所谓的"三原则"——即每次使用不超过三个连续扩张器。食管扩张的目的是达到食管腔直径大于 15mm。食管扩张至 15mm 的患者中，约有 90% 在 24 个月内没有复发[57]。

难治性食管狭窄的定义是对两种或两种以上的食管扩张术缺乏反应。难治性狭窄的原因包括持续不断的药物或非甾体抗药物的损伤（见下文关于药物引起的损伤的讨论），不受控制的胃酸反流，以及扩张导致的腔径不足。PPI 在预防胃酸反流相关狭窄复发方面优于 H_2 受体阻断药[58]。顽固性狭窄的治疗包括消除和预防致病因子（药

物和胃酸）和轻柔扩张至 15mm。扩张前局部注射类固醇是安全的，对难治性狭窄可能有效。手术治疗良性疾病非常罕见，但是对于药物治疗及扩张手术缺乏反应的食管狭窄可考虑手术治疗。

（三）食管环和食管蹼

食管环和蹼是上消化道内镜常见的表现，多数无症状。然而，一些患者确实具有结构异常的明显症状。症状包括间歇性固体食物吞咽困难、误吸和反流。虽然食管环和食管蹼这两个术语可以互换使用，但它们都有细微的区别[4]。食管环是环状的，可由黏膜或肌肉组成，最常见于食管远端。食管蹼仅占食管腔的一部分，一般为黏膜，常位于食管近端。

无症状的患者中食管蹼的发现率多达 5%[59]。有症状时，它们通常引起吞咽困难。美国胃肠病学家 Plummer 和 Vinson，以及英国耳鼻咽喉科医生 Paterson 和 Kelly 都注意到了食管蹼与缺铁之间的关系。他们将这种症状命名为 Plummer-Vinson 综合征或 Paterson-Kelly 综合征，包括近端食管蹼、缺铁性贫血和吞咽困难三联征[60, 61]。钡餐造影是诊断食管蹼最敏感的方法（图 16-26）。内镜下也可以显示，食管蹼将显示为薄的、偏心的病变，黏膜外观正常。有些食管蹼位置太近，以致内镜通过时可将其遗漏。有症状的食管蹼的治疗包括机械扩张，可以用弹簧或球囊扩张器来完成。

Schatzki 环，也称为 b 环，发生在 LES 远端边缘的 GEJ，是间歇性固体食物吞咽困难和食物嵌塞最常见的原因（图 16-27 和图 16-28）。症状的出现取决于腔径。腔径＜ 13mm，有症状；如果直径＞ 20mm，患者几乎没有任何症状[62]。直径在 13～20mm 之间的 Schatzki 环占大多数，症状多种多样的。食管环的发病机制存在争议。一些人认为这些环是先天性病变，而另一些人则怀疑这与胃食管反流有关[63-65]。检测 Schatzki 环最敏感的试验是钡餐试验，但只要耐心并空气注入，大多数环也能在内镜检查中被发现。只有有症状的患者才需要治疗，他们通常使用机械探条扩张。需要反复扩张

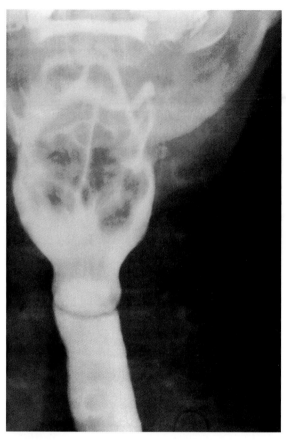

▲ 图 16-26 在患有 Plummer-Vinson 综合征的患者中进行钡吞咽的近端食管网

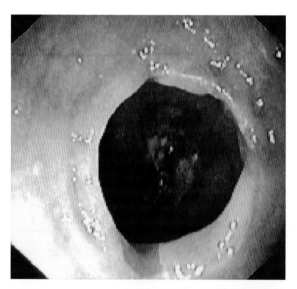

▲ 图 16-27 Schatzki 环的内镜视图。注意食管腔明显缩小

的复发性症状并不少见，鉴于 Schatzki 环可能与 GERD 有关，一些专家建议使用抑酸维持治疗。

第二种类型的食管环是 a 环，是吞钡研究中

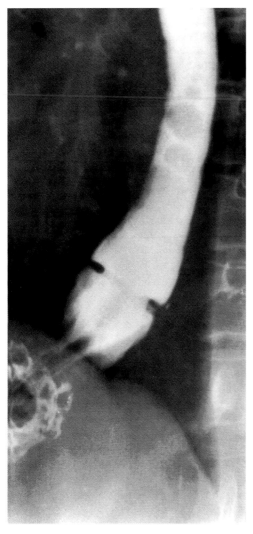

▲ 图 16-28　同一患者的 **Schatzki** 环食管图，如图 **16-27** 所示

最常见的肌肉环。这种食管下肌肉环很少有症状，发生在 LES 的近端边缘，鳞柱状上皮交界处近侧端约 2cm。

（四）嗜酸性食管炎

嗜酸性食管炎也被称为环状食管、猫食管或波纹食管，是一种引起吞咽困难和食物堵塞的疾病，尤其是在年轻人中[66]。这些吞咽困难的患者行内镜检查，可发现有多个食管环（图 16-29）。嗜酸性食管炎的特点是食管嗜酸性细胞密度明显升高。嗜酸性食管炎的诊断要求近端和远端食管活检切片嗜酸性细胞密度一般每高倍镜视野大于 15 个嗜酸性细胞[66]。嗜酸性食管炎常与其他特应性疾病和食物过敏有关。患者也可能有很明显的特应性家族史。鉴于嗜酸性食管炎的自然史尚不清楚，且对治疗目标缺乏共识，本文报道了一些医学、饮食和内镜治疗方法[67]。目前的研究并不支持 GERD 在大多数嗜酸性粒细胞增多症患者中发挥重要作用，但抑酸治疗的作用是明显的。治疗方案包括使用六种食物排除饮食[68]、吸入皮质类固醇和食管扩张[66]。尽管有这些治疗选择，推荐的治疗策略仍存在一些争议。治疗的目标究竟是缓解症状还是抑制嗜酸性粒细胞增多尚不明确，也缺乏相应的数据。

四、其他疾病状态

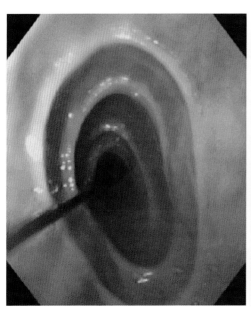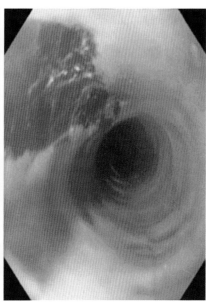

◀ 图 16-29　内镜下观察一例患有严重吞咽困难 3 年的 25 岁男性患者的食管。左图显示多个环是明显的，与"环状食管"一致。在探条扩张后，明显有深的黏膜撕裂，这是环状食管扩张后常见的并发症

（一）胃食管反流疾病

胃食管反流病（GERD）是由胃内容物异常反流进入食管引起的慢性症状或黏膜损伤[69]。反流性食管炎是指食管黏膜组织病理学上表现出特征性改变的一种疾病。无糜烂性反流病是一种典型的 GERD 症状，患者内镜下没有发现食管糜烂。在 GERD 的病谱中，非糜烂性反流病约占 50%，反流性食管炎占 30%～40%，BE 占 10%～20%[70]。

当 GERD 发生时，胃与食管间的正常反流屏障会暂时或永久性受损。因此胃食管屏障缺陷，例如 LES 功能不全、瞬态 LES 松弛（TLESR）和食管裂孔疝是 GERD 发展所涉及的主要因素[71]。TLESR 是一种与吞咽无关的 LES 的瞬时放松，研究表明 TLESR 是正常人和轻度 GERD 患者胃食管反流的主要机制。相反，那些严重的 GERD 和并发症更可能有永久性的结构改变，如 LES 低压力或大裂孔疝[72]。胃排空延迟也是 GERD 发生的一个因素。当胃十二指肠内的酸性、胃蛋白酶、胆汁酸、胰蛋白酶等腐蚀性物质穿过包括食管酸清除和黏膜阻力在内的几种食管防御屏障时，就会出现症状。随着更多的食管防御成分被破坏，反流的严重程度增加。

1. 症状

GERD 的典型症状是胃灼热，定义为胸骨后烧灼不适和酸反流。症状通常发生在饭后，当患者平卧时症状可能会加重。典型的反流其他次要症状包括吞咽困难、吞咽疼痛和打嗝。典型的 GERD 症状包括哮喘、胸痛、咳嗽、喉炎和口腔糜烂。

2. 诊断

目前尚无关于 GERD 的检测的诊断金标准。典型症状包括胃酸反流和胃灼热症状，由 24h 异常 pH 监测决定，具有特异性，缺乏敏感性。因此，在缺乏诸如吞咽困难、体重减轻、胸痛和窒息等警告信号的情况下，考虑对典型 GERD 症状患者进行抑制酸分泌治疗的初步经验性治疗是合理的。如果患者对经验性的抗分泌治疗没有反应，或者出现了警报信号，应考虑进一步的诊断测试。

内镜检查是评价胃食管反流性疾病症状的首选方法。反流性食管炎发生时，糜烂或溃疡出现在鳞柱状上皮交界处（图 16-4）。许多分级系统可以描述食管炎的严重程度，其中最常见的是洛杉矶分级（图 16-30）[73]。食管炎的存在和 BE 的发现可以诊断 GERD。尽管 24h 动态 pH 监测一直被认为是诊断 GERD 的金标准，但这项测试的局限性仍未得到充分重视。结果显示 25% 的糜烂性食管炎患者及约 33% 的非糜烂性反流性疾病患者的检查结果可正常[74]。尽管如此，24h pH 测试对于定量食管胃酸暴露是有用的，它承认症状与反流事件的相关性。由于缺乏可靠的标准测试，抑酸治疗的临床反应很好地印证了患者的症状由 GERD 造成的。

3. 治疗

GERD 的治疗目标是减轻症状、治愈食管炎、防止症状复发、预防并发症。推荐改变多种生活方式治疗 GERD。包括避免摄入易沉淀的食物（高脂肪食物、酒精、咖啡因），避免餐后 3h 内平躺，抬高床头，戒烟和减肥[75]。然而，尽管这些方法在生理学上有意义，但文献中很少有数据支持它们。此外，随着强力有效的抑酸制剂的使用，改变饮食方式治疗 GERD 不再被过分强调。

抗酸药和藻酸能暂时缓解发作性胃灼热。尽管这些非处方产品被广泛使用，但令人惊讶的是，关于它们在反流性食管炎或 GERD 的长期治疗方面的有效性，几乎没有数据可用。硫糖铝是一种由硫酸化蔗糖制成的复合金属盐，是一种非常安全的药物，对轻度反流性食管炎有一定的疗效。然而，关于在 GERD 中使用硫糖铝的公开数据很少，而且这种药物从来没有作为一种抗反流疗法流行起来。

GERD 治疗的基础是给药减少胃酸分泌，从而减少食管胃酸暴露。组胺受体阻断药（H_2 受体阻断药）按标准剂量使用，约 60% 的患者症状完全缓解，约 50% 的患者食管炎痊愈。H_2 受体阻断药对轻度至中度 GERD 患者最有效，在这些患者中有最高的预期治愈率。然而，在严重反流

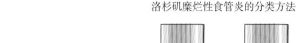
洛杉矶糜烂性食管炎的分类方法

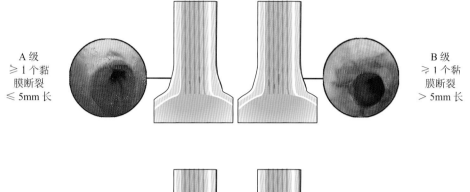

A 级
≥1 个黏膜断裂
≤ 5mm 长

B 级
≥1 个黏膜断裂
> 5mm 长

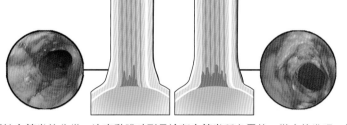

C 级
≥1 个黏膜断裂，与褶皱顶部相衔接，但涉及 75% 以内周长的黏膜破裂

D 级
≥1 个黏膜断裂，连接至襞顶部，但涉及 75% 以上周长的黏膜破裂

▲ 图 16-30　洛杉矶糜烂性食管炎的分类。注意黏膜破裂是诊断食管炎所必需的。微小的发现，例如胃食管连接处的红斑和水肿，不是这种分类方案的一部分，因为它们不是胃食管反流病的特异性表现

性食管炎患者中，使用这些药物的治愈率很低。高剂量的 H_2 受体阻断药，高出传统剂量的 8 倍，已被有效地用于治疗食管炎的严重 GERD 病例，但这种方法通常不推荐。很少有数据证明 H_2 受体阻断药任何剂量的长期疗效，而且许多患者对这些药物的抗分泌作用产生了耐受性。对于严重 GERD 患者，大多数权威机构开出 PPI 而不是高剂量 H_2 受体阻断药治疗。

PPI 在治疗糜烂性食管炎和缓解症状方面均优于 H_2 受体阻断药，治愈率接近 90%[76]。对大多数患者来说，GERD 是一种慢性复发性疾病，治疗后症状几乎普遍复发，因此，许多患者需要维持治疗。长期 PPI 治疗，80% 的患者缓解情况优于 H_2 受体阻断药，后者的缓解率仅为 50%[77]。在临床实践中，对怀疑有 GERD 的患者推荐降级治疗，患者最初使用 PPI 治疗，一旦发现临床反应，根据需要使用 H_2 受体阻断药或 PPI 治疗。

抗反流手术，现在主要由腹腔镜完成[78]。理想的治疗对象是那些有典型症状，且对抑制酸分泌治疗有完全反应的患者。选择手术的患者通常会担心长期 PPI 治疗的成本或潜在的不良反应。大裂孔疝和以反流为主要症状的患者也是手术治疗的治疗对象。但在部分患者中，高剂量 PPI 治疗对 GERD 的抑酸作用较难，对此类患者进行手术必须谨慎，临床医生应记录下在治疗过程中不断暴露于食管胃酸环境或食管损伤的持续性证据。阻抗 pH 监测对 PPI 治疗难治性 GERD 患者的研究表明持续非酸反流患者的手术治疗是有好处的，然而，本组患者推荐手术前需要进行对照研究。目前，对于没有食管胃酸暴露或非反流证据的 GERD 且对 PPI 抑酸无反应的患者，不建议手术治疗。

手术技术包括内镜缝合、GEJ 注射填充[79]，如撤出市场的 Enteryx，以及美敦力公司（Minneapolis，MN）的 Gatekeeper 回流修复系统和 GEJ 射频消融。所有的结果都是改善 LES 压力，然而，大多数内镜治疗的研究仅在相对较少的患者中获得有限的随访信息，因此，这些设备的耐久性是未知的。Enteryx 报道了严重的不良事件，导致制造商在 2005 年 9 月自愿退出市场，并在 2005 年底暂停了 Gatekeeper 临床项目。其他一些内镜治疗反流的方法正在研究中。小样本研究的结果表明治疗的前景尚可，但这些方法的安全性和有效性尚不清楚，他们在治疗 GERD 中的作用也不清楚。

（二）食管外胃食管反流病

GERD 可表现为胃灼热和反流以外的症状。这些包括哮喘、胸痛、慢性咳嗽、喉炎和牙齿糜烂。虽然每个非典型症状与 GERD 之间的关系各不相同，但一些主题是共同的。除了缺乏典型的胃灼热和反流症状，食管炎或 BE 通常不存在。此外，有这些症状的患者对抗反流治疗的反应往往难以预测。一般情况下，由于 GERD 没有明确的诊断标准，因此建议初始治疗为每日 2 次 PPI 治疗的经验治疗。如果治疗失败，建议进行充分的调查和动态 pH 测试，以确保药物治疗足够密集（图 16-31）。GERD 的诊断只有在症状得到持续缓解并辅以特异性抗反流治疗后才能得到证实。

1. 喉炎

越来越多的证据表明，GERD 导致喉部症状和体征。这通常被称为反流性喉炎或咽喉反流。事实上，据估计，有 4%~10% 的患者看耳鼻咽喉科医生是由于部分与 GRED 有关的症状而就诊的 [80]。反流性喉炎的症状包括声音嘶哑、清嗓、吞咽困难、痰增多和咽异感症。

GERD 可能会引起明显的喉部变化，包括红斑、水肿、咽溃疡、声带结节和息肉、肉芽肿，甚至白斑和癌症。尽管一些作者认为这些喉部的症状是与胃酸有关的问题所特有的，但另一些作者认为这些变化也可能是继发于吸烟、过度饮酒、过敏、哮喘、病毒性疾病或滥用声音。一项研究调查了 105 名没有反流或喉部不适的健康受试者喉部症状的基线患病率，这些正常受试者中的大多数（87%）至少有一个喉的异常表现 [81]。喉最常见的三种表现是杓间区增厚、杓状软骨红斑和咽后壁鹅卵石样改变，这些都曾被认为是 GERD 的特征性改变。重要的是，健康受试者的这些症状与其他耳、鼻、喉刺激物的存在有关，包括慢性鼻塞、鼻涕后流、酒精滥用和哮喘。因此，这项研究表明，由于某些目前指定的喉部疾病症状的特异性较差，有可能对 GERD 进行过度诊断。

尽管有令人信服的流行病学数据，但关于 GERD 相关的喉部症状和体征仍存在争议，部分原因是对食管 pH 监测在诊断这种疾病中的作用缺乏共识。研究清楚地表明，24h pH 监测可能不是诊断非典型 GERD 的完美方法。总的来说，只有 50% 的患者有喉镜检查的征象，无论 pH 探针的位置（食管远端或近端或下咽）如何，GERD 都有异常的食管胃酸暴露。这种低发生率可能是

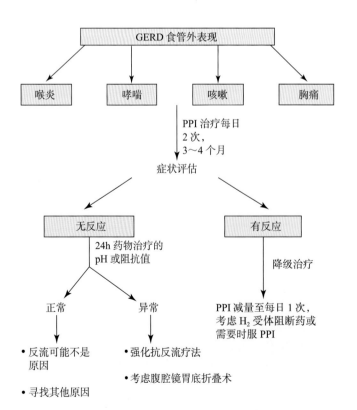

▶ 图 16-31 GERD 食管外表现的治疗方案

由于 GERD 作为喉部病变的原因被过度诊断，或者是由于 pH 探针在诊断本组患者的酸相关疾病时缺乏敏感性。pH 探针对一组典型胃酸反流病（即胃灼热、酸反流和可能的食管炎）食管远端和近端的检测灵敏度最高分别为 75% 和 50%[82]。此外，对于有喉部病理改变的患者使用远端、近端或下咽探针的研究，在基于每个 pH 探针的异常发现预测临床改善的能力方面，得到了相互矛盾的数据

由于对酸抑制的反应不可预测，目前没有任何方案被认为是治疗 GERD 和喉部病变患者最经济有效的方法。H₂ 受体阻断药通常仅有轻度至中度改善，而 PPI 可能更有效，应该是怀疑有反流相关喉部体征和症状的患者的一线治疗[83, 84]。据报道，药物治疗临床有效率为 60%～98%。然而，在这组患者中，缺乏对剂量、频率和治疗持续时间的共识。目前推荐的治疗方法是对出现治疗反应的患者进行积极治疗，即初始每日 2 次 PPI 给药，然后逐渐减少到每日 1 次 PPI（图 16-31）。

该领域通过安慰剂对照研究获得了 PPI 治疗的阴性结果[85]。这反映了缺乏识别患有真正 GERD 相关喉部病变的患者的标准。尽管如此，开放标记研究的结果表明，PPI 比 H₂ 受体阻断药更有效，应该是患有反流相关喉部体征和症状的患者的一线治疗药物[86, 87]。

2. 哮喘

哮喘与 GERD 之间的关系是明确的：70%～80% 的哮喘患者有 GERD[88-90]。酸性哮喘的两种主要病理生理机制是食管反流导致微吸入性支气管痉挛和迷走神经介导的食管 - 支气管反射导致支气管痉挛[91]。无哮喘或特应性疾病史以及胃灼热的成人哮喘患者，特别是在哮喘发作之前，可能患有 GERD 相关性哮喘。同样，因膳食、夜间哮喘和因运动或仰卧位加剧的喘息可能与 GERD 有关[92]。与喉炎一样，动态 pH 监测的诊断测试存在争议，特别是因为迷走神经介导的支气管痉挛可能与近端回流无关。基于 Meta 分析的临床数据表明，69% 哮喘患者 GERD 治疗通常会改善呼吸道症状，并使哮喘药物使用减少

62%[88, 91]。然而，肺功能的客观改善测试尚未得到一致报道。在临床实践中，大多数哮喘患者接受 PPI 治疗，有助于控制 GERD 和哮喘症状。

3. 胸痛

几十年来，非心源性胸痛一直是一个临床难题；患者反复出现心绞痛样胸骨下胸痛，其心脏检查结果为阴性。非心源性胸痛可能有肺部、肌肉骨骼或食管原因，食管常常被认为是最重要原因。40%～60% 的原因是 GERD[92]。一旦排除了心脏病，最具成本效益的初始治疗是 PPI 治疗 3 个月（图 16-31）。一项研究报告，在接受 PPI 治疗的非心源性胸痛患者中，症状改善超过 50% 的反应率是 92%[93]。另一项前瞻性安慰剂对照研究对 36 名非心脏性胸痛和 GERD 患者进行了研究，结果显示治疗组 81% 的患者胸痛评分下降，而安慰剂组为 44%[94]。内镜检查在非心源性胸痛中的作用有限。非心源性胸痛患者糜烂性食管炎的患病率低于 10%[95]。只有在出现吞咽困难、嗜睡、体重减轻和慢性反流症状时才会进行内镜检查。

4. 慢性咳嗽

GERD 是慢性咳嗽的第三大常见原因，仅次于鼻涕倒流和哮喘，定义为咳嗽持续时间超过 3 个月，占慢性咳嗽病例的 21%[96]。与 GERD 相关的咳嗽包括上呼吸道的刺激（有或没有吸入）和食管支气管咳嗽反射的刺激。GERD 慢性咳嗽患者的胸部 X 线检查结果正常，并不吸烟，没有服用已知引起咳嗽的药物，如血管紧张素转化酶抑制药，并且对哮喘和鼻涕倒流的治疗没有反应。GERD 相关性咳嗽患者中有 43%～75% 没有典型的反流症状[96, 97]。最佳初步评估是 PPI 试验的治疗，必须保持 3 个月，因为 GERD 相关的咳嗽需要长时间才能缓解（图 16-31）[98]。24h pH 监测可能有助于治疗 GERD 相关的咳嗽。它还可以检测反流事件和咳嗽之间的时间相关性，但最近的一项研究发现患者在动态反流监测期间大部分没有咳嗽发作[99]。在一项慢性咳嗽患者和异常 pH 测试结果的研究中，只有 35% 患者酸抑制治疗缓解慢性咳嗽[100]。

5. 牙齿侵蚀

牙齿侵蚀是继发于化学物质而不是细菌导致的牙齿结构丧失。已证实牙齿侵蚀与 GERD 的关联，因此牙齿糜烂被认为是 GERD 的非典型体现。报道的 GERD 患者牙齿糜烂的患病率为 17%～68% [101]。病理生理学很简单：长期接触酸会导致牙釉质和牙齿物质的丢失。GERD 的这种并发症值得重视，治疗可以减少损害。此外，转诊给牙医可以迅速诊断和治疗牙齿病变，并提供预防性牙科治疗。

6. Barrett 食管

Barrett 食管（BE）是长期 GERD 的潜在严重并发症。当远端食管的正常复层鳞状上皮被肠柱状化生所取代时，BE 就出现了。这是慢性 GERD 最严重的结果，可导致食管腺癌。当食管远端的淡粉红色鳞状黏膜被不同长度鲑鱼色柱状黏膜替换时，应怀疑 BE（图 16-32 和图 16-33）。在 BE 中，鳞柱状上皮交界处向 GEJ 移位，可以通过肠上皮化生的活组织检查发现证实诊断，这不同于分层鳞状黏膜排列的正常食管黏膜（图 16-34 和图 16-35）。肠上皮化生的特征在于含有黏蛋白的杯状细胞，其可通过常规苏木精伊红染色检测或用阿尔新蓝染色。根据化生是长于还是短于 3cm，BE 可分为短段和长段类型（图 16-32 和图 16-33）。在长段 Barrett 食管患者中发现不典型增生和癌症更为常见，但短段 Barrett 食管患者的相关风险也在增加。

据估计，6%～12% 接受内镜检查 GERD 的患者患有 BE [102]，且老年白人男性的风险最高。不幸的是，大多数 BE 病例在一般人群中未被发现。据估计，对于每一个已知病例，就会有 20 个未被发现的病例 [103]。虽然 BE 没有特异性症状，但显然与更严重的胃食管反流相关。患有这种疾病的患者往往会在较年轻的时候出现反流，有较长时间的反流症状，更容易出现夜间症状和食管裂孔疝，并且 GERD 的并发症如食管炎和狭窄增加有关。然而，一些患者对酸的敏感性差，他们的症状并不比简单的 GERD 更明显。建议患有与食管腺癌相关的多种危险因素（50 岁或以上、男性、白种人、慢性 GERD、食管裂孔疝、体重指数升高和体内脂肪分布）的患者进行 BE 筛查 [104]。

如果 BE 得到确认，患者将需要继续进行内镜检查以检测不典型增生和腺癌。BE 中食管腺癌的年风险约为 0.5%，但最近的一项研究报道其低至 0.12% [105, 106]。监测的目标是在较早且可

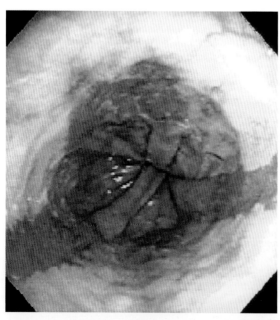

▲ 图 16-32 短节 Barrett 食管。"舌头"状的红色柱状黏膜在胃食管连接处上方延伸不到 3cm

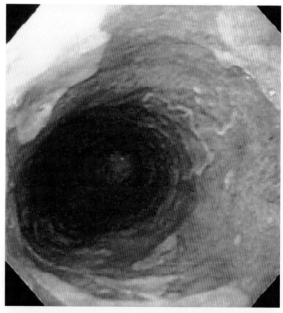

▲ 图 16-33 长段 Barrett 食管。柱状黏膜在胃食管连接处上方延伸超过 3cm。Barrett 上皮化生中存在正常鳞状上皮岛

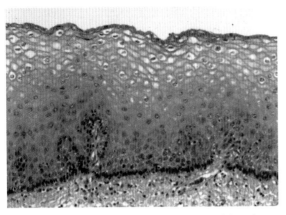

▲ 图 16-34 正常食管的组织学表现为复层鳞状上皮

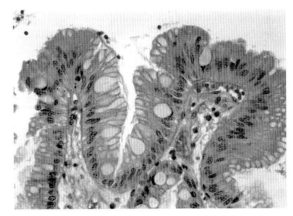

▲ 图 16-35 食管远端活检标本组织学表现杯状细胞诊断为 Barrett 上皮化生

能治愈的阶段检测癌症。一些回顾性研究表明，早期检测到癌症的患者的 5 年生存率优于未进行常规监测的类似患者[107-109]。当前内镜监测指南建议每 3～5 年在整个受影响区域长度以 2cm 的间隔进行四象限活检[104]。应特别注意所有类型的黏膜异常。因为不典型增生和癌症的分布是可变的，所以即使采用这种广泛的活检方案，也存在抽样误差的可能性。在 GERD 的任何活动性炎症得到控制之前，不应进行内镜检查，因为在炎症存在的情况下更难识别标志物，而修复性改变会同不典型增生相混淆。

检查活检标本的不典型增生的程度，应根据专家共识对下列类别之一进行分类：①不典型增生阴性；②不确定的不典型增生；③低级别不典型增生；④高级别不典型增生；⑤癌症[110, 111]。如美国胃肠病学协会更新的指南所述，根据不典型增生的存在和程度来确定 BE 的监测间隔[104]。无不典型增生证据的患者可每 3～5 年随访一次。低级别不典型增生的患者应每 6～12 个月进行一次。低级别不典型增生的自然病史是可变的，但这种变异性可能部分是由于在确定诊断时观察者之间的变异性造成的。在一项对平均随访 26 个月的低级别不典型增生的患者的研究中，28% 发展为高级别不典型增生或腺癌，62% 不典型增生消退，12% 继续为低级别不典型增生[112]。

高级别不典型增生是一个令人担忧的表现，需要进一步研究。大约 40% 的高级别不典型增

生的患者在食管切除标本中检测到癌症[113]。另一方面，进展为腺癌可能需要很多年，并不是不可避免。研究表明，癌症进展速度不一，5 年时高达 59%，7 年时低至 20%[114, 115]。一项 Meta 分析报告，每位患者每年从高级别不典型增生到癌症的风险为 6%，鉴于这些事实，高级别不典型增生的选择治疗是有争议的。此外，有至少一位额外的专业 GI 病理学家必须确认不典型增生的诊断[104]。应考虑的干预措施包括食管切除术、内镜下射频消融根除、光动力疗法或内镜下黏膜切除术[104]。内镜黏膜切除术建议用于伴有黏膜异常增生的 BE 患者，用于确定肿瘤的 TNM 分期[104]。高级别不典型增生在没有根除治疗的情况下，应进行每 3 个月一次的强化监测[104]。

（三）肿瘤

食管肿瘤形成相对不常见，一旦出现，通常是恶性的。美国癌症协会估计，2013 年美国将诊断出 17 990 例新的食管癌病例[117]。主要是食管鳞状细胞癌和食管腺癌。现在，超过一半的美国病例是腺癌，在过去的 50 年里，腺癌的发病率一直急剧上升。

尽管这两种恶性肿瘤具有相似的表现和分期，但它们的流行病学模式却截然不同。食管鳞状细胞癌（SCC）常见于非洲裔美国人，与酒精和烟草滥用有关。有腐蚀性食管损伤患者患病风险明显增加。其他病症包括贲门失弛缓

症、Plummer-Vinson 综合征、胖胀症及有头颈部 SCC 病史也可能增加风险。食管不典型增生和 SCC 与人乳头瘤病毒有关。另一方面，腺癌主要常见于白人男性，如前所述，与 GERD 和 BE 有较强的关联[118]。食管中段是 SCC 最常见的部位，其次是远端食管，然后是近端食管，而腺癌主要发生在远端食管和 GEJ（图 16-36）。

食管恶性肿瘤患者通常因机械性梗阻继发的快速进展性固体食物吞咽困难而就医。不太常见的是，患者可能出现吞咽困难、缺铁或因喉返神经受侵出现声嘶。在进行评估之前，高达 75% 的患者出现体重减轻。鳞状细胞癌是一种局部侵袭性的浸润性恶性肿瘤，与局部侵袭相关的并发症很常见。这些并发症包括气管 – 食管瘘和喉返神经损伤伴声带麻痹。远处转移发生在肺、肝、骨和脑。腺癌虽然局部侵袭性不明显，但通常有淋巴和肝转移。由于食管有丰富的淋巴管供应，淋巴管可以延伸到固有层，所以大多数患者在初次就诊时病情已到晚期。

一旦通过内镜检查确诊为恶性肿瘤，在诊断时应使用严格的分期来辨别疾病的阶段，这决定了结果和治疗方案。分期通过计算机断层扫描（CT）和内镜超声检查的组合来完成。CT 可以

准确地识别转移性疾病，但是对侵袭深度的评估最好通过超声内镜来完成。根据 TNM 分期（框 16-3），患有早期疾病的患者（即 T_1 或 T_2，无淋巴结或转移性疾病）可以单独进行手术治疗。患有晚期疾病（如 T_3 或 N_1）的患者可在手术切除之前应用辅助化疗和（或）放疗。极晚期疾病的患者接受姑息治疗。姑息性内镜措施包括反复扩张，激光 / 光动力疗法消融，食管支架置入和经皮内镜胃造口术。

在大多数情况下，食管癌是在晚期不可治愈的阶段确诊的。生存取决于疾病的阶段。希望随着对 GERD 患者 BE 的筛查和监测的增加，可以在较早阶段检测到腺癌并治愈。

（四）食管憩室

食管憩室是从食管壁突出的囊。与胃肠道的其他部分一样，真正的憩室是包含所有壁层的憩室；假憩室包含通过肌壁突出的黏膜和黏膜下层。食管憩室解剖学上分为以下四类，即 Zenker 憩室、食管中段憩室、膈上憩室和壁内假性憩室。

Zenker 憩室，最初描述于 1877 年，通常被称为食管憩室。但是它位于食管的近端，在食管括约肌上方，应该是下咽憩室。Zenker 憩室被认

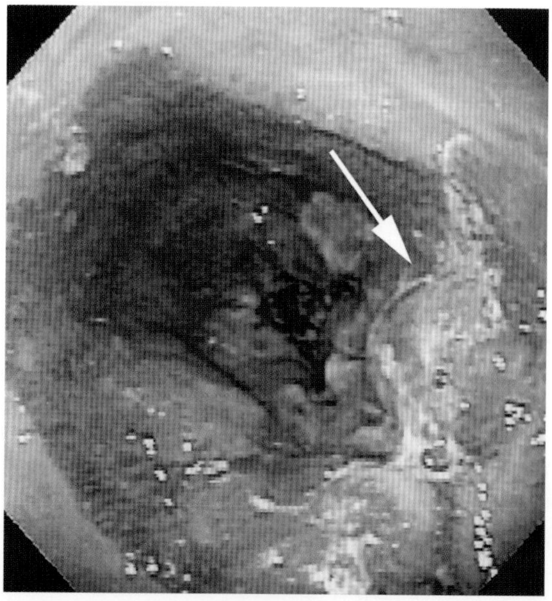

▲ 图 16-36 食管腺癌发生于 Barrett 食管
箭表示结节状肿块

框 16-3 食管癌的肿瘤 – 结节 – 转移分期

原发肿瘤（T）
T_X：无法评估原发肿瘤
T_0：没有原发肿瘤的证据
T_{is}：原位癌
T_{1a}：肿瘤侵入固有层
T_{1b}：肿瘤侵入黏膜下层
T_2：肿瘤侵入肌层黏膜
T_3：肿瘤侵犯外膜
T_4：肿瘤侵入邻近的结构

区域淋巴结（N）
N_X：无法评估淋巴结
N_0：没有淋巴结转移的证据
N_1：淋巴结转移

远处转移（M）
M_X：无法评估远处转移
M_0：没有远处转移的证据
M_1：远处转移

为是由于薄弱区域 Killian 三角而形成的，该三角形位于环咽肌和咽下缩肌之间。食管括约肌的不完全松弛是导致憩室发展的主要异常因素。曾有人提出 Zenker 憩室与反流之间存在关联，但未得到证实。典型症状包括口咽吞咽困难、未消化食物反流、口臭、咳嗽和吸入性肺炎。吞钡试验是诊断 Zenker 憩室的有用方法。许多小憩室是无症状的，但有症状的大憩室患者应接受治疗。经典的治疗方法是分离环咽肌，对憩室进行开放性手术切除[119]。另一种治疗巨大憩室的方法是憩室固定，或向头部方向悬吊憩室。

食管憩室最常见的是无症状憩室，发生在食管中段（图 16-37）。牵引性憩室的形成是由于邻近的炎性或纤维化组织，例如邻近的结核性纵隔炎，对外牵引食管壁而形成的[120]。牵引性憩室位于食管中间的 1/3 处。食管憩室是食管中唯一真正的憩室。第二种类型的食管憩室是膨出性憩室，是由施加于食管壁部分的内力所致。这些通常与运动障碍有关，其发病机制类似于 Zenker 和膈上憩室。

膈上憩室位于膈肌裂孔附近，发生于食管远端靠近食管裂孔（图 16-38）。这些憩室通常是运动障碍的结果，如贲门失弛缓症或弥漫性食管痉挛[112, 122]。膈上憩室患者必须进行测压检查，以排除相关的运动障碍。大多数憩室是无症状的，突出的症状可能是偶尔胸痛或反流。对于有症状的憩室，治疗包括控制潜在的运动障碍，伴或不伴肌切开的憩室切开术。

食管壁内假性憩室在钡餐检查或内镜检查中可见多个小的外囊（图 16-39）。这些罕见的外囊不是憩室，而是食管深部黏膜下腺导管扩张。病因尚不清楚，但它们与胃酸反流、食管狭窄和食管癌有关。

（五）异物

消化道异物是常见的临床问题。意外或故意摄入异物在儿科患者、精神病患者和囚犯中很常见。老年患者松动的假牙也有导致消化道异物的风险。治疗原则取决于摄入异物的性质及其在胃肠道内的位置。食管是异物容易嵌顿的位置，往

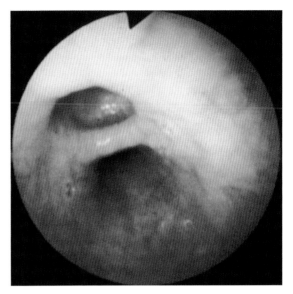

▲ 图 16-37　食管中段牵引性憩室。真正的食管腔位于下方。牵引憩室是食管中唯一真正形成的憩室

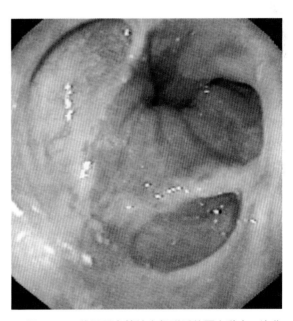

▲ 图 16-38　位于胃食管结合部附近的膈上憩室。这些憩室与运动障碍如贲门失弛缓症密切相关

往需要干预。在吞咽物体时食管管腔的改变在嵌顿的风险中发挥重要作用。食管有几个生理性狭窄的区域，异物可能经过时这些区域受到影响：UES、主动脉弓的水平和膈肌裂孔 / 食管括约肌（LES）。治疗食管异物的关键是不同的异物需要不同的干预；因此，区分真正的食管异物和食物嵌塞是很重要的。

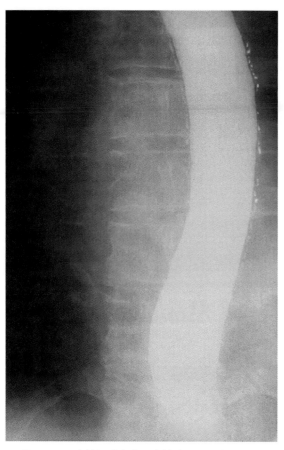

▲ 图 16-39　食管假憩室病。食管壁可见多个小的膨出。这些假性憩室实际上是食管深部黏膜下腺导管扩张

食物嵌塞往往发生在成人良性结构异常的食管中。患者往往因为在吞咽一大块牛肉、热狗或面包时出现突然的吞咽困难而开始就医。患者可能会抱怨胸痛和吞咽唾液困难，通常伴有间歇性吞咽固体食物困难的病史。处理可疑食物嵌塞包括行正侧位 X 线片以评估是否有空气，并在食物团中寻找骨头。食物嵌塞的主要治疗方法是即时行内镜检查。患者如果能够通畅吞咽自己的唾液，那么内镜检查可以作为一种非紧急的检查，但最好在 12h 内进行[123, 124]。钡餐的检查可以证实是否有嵌顿食物。内镜下取出嵌顿的食物是一个困难的过程，因为食物通常发生了一些消化，不能轻易地将嵌顿的食物全部取出。虽然不鼓励，但通常可通过内镜轻轻推食物团。如果内镜可以围绕嵌顿物进行操作，并确认腔隙通畅，尝试将食物团推入胃内也是合理的。如果食物团

不能安全推入胃内，必须用内镜取出。这可能需要使用钳子和内镜的多次检查多次取出。其他设备，包括异物钳、网和套网，也可以直接使用。由于需要多次通过，为了保护气道，经常需要气管插管。有时候，只要用镊子把食物团暴露出来，施以轻柔的压力便会将其推入胃部。

取出异物后，大约有 90% 的患者需评估食管的潜在病理[125, 126]。食管通常情况下有炎症、水肿和红斑，所以很难评估。如果出现结构畸形，则应之后安排扩张。如果只有很小的炎症存在，可以同时安全进行扩张。

根据它们的物体特征将异物分类：小而钝、尖或尖锐、短或长。颈部、胸片和腹部 X 线片是评价是否存在穿孔和异物定位的关键检查。不论位置如何，锋利或较长的物件有 15%～35% 的穿孔风险，均应取出[127]。相反，大多数小的钝性物体通过食管后也会顺利通过消化道的其余部分。

小的钝性物体，如硬币，即使它们比通常的食管直径 20mm 小，也可能会卡在生理性或病理性狭窄的区域。小物件可以用各种专门为异物取出而设计的镊子在内镜下从食管中取出。与食物嵌塞一样，通常也需要气管插管。在儿童中，手术通常使用全身麻醉和气管插管来保护气道。

食管内尖锐或较长的异物的存在是一种紧急情况，而进入胃内的异物也可能需要紧急处理。在用内镜下尝试取出尖锐异物时，必须从钝端抓起异物，并将其锋利的一端指向远端，以尽量减少穿孔的风险。许多锋利的物体很容易穿过胃肠道。如果异物不在内镜的范围内，应采用 X 线片检查并密切观察患者，如果有明显穿孔、梗阻或无进展，则应考虑手术。

（六）药物引起的伤害

药物引起的食管损伤是被低估的。据估计，有 70 多种药物能够损伤食管[128]。通常引起食管损伤的药物有氯化钾片、多西环素、奎尼丁、非甾体抗炎药、铁和阿仑膦酸酯（框 16-4）。药物通过各种机制破坏食管（比如酸度、大小、与食管黏膜的接触时间）并且破坏范围很广，从急性自身

局限性食管炎到难治性狭窄。典型的药物引起的食管损伤位于主动脉弓与食管远端。大多数因药物引起的食管损伤患者通常会因胸痛和吞咽困难而就医。吞咽困难通常反映炎症引起的狭窄。在有症状的患者中，通常是通过内镜来诊断的。内镜检查发现黏膜的变化也可能有很大差异；它们包括溃疡形成、类似念珠菌感染的斑块和狭窄。治疗相对而言可能有些难度，包括反复扩张狭窄和避免暴力扩张。为了防止进一步的伤害，所有的药物都应该以液体的形式服用，并且要有足够的液体，患者在吞咽药物后应该保持直立15~30min。症状和内镜检查结果通常在患者停止服用致病药物后几周内消失[128]。

（七）感染性食管炎

感染性食管炎很常见，尤其是在免疫抑制的患者中，如 HIV 患者、器官移植患者和化疗患者。感染性食管炎的主要症状是吞咽疼痛。然而，免疫缺陷患者也可出现其他症状，包括胃灼热、恶心、发热和出血。引发感染性食管炎最常见的三种病原菌是白色念珠菌、巨细胞病毒（CMV）和单纯疱疹病毒（HSV）。

白色念珠菌通常存在于口腔菌群中，是免疫低下患者包括糖尿病、酒精中毒和糖皮质激素使用者最常见的感染性食管炎的病因。除先前提到的外[129]，还有其他诱发因素包括高龄、胃酸过

少和运动障碍。口腔鹅口疮也有助于诊断，75%的有食管症状的口腔鹅口疮患者有念珠菌性食管炎[51, 130]。很多有患病风险的患者接受抗真菌药物的经验性治疗，但是最终需要通过内镜活检和涂片来明确诊断。典型的内镜表现为黏性白色至淡黄色斑块（图 16-40）。应该注意的是，这种外观不能确诊是念珠菌引起的，任何原因的食管炎都可能有这种表现；但是，涂片中发现菌丝和芽殖酵母证明念珠菌的存在。治疗包括抗真菌治疗，最常见的氟康唑，100~200mg/d，周期 10~14d。在只有轻度免疫缺陷的患者中，局部使用抗真菌药克霉唑和制霉菌素是合理替代品。这些制剂几乎没有不良反应，需要一天使用 4 次或 5 次。粒细胞减少和严重受损的患者可能需用两性霉素 B 治疗播散性念珠菌病。

巨细胞病毒（CMV 感染）是引起食管炎的另一个常见原因。这种病毒感染黏膜下成纤维细胞和内皮细胞，而不是鳞状上皮。因为 CMV 可能是一种更为全身性的感染，患者通常会出现一些胃肠道症状，包括腹痛、恶心和呕吐及吞咽疼痛。典型的内镜表现为锯齿状糜烂和溃疡，这可能合并和形成深的、更大的溃疡（图 16-41）。由于 CMV 感染是上皮下感染，所以需要组织诊断来确诊感染，任何活检标本都应从溃疡的基底部

框 16-4 可引起食管炎的药物

- 阿仑膦酸钠
- 阿司匹林
- 卡托普利
- 克林霉素
- 四环霉素
- 硫酸亚铁
- 糖皮质激素
- 非甾体抗炎药物
- 口服避孕药
- 苯妥英
- 氯化钾
- 奎尼丁
- 四环素
- 维拉帕米
- 维生素 C

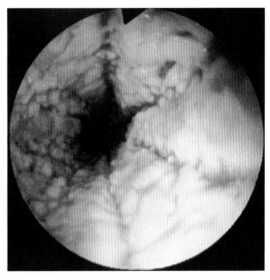

▲ 图 16-40 内镜下观察重度念珠菌性食管炎
食管腔被厚厚的、黏性的白色 - 黄色斑块遮住

取下[131]。巨细胞病毒感染细胞的组织学特征是核内包涵体和细胞质包涵体，核周围有光晕。来自溃疡基底的组织也应该进行病毒培养，这比单纯的组织学更敏感。更昔洛韦和膦甲酸都是治疗方案。大多数免疫功能低下的患者在最初的2周全剂量治疗后需要数周的维持治疗。

HSV食管炎既发生于免疫功能亢进的患者，也存在于免疫功能低下的患者。大多数情况下，这是潜在的病毒感染重新激活，但它也可能是原发性HSV感染。胃镜检查是最好的诊断方法，早期的特征性表现包括食管囊泡破裂，形成边缘凸起的溃疡（图16–42）。不同于CMV，HSV感染上皮细胞，因此必须从其中有鳞状黏膜的溃疡边缘取活检标本。组织学检查显示多核巨细胞和毛玻璃核内包涵体（图16–43），病毒培养对诊断更为敏感。治疗包括静脉注射阿昔洛韦，每8小时5～10mg/kg，直到患者能够使用口服治疗。疗程为7～10d。

尽管罕见，其他感染因素也可引起食管炎。这些病毒包括HIV、水痘–带状疱疹病毒（人类疱疹病毒3）、EB病毒、人类乳头瘤病毒、白喉杆菌和各种细菌，包括导致梅毒的细菌。在所有这些疾病中，HIV是引起食管炎的最常见原因，在没有任何病原体的情况下，它会导致口疮性溃疡。在排除其他传染病之后应用泼尼松治疗，疗效良好。

（八）腐蚀性损伤

腐蚀性摄入会导致食管和胃的严重损伤。大多数摄入发生在儿童身上，其余的发生在自杀、精神病或酗酒的成年人身上。据估计，美国每年发生5000多起腐蚀性摄入事件，而且发病率在

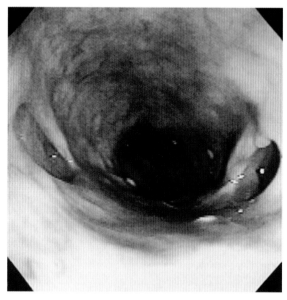

▲ 图16–41 巨细胞病毒食管炎的内镜检查。食管中段有几个深溃疡。应从溃疡根部取活检标本进行诊断

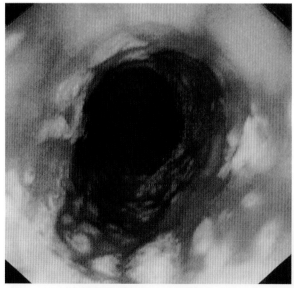

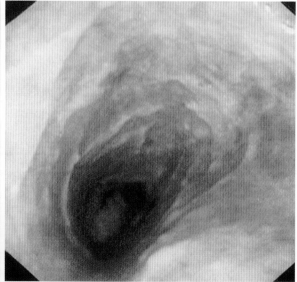

▲ 图16–42 左图显示早期单纯疱疹病毒性食管炎表现，多个小囊泡和周围溃疡。活检标本应取自溃疡边缘的鳞状上皮才能做出诊断。右图显示晚期单纯疱疹病毒性食管炎。小泡破裂形成大而浅的溃疡。食管鳞状上皮明显剥脱

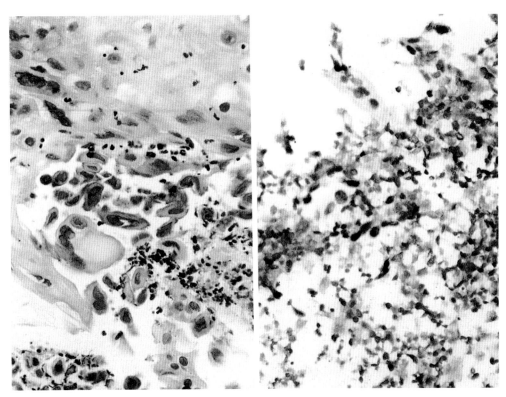

▲ 图 16-43　单纯疱疹病毒性食管炎的组织学表现。注意多核巨细胞（左）和毛玻璃核内包涵体（右）

上升[132]。多种化学物质摄入都可以造成伤害，但强碱和酸是最多的。排水清洗剂和其他家用清洁产品中含有强碱。碱性物质比酸性物质对食管的损伤更严重[133]，因为碱性物质会产生液化坏死并导致组织更快速、更深层的损伤。在胃中，胃酸部分中和摄入的碱会造成有限的损伤，酸性药物会在食管中产生凝固性坏死，可限制穿孔和损伤。

腐蚀性物质的临床特征差异很大。早期体征和症状往往与组织损伤的严重程度和范围无关[134]。患者可能出现口咽痛、胸骨后痛或上腹痛；吞咽困难或吞咽疼痛；或过度吞咽。持续的剧烈疼痛可能意味着食管穿孔和纵隔炎。声音嘶哑、喘鸣和呼吸困难很少见，可能是会厌和喉部灼伤所致。所有患者都应检查口咽损伤，如果存在气道损害，必要时可进行插管。无口咽烧伤并不排除食管或胃损伤的存在。因此，应在摄入腐蚀性物质后的 24～48h 进行上消化道内镜检查，以评价食管胃损伤程度，确定预后，并指导治疗。食管损伤分级系统的建立及临床应用已经开展（表 16-2）[135]。

1 级和 2A 级损伤患者预后良好，无急性并发症或慢性狭窄形成。这些患者可以从流质饮食开始，并在 1～2d 内进行常规饮食。70%～100% 的 2B 级或 3A 级损伤患者出现狭窄。3B 级患者早期死亡率为 65%，食管切除率高。尽管预后不佳，但没有证据表明抗生素和类固醇等药物治疗有益处。建议住院观察穿孔。如果腐蚀性损伤患者能够吞咽而不感到疼痛或呕吐，则可以在 48h 后开始饮水。

如果食管狭窄形成，需要行食管扩张。食管狭窄通常位于腐蚀性物质聚集的地方：在环咽肌、主动脉弓水平和食管下括约肌。这些腐蚀性狭窄往往比其他原因造成的良性狭窄更长和更狭窄（图 16-44 和图 16-45）。因此，它们通常难以进行扩张治疗，并且具有更高的扩张并发症。事实上，因为扩张没有效果，很大一部分患者（10%～50%）可能需要手术。

腐蚀性食管损伤的另一个晚期并发症是食管鳞癌。据估计，在腐蚀性损伤后，SCC 的风险增加超过千倍[136]。癌症形成的平均时间大约在摄入 40 年之后，这一事实导致一些小组建议对

表 16-2　腐蚀性食管损伤

分　级	特　征
0	正常
1	黏膜水肿和红斑
2A	表面溃疡、出血、渗出
2B	深部局灶性或环状溃疡
3A	局灶性坏死：深溃疡伴褐色、黑色或灰色
3B	广泛坏死
4	穿孔

有腐蚀性摄入史的患者进行内镜下的鳞状细胞癌监测[137]。

五、全身性疾病的食管表现

各种全身性疾病可影响食管。结缔组织病、糖尿病、甲状腺疾病、淀粉样变和白塞病是较常见的可累及食管的全身性疾病。食管症状的严重程度在这些不同的全身性疾病中都是不同的。

硬皮病（PSS）有明显的食管受累。胃肠道受累发生在 90% 的 PSS 患者中，其中约 50% 的患者出现严重症状。食管受累的患者因胃灼热、反流和吞咽困难而就诊[138]。PSS 以小血管炎、结缔组织增生和多器官纤维化为特征。纤维化主要影响胃肠道平滑肌，导致运动异常。在 PSS 患者中，肠蠕动逐渐消失和食管下括约肌（LES）压力最终消失。这一过程产生了典型的压力表现：在远端 2/3 的食管和 LES 处压力极低。另外，食管钡餐通常表现食管扩张，反流进入食管近端（图 16-46）。由于反流屏障的破坏和无法清除食管反流，PSS 患者经常患有严重、复杂的胃食管反流病（GERD）。严重 GERD 的后遗症多见：Barrett 食管（37%），食管炎和狭窄（3%～42%）[139-141]。吞咽困难可由蠕动受损或消化性狭窄引起。治疗包括抑酸治疗、狭窄扩张和 BE 检测。虽然控制潜在的疾病是重要的，但迄今为止治疗效果不令人满意。

食管受累可能是其他结缔组织疾病的次要表现，如混合性结缔组织病、炎性肌病、系统性红斑狼疮、类风湿关节炎和干燥综合征。肌病的不同点在于它们影响横纹肌，导致口咽和近端食管和口咽部吞咽障碍。其他的风湿性疾病可以表现为运动减弱，很少出现吞咽困难。

糖尿病是一种常见疾病，可能累及身体的很多器官，包括胃和食管。研究表明，有食管症状

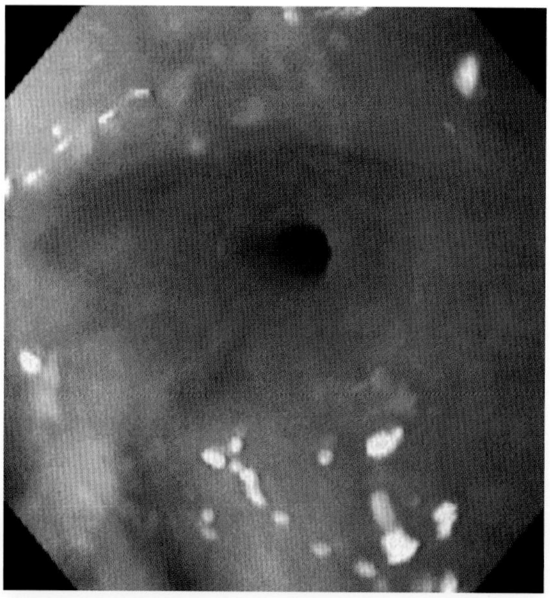

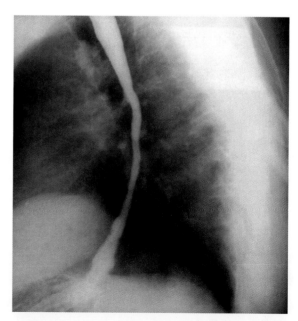

▲ 图 16-44　食入腐蚀性物质引起的食管狭窄

▲ 图 16-45　图 16-44 同一患者食管狭窄造影。狭窄延伸至整个食管

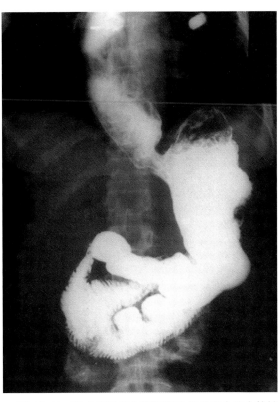

▲ 图16-46 硬皮病患者上消化道X线检查中的食管扩张影像。在胃食管连接处有食管扩张。在透视成像上，可以观察胃食管反流情况

的糖尿病患者的蠕动和食管排空明显减少。许多糖尿病患者可能有胃轻瘫，导致继发性GERD症状。胃和食管改变可能有神经病学的基础。对于有症状的患者，已经尝试过用促胃肠动力药进行治疗，虽然可能对有胃轻瘫的患者有帮助，但对食管动力障碍基本无效。

白塞病是一种以复发性口腔和生殖器官溃疡为典型的特发性炎症性疾病，很少累及食管。食管表现包括溃疡、糜烂、食管炎和穿孔。当食管受累时，通常也会出现小肠或结肠溃疡，这使得这种疾病很难与克罗恩病区分开来。

甲状腺功能减退是引起吞咽困难的罕见原因。测压可发现蠕动幅度和速度下降，甲状腺替代疗法可改善这些情况。多达60%的淀粉样变患者中发现食管压力异常[142]。蠕动、低动力、不完全放松的LES和LES压力降低都有报道。人们认为这种动力障碍是由于神经源性功能障碍，而不是淀粉样物质沉积在食管壁。尽管这些压力测量结果很常见，在淀粉样变中很少有明显的食

管症状。

皮肤病与食管

有几种皮肤病与食管受累有关。与食管有关的最重要的皮肤病是水疱性皮肤病：大疱性表皮松解症、大疱性类天疱疮、瘢痕性类天疱疮、寻常性天疱疮。表皮松解症实际上包括几种疾病，其典型表现为轻微创伤后起水疱。营养不良性大疱性皮肤松解症是一种常染色体显性和隐性遗传疾病。食管受累以隐性形式更为常见，皮肤、口腔和食管的水疱在儿童时期形成。食管大疱是食物造成的轻微创伤，可导致严重的吞咽疼痛和吞咽困难。病变会随着纤维化愈合，导致口腔收缩和食管狭窄，这可能会导致营养不良。内镜是相对禁忌的，因为它可能会导致大疱形成，但柔和的狭窄扩张是必要的。有些患者需要食管切除和置换术，而另一些患者则需要终身的肠外营养。

大疱性天疱疮是最常见的大疱性皮肤病。本病患者的基底膜有抗体，组织学检查显示为皮下大疱。皮肤病变由斑丘疹演变为大疱。食管受累少见，表现为大疱。糖皮质激素的治疗有效。

瘢痕性类天疱疮是一种大疱性疾病，涉及黏膜表面，有少量或无皮损。涉及食管的患者不足5%，但治疗效果不如大疱性天疱疮。由于这些大疱的愈合是通过纤维化完成，内镜检查结果不仅包括大疱，而且还包括蹼状结构和食管狭窄，这些通常发生在食管近端。虽然类固醇治疗可能是有效的，但也经常需要狭窄扩张。大疱性类天疱疮和瘢痕性类天疱疮均易发生食管癌。

寻常型天疱疮的特点是在皮肤和黏膜中形成表皮内大疱。这是一种自身免疫性疾病，其特点是复层扁皮上皮出现细胞黏附分子桥粒黏蛋白3抗体。食管常与口腔一起受累，伴有大疱和糜烂。糖皮质激素治疗通常是有效的。

扁平苔藓是一种以皮肤丘疹、黏膜过度角化和糜烂为特征的疾病。食管受累不常见，但可以表现为狭窄和吞咽困难。

推荐阅读

BoeBoeckxstaens GE, Annese V, des Varannes SB, et al: Pneumatic dilation versus laparoscopic Heller's myotomy for idiopathic achalasia. *N Engl J Med* 364 (19): 1807–1816, 2011.

Chiba N, De Gara CJ, Wilkinson JM, et al: Speed of healing and symptom relief in grade II to IV gastroesophageal reflux disease: a meta-analysis. *Gastroenterology* 112: 1798–1810, 1997.

DeVault KR, Castell DO: Updated guidelines for the diagnosis and treatment of gastroesophageal reflux disease. *Am J Gastroenterol* 100 (1): 190–200, 2005.

Evans JA, Early DS, Fukami N, et al: The role of endoscopy in Barrett's esophagus and other premalignant conditions of the esophagus. *Gastrointest Endosc* 76 (6): 1087–1094, 2012.

Falk FW, Fennerty MB, Rothstein RI, American Gastroenterological Association Institute: American Gastroenterological Association Institute medical position statement on the use of endoscopic therapy for gastroesophageal reflux disease. *Gastroenterology* 131: 1313–1314, 2006.

Hvid-Jensen F, Pedersen L, Drewes AM, et al: Incidence of adenocarcinoma among patients with Barrett's esophagus. *N Engl J Med* 365 (15): 1375–1383, 2011.

Kahrilas PJ, Shaheen NJ, Vaezi MF, et al: American Gastro-enterological Association Medical Position Statement on the management of gastroesophageal reflux disease. *Gastroenterology* 135 (4): 1383–1391, e1381–e1385, 2008.

Liacouras CA, Furuta GT, Hirano I, et al: Eosinophilic esophagitis: updated consensus recommendations for children and adults. *J Allergy Clin Immunol* 128: 3–20, e6, 2011.

Orlando RC: Pathogenesis of gastroesophageal disease. *Gastroenterol Clin North Am* 31: S35–S44, 2002.

Qadeer MA, Phillips CO, Lopez AR, et al: Proton pump inhibitor therapy for suspected GERD-related chronic laryngitis: a metaanalysis of randomized controlled trials. *Am J Gastroenterol* 101: 2646–2654, 2006.

Richter JE: Oesophageal motility disorders. *Lancet* 358: 823–828, 2001.

Spechler SJ, Sharma P, Souza RF, et al: American Gastroenterological Association medical position statement on the management of Barrett's esophagus. *Gastroenterology* 140 (3): 1084–1091, 2011.

Vaezi MF, Richter JE: Diagnosis and management of achalasia. *Am J Gastroenterol* 12: 3406–3413, 1999.

经鼻食管镜检查
Transnasal Esophagoscopy

第17章

Christopher M. Johnson   Gregory N. Postma   著

田家军   译

要点

1. 经鼻食管镜具有与传统的镇静内镜相当的诊断效果，但可以在诊室环境下进行，无需镇静。
2. 与传统的镇静内镜相比，在诊室环境下进行经鼻食管镜检查对患者来说更符合成本效益、更方便、更安全。
3. 通过经鼻食管镜的活检、球囊扩张、激光消融等手术可在诊室进行。
4. 经鼻食管镜适用于头颈部癌症、长期反流疾病、食管静脉曲张和吞咽困难患者的食管筛查。

自从 Adolf Kussmaul 于 1891[1] 年首次在临床上使用硬性食管镜以来，食管内镜已成为一种重要的诊断和治疗工具。在接下来的几十年里，内镜领域的巨头们，如 Chevalier Jackson，将精细的照明技术和仪器设备发展成我们目前所知道和使用的内镜雏形。在过去的 100 年里，这些刚性仪器的形式和功能几乎没有改变。1957 年，胃肠科医生 Hirschowitz 和他的同事[2] 发明了第一台纤维胃镜，彻底改变了内镜检查的世界。在此之前，食管病学是耳鼻咽喉科医生的领域。自那时以后，食管镜检查主要是由耳鼻咽喉科医生和胃肠科医生共同进行的，他们分别专门研究刚性食管镜和柔性技术。

1994 年，Shaker[3] 发表了第一篇关于使用窄口径柔性内镜进行无镇静经鼻食管胃十二指肠镜检查（EGD）的报道。该方法并没有被胃肠科医生普遍采用。然而，在 1997 年 Herrmann 和 Recio[4] 发表了一篇论文，在 1998 年 Aviv[5] 全国会议现场演示之后，这种诊室内非镇静下经鼻食管镜

（TNE）检查在耳鼻咽喉医生中越来越受欢迎。早期这种手术被倡导者称为经鼻食管镜（TNE）。该手术的倡导者报道称，与传统的镇静下经口柔性食管镜相比，该手术具有同等的诊断能力，但降低了成本，并且对患者来说更安全、更方便。如今，TNE 手术已经不再被认为是新技术，因为它已经在耳鼻咽喉科医生、一些胃肠科医生、胃肠外科医生甚至初级保健提供者中有着广泛的应用。

一、与传统内镜的比较

在传统内镜（CE）中，经鼻食管镜和柔性内镜的主要物理差异是尺寸。根据不同的模型，经鼻食管镜的直径在 3～5mm 之间，而 CE 中使用的柔性内镜直径在 10～12mm 之间。尽管口径较小，但经鼻食管镜仍能提供工作通道、通气和吸引。有些"超细"经鼻内镜直径只有 3mm；这些没有工作通道，如果需要，可以使用一个附加鞘来提供这一功能，这使直径增加了 1.3mm。

CE 中使用的内镜直径较大，通常提供较大的工作端口或多个工作端口，并可提供远端四向移动性，而不仅仅是双向移动性。较大的尺寸内镜可以避免经鼻插入，但通常意味着在手术过程中需要镇静。

在确定 TNE 的可行性和适用性时，一个明显的问题就是在内镜直径较小的情况下，TNE 的诊断精度是否优于 CE。Dean 和同事 [6] 报道了 TNE 和 CE 内镜检查结果之间的高度相关性（敏感性 89%；特异性 97%）。其他研究报道了类似的发现 [7, 8]。Shariff 和同事 [9] 于 2012 年，以及 Jobe 和同事 [10] 于 2006 年分别对 Barrett 食管 TNE 和 CE 的内镜表现和组织学诊断能力进行了交叉研究，发现这两种模式之间有很好的相关性。那些评估组织学诊断的研究表明，与 CE 相比，TNE 活检标本的大小明显变小，但仍有高度的一致性。具体而言，Walter 和同事 [11] 评价了 1035 例内镜活检标本，对其中 300 例内镜活检标本及 109 例经清醒小口径内镜检查的内镜活检标本进行了评价，发现小口径内镜活检与 CE 活检在组织学确诊率上没有显著差异（$P > 0.05$）。同样，Saeian 和同事 [12] 发现，在已知的 Barrett 化生患者中，CE 和 TNE 获得的活检标本的相关性为 97%。

在同等疗效的情况下，患者的耐受性就是需要关注的问题。大量的研究记录了患者清醒过程的耐受性，绝大多数的研究表明，与其他方法相比，患者更喜欢清醒的经鼻手术。与经口途径进行的无镇静小口径内镜检查相比，TNE 患者的呕吐和呕吐症状较轻 [7, 8, 13, 14]。直接与镇静 CE 相比时，59%～91% 的患者首选 TNE [9, 10, 15-17]。在最近的两项研究中，如果需要进行再内镜检查，并给予他们在 CE 和 TNE 之间选择，88% [16] 和 93% [8] 患者选择再次接受清醒下 TNE 的检查。

在诊室不使用镇静药进行 TNE 是更安全、更方便、更符合成本效益的。与服用镇静药 CE 有关的间接费用包括工作时间的损失和需要额外增加就诊次数并需要司机接送，而基于诊室的 TNE 通常可以在最初的诊所同时进行预约。此外，术后恢复时间非常短。患者通常在检查后

不久就能恢复正常活动。这些便利因素归因于在诊室 TNE 中不使用镇静药。为了证实这一点，Gorelick 和同事 [18] 通过比较镇静的 CE 和清醒的 TNE，评估了镇静相关的时间和资源利用情况，发现 TNE 能够减少重新安排手术时间，减少在手术室中花费的时间，减少恢复室时间，降低相关费用。避免服用镇静药不仅更方便、更经济，而且对接受内镜检查患者来说更安全。据报道，50% 以上与 CE 有关的不良事件是由静脉镇静引起的，如误吸、低通气、血管扩张和气道阻塞 [19]。

一些研究已经评估了经口和经鼻内镜的生理影响。一般来说，相对于经口内镜检查，TNE 检查的血压、心率和氧饱和度等生理参数的波动较小 [20-24]。此外，一项研究发现，65 岁以上经口内镜检查的高血压患者与行 TNE 比较，经口内镜检查的心率和血压波动更大 [20]。

二、适应证及临床应用

2007 年，美国支气管食管协会（ABEA）发表了一份关于 TNE 的立场声明，其中列出了手术的适应证 [25]。TNE 适应证分为三大类：食管、食管外和与手术有关的。TNE 的食管适应证包括吞咽困难、抗反流治疗仍持续存在的食管症状、Barrett 食管上皮化生筛查、放射学异常可视食管活检，以及长期（5 年以上）胃食管反流病。TNE 的食管外指征包括慢性咳嗽、头颈部癌的内镜检查和活检、中重度喉咽反流及咽部异感症。

在三级耳鼻喉科机构中接受 TNE 检查的符合上述标准的患者中，50% 的患者可出现阳性结果 [26]。最近发表了一份可行性研究，评估 TNE 作为人群初级保健筛查工具的价值。在一项随机抽样的普通医疗实践中，没有胃肠道疾病的患者中，38% 在内镜检查中有显著的发现，最常见的是糜烂性食管炎 [27]。这些事实强调了 TNE 在筛查方面所具有的潜力。TNE 在筛查或监测能力除了 2007 年 ABEA 声明中所包含的情况外，还包括对头颈部的例行检查和行食管病理检查 [28, 29, 30]，有腐蚀剂摄入史的患者的常规食管筛查，可疑食管异物的评估 [26] 及监测食管静脉曲

张[31, 32]。此外，TNE 已被提倡用于患有心肺疾病且存在镇静风险的肥胖患者的术前评估[33]。TNE 在头颈部癌症患者中的另一种应用是监测咽和喉游离皮瓣术后皮瓣存活情况[34]。

关于头颈部癌症患者的食管筛查，Farwell 和同事[30]发现，在这一人群中，常规的食管筛查很有可能有显著的发现，如食管炎（63%）和狭窄（23%），只有 13% 的筛查者有正常的食管检查。此外，Su 和同事[28]最近将 3000 多名头颈部癌症患者的记录分为两组，一组在初诊后进行常规食管筛检，另一组未进行常规筛查。115 例原发性食管癌经常规筛查确诊，而常规筛查发现的食管癌能够更早诊断。

TNE 也被广泛地用于基于诊室的检查。例如，TNE 在可疑头颈癌患者的初步评估和活检方面，可提供与传统内镜相同的诊断信息[35]。导丝可通过工作通道在诊室内进行食管和气道扩张技术[36]。TNE 还用于无镇静下放置经皮胃造瘘管[37, 38]。在诊室中激光纤维可通过工作通道切除喉气管病变，如乳头状瘤[39, 40]。也可在清醒患者中使用 TNE 进行气管食管穿刺（TEP）[41, 42]，以及用于喉切除术后的语音康复。Morrison 和同事[43]最近描述了一组患者，由于有并发症或者用硬性食管难以进入，他们不能在手术室进行气管 - 食管穿刺手术，最终在诊室采用不需要镇静的 TNE 成功完成手术。

三、患者准备

虽然以诊室为基础的 TNE 有许多优点，但并并非所有患者都适合进行诊室的 TNE 检查。TNE 大约需要 5min 才能完成；然而，焦虑是非常重要的影响因素。充分的麻醉对于减轻患者对手术的焦虑是很重要。此外，鼻孔通畅是至关重要的，因为患者必须有一个单侧鼻气道通畅，足以容纳检查所需的内镜。

在诊室环境中检查成功的关键是一个冷静的患者接受了足够的局部和（或）区域麻醉。在插入任何器械之前，先将羟甲唑啉和 2% 丁卡因或 4% 西罗卡因按 1 : 1 雾化混合物局部喷入鼻腔，用于减少充血和麻醉。如果需要额外的局部鼻腔

麻醉，可用棉签将混合物入鼻腔，5～10min 后取出。如果需要，还可以在口咽部使用局部麻醉喷剂，这应该足以用于 TNE 的诊断和任何食管介入治疗。尽管充分麻醉是必要的，但过量麻醉会使手术更加困难。如果下咽过度麻醉，分泌物会被误吸，在手术过程中会引起咳嗽。

在准备手术时，应要求患者至少在 3h 前不吃任何东西，以降低反流和误吸的风险；然而，最近的口服摄入并不是检查的绝对禁忌。

四、技术

最初，患者被要求坐直，腰部前倾，颈部伸展（图 17-1）。患者应通过鼻子呼吸并打开腭咽入口。然后润滑内镜引入鼻腔，并优先沿鼻底进入鼻咽部。一旦看到咽部和喉部，患者被要求将头向下倾斜以弯曲颈部。然后内镜保持在环后区域的上方。然后要求患者吞咽，以便将内镜引入食管。根据需要，可使用空气注入和吸入，小心而快速地推进仪器，使从食管下括约肌到胃的管腔始终处于可见状态。然后将空气吸入胃，并进行后屈，使内镜通过胃食管交界处和胃贲门；这是通过旋转整个内镜 180° 和最大偏转内镜顶端 210° 来实现的。使从食管下括约肌到胃的管腔始终处于可见状态。然后慢慢地将内镜收回，并对远端食管进行评估，并特别注意胃食管交界处。

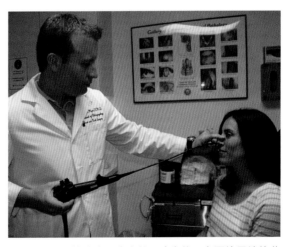

▲ 图 17-1　检查者和患者的正确定位。在不使用镇静药的诊室操作中，患者笔直地坐在靠椅上，检验员站在前面。视频监视器位于患者左肩上方（未显示），以便检查人员可以无障碍地观察

食管其他部位需要通过吹气吸气，吸引和冲洗进行检查。环后区特别难以完全检查，当内镜从食管中取出时，最好通过注入空气来观察。

五、共识

　　检查人员应注意食管的正常解剖标志。食管腔内存在三种外源性压迹和三种正常弯曲。三处压迹是主动脉、左主干支气管和膈肌。在头部向尾侧推进，首先遇到的是主动脉压迹，通常被描述为一个搏动的前外侧突出。主动脉压迹远端约2cm是左主干支气管压迹。膈肌压迹是环向的，位于食管的远端。食管的三种正常曲线包括左侧有两条平缓的曲线，在 T_5 和 T_7 水平回到中线，在膈肌水平处有一条前曲线。

　　如前所述，应特别注意显示食管远端。食管鳞状黏膜呈灰白色，鳞状 - 柱状上皮结合区（或称 Z 线）在食管黏膜与鲑鱼色柱状胃黏膜的交汇处。在食管远端胃皱褶的近端也可见末端线性血管网络，这个交点标志着胃食管交界处。鳞状柱状上皮结合区和胃食管结合处通常应重合（图17-2）。在胃皱襞的近端（胃食管交界处）上方延伸的浅橙色胃黏膜（鳞状柱状交界处），可能是 Barrett 食管炎的表现（图17-3）。如果在检查过程中发现黏膜病变，可能提示 Barrett 食管炎或其他异常，应使用活检钳通过工作通道进行多次活检。距膈肌压迹超过 2cm 的胃皱襞近端延伸为食管裂孔疝。后屈视图可以帮助识别食管滑动疝或食管裂口旁疝（图17-4）。

　　食管运动可以通过患者吞咽被粗略地评估，考虑到正常的食管转运时间小于13s。下食管括约肌的功能可以通过确定它是关闭的（正常的）还是在休息时开放，以及它是否随着食物团的通过而打开和迅速关闭来评价。食管扩张或吞咽物的滞留应提醒检查人员注意食管运动障碍、狭窄或食管环（图17-5）、异物、憩室、肿块或贲门失弛缓症的可能。

　　如果在内镜通过上食管括约肌时遇到困难，检查人员应考虑高张性上食管括约肌或咽下部憩室的可能性。如果内镜被认为是在憩室内，在继续手术前，应使用温和的进气量和内镜的旋转来

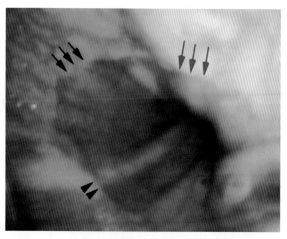

▲ 图17-2　内镜下观察鳞柱状上皮细胞和胃食管交界处。双箭头表示胃皱襞的终止。黑箭表示食管远端末端的线状血管。蓝箭表示鳞状食管黏膜（灰白色）和柱状胃黏膜（鲑鱼色）的交界处。在这张图片中，鳞柱状上皮细胞与胃食管交界重合

引自 Postma GN, Belafsky PC, Aviv JE. *Atlas of transnasal esophagoscopy*. Philadelphia: Lippincott Williams & Wilkins；2007:18.

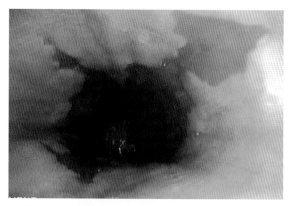

▲ 图17-3　可能是 Barrett 化生的证据。鲑鱼色胃黏膜延伸至食管远端。这个区域应该行活检以评估组织学上的变化是否符合 Barrett 化生的诊断依据

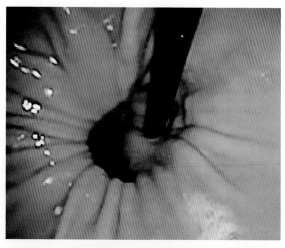

▲ 图17-4　反屈内镜观察的胃食管交界处的食管旁疝

重建食管腔的显影。如果食管镜的尖端进入憩室并施加巨大压力可能造成穿孔。

如果发生食管狭窄，可通过内镜的工作通道插入导丝，并放置在狭窄的远端，为食管扩张做准备（图17-6）。放置导丝后，将内镜从导丝上取下，重新插入导丝旁，确保扩张球囊的正确放置，并能在内镜下看到扩张。

如果计划进行喉气管手术，可能需要额外的局部麻醉药，例如喷洒喉部含漱液或通过喷射式喷雾器吸入雾化的利多卡因。

六、监测和术后护理

根据目前公布的数据，已有清醒的诊室手术相关的血流动力学变化的报道[20, 44, 45]，但目前尚不清楚这些变化在临床的重要性。研究表明，与经口食管镜相比，TNE的血流动力学改变较小；然而，即使是经鼻入路，这些变化也是明显的[20-24]。合理的方法是监测老年患者和有并发性疾病患者的生命体征，并考虑轻度口服镇静，以限制可能是焦虑的导致的任何血流动力学变化。

对于清醒的患者，基于诊室检查的一个主要优点是不需要长期监测。事实上，患者通常可以在手术结束后就离开手术室。应指示患者在手术后60～90min内不吃任何东西，以预防误吸的可能性。TNE的术后不适反应是最小的。

七、并发症

据报道，未经麻醉的经鼻内镜检查在83%～99%的病例中取得成功，失败的主要原因是无法成功地通过一个紧密的鼻穹窿成功插入内镜[14-16, 26, 27, 32]。在文献报道的上千例TNE手术中，仅有一例食管穿孔[46]。幸运的是，即使是轻微的并发症也很少见。鼻出血率在0.85%～2%之间[15, 16]，血管迷走神经性事件发生率为0.01%[26]和0.3%[15]，轻度鼻部不适的发生率为1.6%[15]。

八、结论

经鼻食管镜是一种公认的诊断工具，与传统的镇静内镜相比有明显的优势。它已被许多耳鼻咽喉科医生视为一种不可或缺的工具，可以进行

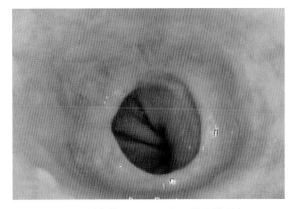

▲ 图 17-5　B 型食管（Schatzki）环的内镜观察

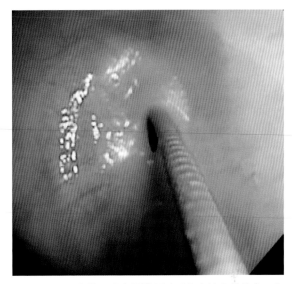

▲ 图 17-6　内镜下观察导管通过近完全性食管狭窄，为球囊扩张做准备

门诊手术，并可对消化道病变进行诊断。

推 荐 阅 读

Alami RS, Schuster R, Friedland S, et al: Transnasal small-caliber esophagogastroduodenoscopy for preoperative evaluation of the high-risk morbidly obese patient. *Surg Endosc* 21 (5): 758–760, 2007.

Aviv JE: Transnasal esophagoscopy: state of the art. *Otolaryngol Head Neck Surg* 135 (4): 616–619, 2006.

Cho S, Arya N, Swan K, et al: Unsedated transnasal endoscopy: a Canadian experience in daily practice. *Can J Gastroenterol* 22 (3): 243–246, 2008.

Choe WH, Kim JH, Ko SY, et al: Comparison of transnasal small-caliber vs. peroral conventional esophagogastroduodenoscopy for evaluating varices in unsedated cirrhotic patients. *Endoscopy*

43 (8): 649–656, 2011.

Dean R, Dua K, Massey B, et al: A comparative study of unsedated transnasal esophagogastroduodenoscopy and conventional EGD. *Gastrointest Endosc* 44 (4): 422–424, 1996.

Dumortier J, Napoleon B, Hedelius F, et al: Unsedated transnasal EGD in daily practice: results with 1100 consecutive patients. *Gastrointest Endosc* 57 (2): 198–204, 2003.

Gorelick AB, Inadomi JM, Barnett JL: Unsedated small–caliber esophagogastroduodenoscopy (EGD): less expensive and less timeconsuming than conventional EGD. *J Clin Gastroenterol* 33 (3): 210–214, 2001.

Jobe BA, Hunter JG, Chang EY, et al: Office–based unsedated smallcaliber endoscopy is equivalent to conventional sedated endoscopy in screening and surveillance for Barrett's esophagus: a randomized and blinded comparison. *Am J Gastroenterol* 101 (12): 2693–2703, 2006.

Morrison MP, O'Rourke A, Dion GR, et al: Hemodynamic changes during otolaryngological office–based flexible endoscopic procedures. *Ann Otol Rhinol Laryngol* 121 (11): 714–718, 2012.

Peery AF, Hoppo T, Garman KS, et al: Feasibility, safety, acceptability, and yield of office–based, screening transnasal esophagoscopy (with video). *Gastrointest Endosc* 75 (5): 945–953, e2, 2012.

Postma GN, Bach KK, Belafsky PC, et al: The role of transnasal esophagoscopy in head and neck oncology. *Laryngoscope* 112 (12): 2242–2243, 2002.

Postma GN, Cohen JT, Belafsky PC, et al: Transnasal esophagoscopy: revisited (over 700 consecutive cases). *Laryngoscope* 115 (2): 321–323, 2005.

Rees CJ: In–office unsedated transnasal balloon dilation of the esophagus and trachea. *Curr Opin Otolaryngol Head Neck Surg* 15 (6): 401–404, 2007.

Shariff MK, Bird–Lieberman EL, O'Donovan M, et al: Randomized crossover study comparing efficacy of transnasal endoscopy with that of standard endoscopy to detect Barrett's esophagus. *Gastrointest Endosc* 75 (5): 954–961, 2012.

Sidell D, Ghadiali M, Chhetri DK: Unsedated office–based tracheoesophageal puncture using a novel guidewire technique. *Otolaryngol Head Neck Surg* 142 (2): 284–285, 2010.

Su YY, Chen WC, Chuang HC, et al: Effect of routine esophageal screening in patients with head and neck cancer. *JAMA Otolaryngol Head Neck Surg* 139 (4): 350–354, 2013.

Walter T, Chesnay AL, Dumortier J, et al: Biopsy specimens obtained with small–caliber endoscopes have comparable diagnostic performances than those obtained with conventional endoscopes: a prospective study on 1335 specimens. *J Clin Gastroenterol* 44 (1): 12–17, 2010.

Waring JP, Baron TH, Hirota WK, et al: Guidelines for conscious sedation and monitoring during gastrointestinal endoscopy . *Gastrointest Endosc* 58 (3): 317–322, 2003 .

Zenker 憩室
Zenker Diverticulum

Richard L. Scher   Liana Puscas   著

田家军   译

第18章

要点	1. Zenker 憩室是下咽憩室最常见的类型。 2. 最常见的症状是固体食物吞咽困难和食物反流。 3. 有效的治疗是手术治疗，应选择性地提供手术治疗，以缓解症状，预防吸入和营养不良的并发症。 4. 对于大多数新发或复发性憩室患者，内镜下憩室造口术应作为首选治疗方法。 5. 对于不适合内镜治疗的患者，可以安全有效地进行憩室切除联合环咽肌切开术。

Zenker 憩室（ZD）的分类依据解剖位置可分为咽食管、食管中段、横膈上，也可按照发病机制分为牵拉性或推进性牵引力憩室是食管外的牵引力的结果，继发于炎症或肿瘤过程，如可在脊柱前路手术放置固定器具后出现。相反，推进性憩室是食管黏膜和黏膜下层通过食管肌肉组织薄弱区域疝出的结果。在食管憩室的各种类型中，Zenker 憩室是最常见有症状性的食管憩室之一，每年发病率为 2/10 万，男性发病概率为女性的 2～3 倍[1~6]。对于转诊检查上消化道（GI）的患者，发病率可达 1/1000[4,6,7]。Zenker 憩室多数为成人获得性病变，最常见于 70—80 岁。

Zenker 憩室的经典定义是在 1907 年由 Killian[8] 首次描述，其位于咽下缩肌和环咽肌之间，被称为 Killian 裂开或 Killian 三角的薄弱区域。然而，还有其他可能形成憩室的弱点区域，包括 Killian-Jamieson 区域，在环咽肌的斜纤维和横向纤维之间，以及在环咽肌和食管上壁最上圆形肌之间形成的 Laimer 三角（图 18-1）[9]。更罕见的是咽囊肿可能出现在咽后外侧或咽下咽外侧区域（图 18-2）[10]。本文还报道了 10 例双侧咽囊的病例[11]。

理论上，憩室向阻力较小的一侧突出。因此，我们推测 ZD 更容易在左侧突出，因为颈动脉更偏向于颈部的这一侧，使其与相邻的椎前筋膜粘连较少，并且颈部食管在此向左略微凸出[9,12]。根据一个原因，虽然有 2/3 的 Zenker 憩室位于中线，但近 25% 的憩室向左突出，只有 10% 的憩室向右突出[13,14]。

一、临床表现

单凭患者病史就可能引起对 ZD 的怀疑。超过 90% 的患者可能出现进行性吞咽困难[15]。饭后数小时食物反流、无诱因的误吸和吞咽时有异响都高度怀疑 ZD。其他症状包括打嗝、下咽黏液积聚、口臭、窒息、咳嗽、声音嘶哑、咽异物感、体重减轻和反复呼吸道感染。患者在确诊前症状可能持续数周至数年，通常 ZD 越大症状越严重。体格检查结果可发现下咽部黏液积聚，最初随着吞咽而清除，然后复发、消瘦或脱水，只

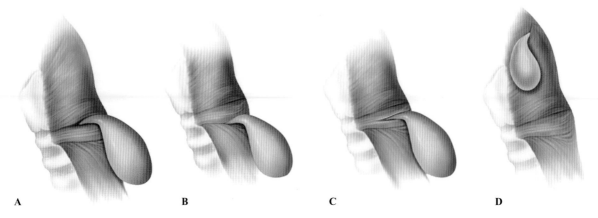

▲ 图 18-1 Zenker 憩室的类型

A. Killian 三角：环咽肌和下收缩肌之间的区域；B. Laimer 三角：环咽肌和最上食管环肌之间的区域；C. Killian-Jamieson 三角：环咽肌斜纤维和横纤维之间的区域；D. 咽侧囊肿：环咽上方和外侧的可变位置

有极少数情况下会出现 Boyce 征——颈部肿胀，触诊时会发出略咯声[16]。然而，患者在体格检查时更常见的情况是没有任何的检查结果。

诊断通过吞钡造影确诊，吞钡造影也可明确囊的大小和位置（图 18-3）。纤维内镜检查也有助于排除吞咽困难的其他潜在病因（表 18-1）。有时，在胃肠道评估过程中，ZD 可能在行食管胃十二指肠镜检查或硬性食管镜检查中偶然发现。Zenker 憩室的大小可能从 1cm 以下到 14cm 或更大。

多年来，医生们一直试图根据造影结果对 ZD 进行分类（表 18-2）。1930 年，Lahey[17] 根据放射学表现描述了三种类型。Morton 和 Bartley[18] 及后来的作者，也根据憩室大小描述了三个类型[19]。van Overbeek 和 Groote[5] 使用颈椎作为比较标准，而不是绝对大小的测量。Brombart 和 Monges[20] 将分类扩展到四个类型，并合并了大小、外观和吞咽阶段。其他人也创建了越来越复杂的分类，其中包含了 Brombart 和 Monges、van Overbeek 和 Groote 系统中的元素[21]。虽然这些在 ZD 的分类上很有用，但它们的临床效用有限。

二、病理生理学

尽管人们普遍认为 ZD 是获得性消化道憩室，但对其形成机制仍存在相当大的争议。英国 Bristol 的 Ludlow[22] 在 1769 年首次对下咽部的内压性憩室进行了解剖学描述。他认为，这种情

表 18-1 吞咽困难的鉴别诊断

疾 病	鉴别诊断
先天或后天	• 食管狭窄、狭窄、腹板 • 颈部肿块的外部压迫 • 癌 • 外伤或医源性（手术前） • 炎性或感染性肿块 • 肿瘤 • Plummer-Vinson 综合征 • Zenker 憩室
运动性疾病	• 失弛缓性 • 食管痉挛
肌肉不协调	• 重症肌无力 • 肌肉萎缩症 • 甲状腺毒症 • 癌症
中枢神经性	• 脑卒中 • 延髓性麻痹 • 创伤
周围神经病	• 创伤 • 神经炎 • 胶原疾病
特发性	• 特发性

况是由于他的研究对象在吞咽樱桃核后的创伤导致的。随后病理学家提出了创伤性破裂或烧伤、先天性食管上狭窄、甲状腺肿或异物是 ZD 形成的诱因的假设[9]。直到 1877 年，这些假设才被推翻。德国病理学家 Zenker 描述了基本的病理

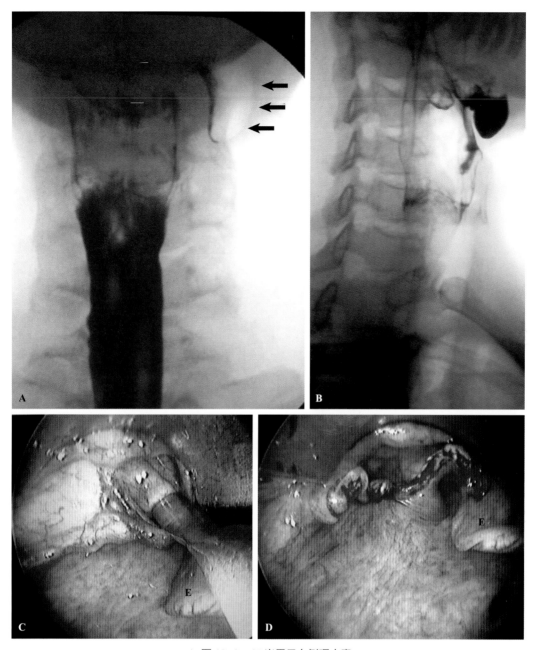

▲ 图 18-2 45 岁男子左侧咽小囊

A. 钡餐检查前视图示在左颈前部和甲状软骨上方可看到淡淡的憩室轮廓，钡剂显示了憩室内侧壁；B. 钡餐检查侧视图；C. 直接喉镜显示囊袋，咽喉镜探针于囊袋内；D. 内镜下的直接喉镜图；E. 咽喉镜

生理学，并以他的名字命名憩室[23]。最初的描述是德语，后来于 1878 年在纽约被翻译成英语，以便更广泛地传播 Zenker 的发现[9]。然而，在 Zenker 之前，Bell[24] 是最著名的描述面神经麻痹的人，他在 1816 年提出，下颌肌与闭合的环咽肌的不协调导致了这种类型的内在弱点区域。这种病因后来得到了其他研究人员的支持[25-34]。类似地，先天性理论描述了一个异常微弱或大

Killian 三角，从出生开始，随着时间的推移，咽部正常收缩[35]。从那时起，关于 ZD 形成机制的这一主题的变化一直存在争议。

Patterson[36] 于 1919 年首次提出环咽贲门失弛缓症作为 ZD 的病因。其他人指出 ZD 患者的反流和食管裂孔疝发生率较高，流行病学观察发现 ZD 主要发生在反流发生率高的人群中，这表明两者之间可能存在某种关系[7, 37]。20 世纪 70

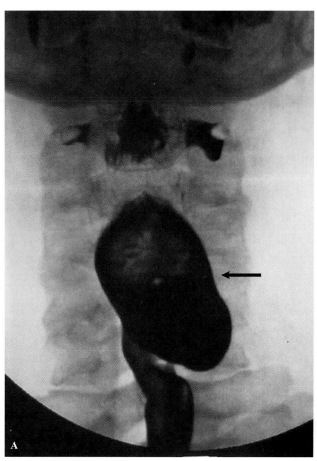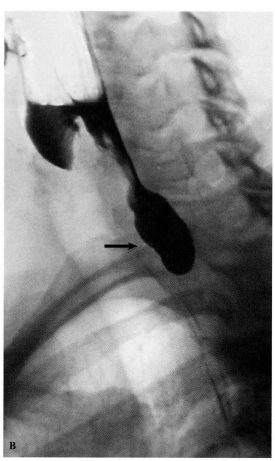

▲ 图 18-3 Zenker 憩室（箭）63 岁患者接受食管钡餐

A. 前视图；B. 侧面图

表 18-2 Zenker 憩室分类方案

	1 型	2 型	3 型	4 型
Lahey（1930）[17]	小的黏膜突出，球形	梨形	手指形状	
Brombart 和 Monges（1964）[20]	刺状憩室（纵轴 2~3mm）仅在食管上括约肌收缩期可见	杆状憩室（纵轴 7~8mm）仅在上部收缩期可见食管括约肌	袋状憩室（尾向轴 >1cm 长），无食管受压	食管受压，食管在腹侧移位
Morton 和 Bartley（1993）[18]	＜2cm	2~4cm	＞4cm	
van Overbeek 和 Groote（1994）[5]	1 个椎体	1~3 个椎体	超过 3 个椎体	

年代早期的一些作者认为，继发于反流的环咽痉挛可能导致 ZD，尽管其他人反驳了直接的因果关系 [7, 37-39]。在组织学研究的基础上，1988 年 Lerut [40] 提出了环咽肌本身的结构异常。1992 年 Cook 和同事 [41] 提出，由于纤维脂肪组织替代，导致环咽肌部分无法完全打开。6 年后，Walters 及其同事 [42] 提出 ZD 可能是中枢性或外周性神经系统疾病的表现。无论理论如何，环咽肌是 ZD 形成的常见原因，是否在手术治疗期间解决环咽肌问题多年来一直备受争论 [43]。

三、治疗

一般通过手术治疗 ZD 及其他形式的下咽憩室。ZD 的存在是影响老年患者整体健康的另一个风险因素，可能伴有肺、心脏和其他疾病。对于有症状的 ZD，患者可能持续误吸导致肺功能恶化。此外，由于吞咽困难和误吸的严重症状，患有 ZD 的患者可能因为害怕或无法进食或饮水而发生恶病质和脱水。这些患者需要根治性手术的治疗，以防止继续肺代偿和营养不良。一般而言，在发生并发症之前，应使用全身麻醉和选择性手术所有解决 Zenker 憩室。然而，一旦出现问题，手术可能变得紧急，并且患者在接受手术前不太可能得到最优治疗。如果患者无症状，或者患者极少或没有问题，则无须手术，但患者需要长期监测。

（一）外科技术

1. 历史

治疗 ZD 的各种开放的外部手术方法已被使用，包括和不包括环咽肌切开术。第一次不幸且致命的治疗是在 1877 年由 Nicoladoni[44] 在维也纳进行的，他建立了一个瘘管以排出囊，这是 Bell[24] 于 1816 年首次提出的一种手术。Zenker 和 von Ziemssen[23] 在 1877 年推荐了食管入口的扩张术[9]。Niehans[45] 在 1884 年未能成功进行 ZD 切除。这一术式首先由 Kluge 于 1850 年提出，导致患者死于甲状腺上动脉出血[9, 46]。2 年后，Wheeler 成功切除了憩室。1892 年，Kocher[48] 进行了一次憩室切除术。1896 年，Girard[49] 倒置了憩室，这是 Keyrat 于 1866[9] 年首次描述的一种方法。1912 年，Schmid[50] 描述了 Hill[51] 于 1917 年进行的憩室固定术方法。不幸的是，这些手术往往需要多个阶段，这与高死亡率有关，特别是在发现抗生素有助于降低发病率和死亡率之前。随着技术的进步和抗生素的应用，一期手术治疗成为标准术式。

尽管有许多关于 ZD 形成的不同理论，但绝大多数都指向环咽肌作为病因。因此，进行环咽肌切开术确实在 ZD 的外科手术管理中具有合理的作用。虽然 Richardson[52] 在 1899 年进行了第一次环咽肌切开术并取得了良好的效果，但直到 1936 年，Aubin[53] 才提出将环咽肌切开术作为憩室切除术的有效辅助手段。从 20 世纪 50 年代开始，肌切开术成为 ZD 手术治疗的组成部分，并且在某些情况下，它是唯一的治疗方法[1, 54]。现在普遍认为，没有环咽肌切开术的 ZD 手术治疗具有高复发率[27, 43, 45, 55-58]。

2. 步骤

一般来说，所有开放手术均使用左侧颈部切口对 ZD 进行切除，除非术前钡餐示食管确定 ZD 在右侧。在切开之前，进行食管镜检查以识别憩室并用纱布包裹以帮助在外科手术期间进行识别。在直视下将食管扩张器插入食管中以辅助环咽肌切开术并且尽可能地缩小食管壁切除的范围，切除食管壁可能导致食管狭窄。沿着舌骨和锁骨之间的颈部皮纹进行横切口是首选方法，提供了良好的暴露手段，改善了术后美容效果（图 18-4）。或者，可以沿着胸锁乳突肌（SCM）的前边缘从舌骨水平到锁骨进行切口。然后掀起颈阔肌下皮瓣，然后横向拉开胸锁乳突肌。沿着前缘分离筋膜。带状肌可以向前内侧牵拉，为了更好地暴露，舌骨肌可以在下方切开，但这通常不是必需的。当进行钝性解剖以暴露咽部、喉部和食管的后部时，在将甲状腺血管结扎并分开之前应先找出并保护喉返神经。一旦识别出憩室并将其从周围组织游离到与食管的基部附近，就进行环咽肌切开术。然后可以通过缝合或吻合技术切除、倒置或悬挂憩室（图 18-5 和图 18-6）[59-61]。这些技术中的每一种都有其拥护者[2, 18, 55, 59, 62-69]。对于小憩室（1～2cm），单独进行环咽肌切除术可能就足够了[16, 70, 71]。术后第 1 天或第 2 天通常会恢复口服液体喂养，或者根据外科医生的喜好，患者术后先通过鼻饲管进食，之后可以恢复口服饮食。

虽然以前可能有显著的并发症发生率，但通过开放手术治疗 ZD 可在多数患者中实施，尽管部分患者年龄较大且合并其他疾病。报道发现鉴于手术技术和围术期护理的改进，症状缓解率在 80%～90% 之间[36, 55, 68, 71-74]。Chang 及其同

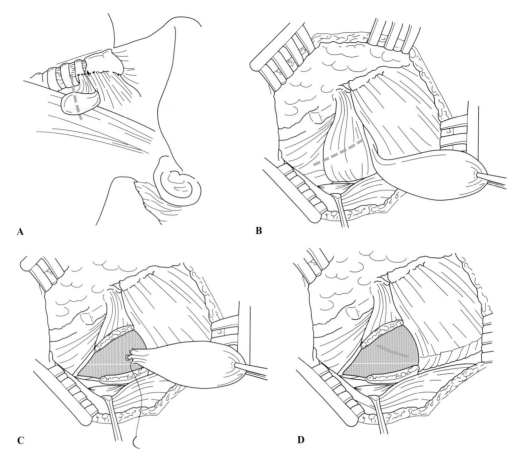

▲ 图 18-4 外憩室切除术的步骤

A. 给出了切口线的图解。或者，切口可以沿着胸锁乳突肌（SCM）的前缘；B. 软组织被切开。气管、带状肌和甲状腺向内侧牵拉，SCM 肌肉向外侧牵拉。肩胛舌骨肌也可以向外侧牵拉，或者，也可以将其分割以暴露在外。一旦鉴别出憩室和环咽肌，就进行环咽肌切开术。憩室本身可以切除，缺损可以用荷包缝合（C）或吻合器（D）闭合

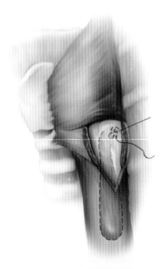

▲ 图 18-5 反演技术。环咽肌切开术后，憩室被游离，一个可吸收的荷包缝合线通过黏膜外绕憩室的颈部。然后将小袋倒置，并拉紧荷包缝合线。然后，肌肉纤维可以就近覆盖在缺损上。在这种方法中，如果黏膜没有被侵犯，则不需要饲管

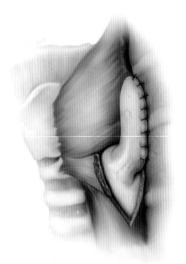

▲ 图 18-6 分叉固定术。环咽肌切开术切除憩室后，用不可吸收缝线将囊钉在椎前筋膜上

事回顾性分析了 1990—2002 年间所有的英文文献[15] 发现外科手术的总死亡率为 1.6%，并发症发生率为 11.8%。外科手术可能出现的严重并发症包括瘘管形成、喉返神经麻痹、纵隔气肿、纵隔炎和食管狭窄。

（二）内镜技术

1. 历史

为了改善预后，1917 年 Mosher[76] 首先用刀切开共同壁来描述内镜下食管瘘管造口术，但他在第 7 例患者死于纵隔炎后放弃了该手术。20 年后，Sieffert[77] 重新引入了内镜技术，但 Dohlman 和 Mattson[78] 在 1960 年推广了这一手术，当时他们在约 100 名患者中展示了 ZD 的内镜治疗，没有死亡或严重并发症，据报道 93% 的患者症状可缓解，只有 7% 的患者出现复发。

尽管取得了这些成功，但 ZD 的内镜治疗并不像外科手术那样容易被接受，因为担心可能出现气胸、出血或纵隔炎。内镜技术的各种改进已经减轻这些问题并降低了严重并发症的风险。1984 年，van Overbeek 和同事[79] 介绍了手术显微镜和二氧化碳（CO_2）激光的使用，Kuhn 和 Bent[80] 在 1992 年率先使用了钾 - 钛氧基磷酸盐（KTP）532 nm 激光。巴西的胃肠病学家 Ishioka 及其同事[81] 和荷兰的 Mulder 及其同事[82] 同时在 1995 年将电烙术引入了柔性内镜手术。在两年前，英国的 Martin-Hirsch 和 Newbegin[83] 及比利时的 Collard 和同事[84] 同时介绍了内镜缝合技术，用于进行 Zenker 憩室切除。后来这项技术得到了改进，并由 Scher 和 Richtsmeier 引进到美国[85, 86]。

2. 内镜下憩室造口术

内镜技术通过改进的喉镜对 ZD 进行可视化，其中使用电烙术、CO_2 激光、超声刀来分割憩室和食管之间的共同壁（图 18-7 至图 18-10）。根据作者的经验，内镜下憩室造口术（ESD）已被证明是 ZD 患者的首选治疗方法[85-87]。简言之，与其他内镜技术一样，ESD 手术一般需要气管内插管麻醉。放置牙科护罩以保护上颌牙齿后，将 Weerda 双壳喉镜（Karl Storz Endoscopy-

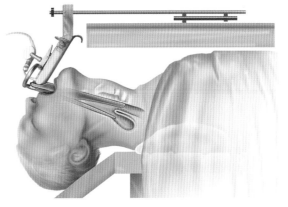

▲ 图 18-7　内镜技术患者的一般体位

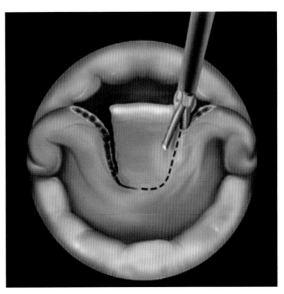

▲ 图 18-8　内镜电烙术或超声波剪刀技术

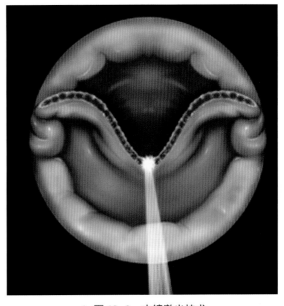

▲ 图 18-9　内镜激光技术

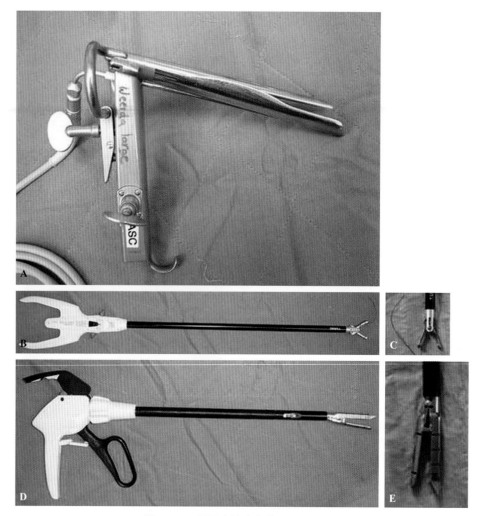

▲ 图 18-10　用于内镜憩室造口术的主要器械

A. Weerda 喉镜；B. Endo Stitch 缝合装置（Covidien Autosuture）；C. Endo Stitch 针尖；D.Endo GIA 30mm 吻合器；E. 吻合器

America，Culver City，CA）引入口腔并用于暴露食管和憩室腔之间的共同壁（图 18-11）。使用连接到摄像机的硬质的 0° 或 30° 镜可视化操作区域并进行放大（图 18-11）。仔细检查憩室囊壁，如果发现任何病变，则获取活检标本用于冷冻切片诊断。如果发现恶性肿瘤终止手术，进行外部憩室切除术。

在分割共同壁之前，使用 Endo Stitch 自动缝合装置（Covidien Autosuture，Mansfield，MA）将收缩缝线穿过共同壁的侧边缘。这些缝合线帮助吻合器定位，以允许有效插入吻合器刀片，或者在将吻合器刀片重新插入以用于在第二次或第三次切割时进行反作用。然后将憩室共同壁用一次性 MultiFire Endo GIA 30 吻合器（Covidien

Autosuture）分开。将包含吻合器盒的吻合器刀片放入食管腔中，并将相对的刀片放入憩室中。吻合器刀片围绕共同壁封闭，并且用显微镜确认它们的位置。激活吻合器同时切割和缝合分开的黏膜边缘；大型憩室可能需要多次处理。通过共同壁，进行内部环咽肌切开术，在不移除憩室的情况下产生单个管腔。在完成食管瘘管造口术后移除缝合线。然后使用显微镜仔细检查食管，是否有任何穿孔迹象或松散的钉子等外来碎屑，这些碎屑应迅速清除。

术后观察 3～4h，以评估并发症，如发热、胸痛或背痛、皮下气肿、咯血、心动过速、呼吸急促或呼吸窘迫，然后患者在手术当天出院回家。患者当晚仅进行液体饮食，第 2d 可以进行

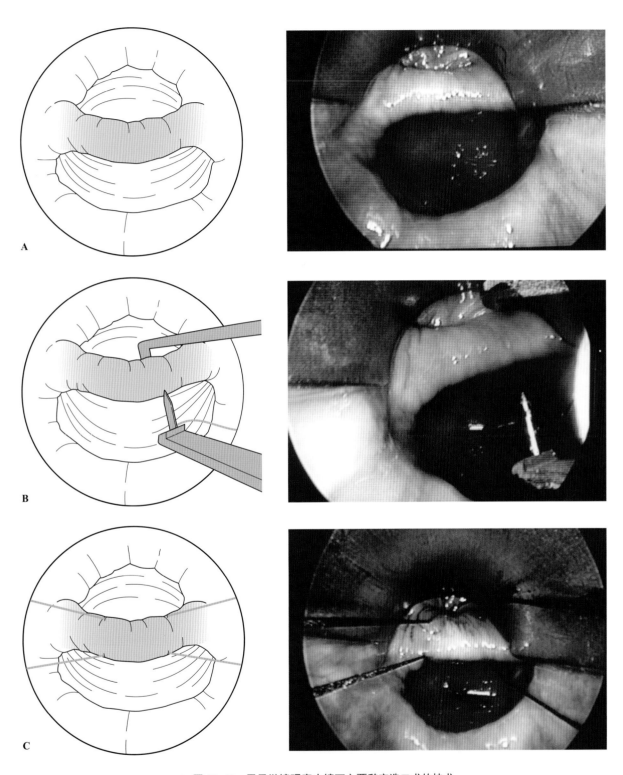

▲ 图 18-11 用显微镜观察内镜下主要憩室造口术的技术

A. 用 Weerda 喉镜可视化的共同壁；B 和 C. 使用 Endo Stitch 缝合装置（Covidien Autosuture），将收缩缝合线放置在共同壁的侧面

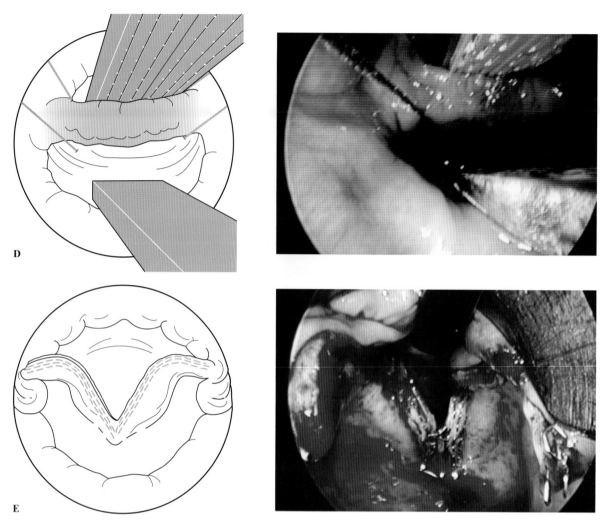

▲ 图 18-11（续） 用显微镜观察内镜下主要憩室造口术的技术

D. 共同壁位于刀片与缝合器之间；E. 启动缝合器后，共同壁被分割。回收缝合线被切开并取出

正常饮食。对于术前使用抗反流药物的患者，术后可以继续使用[8, 88, 89]。虽然许多观察者在围术期使用抗生素，但在手术前、手术中或手术后常规使用抗生素是不必要的。在术后，除了评估可能的复发外，没有发现钡食管造影的作用。在无症状患者中，这种放射学研究通常显示残留的憩室不保留钡，因此与结果没有临床关系或相关性[88-91]。

手术本身需要大约 0.5h 完成[15]。患者在 24h 内恢复口服饮食[15]。与外科手术相比，内镜技术可以缩短住院时间（如果有的话）；更短的麻醉时间和更快的恢复期，这对于老年人或体弱者极为重要[85]；此外，对于憩室主要在外部或内镜入路后复发的患者，可以在不增加技术难度或发病

率的情况下进行 ESD[15, 19, 86, 92–94]。一项医院收费分析报告了 ESD 程序可能比外科手术更具成本效益，这是当今医疗保健经济学中的一个重要考虑因素[95]。

尽管情况很少，但吻合技术确实有其局限性。由于患者的解剖结构，例如脊柱后凸、大的颈部骨赘或小的口咽开口，使得憩室的暴露可能很困难或不可能。对于 ZD 较小（＜2cm）的患者，可以进行不完全的环咽肌切开术，尽管放置缝线可以改善共同壁的暴露和可分割性。即使使用这些缝合线，但由于瘢痕形成，早期外部入路的复发性小的 ZD 患者手术难度大[86]。Collard 及其同事[84]建议通过锯掉 Endo GIA 30 吻合器砧的远端部分，才能完成手术。然

而，我们发现不需要进行这种修改[85, 94]。

最后，虽然可以彻底检查憩室，并且可以获得活检标本，但是不能获得用于病理评估的完整标本。缺乏完整的标本不能在囊内发现癌。幸运的是，憩室中的癌非常罕见，发生率不到0.25%~0.50%[13]。术前钡餐试验可能表明，当它显示憩室内光滑轮廓的缺失和填充缺陷时，会出现恶性肿瘤，然而大多数情况下都是由于保留食物颗粒造成的。在憩室内有癌的情况下，ESD是禁止的，建议采用外科手术切除憩室[96]。

目前的经验表明ESD优于手术和其他内镜方法[15, 19]，因为共同壁边缘被分开的同时被"缝合"，所以它降低了食管穿孔和纵隔炎的风险。此外，避免了使用激光和电灼术产生的热能对喉返神经的潜在损害，并且不需要激光源等昂贵的设备。一般而言，ESD手术速度更快，患者恢复速度比使用手术和其他内镜技术更快[15, 62, 95, 97]。此外，ESD不仅可用于ZD（图18-3），还可用于其他形式的下咽部和咽部憩室，总体而言，与手术（11.8% 并发症发生率和1.6% 死亡率）和其他内镜方法（7.4%~8.1% 的并发症发生率和0.2% 的死亡率）[15] 相比，ESD报道的并发症发生率为2.6%，死亡率为0.3%。除了直接喉镜所固有的风险，如牙齿损伤和外科治疗方法外，内镜治疗可能出现的风险与之前提到的相似。

3. 复发

无论使用何种技术，无论是手术还是内镜，短期内超过90%的患者都会出现症状缓解。然而，已经发现手术后复发率随着手术方法的不同而变化。随着随访时间的变化，已报道手术的复发率为0%~19%[15]。对于内镜方法，已报道0%~22%的复发率，并且随访时间也不同[15]。一项针对159例ESD病例的大型队列研究，平均随访时间为32.2个月，报道复发率为11.8%[15]。有趣的是，最后一项研究显示复发的双峰分布，即在ESD后平均33.9个月出现部分复发。在ESD后平均8.5个月，病变完全复发。有几个原因可以解释这种分布。在完全复发之前相对较短的间隔可能是由于环咽肌的不完全分裂以及共同壁憩室造口术瘢痕形成的狭窄。理论

上，回流可能刺激共同壁在术中割开的边缘并在愈合过程中促进瘢痕组织形成，这导致共同壁的早期再狭窄和在较早时间点的复发。早期ESD憩室造口术部位的部分或完整瘢痕带的发现，进一步促进了伤口愈合中的这些炎症因子。此外，胃食管反流被认为会导致环咽痉挛，这可能导致ZD的发展[30, 64]。

然而，症状很少复发的患者可能会有ZD的再次形成，因为其缓慢的过程类似于导致其最初形成的病理生理学，这一过程需要数年时间。在这些患者中，环咽肌可能不完全分裂，这导致ZD在数月至数年内部分重建并导致部分但不完全的症状复发。

为了减少复发和并发症的机会术中措施包括使用缩回缝合线来帮助定位共同壁，并允许吻合器最大限度地切割，并且立即移除任何松散的缝合钉或保留的缝合线。防止黏膜边缘刺激和随后的再狭窄[19]。ESD不会像CO_2激光和电灼术一样引起组织的热损伤和炎症，这可能有助于限制瘢痕组织形成。最后，必须对可能影响吞咽的ZD以外的医学因素进行控制，以提供最大的症状缓解机会[85]。

通过手术或任何内镜憩室造口术进行一期切除术后经历ZD复发的绝大多数患者可以进行ESD，并且不会增加技术难度或发病率[15, 19, 86, 91-93]。对于那些曾经进行过外部憩室切除术复发（1~2cm 或更小）的患者，ESD可能不是最佳选择[86]，因为早期治疗造成的瘢痕和小的憩室尺寸使得手术在技术上难度很高，并且伴有粘连和解剖变形的并发症的发生率要高得多[1, 71]。确实，Payne[71] 报道二次外科手术的并发症发生率（51% vs. 2%）和死亡率（3% vs. 0.9%）高于同期进行的首次手术。

四、总结

Zenker 憩室是一种常见的获得性内压性憩室，最常见于老年人群中。患者出现症状并经历吞咽困难、反流和误吸，需要进行手术矫正。病因尚不清楚，但以环咽肌异常为主。从历史上看，环咽肌切开术可以治疗该疾病。然而，随着

技术的进步，内镜方法，特别是内镜下憩室造口术，已经成为无论是初次发作还是复发 ZD 的首选治疗方法，因为其并发症发生率和死亡率较低及康复期较短。对于那些无法进行 ESD 或疑似患有憩室癌的患者，知道如何实施各种外科方法来解决 ZD 对耳鼻咽喉头颈外科医生很重要。

推 荐 阅 读

Chang C, Payyapilli R, Scher RL: Endoscopic staple diverticulostomy for Zenker's diverticulum: review of literature and experience in 1159 consecutive patients. *Laryngoscope* 113: 957–965, 2003.

Collard JM, Otte JB, Kestens PJ: Endoscopic stapling technique of esophagodiverticulostomy for Zenker's diverticulum. *Ann Thorac Surg* 56: 573–576, 1993.

Cook RD, Huang PC, Richstmeier WJ, et al: Endoscopic staple-assisted esophagodiverticulostomy: an excellent treatment of choice for Zenker's diverticulum. *Laryngoscope* 110: 2020–2025, 2000.

Dohlman G, Mattson O: The endoscopic operation for hypopharyngeal diverticula. *Arch Otolaryngol Head Surg* 71: 744–752, 1960.

Feeley MA, Righi PD, Weisberger EC, et al: Zenker's diverticulum: analysis of surgical complications from diverticulectomy and cricopharyngeal myotomy. *Laryngoscope* 109: 858–861, 1999.

Hadley JM, Ridley N, Djazaeri B, et al: The radiological appearances after the endoscopic cricopharyngeal myotomy: Dohlman's procedure. *Clin Radiol* 52: 613–615, 1997.

Jaramillo MJ, McLay KA, McAteer D: Long-term clinic-radiological assessment of endoscopic stapling of pharyngeal pouch: a series of cases. *J Laryngol Otol* 115: 462–466, 2001.

Laccourreye O, Menard M, Cauchois R, et al: Esophageal diverticulum: diverticulopexy versus diverticulectomy. *Laryngoscope* 104: 889–892, 1994.

Mosher HP: Webs and pouches of the esophagus: their diagnosis and treatment. *Surg Gynecol Obstet* 24: 175–187, 1917.

Nix PA: Delayed oesophageal perforation following endoscopic stapling of a pharyngeal pouch. *J Laryngol Otol* 115: 668, 2001.

Ong CC, Elton PG, Mitchell D: Pharyngeal pouch endoscopic stapling: are post-operative barium swallow radiographs of any value? *J Laryngol Otol* 113: 233–236, 1999.

Peracchia A, Bonavina L, Narne S, et al: Minimally invasive surgery for Zenker's diverticulum: analysis of results in 95 consecutive patients. *Arch Surg* 133: 695–700, 1993.

Scher RL: Endoscopic staple diverticulostomy for recurrent Zenker's diverticulum. *Laryngoscope* 133: 63–67, 2003.

Scher RL, Richtsmeier WJ: Endoscopic staple-assisted esophagodiverticulostomy for Zenker's diverticulum. *Laryngoscope* 106: 951–956, 1996.

Scher RL, Richtsmeier WJ: Long-term experience with endoscopic staple-assisted esophagodiverticulostomy for Zenker's diverticulum. *Laryngoscope* 108: 200–205, 1998.

van Eeden S, Lloyd RV, Tranter RM: Comparison of the endoscopic stapling technique with more established procedures for pharyngeal pouches: results and patient satisfaction survey. *J Laryngol Otol* 113: 237–240, 1999.

van Overbeek JJ: Meditation on the pathogenesis of hypopharyngeal (Zenker's) diverticulum and a report of endoscopic treatment in 545 patients. *Ann Otol Rhinol Laryngol* 103: 178–185, 1994.

van Overbeek JJ, Groote A: Zenker's diverticulum . *Curr Opin Otolaryngol Head Neck Surg* 2: 55–58, 1994.

气管支气管镜检查
Tracheobronchial Endoscopy

Rex C. Yung　Paul W. Flint　著

田家军　译

第19章

要点

1. 支气管最常见的标准命名法是按级标记它们，其中气管是零级支气管，左右主干支气管是第一级支气管，依此类推。

2. 支气管镜检查的适应证包括评估呼吸症状，如咯血、咳嗽或呼吸困难，评估影像学检查中记录的支气管内或纵隔肿块，作为困难气管插管时的引导，以及评估先天性气道异常。

3. 在准备诊断性或介入性支气管镜检查时，对比增强的计算机断层扫描可用于提供肺部病变和脉管系统之间的空间关系，并最小化介入手术过程中受伤的风险。

4. 尽管灵活的纤维支气管镜检查提供了很好的诊断和治疗机会，但刚性支气管镜检查的一个重要优点是其较宽的腔可以容纳更大的器械，这可能是异物移除、气道支架放置和控制咯血所必需的。

5. 存在许多诊断肺部病变的方法，包括支气管冲洗、细支气管灌洗、经支气管活检和经支气管针抽吸。支气管内超声检查可以辅助指导活检。

6. 通过支气管镜检查的组织清创术通常使用冷冻、加热或生化方法来辅助使细胞死亡。冷冻技术包括使用镊子、动力微型清创器或冷冻疗法。使用激光、氩等离子体凝固或电烙术进行热辅助切除。光动力疗法和支气管内近距离放射疗法是生化破坏性方法。

7. 当狭窄没能通过清创术解决时，球囊支气管成形术和支气管内支架置入技术可有助于保持气道通畅。

8. 自发荧光支气管镜检查和窄带成像是早期发现侵袭性肺癌的新兴方法。

仔细考虑中央和外周气道，肺实质和脉管系统与头颈部评估密切相关。成像技术的快速发展使得对头部、颈部和胸部正常组织和病理病变的解剖学分布和代谢特性进行更准确地描述成为可能。然而，在进行气道黏膜的详细检查以及指导活组织检查和介入手术时，气管支气管镜的地位依然无法取代。

本章回顾了当前的气管支气管镜检查技术，重点介绍了柔性支气管镜检查的进展以及各种辅助诊断技术的结合，如支气管内超声检查（EBUS）和自发荧光支气管镜检查（AFB）。还将简要回顾对良性和恶性病变的治疗性气道干预。

一、气道解剖学和命名法

肺气体交换的基本功能发生在肺泡水平，位于呼吸性细支气管外远端腺泡；但是对于支气管镜检查者而言，更重要的是要识别更近端的气道分支。在气管和主支气管远端，肺叶支气管定义了肺叶的分支，节段性支气管定义了肺小叶（图19-1）；因此，右肺有三个叶，尽管可能有一些解剖变异，通常有 10 个节段小叶。在左肺中，左上叶片段和舌下段从相同的左上叶支气管分支出来，这也解释了为什么左上叶的切除通常需要包括舌下段，反之亦然。由于解剖学分支，左肺通常分为九个节段小叶，虽然这里也存在异常，支气管镜检查者应该熟悉这些变异。由于心脏的位置，右肺通常占肺实质总量的 55%～60%，左肺占较小的剩余部分。这些信息在计划肺叶切除术或肺切除术后残余肺功能的估计中变得很重要。

另一个经常混淆节段性和亚节段性支气管命名的原因与支气管节段的产生和顺序频繁但不正确的术语互换有关。人气道的标准命名是气管为零级气道，左右主支气管各为第一级，肺叶支气管为第二级，肺叶节段支气管为第三级，依此类推。反之，气道段顺序是指从"小叶细支气管"逆行计数，这是第一个气道段直径小于 0.7mm。因此，更大维度的中央气道实际上有更高的阶数[1, 2]。但气道在不同的肺叶中明显分割不均匀，小叶缩小至

0.7mm。因此，教科书中对第 10～14 级支气管的0.7mm 小叶细支气管的标准描述与气道的支气管镜检查结果不相符，通过支气管镜检查，其宽度明显大于 0.7mm，超过前面描述的分支数目[2-4]。总之，它从气管开始，最好在顺序气道分支的描述中使用术语"级"。被视为现代纤维支气管镜检查创始人的 Shigeto Ikeda[5] 博士也开发了一个详细的命名节段和亚段气道分支的系统，但该主题超出了本章的范围。

二、气管支气管镜检查的适应证和准备

（一）适应证

气管支气管镜检查的适应证包括评估急性或慢性呼吸道症状，如咯血、咳嗽不缓解和恶化、急性或恶化的亚急性呼吸困难、可能伴有喘息或喘鸣、胸膜炎、胸痛、发热或其他提示肺部的症状（框 19-1）。症状伴有影像学检查异常，提示支气管内病变，纵隔或肺部肿块对气道的外在压迫，或存在浸润。患者通常也被用于评估无症状的肺或纵隔肿块和不溶解的实质肺浸润。胸腔积液通常会做胸腔液体的评估；然而，胸腔积液或

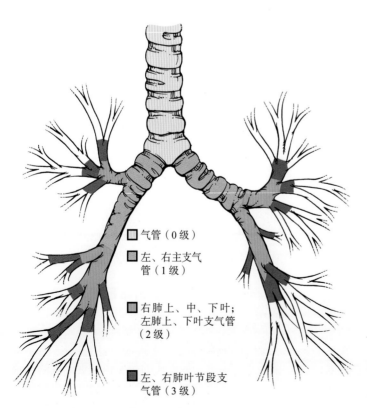

气管（0 级）

左、右主支气管（1 级）

右肺上、中、下叶；左肺上、下叶支气管（2 级）

左、右肺叶节段支气管（3 级）

◀图 19-1　气管支气管分级
2008 年 Johns Hopkins University 版权所有，图片仅用于医学途径

胸腔镜检查后，胸腔积液通常会有潜在的实质性肺部病因，并且在没有确定原因并且积液无法清除的情况下，应检查支气管内阻塞情况。支气管镜检查有助于评估气管插管的位置，特别是在困难的插管情况下或需要双腔管时。柔性纤维支气管镜（FOB）可用于引导困难气道的插管；在这种情况下，ET 管可放置在支气管镜并可随之前进。FOB 也可用于指导经皮气管切开术。儿童气管支气管镜检查的适应证包括疑似异物，继发于气管软化或支气管软化的呼吸窘迫，以及其他先天性异常的评估。根据影像学检查或诊断性支气管镜检查的结果，可以用 FOB 进行治疗性干预以维持呼吸道通畅并改善气体交换 [6, 7]。

框 19-1　支气管内镜技术的适应证

诊断及评估
- 慢性咳嗽不缓解或加重，尤其是需要吸痰的患者
- 声音改变、嘶哑
- 喘鸣
- 支气管扩张药无效的哮喘
- 咯血
- 肺部感染：急性病程且经验治疗无效，同一部位反复发作肺炎
- 进行性呼吸困难
- 射线检查异常
  - 疑中央气道阻塞致容积减少
  - 孤立的肺肿块
  - 局部或弥散浸润
  - 纵隔肿瘤、腺病
  - 无法缓解的肺不张
  - 胸腔积液合并肺实变

介入
- 插入支气管镜帮助固定气道，确认气管内导管位置，辅助双腔插管
- 清除异物
- 治疗清除血凝块、黏液
- 减轻由良性或恶性原因引起的中央气道阻塞
  - 热切除良恶性肿瘤
  - 良性狭窄清创
  - 球囊扩张
  - 气道支架置入，保持呼吸道通畅
  - 指导经皮气管切开术
  - 镇静和气道管理

在考虑了该技术的适应证之后，接下来的计划应该包括耳鼻咽喉科医生、肺病学家的多学科团队、放射科医生、麻醉医生、护士、呼吸治疗师。胸外科和介入放射学作为"候补"，如果可能，也会需要他们的帮助；并且，尤其需要患者和家属仔细讨论和知情同意。

（二）放射学

鉴于使用多层螺旋计算机断层扫描（CT）扫描仪可实现毫米级高分辨率和快速多平面重建气道，术前 CT 扫描可帮助确定疾病的位置和范围，并可减少心肺储备有限患者的检查时间。对比增强 CT 扫描对于提供病变和脉管系统之间的空间关系特别有用，因此可以最大限度地降低因激光或机械清创等干预措施引起的意外和潜在危及生命的血管损伤的风险。对比增强发现肺实质不张通常可以提示肺组织在中央气道阻塞时是否有活力。气道狭窄长度和直径的三维（3D）测量有助于预选用于支气管成形术和气道支架的气囊，以保持阻塞的气道通畅。在对大咯血进行支气管镜检查之前，应咨询胸外科医生或介入放射科医生，以防止只能确认出血点但不能通过支气管镜来治疗的情况发生。

（三）镇静和气道管理

在支气管镜检查期间关键是保持气体交换，同时尽可能减少患者的不适和焦虑。在麻醉师或护理人员的协助下，进行一定程度的镇静、监测、充氧和通气增强。有意识的镇静通常包括用短效苯二氮䓬类药物（最常用的咪达唑仑）或其他抗焦虑药物加短效麻醉药（如芬太尼、哌替啶或硫酸吗啡）进行静脉内（IV）镇静，以帮助抑制咳嗽反应。作者及其同事也发现异丙嗪对难以镇静或有强烈呕吐的患者有用。这些药物以小丸的形式给药，并通过血流动力学、心脏监测器和脉搏血氧计适当地监测患者。经皮二氧化碳浓度监测尚未常规使用但应用越来越多。使用异丙酚进行深度镇静可以进行开关式的滴度镇静，这对于一些难以镇静的患者非常有帮助。用或不用静脉镇静的吸入性全麻可提供最大程度的控制，但这需要使用 ET 管，喉罩气道通气，带侧口通气的硬性内镜检查或先前预行气管切开术。它还取决于麻醉师或麻醉护理师的存在，他们可能不会出现在与手术室分开的内镜检查单元中。

对于在清醒状态下进行支气管镜检查的患者进行镇静，通常选用低剂量全身性镇静药进行局部麻醉来抑制咳嗽并且还减少在支气管镜通过期间鼻咽部的局部不适。利多卡因及其衍生物是最常用的，并作为适用于鼻腔通道的凝胶或作为适用于后口咽部的喷雾剂局部应用。可以使用浓度在 1%～4% 之间的溶液，但是操作者必须注意所用的总剂量，有报道当局部应用超过 500～1000mg 时，出现全身利多卡因毒性，包括因疏忽导致健康研究对象的死亡[8]。因此，除了对后口咽部喷药外，我们将经支气管镜操作通道注射到声带和气道黏膜的局部利多卡因总剂量限制在 3～4mg/kg 以内（1% 利多卡因即每 1ml 溶液含 10mg 利多卡因）。可卡因也是一种非常有效的局部麻醉药，具有血管收缩鼻黏膜的优点，然而内镜检查一般不使用可卡因。

支气管镜检查的其他药物包括阿托品或格隆溴铵可用于分泌物过多的患者。拟副交感神经药用于慢性支气管炎急性发作患者和术前处理支气管分泌物的患者。但是，应该谨慎使用，因为这些药物会导致心动过速。

（四）支气管镜入路及患者体位

有或没有预先性气管造口术的意识清醒镇静状态的患者中，可采取仰卧或坐姿时置入软支气管镜。支气管镜检查者通常站在床头。如果选择鼻腔入路，则使用浸有利多卡因溶液或凝胶的棉签来确定哪个鼻孔更容易通过。研究发现，当使用相同尺寸的支气管镜时，身材矮小的患者术后会出现更明显的鼻部不适；因此，对于这样的患者，优选经口方式。此外，由于经口放置支气管镜在口咽后部的角度更尖锐，患者往往具有更大的呕吐反应；因此，建议对口咽部进行更彻底的局部麻醉。由于使用的器械存在损伤牙齿的风险，因此在该方法中必须使用适当固定的咬合块。虽然早期人们对完全清醒的患者进行过手术，但是对于硬性支气管镜检查，应该在患者仰卧和颈部伸展的情况下进行手术。患者几乎总是采取全麻以促进硬性支气管镜的通过，这可以更容易地通过口腔。稍后将讨论硬性支气管镜的插

入和操作以及适当的通气和麻醉。

在较轻的镇静作用下，直立患者的通气和氧合能更好地维持。该方法是从患者的前方进行的。通过鼻孔或口腔通道是类似的，尽管由于支气管镜尖端相对于接近的位置而使监视器上的视图反转。一旦经过声带，支气管镜可以容易地转动以恢复熟悉的视野，其中身体的腹侧或前面朝向顶部。

在深度镇静或全身麻醉的患者中，可以使用柔性 FOB 或硬性支气管镜来检查气道。对于柔性 FOB，用 ET 管或喉罩维持气体交换；后者通常足够大，因此支气管镜尺寸不是限制充分通气和氧合的因素。事先与麻醉师讨论确保插入足够大的 ET 管以允许支气管镜顺利通过。对于使用直径为 6.0mm 或更大的支气管镜的治疗病例，需要至少 7.5mm 的 ET 管。另外的选择是通过 ET 管间歇通气进行支撑喉镜检查，与支气管镜检查和治疗交替进行，或者使用自发通气和被动氧合进行支撑喉镜检查。

为了便于柔性支气管镜通过，将水溶性润滑剂涂抹到支气管镜的鞘上。胶冻状润滑剂具有快速干燥的缺点，导致操作不自然，尤其是在鼻腔范围内。利多卡因凝胶是一种很好的替代品，同时有局部麻醉的效果。新的化合物，如 Endo-Lube（Covidien，Mansfield，MA），具有出色的润滑性，当支气管镜通过 ET 管等设备紧密时，它是理想的选择。然而，其成本可能更高，并且需要小心以防止 ET 管从呼吸机中意外脱出，因为润滑剂还使 ET 管和通风回路之间的各种连接变得润滑。如果可能的话，不应使用矿物油，可能导致类脂性肺炎。

（五）患者讨论和知情同意

受过良好教育的患者和家庭更有可能接受治疗。在支气管镜检查的情况下，尤其是经历意识清醒状态下镇静的患者中，解释手术步骤有助于减轻患者对咳嗽和呕吐的焦虑，否则会迫使手术提前终止。辅助诊断和治疗程序，特别是对于局部充血或恶性的组织，会使出血和术后咯血逐渐减少。同样，大部分患者（25%～50%）可

能在第一个 24h 内出现短暂的术后发热。其原因不一定是感染性的，这种现象在支气管肺泡灌洗（BAL）后更为常见，后者可导致表面活性剂冲洗掉。告知患者这两种可能的轻微并发症可以避免术后夜间呼叫医生。相反，患者也应该被警告迟发性出血和气胸，这些可能在手术后不能立即检测到。持续性或高度发热，咯血和呼吸困难恶化应通知患者并立即联系医生，医生可行影像学检查，体格检查和实验室检查进行重新评估。

三、硬质支气管镜检查

硬质纤维支气管镜检查保留了一些重要优势，其中包括更大的管腔，可以容纳更大的器械，这在去除异物、轻微的咯血中提供足够的吸力、放置不可压缩的聚合物硅胶（Silastic）气道支架、使用支气管镜来清除肿痂、并为出血源提供直接填塞等方面是必要的。目前硬质支气管镜检查几乎全部在全身麻醉的患者中进行，很少用于局部麻醉和清醒镇静。静脉镇静，有或没有吸入麻醉药更常见。使用各种通气策略，从间歇性呼吸暂停通气到自发 / 辅助通气。通过封闭系统或通过带有侧口 Venturi 喷射通风的开放系统，可通过潮气量提供氧合和通风。

在插入硬性支气管镜之前，放置显微镜以提供更好的远端视图，必须检查患者的颈部稳定性以及任何松动的牙齿或假牙。肩垫可以为颈部的额外延伸提供空间。无论有没有护齿保护上牙，操作者的左手拇指都应放在上牙上，其余手指抬起下颌牙。然后将具有斜角的支气管镜指向中线并且几乎垂直于下咽部，直到通过悬雍垂。操作者将支气管镜的角度缓慢地调整到水平方向，在抬起舌根的同时寻找会厌。当声带清晰可见时，支气管镜旋转 90°，使得倾斜边缘可沿声带的长度进入气管，从而避免损伤声带。一旦硬性支气管镜的尖端明显在气管中，它就会随着斜面向上旋转回到其起始位置。保持操作者的左手手指位置以保护牙齿，但是当施加通气时，还需要偶尔使用左手在环状软骨和甲状软骨水平的硬质支气管镜周围提供更好的密封。由于现在可以使用直径为 11～12mm 的较大的手术硬质支气管镜来插

入硅胶支架，因此在长时间手术结束时，上呼吸道和声带水肿可能是一个更严重的问题。因此仔细检查声带和下咽部对于避免术后喘鸣和上呼吸道阻塞非常重要。随着软质 FOB 的出现，在他们的培训课程中常规包括硬性支气管镜检查的肺部教学计划的数量正在下降。因此，硬质支气管镜检查应该是所有支气管镜检查者获得的技能，通常只有那些接受过耳鼻咽喉科 - 头颈外科、胸外科或介入性肺病学培训的人才会接触和充分实践这种技术 [9]。

四、纤维支气管镜检查

光学、照明和图像捕获方面的进步，包括使用嵌入 FOB 远端的真彩色芯片电荷耦合器件相机大大提高了 FOB 的成像能力。现在大多数新的柔性 FOB 是光纤视镜，具有远端芯片捕获高分辨率真彩色图像；照明仍然通过光纤束传递。改进的成像质量和易于用数字静止图像或视频片段记录感兴趣的区域被这些仪器的成本以及专用处理器和高质量视频显示单元的成本所抵消。使用两个视频电子显微镜的这种设置的启动成本在 60 000～80 000 美元之间。传统的 FOB 继续发挥作用，其中图像通过光纤束传递并且通过目镜或通过连接的视频显示器在 FOB 的近端处观察。对于在床边或操作期间使用的 FOB 来说尤其如此，例如在自动荧光支气管镜检查期间以确认标准或双腔 ET 管的位置以及特殊照明和可视化装置的附接。

（一）软支气管镜范围和特殊功能

尽管根据支气管镜的外径，仍有将其细分为"成人"和"儿童"两类的趋势，但这种区分是片面的。对于支气管镜检查者更多地使用 FOB 来进行局灶性病变的采集，并且在儿科人群中通过柔性 FOB 进行更多介入手术，如何更有意义的是描述支气管镜，并根据经验和情况需要将其应用的任务留给支气管镜医生 [3, 4]。

所有 FOB 都有一个照明光纤束和成像光学或相机，还提供了一个通道，只有极少数"超薄"支气管镜没有，用于抽吸分泌物和血液，通过局

部药物和液体进行清洗，并通过各种仪器进行组织诊断或治疗（表19-1）。诊断性支气管镜的平均外径为5.0~5.5mm，操作通道为2.0~2.2mm。该口径通道可容纳大多数细胞学刷，支气管活检钳和经支气管抽吸针，外径为1.8~2.0mm。较小的支气管镜，外径3.0~4.0mm，具有相应较小的通道，通常给予"P"（儿科）名称；当然，当存在良性或恶性狭窄时，它们可用于成人气道。新一代"纤薄"视频支气管镜和FOB具有2.0mm的操作通道，外径为4.0mm。这些支气管镜因为只有较少的光纤束，具有图像区域较小的缺点。

较大的"治疗性"支气管镜，通常在型号中标有"T"，也可用于诊断目的，但较大的外径会导致有意识的患者更强烈的不适和黏膜创伤，并且可能更难通过ET或气管造口管，因此它们也可以在更大程度上损害气体交换。这种治疗性支气管镜的外径在6.0~6.3mm之间，操作通道

在2.6~3.2mm之间。某些治疗仪器，比如更大的光纤维，用于胃肠（GI）内镜的更大的电烙镊子，冷冻疗法探针和用于支气管成形术的可扩张球囊，需要更大的直径用于通过。目前已经制作了外径为9mm，操作通道为5mm的原型支气管镜，其主要应用是为治疗仪器提供进入气道段的通道，通常不能通过硬质气管支气管镜和显微镜到达（图19-2）。

还有一种是超薄支气管镜，外径小于3mm。Olympus产品光纤BF-XP40和BF-XP160F（Olympus America，Center Valley，PA）的外径为2.8mm，操作通道为1.2mm。适合特殊器械（例如，可重复使用的细胞学刷和镊子）可用于组织取样（图19-3）。操作这些超薄支气管镜通常更具挑战性，因为它们非常柔软使转向更加困难。通过窄通道的吸力也受到更多限制。然而，通过练习和使用少量生理盐水来打开远端气道以引导支气管镜向

表 19-1　常见的柔性支气管镜尺寸和特征

制造商和型号	特　征	外径 / 通道直径（mm）	长度（cm）
富士（Wayne, NJ）			
CHO-SP	纤维	4.9 / 2.0	40
BRO-YP2	纤维	4.8 / 2.0	57.5
BRO-Y35	纤维	5.7 / 2.0	57.5
BRO-YL2	光纤治疗	6.4 / 2.6	57.5
EB-270S	视频	4.9 / 2.0	60
EB-270T	视频治疗	5.9 / 2.8	60
EB-470S	视频	4.9 / 2.0	60
EB-470T	视频治疗	5.9 / 2.8	60
美国卡尔史托斯内镜（Culver City, CA）			
11001B11 *	纤维	5.2 / 2.0	55
11004B11 *	光纤治疗	6.4 / 2.8	55
奥林巴斯美国公司（Center Valley, PA）			
BF-N20	纤维视图（无操作信道）	2.2	55
BF-XP160F	视频超薄	2.8 / 1.2	60
BF-XP40	超薄纤维	2.8 / 1.2	60

（续表）

制造商和型号	特　征	外径 / 通道直径（mm）	长度（cm）
BF-3C40	光纤细长	3.6 / 1.2	55
BF-MP160F	视频薄	4.0 / 2.0	60
BF-P160	视频	4.9 / 2.0	60
BF-P40	光纤细长（旧的）	5.0 / 2.2	55
BF-160	视频	5.2 / 2.0	60
BF-1T40	光纤治疗	5.9 / 2.8	55
BF-40	光纤标准（旧）	6.0 / 2.2	55
BF-1T160	视频治疗	6.0 / 2.8	55
BF-XT160	视频治疗	6.2 / 3.2	60
BF-XT40	光纤治疗	6.3 / 3.2	55
EVIS EXERA Ⅱ（奥林巴斯）			
BF-Q180	视频诊断，NBI	5.5 / 2.0	60
BF-P180	视频诊断	4.9 / 2.0	60
BF-1TQ180	视频治疗，NBI	6.3 / 2.8	60
BF1T180	视频治疗，NBI	6.0 / 3.0	60
EVIS EXERA Ⅲ			
BF-H190	高清视频，诊断，NBI，E-Mag	5.5 / 2.0	60
BF-Q90	视频，诊断，NBI，E-Mag	5.5 / 2.0	60
BF-1TH190	高清视频，治疗，NBI，E-Mag	6.2 / 2.8	60
Pentax 医疗公司（Montvale，NJ）			
FB-8V	超薄纤维	2.7 / 1.2	60
FB-10V	纤薄	3.4 / 1.2	60
FB-15V	纤维	4.9 / 2.2	60
EB-1530T3	视频30系列	5.3 / 2.0	60
EB-1570K[†]	视频 K 系列	5.5 / 2.0	60
FB-18RX	纤维	5.9 / 2.2	60
FB-18V	光纤治疗	5.9 / 2.8	60
EB-1830T3	视频治疗	6.0 / 2.6	60
FB-19TV	光纤治疗	6.2 / 3.2	60
EB-1970K[†]	视频 K 治疗	6.3 / 2.8	60

*. 内置过滤轮，用于组织自动荧光和药物诱导的自动荧光检查
†. Pentax 的高级彩色芯片相机
E-Mag . 电子放大；NBI. 窄带成像

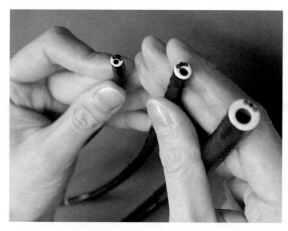

▲ 图 19-2 从左到右，纤维支气管镜的外径 / 通道直径为 4.9/2.0mm 和 6.0/2.8mm，以及原型治疗镜 9.0/5.0mm。请注意绝缘白色陶瓷板，这是外伤手术中安全用电所必需的

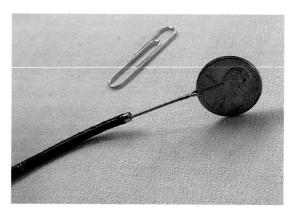

▲ 图 19-3 超薄支气管镜，外径 2.8mm，工作通道 1.2mm。定制镊子及一便士硬币放在回形针旁边，用于尺寸比较

前，超薄支气管镜可以穿过 12～16 级气道，并且在荧光镜或 CT 引导下，可以看到接近周围的气道并对肺部对局灶性病变进行采样 [3, 4]。2.8mm 仪器通过小叶细支气管中段（在固定组织中测量为 0.7mm）的通道使对成人气道的一些公认测量方法提出了质疑。为了允许更长的穿越距离，这种超薄支气管镜通常具有 60cm 的操作长度，比旧的支气管镜长 5cm，尽管前一代的视频支气管镜都是以 60cm 的工作长度构建的。

现在制造的新支气管镜通常具有白色陶瓷绝缘尖端；此功能可以安全使用电灼器械，降低支气管镜检查者电击的风险，并减少支气管镜的损伤（图 19-2）。

设计用于自动荧光成像的某些支气管镜具有

内置可调节滤光轮，以便于在特定光谱频率下成像。AFB 在本章后面会提到。

（二）柔性纤维支气管镜的护理

不同于硬性支气管镜，柔性 FOB 更加精致，玻璃纤维束会由于粗暴操作或患者意外咬伤而易损坏。支气管镜的修复是昂贵的并且使得仪器暂时不可用。狭窄的操作通道也可能被许多仪器损坏，特别是当它们太大而不能安全通过时。柔性 FOB 的两个特别脆弱的部分是工作通道的入口和支气管镜远端的尖端。不完全缩回的经支气管针吸（TBNA）针是最常见的罪魁祸首，并且在其引入期间或在没有经验的操作者取回期间撕裂通道。在每次使用支气管镜之后和机洗之前应该进行"泄漏测试"，从而发现这种损害。还应强调的是，在放入和取出器械期间，支气管镜的尖端应尽可能保持笔直。在使用整套诊断和治疗仪器时必须同样小心，因为在通道内不正确地打开活检钳，将半刚性器械推入和拉动通过支气管镜的尖端，通过不正确地激活电烙器械或激光纤维束，也会发生撕裂。

由于有缺陷的内镜（松动的阀门）或不正确的清洁技术导致的医院感染越来越受到关注。到目前为止，医院内细菌感染（如革兰阴性杆菌和分枝杆菌）的暴发是罕见的，并且还没有关于病毒传播的证据。这种感染的患病率非常低，当支气管镜可以提供重要的诊断信息或辅助治疗时，不应阻止它的使用。清洁技术有很多种，比如使用环氧乙烷的气体灭菌或基于甲醛的方法。在内镜检查单位或手术室主任和护理主任的职权范围内制订质量控制措施。

（三）纤维支气管镜的诊断检查

1. 一般步骤

尽管支气管镜检查通常有一个主要指征，但应采取有序和统一的方法进行气道检查，以便不会因为疏忽而忽略重要的病理发现。从上气管开始，应检查黏膜完整性。即使没有严重的支气管内病变，也应注意外在气管偏离和气管旁肿块的压迫。TBNA 通常可以成功地提供外部病变的组织诊断。下一节中讨论的新一代专用 EBUS 支气管镜可以帮助这种病变的定位和表征。气管的膜部有时是由气管软化或肿瘤侵犯食管癌引起的气道损害的部位，并且它也是气管食管的位置。然而，由于炎症和多余的组织，气管食管的位置可能很难定位。让患者在支气管镜检查之前立即吞咽 15ml 亚甲蓝染料或食用色素可以帮助定位气管食管撕裂或瘘管。远端气管和隆突是重要的检查部位，因为恶性疾病经常转移到周围的纵隔淋巴结。双侧的下隆突、前隆突和气管旁下淋巴结特别适合 TBNA[10, 12]。

关于应首先检查左侧还是右侧气道，没有固定的规则。一般而言，除非边缘肺储备或心血管不稳定严重限制了支气管镜检查的可用时间，否则应检查肺的两侧；这是因为在原发性支气管肺癌病例中，高达 10% 的病例可能出现意外的影像学隐匿性气道病变，这个比例在转移性疾病中较低。彻底的肺叶和节段性检查不应超过 5～10min。为了避免疑似病理区域的误导，支气管镜检查者应该首先关注对侧肺部。此外，除非病变是中心且不可避免的，否则支气管镜检查者应检查未明显受累的肺叶和节段以寻找潜在的病理。练习这种耐心源于以下几种因素。首先，一旦主要疾病明确后，支气管镜检查员往往分心，无法彻底仔细检查气道的其余部分；其次，一旦对原发病理部位进行取样，出血会降低 FOB 图像的质量，咳嗽和氧饱和度将限制完成手术的时间；最后，存在这样的危险：从次要部位取出的样本看起来异常并且发现含有恶性细胞实际上可能代表在早期检查原发性癌症间被移除的细胞的污染。虽然这种假阳性结果在晚期阻塞性中央气道疾病中可能没有什么意义，但这种混淆可能导致"过度分期"，会对潜在可治愈的外围病变产生破坏性影响。

2. 目视检查

经验较少的支气管镜检查医生通常将确认阳性组织诊断作为成功支气管镜检查的主要手段。然而，不应低估从气道的尺寸、解剖学上的任何显著异常，以及这些是气道节段的数目及其分支的位置的正常解剖变化，或由于先前手术或支气管内或外部病变而导致的结构变形。"探查"支气

管镜，测量气道损伤的长度和程度，对于规划潜在的复杂介入治疗尤其重要。

3. 支气管清洗

大多数情况下，一些标本可以进行病理检查，或者在怀疑机会性感染的情况下，可以更准确地排除某些病原体引起的肺部感染。因为总是存在一些气道分泌物，并且因为分散的利多卡因溶液和无菌盐水用于麻醉气道黏膜并清理气道的视线，所以支持支气管冲洗不需要连接支气管镜的吸气口和提供吸力的真空源之间的线。应注意固定用作疏水阀的容器，因为如果悬挂松散，容器可能很容易被无意地倾斜或翻倒，从而导致样品损失。可以将支气管冲洗用于细胞学培养。注射利多卡因作为抑菌药并因此可以抑制细菌病原体生长，考虑到整体稀释效应，这种做法是无根据的。更有根据的批评是在冲洗检查中发现的恶性肿瘤或感染等病理发现可能是由口咽部和上呼吸道传入的污染。对于更多外周病变，例如肺部肿块或局部浸润，支气管清洗很少增加这里列出的更具体的针对性的采样技术。

4. 支气管肺泡灌洗

考虑到气道顺应性和口径的变化，标准诊断支气管镜甚至"儿科"支气管镜的外径在 3.5～5.0mm 之间，可以穿过最多 7～10 级的气道。这意味着大多数肺部肿块和浸润不能直接观察到。根据经验，特别是借助于荧光镜检查或 CT 扫描的放射线引导，可以用不同的支气管技术成功诊断这些病变；然而，由于取样的小尺寸样品引起的取样误差，结果总是取决于操作者的技术并且往往低于可见病变数量。BAL 是一种可以提供更大样本量的技术，并且还可以对更大的肺野进行采样。

在确定要观察的肺部区域后，优选向下到肺叶节段或亚段水平，将支气管镜引导到该节段中并"楔入"到位，即在轻微的前向压力下，它被推进并保持舒适靠在支气管段的侧壁上。在操纵支气管镜尖端以获得对远端气道节段的最佳直观视图之后，轻轻输注 20～50ml 范围的无菌盐水等分试样。气道的轻微漂白应该是显而易见的。在每个等分试样输注后，通常在注射器内有一些

空气以帮助向远侧推进灌洗液，通过按下启动阀门的抽吸按钮或通过最近用于注入盐水的注射器取出来施加抽吸。初始返回很少，直到一定量，可能达到功能剩余容量才被填满，随后退出支气管镜应该更加容易。

对于支气管肺泡灌洗，没有固定的"标准"等分样本体积或生理盐水的总体积，使用的数量取决于返回量和预期的研究需要多少样本的估计。通常，在输注相同的总体积时，更大数量的 20～30ml 的较小等分样（例如，4×25ml vs. 2×50ml）将产生更高百分比的总回收量。小容量灌洗回流也较好地反映周围肺细胞的含量。这种趋势可能是由于等分试样之间的停留时间较长，并且因为更多次数的输注和抽吸可能导致更大的气道湍流和搅动，从而导致较好的远端传导和肺泡内容物的冲洗。

在仰卧患者中，肺前段的支气管肺泡灌洗通常也更好，即舌侧和左上叶前段以及右中叶和右上叶前段的灌洗。在浸润依赖段的情况下，例如下叶片上段或上叶片的后段，在支气管肺泡灌洗期间可以通过使患者处于卧位来改善回收量。感染原因导致的 BAL 产出率高于恶性肿瘤，尽管这种差异取决于微生物学实验室或细胞学服务的专业知识。对于某些感染，例如由肺孢子虫（原卡氏肺孢子虫）引起的肺炎可从人类免疫缺陷病毒阳性的患者中检出，支气管肺泡灌洗标本行 PCR 具有大于 90% 的诊断灵敏度；因此，在最初的研究中不需要常规的支气管活检。相反，从支气管肺泡灌洗中回收的其他潜在的机会致病生物，例如曲霉属物种和巨细胞病毒，可能是气道定植者，并且在开始毒性治疗之前可能需要更加明确的组织浸润活检证据。支气管肺泡灌洗对原发性支气管或转移性疾病引起的肺实质恶性侵袭的检出率在 15%～40% 之间，但一般低于特异性活检的检出率。

支气管肺泡灌洗并发症一般都是自限的。支气管肺泡灌洗后咳嗽加重是最常见的。咳嗽是由诱发的支气管痉挛引起的，还是由清除表面活性物质引起的尚不清楚，一些医生提倡使用加热至体温的盐水来减少支气管痉挛。过量的灌洗量可

能会加重病变肺的低氧血症，尽管肺部的中央和外围空间通常有很大的储备来吸收多余的液体，除非存在心源性或非心源性肺水肿。如前所述，支气管肺泡灌洗还可以增加支气管镜检查发热的发生率，这通常是自限性的。

5. 支气管内和经支气管活检

许多活检钳可用于支气管黏膜或支气管内病变的活检，以及超出支气管镜视野的气道和实质的经支气管活检（图 19-4）。钳子具有各种直径和长度，更大的"治疗"钳配有更大的钳杯。钳杯的边缘是光滑切割或锯齿状"鳄鱼嘴"型。许多较大的钳子主要设计为用于上消化道和下消化道内镜，因此它们的长度比 55～60cm 的支气管镜工作通道长得多。在打开的钳子的支点附近，钳颚的中心有一个针或"尖钉"可以使用额外的钳子；这种尖刺有助于将钳子固定在黏膜、瘢痕组织或肿瘤上。这些针钳对于支气管镜活检是有用的，特别是当目标可能沿着与支气管镜相平行的气道壁时，不能很容易地用钳以非常浅的角度抓取病灶时。一些钳子也有电烙的附件。这些可用于取样或去除出血的易碎组织，因为电灼可有效地提供热止血。

支气管内活检的技术相当简单。将张开的钳口仔细定位后，将钳子向目标病灶推进，当病灶

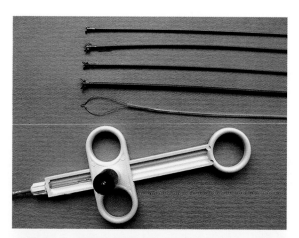

▲ 图 19-4　用于灵活的纤维支气管镜的仪器，带有钢丝导管护套的可重复使用的钳子（**Olympus America, Center Valley, PA**）；带涂层导管的一次性钳子（**Microvasive, Boston Scientific, Natick, MA**）；一次性针钳；大型电凝钳，需要 **2.8mm** 的通道；电凝圈套；用于电器械的电线附件手柄

在其抓握范围内时将钳口闭合。当目标物很小，呼吸道随着呼吸而运动，或者患者烦躁和咳嗽时，挑战就来了。张开的钳口可以进一步模糊支气管镜的视野。在这种情况下，由此导致的相当松散的牵拉钳子导管可能会产生一个令人失望的小样本。提高活检准确性和合格率的一种技术是在将活检钳向外推进之前，支气管镜离目标病灶更近。随着钳子杯的关闭，临床医生应该轻轻地向后拉，直到钳子几乎但没有完全缩回到支气管镜通道中。支气管镜本身应该缓慢而坚定地拉回来，并且更大的器械（支气管镜与钳子）通常有助于拉出更大的样本。

最常见的支气管内活检的并发症是涉及出血的创伤。冲洗一小部分局部血管收缩药（1～2ml），然后用2～3ml的盐水"冲洗"，以清除支气管镜通道外的药物，有助于止血。用支气管镜的尖端填塞直到血栓形成也可能有帮助，但这通常效果较差，而且有可能使凝固物进一步模糊视野。0.05%的羟甲唑啉和混有肾上腺素的利多卡因（1:10 000稀释）是通常用于此目的的两种血管收缩药，尽管优选羟甲唑啉，因为它引起较少的快速性心律失常和高血压。气道穿孔是一种理论风险，但很少发生，除非严重坏死的气道已经被侵袭性癌症扭曲和破坏。支气管镜损伤是一个真正的问题；如果没有经验的操作者在钳子仍在通道内时试图打开钳子，或者如果一个不完全闭合的钳子或一个扭结的钳子被强行撤回到通道中，则会发生这种情况。如果有疑问，或者如果在气道内无法纠正钳子的明显扭结，则必须撤回整个支气管镜，并且问题必须在患者气道外固定。

经支气管活检使用相同的器械，但使用针钳的机会要少得多。该过程通常针对局灶性肿块病变，通常怀疑肺癌，或者对于提示感染的局灶性或弥漫性炎症、肺炎性肺实质、纤维化肺实质或淋巴管或弥漫性血行扩散的转移性癌。虽然可以在没有影像学指导的情况下进行成功的经支气管活检，但检出率较低，并发症的风险增加；因此，我们更倾向于使用透视来指导经支气管活检，尤其是对于较小的、更局灶的和更外周的病变（图19-5）[11, 13]。

对于更多的弥漫性外周疾病，无论是通过透视检查还是使用"盲法"，钳子在闭合位置缓慢前进，直到感觉到轻微的阻力或直到仪器的尖端接近胸膜。由于节段性气道分支的角度和投影收缩的影响，推进的钳子似乎不会接近平面透视上的肺周边。一旦感觉到阻力，钳子缩回约2～3cm，打开杯子，轻轻向前推动器械。在关闭之后，通过透视检查确定钳子的位置，并取出器械。在清醒镇静状态下的患者，特别是在无法进行透视检查时，我们还会询问是否存在胸壁疼痛，这将提示由钳尖引起的局灶性胸膜刺激，并警告增加气胸的风险。经支气管肺活检（TBBx）的取样量取决于病理，病变的位置和大小以及透视检查的可用性。一般而言，位于中央且大于2cm的恶性病变中TBBx的诊断检出率约为50%，而位于肺外周1/3的小于2cm的病变中仅为25%。

经支气管活检的并发症有出血和气胸。如前所述，进行透视检查和寻找胸膜炎的症状可将气胸风险降低至10%以下，报道总体发生率为3%～20%[11]。在服用阿司匹林的患者中，大出血没有增加，而且不能通过常规的血小板计数和凝血参数来预测。然而，在重症患者或全血细胞减少患者中，应尝试将血小板计数保持在50 000/μl以上，纠正凝血异常（如果存在）并暂时停止抗凝。通过支气管镜尖端填塞出血部分来控制轻度

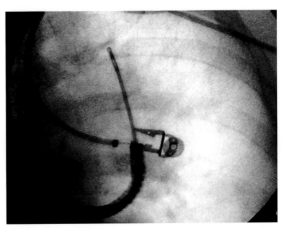

▲ 图19-5　在透视引导下外周（左上叶）肺部的经支气管活检

出血。根据操作者的喜好，可以施加抽吸以使节段气道塌陷以防止进一步逆行出血进入中央气道，并且可以使用室温或冷却的盐水进行灌洗以减缓出血。没有随机试验表明一个方法比另外一种方法更有效。经支气管活检危及生命的出血是罕见的，但是也有报道。

6. 经支气管针吸活检术

经支气管针抽吸活检传统上用于对纵隔淋巴结和囊肿进行取样。最初，经支气管针吸活检术是用针头在一根长的支气管镜管上进行的；实际上，使用这种经支气管针吸活检术方法进行了最早的左心房插管以测量左心房压力。良性纵隔疾病（如结节病）和恶性组织（例如淋巴瘤、支气管癌的淋巴结转移）的诊断可以通过硬性经支气管针吸活检术进行；然而，采样的淋巴结通常局限于隆突下，并且可能由于刚性器械可实现的有限角度而可能限于隆突周围。

附着在柔性导管上的经支气管针吸活检针的引入和允许采用灵活的纤维支气管镜对以下区域进行取样：更大范围的淋巴结区域；在段和段以下支气管内病变；和外周隐匿病变。大多数针头由不锈钢制成，口径为 22～19 号规格，通常为 13～15mm 长（图 19-6）。有一个较短的 8mm 的 TBNA 针，可以方便地进入上叶和某些下叶的子段，否则通常不能用较长的刚性针到达，这会减少柔性纤维支气管的尖端角度。

虽然灵活的针已分为较小规格（20 号、21 号和 22 号规格）"细胞学"针和较大规格（19 号规格金属）"组织学"针（图 19-6），针的选择取决于操作者的经验，因为较大的组织学针仍然提供切片涂片细胞学检查的组织，用较小的细胞学针抽吸的样本可以旋转成一个细胞块并切开进行组织学检查。较长的 21 号针（15mm）和较大的针提供了更大的优势深度穿透。然而，19 号针更难以操作，需要更多的练习才能穿透支气管黏膜，并可能造成更多的创伤。它通常用于怀疑存在淋巴增生性组织（如淋巴细胞瘤、Castleman 病）或肉芽肿性疾病（如肉瘤、分枝杆菌和真菌腺炎）的较大淋巴结的取样，因为通过实践，可以取到规范的核心样本。

纵隔镜检查仍然是纵隔淋巴结检查和取样的金标准；然而，进入气管嵴、后气管、主动脉下左旁 / 主动脉肺窗和肺门淋巴结的途径是有限的。TBNA 经 FOB 的优点是提供了更多的淋巴结站的通路，并且是一种侵入性较低的程序，可以结合内镜检查气道以及必要时对周围肺部疾病的采样（图 19-6）。因此，TBNA 可能是一系列胸部恶性肿瘤"一站式"诊断和分期的多种手术之一。TBNA 也无法通过 FOB 到达某些淋巴结；这些淋巴结包括食管旁和侧主动脉肺窗淋巴结，可分别通过实时超声内镜引导下经食管细针穿刺和前正中胸骨切开术（腔内手术）进行采样。

技术方面："异常"淋巴结经 X 线片显示为短轴长度超过 1cm 的淋巴结。然而，根据这一规则，支气管癌的淋巴结彻底分期的诊断灵敏度和特异性仅为 60%～70%。即使它们没有达到这个尺寸标准，[18]F 脱氧葡萄糖正电子发射断层扫描也可以鉴别代谢异常淋巴结和肺结节。在识别可疑的可接触淋巴结后，小心地引入 TBNA 针，其中尖端通过支气管镜的操作通道缩回。无论所选目标位置如何，最好将 TBNA 与支气管镜一起通过腔内（如气管或主干支气管）尖端直或角度最小，以保护昂贵的设备，而这些设备最容易被远端可弯曲的器械损坏。在 TBNA 针仍处于保

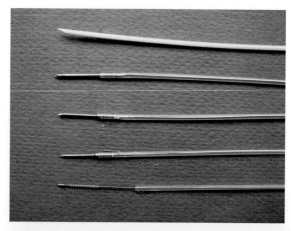

▲ 图 19-6　经支气管针和细胞学刷。从上至下分别为 18 号 Microvasive Sofcor 塑料；19/21 号 MW-319 组织学钢，长 15mm；21 号 SW-121 组织学钢，长 15mm；22 号 MW122/ 222/522 细胞学钢，长 13mm；细胞刷

耳鼻咽喉头颈外科学（原书第 6 版）

Cummings

护中心的情况下，支气管镜被移动到目标病灶附近的位置。在支气管镜远离侧壁居中后，将针展开并锁定就位；注意避免黏膜损伤，这将导致出血和支气管镜视野的遮挡。容纳倾斜金属针的导管尖端通常具有保护金属壳，其有助于防止支气管镜通道的无意穿孔。期间定位为 TBNA，针或导管壳应该总是可见的一部分；否则，有可能的是，暴露的针被拉回至所述远端支气管镜尖端，有再次损坏支气管镜的风险。如果由于任何原因导致针头不可见，则应将其缩回导管，并将整个导管从支气管镜中取出并正确复位以进行重新部署。

纵隔目标的实际黏膜渗透和刺穿可以通过两种技术中的一种来执行，即"刺"或"推刺"[10]。刺穿方法需要将支气管镜固定在适当的位置，并用力向前推展开的针导管，从而穿过支气管黏膜进入淋巴结或肿瘤肿块。该技术的局限性在于它仅适用于直接位于支气管镜视线内的病变；针极有可能在支气管黏膜上通过一个稍微倾斜的路径，从而留下更短的针长来穿透病变。在有自主呼吸的患者中，轻微的气道运动可导致错过病变。最后，如果支气管镜设置位置离支气管黏膜进入点太远，推动灵活的 TBNA 导管在支气管镜通道外面将导致导管弯曲和扭结，这进一步限制了其有效性。

由于这些原因，最好使用背负式"推戳"技术。在这种方法中，展开并锁定的针被部分地收回到远端支气管镜中，针尖小心地指向选定的入口点；选择软骨环之间的膜性黏膜。支气管镜的顶端可以部分弯曲支气管镜和针导管表现为弯曲的针组，针固定在 45°。导管和支气管镜的控制由单独的支气管镜检查或由助手握住导管的近端并准备按指令推进；支气管镜被坚定地向前推进，同时背着的针头导管被向前戳。通过实践，可以使 TBNA 针以近 90° 的角度穿过黏膜，从而在远端左右气管旁角，隆突前间隙和右支气管淋巴结中提供病变取样（图 19-7）。一旦锁定需要导管组件被推进直到针的整个长度被埋入到壳中，则从近端推动透明导管，直到其一点可见地从远端支气管镜尖端突出。在这一位置上，若无

意中刺穿主要的血管结构，如主动脉、肺动脉分支、上腔静脉或奇静脉，则出现在即使没有任何吸引力的情况下，血液明显从远端导管回流至支气管镜内。如果没有意外的血液返回，可以通过针的向前和向后移动获得细胞学或组织学样品。尽管通常通过连接到 TBNA 导管近端的注射器施加抽吸，但这种操作并不总是必要的，因为它实际上是毛细管作用加上将组织吸入针腔的常规搅动运动。

这一原则特别适用于较松散、组织较差的恶性组织，而对于较致密的肉芽肿或反应性淋巴结，可能需要吸引足够的样本。

同样的 TBNA 针也可用于外周肺肿块的经支气管取样，尽管如前所述，某些大叶节段的急性弯曲可能预示着 TBNA 针可以成功地进入所需的气道节段[11, 13]。与纵隔中央病变或支气管内病理取样不同的是，在 X 线透视或 CT 显示带保护针尖的导管中心提前到位之前，针不会被展开。

在此基础上，对针导管的理想提取方法及如何处理样品进行了探讨。一些有经验的 TBNA 医生将仍然伸出并锁定的针收回支气管镜并取出通道，同时将支气管镜的尖端拉直。不是首先将针缩回到带环针尖的安全位置的原因是为了避免吸入支气管上皮细胞，这可能会稀释针内的细胞。然而，最明显的风险是支气管镜受到损伤的可能性要大得多，即使针只是向后拉，因为一根 13～15mm 的硬针可以划破支气管镜通道并穿孔，

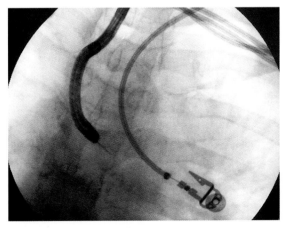

▲ 图 19-7 经支气管针吸左侧气管旁淋巴结，成功鉴定分期为Ⅲ A 期

而支气管镜通道的角度可达 130°～180°。因此，将导管向后拉之前完全收回针头，同时仍要拉直支气管镜的远端。

检索到的样品可以用多种方法制备和保存。一般情况下，为确保足够的取样，需要进行多次取样，在特定地点进行 4～7 次取样后，最高标本量趋于稳定。病理学家或有经验的细胞病理学技术人员的快速现场评估有助于提高 TBNA 的诊断率[14]。即使病变比较明显，如癌或异常淋巴细胞，将额外的组织材料进行分析，可能有助于识别肿瘤细胞类型，这些对评估预后有着重要的影响，同时还可以指导治疗。在缺乏细胞病理学帮助的情况下，还可以将样本注入"保留液"中进行进一步分析。如前所述，每次通过后用 1～2ml 盐水冲洗针头不再使用，因为这会稀释少量样品，并且当用液体冲洗时针头会失去一些毛细管效应。因此，我们用充满空气的注射器将样品从针头中抽出。

发表的系列文章中提到，TBNA 取样纵隔淋巴结的诊断率为 75%～90%，而对周围肺病变的诊断率较低；同样，这取决于目标的位置和大小[10, 11, 13]。然而，TBNA 仍然是一种未被充分利用的微创取样技术，因为该技术的不均衡，而且偶尔使用该技术的人平均取样量较低[9]。已经使用或正在开发一些放射学技术作为辅助手段来帮助定位和指导肺病理的 TBNA 取样。透视法可以帮助观察病变在肺实质的适当穿透，但在准确定位纵隔淋巴结肿大和可能被心脏轮廓和其他正常纵隔结构所掩盖的中央肿块时，通常用处不大。螺旋 CT，无论是停止图像或透视，可以用来帮助定位和证明 TBNA 穿透目标病灶，但在 CT 扫描仪中执行这些支气管镜检查程序很麻烦，患者和工作人员暴露在高水平的辐射中。快速多层探测器 CT 扫描仪的出现以及用于改进 3D 渲染的软件的开发可能很快就会出现高度"虚拟支气管镜检查"程序的数量，包括使气道壁"透明"并突出相关的纵隔结构的能力。这些计划的目的不是为了避免组织诊断的需要，而是指导 TBNA 和 TBBx 等程序的方法。

内镜下应用超声波对淋巴结、肿块和血管等腔外结构进行表征和定位已经在胃肠道中得到了广泛的发展。气囊超声探头在气道腔内的应用可以更加精确地定位区域淋巴结肿瘤分期诊断淋巴瘤和其他淋巴组织增生性疾病。通过支气管镜的工作通道引入并且外周定向的超声探针也已经用于表征肺实变并且可以区分恶性和非恶性原因[15-17]。更高频率的高分辨率 EBUS 还可以提供更多关于浆膜表面的跨骨外侵犯或癌性黏膜下浸润的信息，同样具有预后和治疗效果。较新的 EBUS 示波器提供径向或线性 EBUS。径向 EBUS 用于 TBNA、周围肺病变的活组织检查和气管壁厚度的评估。当使用径向 EBUS 进行活组织检查时，一旦识别出病变就必须移除探针。线性 EBUS 是一种专用支气管镜，在尖端具有超声探头，允许在纵隔、肺门和肺内腺病的 TBNA 期间进行实时成像[18, 19]。

来自纵隔结构的 TBNA 的主要并发症是由于血管结构或血管肿瘤的穿刺而进入气道。不太常见的是，可能发生气胸、纵隔气肿或纵隔积血。出血通常是自限性的，支气管镜检查者应该集中清除气道的血液，否则会遮挡视线并引起咳嗽和去饱和。吸引应指向 TBNA 进入部位的下游不会干扰局部小凝块的形成。周围肺部病变的 TBNA 与经支气管活检相同，包括出血和气胸。

7. 支气管刷

使用支气管刷对支气管内病变进行取样或在透视引导下使用外周病变取样似乎是一个简单的程序，但需要对样本量和并发症进行回顾。因为支气管刷的坚硬金属刷毛可以造成更大区域的损伤，所以支气管镜刷操作下有发生严重出血的风险。尽管通过应用支气管刷需要很多操作才能取回样本，但是对于癌症而言，它的检出率通常低于支气管内活检和支气管内针抽吸[11, 13]。目前对于这个明显的相违背的结论存在多种解释。与 TBNA 一样，活动性负压抽吸可引起更多的创伤和出血，由毛刷引起的非特异性创伤通常导致血性样本，可以掩盖红细胞背后的恶性细胞、纤维和其他碎片。中央型肿瘤的支气管内表面通常由黏液、坏死细胞碎片和新募集的炎症细胞组成的生物膜组成，因此，使用支气管刷沿表面取样可能只能吸收这些非诊断性污染物，并且可能会错过潜在的真实病灶。用于外周病变取样的支气管刷的检出率同样很低，也是因为大多数正常或在支气管或支气管上皮细胞中取样的问题。在许多情况下，除非肿瘤组织恰好位于呼吸道内，否则支气管刷的导管可能会远离肿瘤，从而推开邻近的支气管[20]。在类似的情况下，TBNA 的针头可以通过穿透小气道而直接获取肿瘤组织。因此，作为针对中央支气管和外周病变的定向力活检和 TBNA 的替代品之外，支气管刷几乎没有优势，因此很少在癌症诊断中进行应用。

为了解决上呼吸道细菌污染引起的非特异性支气管冲洗或 BAL 培养的问题，已开发了一种保护性微生物刷作为下气道取样的辅助方法。将一个塑料刷套在导管内，导管顶部有一个塞子，插入目的气道段，塞子被展开的刷子弹出，然后可以采集到"真正的"下呼吸道样本。此外，刷子被设计成可以吸附固定量的支气管分泌物（0.1ml），其可以在微生物学实验室中连续稀释 100 倍以产生半定量的"受保护的"微生物培养物。通过这种方法，特定生物的一千个菌落的生长将是显著的。建议支气管镜检查者与微生物机构工作人员在开始用受保护的导管刷收集标本之前进行沟通。

五、介入性支气管镜检查

（一）一般原则

虚拟支气管镜作为治疗的前奏，在模拟诊断支气管镜诊断气道病理中越来越受欢迎，而微创治疗由于技术的进步，也越来越受到人们的青睐。因此，支气管镜检查的范例从诊断意义逐渐转变为支气管镜介入手术治疗[17, 21, 22]。

仔细筛选符合介入性支气管镜检查适应证的患者，对一般病情较重的患者最大限度地获益至关重要。根据特定的干预措施、疾病状态的性质和患者的功能状态，与干预程序相关的风险可能十分显著。我们目前进行的大多数介入手术，例如气管支气管或支气管纵隔的修复，都力求保持呼吸道通畅并重建正常的气体交换或尽可能接近正常重建气道结构。

重要的是，为了实现理想的气体交换，通气灌注不匹配应最小化。因此，在幼儿或儿童中行支气管异物取出，如吸入物，术后可立即并完全恢复，但在其他情况下，仅重建气道通畅性可能还不够。对于阻塞气道的胸部恶性肿瘤，无论是原发性还是转移性，当伴随的血液系统也被侵入和闭塞时，气道肿瘤和碎片的清创可能仅能导致无效腔增加。重建非灌注肺段的通气实际上可能使高碳酸血症恶化，并且可能无法改善低氧血症。因此，除了最近吸入异物的患者外，所有气道阻塞病例都必须进行增强的胸部 CT 扫描。

了解血管系统的位置对于介入支气管镜医生避免激光或机械清创血管损伤的潜在危及生命的并发症是至关重要的。CT 扫描中的静脉造影剂具有另一个非常重要的作用。在已知或高度怀疑的阻断中央气道的恶性肿瘤的情况下，了解阻塞远端的肺功能是否有效将有助于预测成功的可能性并确定具有较差医疗状态的患者是否应该进行深度镇静或机械通气全身麻醉。经验丰富的放射科医生可以合理地估计气道管腔内的介入是否只能揭示疾病的"冰山一角"。他们还可以评估伴随的胸膜疾病的存在。即使当中央气道重新打开，并尽量去除胸膜液，仍可能预示着肺预后不良。

（二）患者的准备和仪器的选择

仔细询问病史应包括任何使用抗凝血和抗血小板药物。常规体格检查、影像学的检查（最好包括最近的对比 CT 扫描），以及血小板计数和其他相关出血参数的测量是常规的。由于许多接受介入性支气管镜手术的患者通常患有更严重的肺部疾病和可能的并发症，因此基线心电图是必要的。由于手术通常具有姑息性，并且伴随着比标准诊断性支气管镜检查更高的风险，因此应与患者及其家属讨论可能的并发症和实现主观缓解的现实可能性。在 Cavaliere 及其同事对 1585 名患者进行的气道介入系列激光清创术中[23]，整体手术相关死亡率为 0.3%，主要并发症（包括显著性出血、气胸和肺气肿）的发生率为 1.5%。

大多数介入手术可以通过硬支气管镜、硬支气管镜或直接喉镜进行。这两种方法都有优点和缺点，但是当需要时，操作者应该能够使用硬性支气管镜将从 FOB 开始的手术转换为硬性支气管镜手术 [9, 17]。硬性支气管镜的较大通道便于使用较大口径的器械，并且某些硬性硅胶支架需要硬性仪器进行部署。支气管镜本身可用于核心肿瘤组织或填塞侧壁出血。通过较大的硬性管也可以更容易地取出非癌性异物并扩张气道良性狭窄段。相反，较大且硬性的器械更容易引起声带损伤，并且当用于在弯曲的气道中清除坏死组织时可能引起瘘管。通过操纵患者的头部和颈部位置提供的约束角度可以达到干预的支气管段。硬性器械还需要使用全身麻醉。当选择灵活的 FOB 用于介入手术时，选择能够容纳灵活介入器械的较大通道"治疗性"支气管镜，但是通常也可以使用可用于绕过临界狭窄的更薄的儿科支气管镜。

对于气道阻塞的治疗，具体的干预措施的选择取决于狭窄的部位和严重程度。某些技术，如冷冻疗法、光动力疗法（PDT）和腔内近距离放射治疗等，对恶性组织的作用不足以迅速缓解严重的狭窄，其短期效果实际上是肿瘤细胞死亡和坏死时组织水肿。在这种情况下，使用或不使用一种热疗法的机械清创术将更合适。在中央气道狭窄的重要病例中，主支气管可能部分受损，应首先注意受影响较小的一侧，最常见的是更健康的肺部，以便建立足够的单肺通气。

尽管大多数气道干预措施都能改善肺功能，但由耳鼻咽喉科医生、肺科医生、麻醉科医生和护理人员组成的手术团队仍应随时准备对急性和潜在灾难性并发症进行干预。这些包括侧向转动患者并在大出血的情况下保持功能性肺部向上；备妥插管设备，包括用于分流通气的双腔 ET 管，或至少用于填塞出血肺的支气管阻断药；如果情况不是很危急，但需要更大的气道通路，则要保持进行严格内镜检查的能力。

（三）异物取出

虽然异物吸入术是一个典型的儿科问题，其发生率最高的是 5 岁以下儿童，但支气管异物也可发生在成人身上，但其症状往往较轻 [24]。典型的征象——急性窒息、喘息、单侧呼吸音的丧失及肺不张，或由于 X 线片上的空气滞留而引起的肺气肿——对异物吸入具有很高的敏感性（约 70%），但特异性各不相同。其他疾病如慢性咳嗽、同一胸部区域的复发性肺炎、肺不张、甚至气胸或纵隔气肿在成人中更常见，患者有时可回忆起曾有异物吸入史 [17]。

硬性支气管镜检查已成为气道异物取出的标准程序，并且在儿科人群中仍然存在。相反，在成人中，使用与软性 FOB 兼容的器械进行异物取出是合理的，如果吸入的异物无法用小的软性支气管镜仪器取出，备用方案应始终是硬支气管镜。对颈椎不稳、颅骨和颌骨骨折的患者，可以行软性支气管镜检查，此类外伤患者可能尤其容易误吸断牙或假牙；或先前的误吸导致几乎窒息和失去意识，甚至可能是随后的头部和颈部外伤的原因，从跌倒或交通事故。发生主气道异物时，将患者重新固定体位是有用的辅助工作，这些运动不会干扰软性支气管镜，但使用硬性支气管镜可能更具挑战性。许多非肺部器械可以帮助取出异物，这其中就包括 Fogary 导管辅助下充气后将异物缓慢拉回，类似血管腔内逆行清除血块。圈套器和网篮，例如 GI 开发的 Roth 网篮，也可以用来取出圆滑的难以抓取的异物，如花生和大理石，其质地和大小与胆道结石类似。主要用于肿瘤和肉芽组织消融的冷冻疗法探针也可用于通过冷冻黏附过程来回收在其周围具有一层水性冷凝物或分泌物的异物 [25]。（回想一下，有个幸的孩子，他在寒冷的冬天验证了这个假设，并将舌头贴在金属杆上。）

异物引起的炎症和肉芽组织可能导致出血，这种在某些药丸碎片和其他腐蚀性化合物，油性食品（如坚果），以及更长期的金属针和其他尖锐物体中的趋势尤其明显。各种器械的操作可以进一步加剧该过程，因此需要具有提供血管收缩药化合物止血和黏膜表面凝固的能力。常规使用皮质类固醇来减轻气道水肿的方法尚未得到严格研究，但通常建议使用。

（四）组织清创

在处理导致气道阻塞的恶性或瘢痕组织的清创术中介入支气管镜方法的讨论经常成为提供这些组织破坏性技术和装置的机会。但是，客观来说，基本的共同点是机械切除辅以冷冻、加热或导致细胞死亡的生化方法。冷技术包括使用镊子、动力微型清创器或冷冻疗法。激光、氩等离子体凝固和电灼是三种机械切除的方法。最后，PDT 和支气管内近距离放射治疗（EBBT）是生化破坏性方法。组织清创的方法详见表 19-2。

（五）球囊支气管成形术

除了重新打开阻塞的气道外，还有保持呼吸道通畅的作用。此外，当气道阻塞由气道外因素引起时，支气管内清创术没有效果。机械方法扩张狭窄的气道段可能有助于重建气道通畅性，在制订出明确治疗方案前可以暂时缓解气道狭窄情况。通过硬性支气管镜或悬吊式喉镜，金属机械扩张器可以从纤维组织或肿瘤的一段气管狭窄处轻轻地扩张。然而，一般很难进入近端右或左主干支气管以外的区域。对于右侧和左侧主干的远端部分，以及变窄的肺叶和节段性细支气管，使用液体扩张导管球囊的支气管成形术提供了另一种机械扩张的选择。这些球囊最初设计用于胆道和上部（食管和幽门）或下部（结肠）的内镜扩张。它们的直径在完全展开后为 6mm（胆道）至 18mm。球囊的长度是固定的，范围从 2cm（胆道）至 8cm（食管和结肠）。还引入了安装在较短导管上的长度为 3cm 的专用支气管镜球囊。这些受控的径向扩张球囊（CRE 肺动脉球囊扩张器；波士顿科技公司）具有可扩展至三个连续直径的效果，这取决于所施加的流体压力的量，其可在随球囊套件提供的压力计上监测。该液体可以是无菌水、盐水或稀释的对比材料，这将使膨胀的气球在透视下更明显。

（六）支气管支架置入

气道支架置入可以是确定性治疗，或者可以保持呼吸道通畅足够长的时间以进行辅助治疗以在许多阻塞性病症中控制潜在的疾病。在过去的20 年中，已经开发或改造了大量支气管内支架用于气道使用 [9, 17, 22, 26]。所有单个类型及其变体的详细讨论超出了本章的范围。支架可分为金属和硅胶类型；大多数金属支架都是自扩张的，而大多数硅胶支架是相当坚硬的，需要硬性支气管镜或直接悬吊喉镜进行放置。

最早的气道支架是 Montgomery T 形管，后来用硅胶代替硬性丙烯酸聚合物管，但其放置的前提是需行气管造口术。硅胶支架、一些用周围嵌入的金属支柱加强或模拟气管软骨（如 Orlowski 和 Freitag 动态支架，Rüschag，Germany）有各种长度和直径，并且有可选的器械适合隆突和近端主干。除了单一自由扩张、聚酯增强、薄壁硅胶支架（如 Polyflex，Rusch）之外，这些支架需要硬性仪器进行放置。由于支架材料的固有厚度和置入方法，它们主要用于气管、叶支气管和段支气管中。

最早用于气道的金属支架是 Gianturco-Rösch Z 形支架，它是根据血管内应用的需要而设计的。这种类型的非覆盖支架必须膨胀打开，没有防止肿瘤向内生长的作用，并且存在极高的严重肉芽和气道或血管穿孔的发生率。因此，基于现有多种专用支气管内支架的存在，它在支气管内支架中作用甚微。目前这一代金属支架是可自由扩张的，以更纤薄的形式包装，可以通过导丝输送到远端主干和肺叶段，可以在不需要硬性仪器的情况下进行部署。这些可自膨胀的金属支架是由不锈钢（如支架）或镍钛诺的镍共混物（如金属支架或肺泡）制成。它们可用于各种长度和直径，有的没有外层聚丙烯覆盖，这有助于防止肿瘤向内生长。支架端部仍可能存在肿瘤或肉芽组织过度生长的问题，并且适当的尺寸对于防止过度运动或对气道壁的过度张力非常重要，这两者都可以促进肉芽组织的增殖。一旦展开，带有尖锐开口尖头的不锈钢支架通常固定到位，而更柔韧的镍钛合金支架至少在颗粒化或肿瘤过度开放之前仍具有可操作性。支架置入的并发症包括在支架置入期间对受损气道的损伤，例如已经因肿瘤侵入而损害的气管支气管黏膜的不慎撕裂。不适当大小的覆盖支架由于太大或太长，可能会阻塞功

表 19-2 介入支气管镜下组织清创术

	技术细节	优 势	劣 势
冷技术			
冷钢清创术	• 硬性支气管镜的尖端 • 可用于核心肿瘤，镊子可协助清创	• 随时可用的设备，硬性支气管镜可能有助于填塞	• 对致密瘢痕无效，硬性支气管镜范围的长度可能会限制进入，出血可能会模糊可视化
动力显微外科清除	• 更长的定制刀片（37cm）和弯曲的尖端有助于声门下和气管进入由硬性望远镜引导的显微外科手术	• 快速技术允许良好的可视化	• 有创操作 • 清创可能危及气道壁
冷冻疗法	• 允许压缩气体（一氧化二氮）或液氮突然膨胀，以冷却金属冷冻探针尖端，促进细胞死亡，血管冷冻血栓形成和组织坏死（Joule-Thomson 效应）	• 单价便宜且易于使用，气道或血管壁穿孔的风险很小 • 正常的非血管组织是低温抗性的并且几乎完全愈合	• 由于快速升温效应，生长缓慢的肿瘤（类癌）可能是低温抗性的
热消融			
激光	• 钕：最常用的钇铝石榴石和磷酸氧钛钾 • 脉冲应当在非连续的方式传递来自较低的功率设置启动	• 易于维护 • 强大动力 • 清创术没有接触	• 昂贵 • 气道着火风险 • 血管穿孔的风险
氩离子凝固	• 通过点燃由高压高频电极产生的带电氩气等离子体来实现 • 电离的等离子体寻求出导电组织并因此可以喷涂到正切于瞄准光的表面	• 适用于清洁假体，通过肉芽肿、肿瘤、反复发作的呼吸道乳头状瘤病、瘢痕过度生长的支架 • 更低着火风险	• 组织穿透深度浅 • 清楚稍微大些肿瘤能力较低 • 气道着火风险 • 穿透血管风险 • 空气栓塞风险 • 如果患者和氩等离子体凝固发生器未正确接地，则存在触电危险
电烙术	• 直接接触热组织破坏 • 可用的单极和双极	• 快 • 强大的高电压电流	• 气道着火风险 • 血管穿透风险 • 当前逆行传导风险
光动力治疗	• 光化学反应使用血卟啉衍生的光敏剂和光子光源产生细胞毒性氧自由基 • 药物输注和光激活间隔 48h	• 可为原位浸润癌和浸润前癌提供治疗 • 维持呼吸道通畅的反应持续时间相对较长	• 延迟反应 • 对于缓解急性 / 危重的阻塞效果不佳 • 全身光敏性 30～60d • 潜在的过敏 • 昂贵 • 增强化疗和放疗的毒性
支气管内近距离放射治疗	• 自气管支气管树内里的高强度辐射（^{192}Ir） • 辐射源通过临时支气管镜中空导管（远程后装）	• 能够在接受最大剂量外照射放射治疗的患者中治疗晚期支气管内癌症，或作为对患有显著支气管内损伤的患者的计划外部放射治疗的推动 • 可能是原位癌或小体积，可见浸润癌的治疗方法 • 可能有良性狭窄或粗糙	• 延迟反应 • 放射暴露 • 放射性支气管炎的风险 • 致命咯血的风险（据报道 2%～25%）

能正常的气道段；如果太小，则可能随后发生移位。所有的支架，无论覆盖与否，都会干扰正常的黏液纤毛清除，并且作为异物，会促进生物膜的形成。因此，支架会导致各种微生物的生长，并且已经提到了肉芽和肿瘤向内生长的问题。金属支架可能发生断裂，并且与镍钛诺的单链编织一样，可以散开[27]。这个问题在气管支架中尤为突出，在气管支架中，随着吸气和呼气，气管后膜的曲率不断变化，导致金属磨损。因此，如果我们预计在气管支气管软化等良性病症中长期需要支架，或者如果患有恶性疾病的患者预计存活超过几个月，我们应避免在气管内放置可自由扩张的金属支架。

食管气管瘘和食管支气管瘘值得特别注意。大多数此类病例源于食管的恶性肿瘤，较少见于支气管。瘘管的形成和愈合不良也可能是由于放射治疗导致。不太常见的是先天性瘘管，或由急性创伤或气管造口管的慢性侵蚀引起。最常见的症状是咳嗽，伴有进食和其他吸入性症状。使用造影剂进行吞咽研究，偶尔进行 3D CT 重建以定位瘘管，但是如果不能证明缺陷，则应进行直接目视检查。让有意识的患者在麻醉诱导前立即吞咽 15～30ml 亚甲蓝或其他染料可能有助于确定一个较小但存在重大临床意义的瘘管部位。在缺乏足够的气管更换，罕见的能够实现所切除长度基本吻合，支架覆盖瘘口可以缓解症状，包括口腔分泌物的误吸和反复出现的下呼吸道感染。它可以让晚期肿瘤患者较满意的经口进食。此应用需要与介入胃肠病学家密切合作。

六、创新和未来发展

（一）自体荧光支气管镜检查

自体荧光支气管镜检查（AFB）用于检测癌前病变和早期侵袭性肺癌，并协助胸外科医生规划肺癌切除术，并且在确定急性肺移植排斥反应中具有潜在的诊断作用。自 20 世纪 90 年代初，一直进行试验以测试和改进系统，以检测发育不良和癌性支气管组织中组织自体荧光的改变。减少癌前和癌组织中的组织荧光团导致正常支气管黏膜的绿色自发荧光色调向红褐色至蓝黑色调的

变化。美国对几种系统的试验，包括激光成像荧光内镜（LIFE；Xillix Technologies，Richmond，BC，Canada）和 D-Light（Karl Storz Endoscopy-America，Culver City，CA），与常规白光支气管镜检查相比，在严重发育不良和原位癌病变的检测和定位方面具有更高的检出率[28-30]。当应用于手术切缘的监测，同步病变的检测和疾病程度的评估时，特异性更高[31]。近年来，AFB 与基于探针的共聚焦激光成像联合应用于研究肺移植患者的急性细胞排斥反应。该技术提供肺腺泡细胞和血管系统的 3D 体内成像。细胞数量和自身荧光的增加与急性细胞排斥反应有关。此外，结合自体荧光细胞的数量、自身荧光强度和血管指数（血管壁厚度与其直径的比率），可进一步提高灵敏度和特异性[32]。

（二）窄带成像技术

窄带成像（NBI）提供了黏膜下微毛细管网格的详细分析。蓝色窄带波长（390～445nm）用于成像黏膜层的超级毛细血管，而黏膜层内的厚血管使用 530～550nm 的绿色窄带最佳可视化。与病理学相关的血管类型包括点状、曲折和突然终止的血管，鳞状细胞癌更容易与曲折和突然终止的血管相关，并且在腺癌中更容易出现点状血管模式[33]。与 AFB 相比，NBI（3.7）和 AFB（3.0）的相对敏感性明显优于白光支气管镜检查。当 NBI 和 AFB 组合时，相对灵敏度增加到 4.0[34]。

七、总结

气管支气管镜内镜检查是呼吸消化道疾病多模式检查的重要组成部分。灵活的 FOB 的广泛应用有助于延长对下呼吸道的检查，同时降低了患者的镇静需求。引入高分辨率和易于操作的视频支气管镜与创新成像技术相结合，提高了支气管镜检查者识别早期气道发育不良的能力，确定了淋巴结和纵隔肿块等支气管外肿块，以进行活检，并更准确地呈现出恶性肿瘤的深度和转移情况。诊断性支气管镜也得到了改进，因为有了越来越多的仪器，可以通过硬性和软性支气管镜对可见的中央支气管内病变进行取样，也可以通过

支气管镜对周围病变进行取样。此外，不断发展的组织清创技术有助于缓解和治疗呼吸道疾病。

推 荐 阅 读

Bergler W, Hönig M, Götte K, et al: Treatment of recurrent respiratory papillomatosis with argon plasma coagulation. *J Laryngol Otol* 111: 381, 1997.

Boiselle PM, Ernst A: State-of-the-art imaging of the central airways. *Respiration* 70: 383, 2003.

British Thoracic Society Bronchoscopy Guidelines Committee: British Thoracic Society Guidelines on Diagnostic Flexible Bronchoscopy. *Thorax* 56 (Suppl 1): 11 – 21, 2001.

Burgers JA, Herth F, Becker HD: Endobronchial ultrasound. *Lung Cancer* 34 (Suppl 2): S109, 2001.

Cavaliere S, Foccoli P, Toninelli C, et al: Nd:YAG laser therapy in lung cancer: an 11-year experience with 2,253 applications in 1,585 patients. *J Bronchol* 1: 105, 1994.

Chan AL, Yoneda KY, Allen RP, et al: Advances in the management of endobronchial lung malignancies. *Curr Opin Pulm Med* 9: 301, 2003.

Diette G, White P Jr, Terry P, et al: Utility of on-site cytopathology assessment for bronchoscopic evaluation of lung masses and adenopathy. *Chest* 117: 1186, 2000.

Ernst A, Silvestri GA, Johnstone D ; American College of Chest Physicians: Interventional pulmonary procedures: guidelines from the American College of Chest Physicians. *Chest* 123: 1693, 2003.

Feller-Kopman D, Lunn W, Ernst A: Autofluorescence bronch-oscopy and endobronchial ultrasound: a practical review. *Ann Thorac Surg* 80: 2395, 2005.

Flint PW: Powered surgical instruments for laryngeal surgery. *Otolaryngol Head Neck Surg* 122: 263, 2000.

Gasparini S, Ferretti M, Secchi EB, et al: Integration of transbronchial and percutaneous approach in the diagnosis of peripheral pulmonary nodules or masses: experience with 1,027 consecutive cases. *Chest* 108 (1): 131, 1995.

Guidelines for fiberoptic bronchoscopy in adults. American Thoracic Society. Medical Section of the American Lung Association. *Am Rev Respir Dis* 136: 1066, 1987.

Hayata Y, Kato H, Konaka C, et al: Photodynamic therapy (PDT) in early stage lung cancer. *Lung Cancer* 9: 287, 1993.

Herth F, Becker HD, Ernst A: Conventional vs endobronchial ultrasound-guided transbronchial needle aspiration: a randomized trial. *Chest* 125: 322, 2004.

Homasson JP: Bronchoscopic cryotherapy. *J Bronchol* 2: 145, 1995.

Hsia DW, Tanner NT, Shamblin C: The latest generation in fl exible bronchoscopes: a description and evaluation. *J Bronchol Intervent Pulmonol* 20: 357 – 362, 2013.

Jones LM, Mair EA, Fitzpatrick TM, et al: Multidisciplinary airway stent team: a comprehensive approach and protocol for tracheobronchial stent treatment. *Ann Otol Rhinol Laryngol* 109: 889, 2000.

Kennedy TC, Lam S, Hirsch FR: Review of recent advances in fluorescence bronchoscopy in early localization of central airway lung cancer. *Oncologist* 6: 257, 2001.

Martinot A, Closset M, Marquette CH, et al: Indications for flexible versus rigid bronchoscopy in children with suspected foreign body aspiration. *Am J Respir Crit Care Med* 155: 1676, 1997.

Mathisen DJ, Grillo HC: Endoscopic relief of malignant airway obstruction. *Ann Thorac Surg* 48: 469, 1989.

Mountain CF, Dresler CM: Regional lymph node classifi cation for lung cancer staging. *Chest* 111: 1718, 1997.

Saad CP, Murthy S, Krizmanich G, et al: Self-expandable metallic airway stents and flexible bronchoscopy: long-term outcomes analysis. *Chest* 124: 1993, 2003.

Speiser BL, Spratling L: Remote afterloading brachytherapy for the local control of endobronchial carcinoma. *Int J Radiat Oncol Biol Phys* 25: 579, 1993.

Toma TP, Hopkinson NS, Hillier J, et al: Bronchoscopic volume reduction with valve implants in patients with severe emphysema. *Lancet* 361: 931, 2003.

Wahidi MM, Herth FJ, Ernst A: State of the art: interventional pulmonology. *Chest* 131: 261, 2007.

Yung RC: Tissue diagnosis of suspected lung cancer: selecting between sputum cytology, transthoracic needle aspiration, bronchoscopy, and resectional biopsy. *Respir Care Clin* 9: 51, 2003.

Zaric B, Stojsic V, Sarcev T, et al: Advanced bronchoscopic techniques in diagnosis and staging of lung cancer. *J Thorac Dis* 5 (S4): S359, 2013.

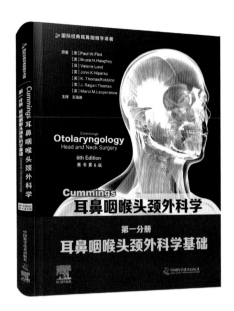

书　名　第一分册　耳鼻咽喉头颈外科学基础
主　译　王海波
开　本　大 16 开（精装）
定　价　196.00 元

本书引进自世界知名的 Elsevier 出版集团，是 *Cummings Otolaryngology-Head and Neck Surgery, 6e* 中文翻译版系列分册之一。本书特别就耳鼻咽喉头颈外科学临床研究的基础内容进行了阐述，包括研究方法、研究过程中存在的偏倚等问题，以及疗效的评价等，用于指导开展相关规范性临床研究。此外，还对免疫功能异常及系统性疾病在耳、鼻、咽喉、头颈和口腔的表现进行了重点介绍，同时提示专科医生应具有整体观，将患者视为一个整体，不可只关注局部，以免引起误诊、漏诊。书中还专门针对临床难以处理的困难气道问题做了说明，介绍了疼痛管理和睡眠障碍等近年来的研究热点。

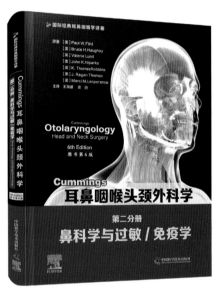

书　名　第二分册　鼻科学与过敏 / 免疫学
主　译　王海波　史　丽
开　本　大 16 开（精装）
定　价　186.00 元

本书引进自世界知名的 Elsevier 出版集团，是 *Cummings Otolaryngology- Head and Neck Surgery, 6e* 中文翻译版系列分册之一。本书集中反映了当今鼻腔、鼻窦和鼻部过敏科学及其相关领域中最主要的成就与进展。在病因、临床表现、治疗等方面进行了详细阐述，并提供了大量文献支持。书中不仅包括上气道过敏和免疫学、嗅觉的病理生理研究，鼻腔 - 鼻窦炎性疾病特征及相关肿瘤的处理，还涵盖了鼻 - 眼和鼻 - 颅底相关疾病的治疗等内容。

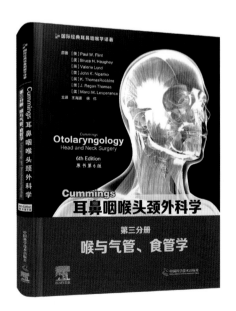

书　名　第三分册　喉与气管、食管学
主　译　王海波　徐　伟
开　本　大 16 开（精装）
定　价　166.00 元

本书引进自世界知名的 Elsevier 出版集团，是 *Cummings Otolaryngology- Head and Neck Surgery, 6e* 中文翻译版系列分册之一。本书详细介绍了纤维喉镜、动态喉镜及喉高速摄影、喉肌电图、嗓音分析软件和评估问卷量表等技术在喉功能评估方法、嗓音障碍的诊断中的应用价值，涵盖了嗓音疾病外科各种最新的手术技术，包括喉显微外科、喉激光和喉框架手术，同时还介绍了喉神经移植手术，对咽喉部功能障碍导致的慢性误吸诊治进行了详细归纳，对气管狭窄的诊断及手术要点进行了重点介绍。此外，还对咽喉食管反流疾病的发病机制、诊断方法及最新进展进行了深入阐述。

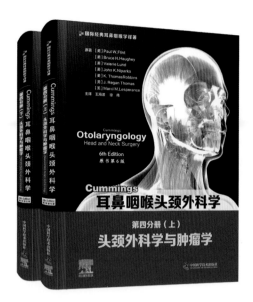

书　名　第四分册　头颈外科学与肿瘤学
主　译　王海波　徐　伟
开　本　大 16 开（精装）
定　价　598.00 元

本书引进自世界知名的 Elsevier 出版集团，是 *Cummings Otolaryngology-Head and Neck Surgery, 6e* 中文翻译版系列分册之一。本书共 53 章，涉及总论、唾液腺、口腔、咽与食管、喉、颈部及甲状腺疾病等七篇，涵盖头颈科学的全部方向。书中内容既有涉及头颈部疾病的生理病理、流行病学、影像学特征及诊疗原则的经典内容，也有在近十年中基于诸多分子生物学、免疫学的研究突破及临床多中心临床试验的最新成果介绍。书中对涉及的重点手术方法均以高清图片及实例展示，重点突出、表述精练、条理清晰。各章均以本章提炼要点开篇，便于读者对核心内容的掌握。书中涉及的数据及结论，均在文后附有相关文献支持，便于读者进一步深入学习。

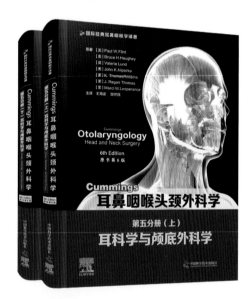

书　名　第五分册　耳科学与颅底外科学
主　译　王海波　樊世民
开　本　大 16 开（精装）
定　价　548.00 元

本书引进自世界知名的 Elsevier 出版集团，是 *Cummings Otolaryngology-Head and Neck Surgery, 6e* 中文翻译版系列分册之一。本书特别就耳鼻咽喉学临床研究的相关内容进行了阐述，包括研究方法、研究过程中存在的偏倚等问题，以及疗效的评价等，用于指导相关规范性临床研究。此外，还对免疫功能异常及系统性疾病在耳、鼻、咽喉、头颈和口腔的表现进行了重点介绍，同时提示专科医生应具有整体观，将患者视为一个整体，不可只关注局部，以免引起误诊、漏诊。书中还针对临床难以处理的困难气道问题做了专门说明，介绍了疼痛管理和睡眠障碍等近年来的研究热点。

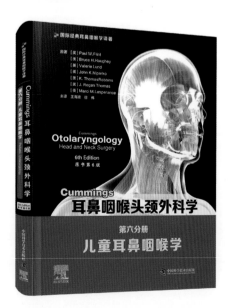

书　名　第六分册　儿童耳鼻咽喉科学
主　译　王海波　徐　伟
开　本　大 16 开（精装）
定　价　286.00 元

本书引进自世界知名的 Elsevier 出版集团，是 *Cummings Otolaryngology-Head and Neck Surgery, 6e* 中文翻译版系列分册之一。本书针对儿童耳鼻咽喉科患者，在充分采集临床证据，吸收临床研究最新成果的基础上，汇聚国际最新研究进展，编写而成。本书先概述了小儿耳鼻咽喉的解剖特点及一般问题，并在麻醉、睡眠呼吸暂停、睡眠疾病等方面做出阐释，然后根据临床实用的原则，分颅面、耳聋、感染炎症和喉、气管、食管等多个方面进行了具体介绍，从临床角度对发生于耳鼻咽喉的儿童疾病进行了深入剖析和规范解释，均采用相关专业共识或指南推荐的治疗手段。